当代专科专病临床诊疗丛书

实用呼吸病临床手册

主 编　韩颖萍　杨广源

杨永学　朱　琳

中国中医药出版社

·北 京·

图书在版编目（CIP）数据

实用呼吸病临床手册/韩颖萍等主编．—北京：中国中医药出版社，2016.1
（当代专科专病临床诊疗丛书）
ISBN 978 - 7 - 5132 - 2107 - 8

Ⅰ．①实…　Ⅱ．①韩…　Ⅲ．①呼吸系统疾病 - 诊疗 - 手册　Ⅳ．①R56-62

中国版本图书馆 CIP 数据核字（2014）第 247135 号

中 国 中 医 药 出 版 社 出 版
北京市朝阳区北三环东路 28 号易亨大厦 16 层
邮政编码　100013
传真　010 64405750
北京市泰锐印刷有限责任公司印刷
各地新华书店经销
*
开本 710×1000　1/16　印张 29.75　字数 508 千字
2016 年 1 月第 1 版　2016 年 1 月第 1 次印刷
书　号　ISBN 978 - 7 - 5132 - 2107 - 8
*
定价　88.00 元
网址　www.cptcm.com

如有印装质量问题请与本社出版部调换
版权专有　侵权必究
社长热线　010 64405720
购书热线　010 64065415　010 64065413
微信服务号　zgzyycbs
书店网址　csln.net/qksd/
官方微博　http：//e.weibo.com/cptcm
淘宝天猫网址　http：//zgzyycbs.tmall.com

《当代专科专病临床诊疗丛书》
编委会

主　　审　张大宁　　李俊德　　刘学勤

主　　编　庞国明　　李　俊①　　刘勤社

　　　　　　秦国政　　孙忠人　　左国庆

执行主编（按姓氏笔画排序）

　　　　　　关雪峰　　池雷霆　　李显筑　　李顺民

　　　　　　杨　斌　　郑万善　　倪　青　　舒志军

副 主 编（按姓氏笔画排序）

刁殿军	王　龙	王立新	王庆安
王志刚	王秀阁	韦绪性	卢明忠
卢建棋	朱伯健	刘　宏	刘本臣
刘光珍	刘宝琴	闫惠霞	许　斌
李玉东	李建民	李道昌	李崇瑞
李福同	杨　勇	杨广源	杨永学
杨卓欣	杨思进	何光明	张　林
张景祖	张勤修	陈小勇	邵丽黎
林天东	周仁江	周厚成	赵　旭
赵继荣	黄礼明	黄科棣	曹　奕
梁　健	寇绍杰	董翠新	韩建涛
韩颖萍	程冠昌	谢宏赞	谢春光

编　委 （按姓氏笔画排序）

于其华	王　珂	王　虹	王元松
王文卿	王心东	王乐荣	王庆普
王守智	王红梅	王利平	王肖飞
王青松	王国华	王国辉	王秉新
王佩娟	王凯锋	王科先	王俊伏
王炳南	王建国	王晓琼	王祥生
王清海	王清峰	王琳樊	王喜聪
王路林	毛得宏	毛新龙	孔庆民
孔丽丽	孔宪遂	卢　峰	田元生
乐才文	冯　艳	朱　佳	朱　璞
朱美玲	朱恪材	乔之龙	华　丽
邬　波	刘　莉	刘　嵘	刘二亮
刘仕杰	刘松江	刘顶成	刘明怀
刘建平	刘瑞华	刘静生	闫　镛
闫清海	汤建光	孙　扶	孙自学
孙永强	苏　和	苏建春	苏海东
杜云波	李　彤	李　青	李　柱
李　俊[②]	李　勇	李　慧	李力强
李又耕	李玉平	李东方	李乐愚
李军武	李江春	李延萍	李凯利
李银芳	李维民	李富强	杨　利
杨　玮	杨　磊	杨鹄祥	杨亚波
吴良勇	吴深涛	吴福宁	何　刚
何春红	余尚贞	谷炜玮	谷慧敏
辛善栋	沈　璐	宋万永	宋光明
张　力	张　林	张　莹	张　捷
张子奎	张天奉	张玉峰	张东阳
张守林	张保国	张晓峰	张效科

张喜云	张彦秋	陈大勇	陈中良
陈丹丹	陈志强	陈廷生	陈国胜
陈荣月	武卫东	范宇	卓睿
罗云	罗俊	岳进	周菲
周志伟	周明萍	庞敏	庞鑫
庞国胜	庞勇杰	赵旋	赵辉
赵锋	赵忠辉	赵和平	赵俊峰
赵海滨	胡世平	柳越冬	段萍
段砚方	侯俊明	侯婷婷	娄静
桂雄斌	顾健	顾伟民	徐学功
徐厚平	徐鸿涛	徐寒松	徐黎明
高文军	高怀林	高祥福	郭芜沅
唐春林	黄春元	黄建平	曹生有
崔志勇	阎喜英	梁振平	梁雪峰
董保真	蒋建春	蒋慕文	韩素萍
程志	程福德	童安荣	童嘉龙
曾庆明	谢宁	谢刚	谢正兰
谢兴文	詹强	解德成	翟玉民
熊冠宇	颜景峰	颜鹏飞	戴晓霞

策划顾问 高武
总 策 划 庞国明　　王国辰

注：①广东省中医院珠海医院；②广西融水苗族自治县中医医院。

《当代专科专病临床诊疗丛书》
参编单位
（按拼音排序）

主编单位

重庆市中医院   陕西省中医医院

广东省中医院   云南省中医医院

黑龙江中医药大学   中国中医药研究促进会

开封市中医院

副主编单位

安徽省六安市中医院   贵阳中医学院第二附属医院

安徽省太和县中医院   海南省三亚市中医院

安徽中医药大学第二附属医院   海南省中医院

安阳职业技术学院医药卫生学院   河北省沧州中西医结合医院

北京北亚医院   河南省温县中医院

北京市中西医结合医院   河南省长垣县浦西医院

长春中医药大学第一附属医院   河南省中医药研究院

成都中医药大学附属医院   黑龙江省中医药科学院

重庆市九龙坡区中医院   湖北省襄阳市中医医院

福建省第二人民医院   湖南省湘潭市中医医院

甘肃省中医院   吉林省白城中心医院

广西中医药大学附属瑞康医院   吉林省辽源市中医院

桂林市中医院   江西省南昌市洪都中医医院

贵州省毕节市中医院   开封市第五人民医院

开封市中医院 四川省第二中医医院
辽宁中医药大学附属第四医院 四川省泸州医学院附属中医医院
辽宁中医药大学附属医院 四川省中医院
南阳市中心医院 四川新绿色药业科技发展股份有限公司
内蒙古自治区中医医院 天津市武清中医院
平顶山市第二人民医院 天水市中医医院
青海省藏医院 新疆昌吉州中医医院
山东省青岛市海慈医疗集团 银川市中医院
山东省曲阜市中医院 浙江省杭州市中医院
山西省中医药研究院 郑州市中医院
上海市中西医结合医院 中国中医科学院广安门医院
深圳市中医院

编委单位

安徽省太和县中医院 广西中医药大学瑶医药学院
安徽省铜陵市中医院 广州市中西医结合医院
安阳职业技术学院医药卫生学院 广州中医药大学附属粤海医院
北京市中西医结合医院 桂林市永福县中医院
北京中医药大学第三医院 桂林市中西医结合医院
承德市中医院 桂林市中医院
重庆市九龙坡区中医院 贵阳中医学院第二附属医院
定安县中医院 海口市第三人民医院
福建省龙岩市中医院 海口市人民医院
福建中医药大学附属第二人民医院 河北省沧州中西医结合医院
甘肃省定西市通渭县人民医院 河北省磁县中医院
甘肃省天水市中医医院 河南省长垣县卫生局
甘肃省武威市凉州区中医院 河南省长垣县中医院
甘肃省中医药研究院 河南省洛阳市第一中医院
广东省第二中医院 河南省南阳市第二人民医院
广东省江门市中医院 河南省南阳市中医院
广东省深圳妇幼保健院 河南省平乐郭氏正骨正元堂
广东省中山市中医院 河南省睢县中医院
广西南宁市中医院 河南省武陟县中医院
广西中医药大学第一附属医院 河南省新野县中医院

河南省许昌市第三人民医院

河南省中西医结合医院

河南省中医院

河南省周口市中医院

吉林省白城中心医院

吉林省辽源市中医院

吉林省梅河口市中医院

吉林省中医药科学院

济宁市中医院

开封市高压阀门有限公司职工医院

开封市中医院

来宾市中医医院

辽宁中医药大学附属第二医院

辽宁中医药大学附属第三医院

辽宁中医药大学附属第四医院

辽宁中医药大学附属医院

临颍县中医院

融水苗族自治县中医医院

山东省菏泽市中医院

陕西省中医院

陕西中医药大学

上海中医药大学附属曙光医院

沈阳市骨科医院

深圳市宝安区中医院

深圳市福田区中医院

深圳市罗湖区中医院

深圳市中医院

四川省乐山市中医院

天津市武清区中医医院

文昌市中医院

西安市中医院

新疆维吾尔自治区中医医院

肇庆市职业技术学院

郑州市中医院

《实用呼吸病临床手册》
编委会

主　编　韩颖萍　杨广源　杨永学　朱　琳
副主编　蔡云海　卢明忠　韩圣宾　王东旭
　　　　王　珂　孙　扶　吴启相　李秋波
编　委（按姓氏笔画排序）
　　　　孔丽丽　孔宪遂　成　菲　朱　璞
　　　　刘　传　刘志勇　齐志南　齐志勇
　　　　闫光进　闫惠霞　杨艳玲　杨增祥
　　　　张　林　张艳秋　张艳超　陈丹丹

前　　言

进入 21 世纪以来，现代科学技术飞速发展。现代医学随着科学技术的发展而日新月异，中医学也因现代科学技术的创新显示出特有的生命力，中西医结合医学更加彰显了中国特有医学模式的精彩。诸多成果、经验、技术、新观点需要汇聚和推广。于是，《当代专科专病临床诊疗丛书》（以下简称《丛书》）应运问世。

《丛书》集中体现了当今医疗、教学、科研、临床、管理专家的智慧，分为《实用肾病临床手册》《实用肿瘤病临床手册》《实用男科临床手册》等 10 个分册，是当代中医、西医、中西医结合界理论与实践相结合的结晶体，耀眼夺目，启人心智。

编著本《丛书》的宗旨是：立足临床，突出实用，中西合璧，指导实践，力推特色新疗法，助力科研教学。每分册按上、中、下三篇布章，均以开启思路、指导提升临床疗效为第一要义。上篇包括诊断的基本思路与方法、提高临床疗效的思路与方法、把握基本治则与用药规律，是本《丛书》的点睛之笔。中篇为临床各论。着重阐述各病证诊治要领。对每个病证的概述之后，设临床诊断（辨病诊断、辨证诊断）、鉴别诊断、治疗（提高临床疗效的思路提示、中医治疗、西医治疗、中医专方选介）等栏目，从理论到技术，从疗法到药物，详尽载述，使读者采舍有据。下篇为诊疗参考，汇集了专科建设管理的基本思路，卫生和计划生育委员会颁发的常见病证中药新药临床研究指导原则，国家中医药管理局颁发的常见病证中医诊疗方案与临床路径，便于专科专病建设管理者和医疗、教学、研究者有规可循，借灯航行。

综观本《丛书》，它吸收了许多现代科技成果、中医药研究成果，内容丰富，内涵深邃；尤其具体临床诊疗方法备陈详尽，非常适合中医、西医、中西医临床专家及科研工作者参考使用。

目前，专科专病建设和临床诊疗尚在探索之中，希冀本《丛书》的出版能对专科专病建设管理者、临床专家和科研工作者有所裨益。由于编者水平所限，不当之处，在所难免，敬希广大读者提出宝贵意见，以便再版时修订提高。

编者

2015 年 10 月

目　　录

下篇　诊疗参考

上 篇

诊疗思路与方法

❖　呼吸病临床诊断的基本思路与方法

❖　提高呼吸病临床疗效的思路与方法

❖　呼吸病的基本治则与用药规律

第一章 呼吸病临床诊断的基本思路与方法

一、诊断必备常识

（一）辨病诊断

呼吸系统疾病的诊断，首先应做周密、详细的病史和体格检查，这是呼吸系统疾病诊断的基础。胸部 X 线检查对肺部疾病的普查及诊断有着重要的价值。同时，全身性疾病常引起肺部疾病，故常规化验及其他特殊检查也是必不可少的。因此，务必要对病史、体检及实验室检查结果进行全面的分析，力求对肺疾病的病因、解剖、病理及功能做出更明确的诊断。

1. 病史

主要了解与对肺部有害物质的接触史及个人史。如是否接触过各种有机或无机粉尘、发霉的干草、空调器；有无吸烟史；有无生食石蟹或蝲蛄史而可能感染肺吸虫病；是否用过可致肺部病变的药物，如博来霉素、胺碘酮可引起肺纤维化，β－肾上腺素阻滞剂可使支气管痉挛，氨基苷类抗生素可引起呼吸肌肌力降低，还有一些遗传病，如支气管哮喘、肺泡微结石症等可有家族史。

另外，采集呼吸病的现病史，必须熟悉呼吸病的证候学。呼吸系统疾病的症状可分为全身症状和呼吸系统症状两大类。全身症状主要是一些中毒性表现，急性的或慢性的，如发热、汗出、食欲不振、消瘦、乏力、衰竭，以及一些肺外症状。呼吸系统的主要症状有咳嗽、咳痰、咯血、胸痛及呼吸困难等。就诊断而言，详细询问患者呼吸系统症状，了解其特征，对诊断和鉴别诊断十分重要。

2. 症状

呼吸系统的症状主要有咳嗽、咳痰、咯血、气急、哮鸣、喘鸣、胸痛等，这些症状虽然为一般肺病所共有，但仍各有特点。

（1）咳嗽：急性发作性刺激性干咳伴有发热、声嘶，常为上呼吸道感染，提示有急性病毒性咽炎、喉炎、气管炎、支气管炎的可能。寒冷天气发作而气候转暖时缓解的咳嗽，多提示为慢性支气管炎。体位改变时咳痰加剧则常见于肺脓肿。坐位或立位时咳嗽减轻者为支气管扩张。阵发性咳嗽可为支气管哮喘的一种表现。夜间咳嗽明显可见于左心衰竭。肺癌初期出现干咳，但当癌肿增大阻塞气道时，则发为高音调的阻塞性咳嗽。

（2）咳痰：从痰的质、量、气、色等可初步认定为肺系疾病。咳白色泡沫或黏液痰，感染加重时为脓性痰，多为慢性支气管炎。咳铁锈色痰为肺炎球菌性肺炎。咳红棕色胶冻样痰为克雷白杆菌肺炎。痰呈黄色脓性，且量多，多为肺脓肿、支气管扩张的表现，伴有厌氧菌感染时，脓痰有恶臭。肺水肿时则咳粉红色稀薄泡沫痰。咖啡色痰提示肺阿米巴病；果酱色痰则提示肺血吸虫病。痰量的增减，反映感染的加剧或炎症的缓解。若痰量突然减少，且出现体温升高，可能与支气管引流不畅有关。

（3）咯血：可以从痰中带血到整口鲜红色血。肺结核、支气管肺癌以咳痰带血及少量咯血为多见；支气管扩张的细支气管动脉形成小动脉瘤或肺结核空洞壁动脉瘤破裂可引起反复、大量咯血，24 小时达 300mL 以上。

（4）呼吸困难：按其发作的快慢分为急性、慢性和反复发作性。急性气急伴胸痛常提示肺炎、气胸、胸腔积液。肺栓塞患者常出现不明原因的呼吸困难，左心衰竭患者可出现夜间阵发性呼吸困难。慢性进行性气急见于慢性阻塞性肺病、弥散性肺间质纤维化疾病。支气管哮喘发作时则为呼气性呼吸困难，且伴哮鸣音，缓解时可消失，下次发作时又复出现。呼吸困难可分为吸气性、呼气性和混合性三种。如喉头水肿、喉气管炎症、肿瘤或异物引起上气道狭窄，出现吸气性哮鸣音；哮喘或喘息性支气管炎引起下呼吸道广泛支气管痉挛，出现呼气性哮鸣音。

（5）胸痛：肺和脏层胸膜对痛觉并不敏感，肺炎、肺结核、肺脓肿等病变累及壁层胸膜时则出现胸痛。胸痛伴高热多为肺炎。肺癌侵及壁层胸膜或胸骨，出现隐痛，持续加剧，乃至呈刀割样痛。胸膜炎常发生在胸廓活动度较大的两侧下胸部，与咳嗽、深吸气有关；自发性气胸可在剧咳或屏气时突然发生剧痛。

3. 体征

由于肺部疾病的病变性质、范围不同，胸部的体征可完全正常或出现明显异常。

（1）望诊：在病历采集中，应了解病人的病容、一般情况、咳嗽的频率、节律和深度；有无呼吸困难，是吸气性的还是呼气性的；观察有无紫绀或贫血貌；咳嗽的特点，咳痰的质、量、色等。

（2）触诊：当详查病人锁骨上窝、颈部和腋窝部有无肿大的淋巴结。因为一个肿大的淋巴结活检，常能解决诊断问题。语言震颤亦不能忽视，如叩诊和听诊以及X线检查表明肺的某一部分有突变，而语言震颤反而减弱，提示有支气管肺癌的可能。

（3）叩诊：大块的肺实变、肺不张或胸腔积液时，叩诊可发现异常，但病变范围较小或位置较深的肺实变则不易叩出。

（4）听诊：对肺部疾病的物理检查，听诊是最重要的一项，它能了解呼吸音的强度和性质，发现异常声音，如啰音、胸膜摩擦音、血管杂音及其他异常声音。

此外，肺系疾病常伴有肺外表现，常见的有支气管扩张和胸膜化脓性病变的肺和胸膜化脓性病变所致的杵状指（趾）；某些支气管肺癌所致的肺性骨关节病、杵状指，还有异位内分泌症候群、副癌综合征等。

4. 辅助检查

（1）血液检查：呼吸系统感染时，常规血白细胞计数和中性粒细胞增加，同时伴有毒性颗粒、嗜酸性粒细胞增加，提示有过敏性因素或寄生虫感染。外源性哮喘病人约四分之三有IgE升高，可排除寄生虫感染。血清学抗体试验，如荧光抗体试验、对流免疫试验、酶联免疫吸附测定等，对病毒、支原体、细菌等感染的诊断有一定的帮助。

（2）痰液检查：痰涂片在低倍镜视野里，上皮细胞 <10 个，白细胞 >25 个为相对污染少的痰标本，定量培养菌量 $\geqslant 10^7$ cfu/mL，可判定为致病菌。若经环甲膜穿刺气管吸引或经纤维支气管镜防污染双套管毛刷采样，可防止咽喉部寄殖菌的污染，对肺部微生物感染的病因诊断和药物选用有重要价值。反复做痰脱落细胞检查有助于肺癌的诊断。

（3）抗原皮肤试验：哮喘的变应原皮肤试验阳性有助于相应抗原的脱敏治疗。对结核或真菌呈阳性的皮肤反应，仅说明已受感染，并不能肯定患病。

（4）胸液检查和胸膜活检：常规胸液检查可明确胸液的性质是渗出性还是漏出性的。通过胸腔穿刺抽出胸水或纤维支气管镜刷取物和冲洗液，可以对胸液的溶菌酶、腺苷脱氨酶、癌胚抗原进行测定及染色体分析，有利于结核与癌性胸液的鉴别。胸液脱落细胞和肠黏膜病理体检对明确肿瘤或结核有诊断价值。（通过胸壁针刺抽吸肺组织活检或经纤维支气管镜肺活检，可了解肺部占位性病变的性质，对结核的诊断也有价值。为明确诊断，必要时可做剖胸肺活检）

（5）影像学检查：胸部影像学检查包括胸部 X 线成像、超声诊断、CT 和肺部放射性核素检查等。这些影像对胸部疾病的诊断各有其独特的作用，因此，在诊断上不能彼此替代，而是相互补充。

①胸部 X 线成像：是诊断呼吸病的重要手段之一。其检查方法有透视、胸片、体层摄影、肺血管造影和支气管造影等。通过分析 X 线的检查结果，可发现病变的部位。位于上叶后段或下叶尖段的病变，多为肺结核或肺脓肿；位于上叶前段的块状阴影应高度怀疑肿瘤；位于下野者多为支气管肺炎、转移瘤或支气管扩张。观察病变的范围与分布，原发性肺癌多为单发，肺结核常位于两侧上方，矽肺、粟粒结核多密布于全肺，肺转移癌常散布于两肺下野。观察病变的形态，圆形或椭圆形应考虑肺癌或结核球；三角形，其尖端指向肺门者，可能为肺梗死；渗出性病变或发展迅速的病变，其边缘常较模糊；良性肿瘤、结核球等，其边缘往往清晰完整。观察病变密度：大叶性肺炎、肿瘤、肺不张密度均匀一致；结核或化脓性炎症其密度常深浅相间。了解病变周围与附近组织的结构：肺内块状病变伴有附近肋骨的破坏，应高度怀疑肺癌；空洞病变伴有播散病灶，应首先考虑肺结核；肺内弥漫性网状结节，同时心脏呈梨形扩大，可能为继发性肺含铁血黄素沉着症。

②CT 检查：胸部 CT 扫描可发现纵隔、气道、肺内及胸膜病变。

在前纵隔的胸腺瘤多表现为卵圆形或不规则形；胸腺癌则表现为纵隔内肿块弥漫浸润，纵隔解剖结构不清。在中纵隔，气管旁肿块可以是囊性，如支气管囊肿，而淋巴结肿大常为实质性肿块，有的表现为成堆的肿大淋巴结，如淋巴结结核。在后纵隔，以神经元肿瘤多见，CT 表现为边界光滑、完整的肿块，有的侵蚀脊髓造成骨缺损、破坏。静脉注射造影剂后，CT 扫描能区别纵隔肿块或血管，对右位主动脉弓、主动脉瘤、静脉变异等血管病变或畸形也有诊断价值。

中央气道 CT 扫描对原发性支气管肺癌、支气管腺癌、气管肿瘤和支气管扩张有诊断价值。胸部 CT 扫描对肺结核、肺结节、肺吸虫病、肺脓肿、脓胸和肺气肿有一定的辅助诊断作用，还可对胸腔积液、恶性间皮瘤、胸膜淋巴瘤和转移瘤进行诊断。

另外，磁共振影像对纵隔疾病和肺动脉栓塞的诊断有较大的帮助。

③肺部放射性核素检查：肺灌注显像对肺动脉栓塞诊断价值较大，对阻塞性肺部疾病、肺心病和肺癌也有一定的诊断意义；肺气溶胶吸入扫描可了解呼吸道的通畅性，与灌注扫描相结合，可以鉴别肺动脉栓塞和其他肺部阻塞性疾病；^{133}氙肺动态显影，对慢性阻塞性肺部疾病和肺内占位性病变的诊断和肺部疾病的病理、生理的研究均有价值；关闭容量测定对早期诊断 2mm 以下小气道病变有重要的临床意义；右心室功能检查对肺心病的早期诊断有帮助。

④超声检查：对胸腔积液的诊断有独特价值。对胸膜间皮瘤、肺脓肿或肺囊肿、肺实变等的诊断亦有帮助，也可发现肺浅表的肿瘤，但对纵隔的肿瘤显示不明显。

⑤胸部内窥镜检查：依其方法的不同，分为纤维支气管镜检查、纵隔镜检查和胸腔镜检查。

纤维支气管镜能直接观察各段支气管，窥视其是否有黏膜水肿、充血、溃疡、肉芽肿、新生物、异生物等，做黏膜的刷检或钳检，进行组织学检查；经纤维支气管镜做支气管肺泡灌洗及冲洗液的微生物、细胞、免疫学、生物化学等检查，以明确病原和病理诊断。

纵隔镜检查常用于肺癌患者，以了解纵隔淋巴结有无转移，这一检查对肺癌的诊断、治疗和预后较对其他器官的恶性肿瘤更为重要，还可诊断某些原发性淋巴结病，如何杰金病、结节病、纵隔淋巴结结核和矽肺等纵隔有异常阴影者。

胸腔镜检查对诊断胸膜肿瘤（胸膜间皮瘤）尤为适用；对经常规临床检查未能诊断的肺部弥漫性病变，如矽肺、结节病、粟粒性肺结核、癌性淋巴管炎、间质性肺炎等肺部疾病有诊断价值，亦可做胸腔镜活组织检查；对经过积极治疗仍反复发作的复发性气胸患者，做胸腔镜检查，可帮助确定治疗方案，并可做相应的治疗。

⑥肺活检和细胞学检查：经纤维支气管镜做病灶肺活检，可反复取材，有利于诊断和随访；近胸壁的肺肿块等病灶，可在胸透、B 型超声或 CT 下定位做经胸壁穿刺肺活检，进行微生物和病理检查。但此两种方法所取肺组织过小，故为明确诊断需要，必要时可做剖胸肺活检。

对痰和胸水内细胞的检查已作为诊断肺癌和其他肺疾病的一种重要方法。

运用痰直接涂片、痰沉淀切片、纤维支气管镜刷取物和冲洗液及胸水细胞学检查等方法，可以发现病原微生物及肿瘤细胞，尤其能分辨出呼吸道恶性肿瘤的形态。

⑦诊断性人工气胸或气腹术：可鉴别肿块在肺还是在胸膜上，或在膈上、膈或膈下。

⑧血液气体分析：简称为血气分析，可以了解氧饱和度水平与血液酸碱平衡状况，为呼吸衰竭等严重肺疾病的诊断与合理治疗提供客观依据。

⑨呼吸功能测定：可了解呼吸疾病的性质及程度。如慢性阻塞性肺疾病，表现为阻塞性通气功能障碍，而肺间质纤维化、胸廓畸形、胸腔积液、胸膜增厚或肺切除后，均可发生限制性通气功能损害。测定通气与血流在肺内的分布、右至左静脉血的分流以及弥散功能，有助于明确换气功能损害的情况，如肺间质性纤维化疾患的弥散功能损害尤为突出。对呼吸肌功能和呼吸中枢敏感性和反应性的测定，再结合血气分析，可对呼吸衰竭的病理、生理有了进一步了解，并能对呼吸衰竭的性质、程度、指导治疗及疗效做出全面的评价。

（二）辨证诊断

肺主气，司呼吸，所以肺的病理表现主要是气机升、降、出、入的失常。肺开窍于鼻，外合皮毛，且肺为娇脏，不耐寒热，故感受外邪以及瘵虫侵袭，常首先犯肺。肺气宜宣宜降，若肺气为邪壅闭，宣降不利，常表现为咳嗽，甚则喘息。肺朝百脉，助心主治节，管理调节血液的运行，若肺气失调，可引起心气的运行不畅而发生胸闷、胸痛、咯血。肺有通调水道、下输膀胱的功能，若肺气不降，通调失利，可导致水液潴留而发为水肿和小便不利。肺与大肠互为表里，大肠职司传导，赖肺气之下降而排泄通达，大肠积滞不通，亦能影响肺的肃降。

肺的病证，有邪实与正虚之分，邪实或为寒闭，或为热闭，或为痰阻，多因起居不慎、寒热失调、感受外邪所致。若外邪日久不愈，可以转化为内伤，正气日衰，或为肺气亏虚，或为肺阴耗伤；若肺虚不能输津滋肾，可表现为肺肾阴亏；若脾虚不能散精，肺因之而虚，表现为肺脾两虚；若情志郁结，肝郁化火，上犯于肺，又可以表现为肝火犯肺。

1. 实证

（1）风寒束肺型

症状：咳嗽，痰稀色白，鼻塞，流清涕，微恶寒，轻度发热，无汗。舌苔白，脉浮紧。

辨证分析：风寒束肺证，是指感受风寒，肺气被束，失于宣畅之证。肺气不得宣降，逆而为咳；寒为阴邪，阴寒凝滞，津液不能正常输布，故痰液稀薄色白；鼻为肺窍，肺气失宣，鼻窍通气不畅，致鼻塞而流清涕；肺主气，属卫，邪客肺卫，卫气被遏，运行失畅，卫表失于正常温煦则恶寒；邪遏肌表，正气奋起抗邪则发热；邪遏卫表，腠理、毛窍郁闭则无汗。

本病在肺，以咳嗽为主症，兼见表证，而表证的症状较轻，也可不见表证；风寒表证，病位在表，症状以恶寒、发热为主，由于邪郁于表，影响肺的宣发故产生咳嗽，但常较轻微。风寒表证可转化为风寒束肺证，也可因邪重使肺表同时受邪，肺与卫表同时发病，应分孰轻孰重。

（2）寒邪客肺型

症状：急性发作的咳嗽气喘，痰稀色白，或形寒肢冷。舌淡，苔白，脉迟缓。

辨证分析：本证因寒邪直袭于肺，或感受寒邪，内客于肺，或寒饮犯肺，致肺失宣降、肺气上逆而为咳嗽气喘。寒为阴邪，阴寒凝滞津液，所以痰色稀白；寒邪困遏阳气，不能宣发于表，通达四末，肌肤失于温煦，故形寒肢冷。

寒邪客肺证与风寒束肺证的病位均在肺，表现出咳嗽等症。但风寒束肺证是由于风、寒之邪客于肺、卫而致，急性发病而病势急，咳嗽较轻，并兼见恶寒、发热、无汗；寒邪客肺证因寒而致，发病急而病势缓，咳嗽剧而兼见气喘，并因阳气被遏而形寒肢冷。若为外感风寒与寒邪内阻并见之外寒里饮证，则可见咳喘频剧，痰多而稀，恶寒无汗，形寒肢冷，乃因外寒引动内饮，肺失宣降所致。

（3）痰湿阻肺型

症状：咳嗽痰多，质黏色白，易咯，伴胸闷，呕恶，纳差，身重肢困，大便稀溏。苔白腻，脉滑。

辨证分析：本证因风寒、寒湿等外邪袭肺，肺失宣降，肺不布津，水液停聚而为痰湿；或脾虚不运，聚湿生痰，上渍于肺；或久咳伤肺，肺失治节，津液停聚而为痰湿。痰湿阻肺，肺失宣降，故见咳嗽痰多，黏腻色白易咯；痰湿阻肺，肺气不利，故见胸闷，甚则气喘痰鸣；痰湿困脾，脾失运化则见胸闷呕恶，身困肢倦，纳差，大便稀溏。痰湿内盛则见苔腻脉滑。

本证咳嗽，咯痰，痰黏，色白易咯，量多，但其痰不若寒痰清稀，又不若燥痰稠黏，其量又不若寒饮之多，其色白如鸡子清而不若清水。本证因外感急性发作者属实，因内伤慢性发作者多属本虚标实，因此，治疗时必须注意标本缓急。

（4）风热犯肺型

症状：咳嗽，痰稠色黄，鼻塞，流黄浊涕，发热，恶风，口干咽痛。舌尖红，苔薄黄，脉浮数。

辨证分析：风热犯肺证指风热之邪侵袭于肺，肺卫受邪，肺失宣降所致。风热袭肺，肺气被壅，失于清肃则咳嗽；风热灼津，炼液为痰，见痰稠色黄。肺合皮毛，风热袭肺而留于肺卫，故见肺卫失宣之风热表证。肺卫受邪，卫气奋起抗争，故发热；风热为阳邪，阳热袭表，腠理开泄，故见汗出；肺卫失宣，鼻窍不利而鼻塞不通；风热上扰，熏灼咽喉，咽喉不利则咽痛；热伤津液则口干；舌红苔黄，脉数为内有热邪之征。

本证为风热而致，病位在肺与卫分之间，故本证与风热表证之表现相似。但本证病位在肺，以咳嗽为主症，或兼表证。风热表证病位在表，以发热、恶风、咽痛为主症，也可因邪重而影响肺气之宣发而咳嗽，但多较轻。风热表证可转化为风热犯肺证。

（5）热邪壅肺型

症状：咳嗽，痰稠色黄，气喘息粗，壮热口渴，烦躁不安，甚则鼻翼扇动，衄血，咯血，或胸痛，咳吐脓血腥臭痰，大便干结，小便短赤。舌红苔黄，脉滑数。

辨证分析：热邪壅肺证，指邪热内壅于肺，肺失清肃所致，多因风温之邪从口鼻而入，或风寒、风热之邪入里化热，内壅于肺所致。热壅于内，蒸腾于外，故见壮热，肌肤灼热；热灼津伤故饮水自救而见口渴多饮；热扰心神，而见心烦躁扰，甚则昏不知人；邪热壅盛，气道闭阻，则呼吸困难，甚至鼻翼扇动；热伤血络，迫血妄行，则见鼻衄、咯血；肺热久壅，血败肉腐，而成肺痈，咯吐脓血腥臭痰；里热炽盛，灼伤津液，津伤肠燥，则大便秘结，小便短赤；里热壅盛或痰热内阻，故见舌红，苔黄，脉滑数。

风热犯肺证与热邪壅肺证有诸多相似之处，均因感受风、热之邪而致。但风热犯肺证风、热并重，病在肺，风热亦逗留于肺卫之间，虽急性发作，但病势缓，咳嗽轻而兼风热表证，病轻而易治；热邪壅肺病全在于肺，以热为主，急性发作，病势急骤，咳嗽剧烈而伴呼吸气粗，兼见里实热证，病重，易变生他证，或成肺痈而久治不愈，或致死亡。

（6）燥邪犯肺型

症状：干咳无痰或痰少而黏，不易咯出，唇、舌、咽、鼻干燥，或见身热恶寒，胸痛，咯血。舌红苔白或黄，脉数。

辨证分析：燥邪犯肺证，指感受燥邪，侵犯肺卫所致。本证病因为风燥之邪，病位在肺与肺卫之间，其性有凉、温之别。燥邪伤人，易伤津液。肺津受伤，肺失滋润，清肃失职，故见干咳，或痰少而黏，咯吐不爽；津液受伤，则唇、舌、咽、鼻失其濡润而干燥；燥邪留于肺卫，故见发热、恶寒等肺卫表证；凉燥犯肺则见恶寒重，发热轻；温燥犯肺则见发热重，恶寒轻；燥邪化火，灼伤肺络，而见痰中带有血丝，甚则胸痛咯血；津伤燥热内生，故见舌红，苔黄，脉数等症。

2. 虚证

（1）肺气亏虚型

症状：咳喘无力，少气不足以息，动则喘甚，痰液清稀，声音低怯，面色淡白或㿠白，神疲体倦，或自汗，畏风，易于感冒。舌淡，苔白，脉虚。

辨证分析：本证多由长期咳喘而致肺气耗损，或脾肾气虚，化生不足，肺气亏虚。肺气亏虚的临床特征一是肺气虚，其司呼吸的功能减退，见咳嗽、气喘、乏力等；二是卫气虚，卫外不固，易患感冒。肺气亏虚则咳嗽气喘而声低无力，甚则少气不足以息，动则气耗，故动则少气之感加甚。肺主通调水道，为水之上源，肺气不足，水失输布，水停于肺，随气上逆，则咳吐清稀痰液，泛溢肌肤则为头面浮肿。喉之发音，赖肺气之充养，肺气不足，则见声音低怯。面色㿠白，神疲体倦，舌淡，苔白为气虚的常见全身症状。肺主气，外合皮毛，肺气足，腠理密而卫外功能强，邪不易侵袭。肺气虚则卫表不固，腠理不密，外邪易侵，一旦邪入，抵抗力差，邪不易去，终至病程久延，病情虽不重但缠绵不愈。卫外不固，易患感冒，亦多自汗、畏风。

（2）肺阴亏虚型

症状：咳嗽，无痰，或痰少而黏，形体消瘦，午后潮热，五心烦热，盗汗，颧红，口燥咽干，甚则痰中带血，声音嘶哑。舌红，少苔，脉细数。

辨证分析：肺阴亏虚，是由多种原因耗伤肺阴，使肺失濡润并兼虚热内生的一类临床证候。或由外感热病，长期发热，导致全身阴液亏损而影响及肺，使肺阴虚；或内伤，久咳不愈，耗伤肺阴所致。肺阴亏虚，肺失滋润，必致干咳无痰，或痰少质黏难咯；肺阴亏虚，阴不制阳，虚热内生，则午后潮热，五心烦热，颧红；虚火逼津外泄则盗汗；阴精亏虚，机体失于濡养而见形体消瘦；虚火炽盛，损伤肺络，则见痰中带血；肺阴不足，喉失濡润，则声音嘶哑；舌红少津，脉细数，皆为阴虚内热之象。

3. 兼证

（1）心肺气虚型

症状：心悸咳喘，气短乏力，动则尤甚，胸闷，痰液清稀，面色㿠白，头晕神疲，自汗声低。舌淡，苔白，脉沉弱或结代。

辨证分析：心肺气虚证是由心肺两脏气虚所致的证候。本病的发生多由久病咳喘耗伤心肺之气，或禀赋不足，年高体弱等因素所致。肺气虚弱，宗气生成不足，心气亦虚；心气亏虚，宗气耗散，亦致肺气不足；心气不足，心神失养，则见心悸；肺气虚，肃降无权，气机上逆，则见咳喘；气虚，则津液不布，停而为痰，故痰液清稀；动则气耗，故动则咳喘、心悸加剧；气虚则升清无力，见面色㿠白，头晕，神疲；气虚则卫外不固，则见自汗；宗气不足则声低；气虚则血无以运，故见舌淡；气虚血脉运行无力，或心脉之气不续，则见脉沉弱或结代。

（2）脾肺气虚型

症状：久咳不已，气短而喘，痰多稀白，食欲不振，腹胀便溏，声低懒言，疲倦乏力，面色㿠白，甚则面浮足肿。舌淡苔白，脉细弱。

辨证分析：脾肺气虚证是由脾肺两脏气虚所致的证候。本证的发生或由久病咳喘，肺虚及脾；或饮食不节，劳倦伤脾，脾虚不能输精于肺而致。久咳不止，肺气受损，故咳喘，气短；气虚水津不布，聚湿生痰，则痰多稀白；脾气亏虚，运化无力，则见食欲不振，腹胀，便溏；脾肺气虚，筋脉肌肉失养，则声低懒言，倦怠乏力，面色㿠白；脾虚水湿不运，肺虚水津不布，水湿渗于肌肤，故见面浮，足肿；脾肺气虚则舌淡，苔白，脉细弱。

（3）肺肾阴虚型

症状：咳嗽少痰，或痰中带血，口燥咽干，或声音嘶哑，形体消瘦，腰膝酸软，骨蒸潮热，颧红，盗汗，男子遗精，女子经少或不调。舌红，少苔，脉细数。

辨证分析：肺肾阴虚证是由肺肾两脏阴液不足所致的证候。本证的发生或因久咳肺阴受损，肺虚及肾，或久病肾阴亏虚，或房劳过度，肾虚及肺。肺肾阴虚，在肺则清肃失职而见咳嗽，少痰；在肾则腰膝失于滋养而腰膝酸软。阴精亏虚，虚火内生，故见形体消瘦，口燥咽干，骨蒸潮热，颧红，盗汗，舌红少苔，脉细数等。虚火上炎，灼伤肺络，络损血溢，则见痰中带血。虚火扰动精室则遗精。阴精亏虚，冲任失充则经少。火热伤络，血溢则成崩漏等月经不调等。

（4）肝火犯肺型

症状：胸胁灼痛，急躁易怒，头晕目赤，烦热口苦，咳嗽阵发，痰黏，量少色黄，甚则咳血。舌红，苔薄黄，脉弦数。

辨证分析：肝火犯肺证是由于肝火上逆，克戕肺脏所引起的证候。本证的发生多由郁怒伤肝，或肝经热邪上逆犯肺而致。肝经气火内郁，热壅气滞，则胸胁灼痛，急躁易怒；肝火上炎，故头晕目赤；气火内郁，则胸中烦热；热蒸胆气上溢，故见口苦；气火循经犯肺，肺受火灼，清肃之令下行，气机上逆，则为咳嗽；津为火灼，炼液成痰，故痰黄黏而少；火灼肺络，络伤血溢，则为咯血；舌红苔黄，脉弦数，为肝经实火内炽之征。

二、诊断思路与方法

（一）明病识证，病证结合

中医学认为，病通常是从总的方面反映人体功能或形质异常变化或病理状态的诊断学概念，它具有一定的规律，有病情演变的大致轮廓，在治疗上有常规大法可循。证，一般认为是疾病本质的反映，它以一组相关的脉症表现出来，能够不同程度地揭示病位、病性、病因、病机，为治疗提供依据并指明方向。对证的辨析，就是运用中医理论，通过望、闻、问、切四诊，详尽地了解临床症状和体征，经过去粗取精，由表及里，由此及彼的细心分析，归纳总结而得。它从总体上把握了人体阴阳失调和脏腑功能紊乱的状态，是中医整体观念的体现。

辨病与辨证相结合是当前临床普遍采用的一种方式。辨病所指的病，一是指中医的病，一是指西医的病。中西医所谓的病，有的病名是相同的，如感冒等，但绝大多数是不同的。有人认为中医只会辨证，不会辨病，这是一种误解，中医始终是讲辨病的，传统的中医辨病与辨证确实解决了不少的问题，在辨证的基础上辨病，在识病的前提下，更好地把握全局，了解证的发生、发展和演变，如咳嗽，中医学认为因于外感者，由于外感风、寒、热、燥等邪所致，其病浅而易治。但因燥与湿邪所致者，较为缠绵：因湿邪困脾，久而脾虚，积湿生痰，则转为内伤之痰湿咳嗽；燥伤肺津，久则肺阴亏耗，成为内伤阴虚肺燥之咳嗽，故方书有"燥咳每成痨"之说。内伤咳嗽则多反复发作，其病深，难取速效，部分老年患者的痰湿咳嗽，反复日久，肺脾两伤，可发展为痰饮、咳喘，在病理演变上有两方面的转归，一因阳渐衰，病延及肾，表现为"肺气虚寒"的虚性咳喘；一因痰湿转从寒化，气不布津，停而为饮，表现为本虚标实的"寒饮伏肺"证。肺虚咳嗽，或因于失治误治，日益加重，趋于劳损之途。表明咳嗽病有风寒、风热、风燥、痰湿、阴虚的证型，因于失治误治有向肺痨、痰饮、喘证及虚劳转化的可能，注意辨证与辨病的结合，以测知其预后转归顺逆。

随着中西医结合的不断深入，在医疗实践中更多地强调西医的病与中医的证相结合。中医的证注重整体，对局部的病往往注意不够；而西医则是以现代解剖学、生理学、病理学等为基础，注重病因、病理形态和病理、生理的改变，对病发生、发展的物质基础了解得具体，但往往注重局部而忽视整体。把二者结合起来，互相取长补短，就有着无比的优越性。

1. 有利于明确诊断。中医所讲的病，有的比较模糊与笼统。例如中医的哮病，不仅包括了西医的支气管哮喘和哮喘型支气管炎，也包括肺气肿、支气管扩张、慢性气管炎、风湿性心脏病、嗜酸性粒细胞增多症等症见哮证者，对这些疾病均以哮病名之，显然太过粗疏。

2. 有利于早期发现疾病。西医学与现代科技密切结合，各种先进的仪器与检测手段的广泛应用，使很多潜在的疾病可被早期发现，弥补了中医的不足。例如肺痨，早期并无特别症状，常被忽视，自有了 X 线、CT 等影像学检查及结核菌素试验、痰涂片、痰培养检查等，可早期发现，及早正规治疗，不仅可以提高疗效，而且可以减少传染的机会。对肺癌也是如此。

3. 有利于观察疗效，总结经验。如同为咳嗽，若不区分呼吸道感染、急性支气管炎、慢性支气管炎时，就不能进行科学的统计与分析，其经验也就不能得以很好地推广。判断某些疾病是否痊愈，单凭临床症状是否消失为依据是不够的，如肺结核，经过治疗，其中毒症状可以消失，但这不等于病已痊愈，还要看其病灶是否钙化，也就是说，判断疗效也要借助现代医学的各种手段。

4. 明确疾病的症结所在，弥补辨证的不足。辨证可以宏观地把握正邪斗争的态势，识别阴阳消长之机，也能审证求因，但有时对疾病症结所在的判定欠明确，这就影响了辨证论治。如呼吸道感染、急慢性支气管炎，均有咳嗽、咯痰、胸闷、发热等症状，在没有辨证的情况下，尽管可以处方用药，也能取得一定的疗效，但终归对疾病的症结所在心中无数。而一旦通过辨证明确诊断，对疾病的认识更为具体，在治疗上的针对性更强，也有可能通过反复实践，摸索规律，总结出某病的专方专药，从而不断丰富中医的治疗手段。

（二）审病度势，把握转变规律

病势的进退是任何疾病在发生、发展过程中共有的基本规律。即起病—高峰—恢复或死亡。疾病由起病向高峰发展，或由高峰继续恶化，即为病进；疾病自高峰后日趋向善，或由危转安，由重转轻，即为病退。在呼吸病的临床中，认真审病度势，是能否正确进行辨证论治的重要环节。如急性肺炎、急性支气管炎的发生、发展，就表现为初起在肺卫，而症见恶寒、发热、咳嗽、咽痛等症状，属表证，继之表邪入里而表现为发热、恶寒、大汗出、口渴甚、脉洪大等热邪壅肺之证，此时疾病可有两种发展趋势，若病邪尚不甚，加以治疗得当，病情可日趋向善，即为病退；若邪热甚，加以治疗不当，即可发展为危重证，便是病进。又如肺痈，依其临床发展规律，分为初（表证）期、成痈期、溃痈期、恢复期。明确疾病的这一发展趋势，对于制订治疗方案、防止疾病的恶化有重要意义。肺炎，一般来讲，很难将病势消除在肺卫阶段，在治疗上不可像治感冒一样一汗而解，若误用发汗解表之剂，不仅可加速表邪入里之势，而且可能因过汗使邪入里而加重病情。即使用辛凉解表之剂，亦不可能使邪不入里，故初期治疗当肺卫同治，不可一味解表。审病度势，把握疾病的演变规律，在一定程度上提高了辨证施治的水平。

（三）审证求因，把握病机

中医学认为，任何疾病都有其共同的病机，如正邪斗争、阴阳失调、升降失常等。呼吸系疾病尚有如下的病机特点：

1. 宣降失常，气易上逆

肺主气的功能还体现在对气机升降的调节上，而气的升降则以宣发肃降为基本形式；肺司呼吸与宣发肃降功能亦密切相关，宣之则呼，肃之则吸，故宣肃正常则呼吸平稳。凡外邪束肺，痰饮、瘀血、粉尘、虫蛊阻肺，皆可致肺气郁闭而失宣；若脏气受损，纳气功能减退，则使肺失肃降。肺失宣发与肃降均可产生肺气上逆的病理结果。肺失宣肃势必影响其通调水道的功能，导致水液泛溢肌肤，表现为面浮肢肿；水液停于肺而成痰饮，从而引起各种肺系疾病。

2. 虚实夹杂，痰瘀易结

肺系疾病不仅易虚易实，而且具有虚实夹杂的病理特点。若肺卫不固，易为外邪侵袭；外寒闭肺，可损伤肺气；肺气不足，可聚湿生痰成饮，又可使血行不畅，而成血瘀之证。外感邪热入里或痰饮瘀血化热，易耗伤肺津，肺阴亏虚则虚火内生，虚火内炽，煎熬津液而成痰。肺朝百脉，主生成宗气，宗气贯心脉而行气血，若外邪、痰饮、虫蛊、粉尘等闭郁肺气，则影响宗气的生成，不能正常推动血液运行而使肺血瘀积。"肺为贮痰之器"，痰性黏滞，每易与瘀血相互交结，而成痰瘀互阻之证。各种急慢性肺病，均有这一病理特点，其中尤以肺癌、肺心病等最为突出。

（四）注意引进诊断新技术

引进诊断新技术是提高肺病诊疗水平的必由之路。中医传统的诊察方法主要是靠医者的感官为工具，有其独特性，也难免有其局限性。

多年来研究四诊的中西医结合，主要是舌诊、脉诊逐渐走向仪器化、客观化。在舌诊的研究中，出现了用标准比色谱、比色板作为辨舌色的客观指标。有用红、绿、蓝三种光谱反射能量测定各种色相的颜色，有用舌色仪测定舌色等。其他有舌血流测定仪，舌微循环显微镜的临床应用，以及舌印片脱落细胞检查法，均促进了舌诊的研究，丰富了舌诊的内容。

脉诊的研究也取得了一定的成果，早在 20 世纪 50 年代至 20 世纪 60 年代初，就有学者用压力脉搏图为指标，描记和分析脉象。20 世纪 70 年代初，中国医学科学院研制了电子 BYS－14 型脉搏图机，能描记十几种脉象，为脉搏图形识别脉象的研究打下了基础。20 世纪 70 年代末，北京中医药大学采用测量脉搏图参数进行系统分析，描述弦、滑、细、平等脉象的脉搏图特征，把脉象的识别从图形特征的定性方法推进到测参数定量分析阶段，已为国内不少单位所采用。到了 20 世纪 80 年代初，魏韧提出了多因素脉图识别法，并研制出 MTY－A 型脉图仪。近年来，李景唐又研制出 MX－5 型多功能电脑系统中医脉象仪，可自动诊脉。浙江还研制出一种多维脉象信息检测系统。中国医学科学院研制出中突型三探头感传器、测寸口桡动脉弯曲振动传感器，以及能测定表浅动脉运动和截面变化的仪器等。这些仪器从寸口拾取了新的脉搏信息，对脉诊的仪器化、客观化发展做出了贡献。其他方面如面色仪和耳诊仪、经络诊断仪、穴位测温诊断仪、声频图研究闻诊等的研究和运用，也为临床医者诊察疾病提供了帮助。

以上这些研究成果，从不同侧面将中医四诊定性、定量，使之客观化，四诊手段的仪器化需通过临床医师的不断实践得以提高。同时，还要充分运用现代科学技术方法，如各种实验室化验及 X 线、CT、磁共振、内窥镜、显微镜、病理学、细胞学等检查手段，必然能克服和避免传统中医四诊方法的局限性和观察误差，从而提高肺病的治疗水平。

（五）预后与转归

肺系疾病的转归，从疾病性质上来说，主要是由实转虚的变化。从脏腑病的转归来说，主要是肺、脾、肾之间的转移。外感者多属暴病、属实，其病在肺，但若调治失宜，亦可由外感转为内伤而累及他脏。一般病肺为轻，病脾较重，病肾尤重。《景岳全书》说："五脏皆有精气而又唯肾为元精之本，肺为元气之主，故五脏之气分受伤，则病必自上而下，由肺由脾以及于肾。五脏之精分受伤，则病必自下而上，由肾由脾以及于肺，肺肾俱病，而他脏亦不免矣。"由此可见，由肺及脾至肾的过程，即为病情由轻转重的过程，故病在肺脾，治之尚易，及至肾则治之不易，预后亦差。

在肺病的转归问题上，除肺与脾肾的关系值得注意外，肺与心的关系亦当重视。肺主气，心主血，气血相关，肺病日久，必及于心。肺病日久，反复发作，必累及脾、肾及心，使脏气亏虚，瘀血、痰凝、水饮等病理产物遂生，而演变为肺胀、肺痿等重病。

总的来说，肺病属外感者预后良好，大多在较短时间内即可获得治愈。属内伤者，易反复发作，转化为肺胀、肺痿及虚劳，此则预后较差，往往病程缠绵，迁延难愈。

第二章　提高呼吸病临床疗效思路与方法

如何提高中医药对呼吸病的临床疗效，一直为历代医家所重视，今之医者亦然。多数学者认为以下几点当不容忽视。

一、明病辨性，审证求因

呼吸系统疾病看似单纯，实则不然，就呼吸内科疾病而言，仍有众多疾病未明，这也为中医临床所困惑，但又为中医临床与科研指明了方向，使得中医药疗法有了展示自己优越性的机会。

明病辨性是辨证施治的前提。四诊合参，审察内外，当对病人做全面的了解和周密的观察。既要了解病人的病史，又要了解病人的外在环境对疾病发生、发展的影响，将检查所得进行分析、归纳以判断病情，将此作为辨证、立法、处方、用药的依据。辨病就是要明确疾病的类别，辨性就是要辨别疾病的性质。疾病的发生，其根本在于邪正斗争引起的阴阳失调，故病性无非阴阳的偏盛与偏衰。寒、热、虚、实是肺疾病病变中的最基本性质，所以治疗原则当是补虚、泻实、清热、温寒。辨明病性是为治疗提出一个总的治疗原则，故其为辨证中的一项重要内容，也是能否提高中医药疗效的开端。

审证求因是辨证的进一步深化，是根据病人的一系列具体症候，包括病人的自觉症状、四诊及检查结果加以综合分析，求得疾病的症结所在，掌握病因，针对病因，从根本上治疗疾病。

二、明本立法，选方遣药

治病求本是诊治疾病的根本原则，也是为提高疗效当下功夫的地方。无论针对病因还是针对病机治疗，都必须遵循治病求本的原则。辨明病本是针对病机求因的具体化，可使病机的主次和因果关系得以明确，是确定治则的直接依据。明确病本，可确立相应的治疗法则，每一证候都有相应的治疗法则，如肝火犯肺的咳嗽，可用清肝肃肺的治则。方剂是针对证候而设的，具有固定的组成配伍，有一定的适用范围，因此要选择恰当的方剂，必须熟悉方剂的组成、方义和药物的配伍关系，方剂是辨证施治的最后目的，临床疗效是通过方剂而体现出来的。

应特别提出的是，方剂是前人临床经验的总结，也是历代医家在有关学术理论的指导下，认识病证后所创造出的具体治疗方法。我们应重视并学习、运用它，在前人的基础上不断发展和创新。刘完素《素问病机气宜保命集》说："用方不对病，非方也；剂不蠲疾，非剂也。"因此，临床上要防止杂药凑合、有法无方的处方弊病。当然，也可不拘成方，但要随证选药、法度井然。

在选定方剂的基础上，应根据疾病的兼夹情况照顾好疾病的次要矛盾，针对具体病情加减药物，这是对方剂的灵活应用，使之更能贴切病情，以提高临床疗效。

三、动态观察，分段论治

肺病的过程是由不断变化发展和相对稳定阶段组成的，其不断变化发展可形成不同的传变、转归趋势，因此要用发展和动态的观点进行观察与处理。肺病的阶段性，不仅能反映出病情的轻重、病势的进退等特点，还能揭示病机的变化，可作为易方更药的依据。动态观察、分段论治是肺病临证治疗的原则之一。由于肺病有外感、内伤两类，动态观察和分段论治亦各有其特殊之处。

1. 外感肺病的分期论治

外感肺病的初期阶段，邪气未盛，正气未衰，病轻邪浅，可发散祛邪；进入中期，病邪深入，病情加重，更当着重祛邪，减其病势；转为后期，邪气渐衰，正气未复，或继续祛除余邪，或扶正祛邪，使邪去正复。正如《素问·阴阳应象大论》所说："因其轻而扬之，因其重而减之，因其衰而彰之。"

2. 内伤肺病的分期论治

内伤肺病，初期一般不宜用峻猛药物；进入中期，大多正气渐虚，治当轻补；或因气、血、痰、火郁结而成实证，需用峻剂而治者，亦只宜暂用；至末期，久虚成损，则宜调气血、养五脏，促其康复。如肺痨之分期治疗，病在初起，症见潮热，则宜清热润肺；进入中期，肺阴更伤，损及脾胃，致消瘦烦热，治当益肺健脾；病入后期，肺、脾、肾均已亏损，出现一派虚损表现，则治宜调补肺、脾、肾三脏。

因此，疾病演变的不同阶段，由于邪正的消长，其病机、证候特点各有不同，临床上当分型论治，始能获得良好的疗效。

四、用药方法灵活多变

传统中药的汤、膏、丸、散等内服药治疗仍是当今治疗肺病的主要用药剂型，但今之临床随时代及科技的发展和人们生活节奏的变化，中药剂型有了很大的变化，中药针剂、冲剂、胶囊剂、气雾剂等也开始广泛应用，也显示出了良好的临床疗效。给药途径除内服、静脉或肌肉注射外，尚有超声雾化吸入、穴位注射及贴敷、中药灌肠等，有局部直接作用或多重作用，可大大地提高疗效。对危重病人不能配合治疗者，中药灌肠或鼻饲应当受到重视。多剂型、多途径给药，局部与整体同时治疗，也是提高中药临床疗效的一个重要措施。

五、中西医结合，明确标准

传统中医对临床疗效的判定常从宏观考察，但中医药的微观影响是对综合疗效评判不可忽视的重要内容。如对支气管扩张的临床疗效的考察，除观察其临床症状外，还要观察肺部 X 线表现有否改善，并结合痰菌培养的情况进行综合评判。因此，中西医结合诊疗，有利于观察疗效、总结经验。

六、重视医嘱，医护结合

医嘱主要包括服药的注意事项和将息调养事宜，如某些药物的先煎及后下、药物的具体服法、饮食宜忌、情志劳逸、房事调摄等，以便消除不利于康复的因素，使治疗更好地发挥作用。

肺病的治疗，当与护理结合在一起，此为辨证治疗的原则，调养护理在治疗疾病中有重要的作用，直接影响中医药的疗效。中医护理同样是以辨证论治作为指导的，临床上，护理也会随证而异，且与治则紧紧衔接，如对风寒表证，在接受解表发汗时，护理上不仅应避免病人再受风寒外袭，而且还应酌加衣被，给予热汤、热粥，促其发汗。若肺热壅盛，在护理上则要注意多给清凉冷饮、保持室内通风、衣着宜薄、保持大便通畅，或以温浴降温。此外，还应加强精神护理及饮食护理以提高疗效。

提高中医药疗效的方法有很多，但这里仍要特别强调的是，中医临床必须遵循中医药学的基本规律，那就是要遵循整体观念、辨证论治的规律，这也是中医肺病诊疗常规的基本出发点，是提高中医药治肺病疗效的前提和基本保障。

第三章　呼吸病的基本治则与用药规律

一、基本治则

（一）西医治疗

目前，呼吸系统疾病分为四大类，即感染性肺疾病、阻塞性肺疾病、间质性肺疾病及肺部肿瘤疾病。其治疗在诊断明确的情况下均有相应的对策。

对感染性肺疾病当尽量明确病原菌及药敏试验，给予相应的抗生素治疗，同时提高机体的免疫力，并注意预防医院内交叉感染。对慢性阻塞性肺疾病当改善气流受限，恢复其可逆部分，改善呼吸困难，预防和治疗并发症，提高生存质量。对间质性肺疾病的治疗当行糖皮质激素肺泡灌洗，纠正缺氧及酸碱平衡失调、电解质紊乱，控制感染。对肺部肿瘤疾病的治疗有手术、放射、化疗、免疫和运用中医中药，早期发现的肺癌以手术切除为最佳治疗，可提高生存率。

（二）中医治疗

肺病的中医治疗法则是依其生理、病理特点及病机演变规律而设立，其基本治疗法则大致有如下十二个方面。

1. 宣肺

肺主宣发，外合皮毛。肺的宣发作用能使卫气津液敷布于肌表乃至全身，从而使之能够抗御外邪、启闭汗孔、调节体温、润泽皮毛。若是外邪束表，每致肺气失宣，卫气敷布不及，不足以抗邪外达则恶寒、发热、头身疼痛；肺气郁滞而易咳逆；津液布散失调又常产生水肿、咳痰等。治当宣通肺气，常用麻黄、生姜、桔梗、前胡、苏叶、薄荷、牛蒡子诸药组方。由于肺气不宣与各种表证常同时并存，因而治疗亦是宣肺与解表同施并举。如风寒束表、肺气不宣者，每用麻黄汤发汗解表、宣肺平喘，或用荆防败毒散解表宣肺、疏风祛湿；风热犯肺、肺卫失宣者，则用桑菊饮、银翘散疏散风热，宣肺止咳；风客玄府，肺气不宣，水行皮里，发为浮肿，是谓风水，其属风热为患，用越婢加术汤，方中重用麻黄、生姜宣肺散水，石膏清热，白术利水，甘草、大枣和中，只待宣发正常，津液得以布散，水肿诸症自可消除。若系风寒所致，则宜去石膏，加苏叶、荆芥、防风等辛温发散之品。

由上可知，所谓宣肺主要是指恢复肺的宣发功能。通过宣肺，一般可以起到以下三个方面的作用：①肺气宣畅，卫气到达肌表则能抗邪外出；②宣肺可以散水消肿；③宣肺可使气机畅达，从而起到止咳平喘的治疗效果。

2. 降肺

肺主肃降，若是肺失清肃，气不得降，必然产生咳喘、胸闷等肺气上逆之候。治宜肃降肺气，止咳平喘，临证每用苏子、杏仁、厚朴、半夏、紫菀、款冬花、旋覆花、莱菔子诸药组方。苏子降气汤、定喘汤、三子养亲汤以及仲景之射干麻黄汤、桂枝加厚朴杏子汤等，均系降肺之常用方。

应当指出，宣发与肃降是肺脏生理功能相辅相成的两个方面。宣发失常，气机不畅，每致肺气不降；肺失清肃（如慢性咳喘），又常引起宣发异常（卫气不能布达肌表而易感冒）。故临证运用宣肺之法时，常加杏仁、半夏等药以降肺气，使用降肺方时，亦常增麻黄、生姜等药助肺宣发，如苏子降气汤中加生姜、前胡，定喘汤中用麻黄即属此列。

3. 清肺

清肺即清泻肺热，乃根据"热者寒之"，针对邪热壅肺、肺失和降之证而设。邪热壅盛，阻滞于肺，必见发热汗出、咳嗽气喘、痰黄黏稠、胸闷、胸痛、舌红、苔黄、脉象洪数等症。治当清肺泻热，祛邪外达，常以黄芩、栀子、生石膏、蒲公英、金银花、连翘、鱼腥草、穿心莲、野菊花、紫花地丁等组方。代表方如麻杏石甘汤、清气化痰汤、清金化痰汤等。

若是热毒炽盛，损伤肺络，瘀热内蕴，蓄为痈脓而成肺痈，则伴咳吐脓血，其味腥臭难闻。此时须用千金苇茎汤加金银花、连翘、蒲公英、鱼腥草、瓜蒌皮等清热解毒、化瘀排脓，此亦属于清肺之法。

4. 通腑

通腑即通过通导积滞以达到治疗肺脏疾患的方法。肺与大肠互为表里，功能联系十分密切。肺气肃降，津液下行，有助于大肠传导糟粕；大肠传导下行亦有利于肺气清肃下降。如果邪热壅遏于肺，津液因之被灼，无以下濡大肠，致传导失职，腑气不通；或是实热燥屎内结大肠，上干于肺，影响肺气肃降而产生咳逆、气促等症；若实热燥屎不去，则咳喘诸症难以消除，故当视病情选用大、小承气汤荡涤热结、导滞通腑，肺之肃降功能方可恢复，若能兼清肺热则收效更好。

另外，久病虚喘，阴盛阳衰，易使阴寒与糟粕凝结于大肠，此时则须用温通寒积之法，常用《金匮要略》的大黄附子汤加味，一旦腑气得通，咳喘必见好转，尔后再以扶正固本或降气化痰法治之。

5. 泻肺

泻肺即峻泻肺内伏热痰浊之法，乃根据"实者泻之"，针对痰热浊唾内伏于肺、不易清除之证而设。常用桑白皮、葶苈子、皂荚、甘遂、大戟、芫花等组方。临证时，凡肺中伏热经久不愈，症见咳嗽、痰黄、皮肤蒸热、日晡加重、舌红、苔黄者，宜以泻白散加味以泻肺除热，平喘止咳；痰浊壅盛、阻滞肺系、气道不畅而致胸闷咳喘、痰稠难出、呼吸急促，甚或一身面目浮肿者，仅以化痰降逆之剂尚嫌药力不足，唯用葶苈大枣泻肺汤峻泻痰浊，方与病机合拍；饮停胸胁谓之悬饮，宜用十枣汤泻肺逐饮；痰浊胶固，实难咳出，若痰壅气闭而危及生命时，治当泻肺涤痰除垢，将《金匮要略》的皂荚丸速速与之。

泻肺之法多适用于邪盛而正不衰之实证。

6. 润肺

润肺即所谓清润肺燥之法，乃根据"燥者润之"，针对外燥犯肺而设。燥邪系秋季之主气，每从口鼻而入，最易伤及肺系，症见口鼻干燥、干咳少痰、声音嘶哑、皮肤干燥等。治宜清燥润肺止咳，当予甘寒濡润之品，如沙参、麦冬、梨皮、甜杏仁、浙贝母、天花粉、知母等。一般来说，初秋多为温燥，宜用桑杏汤加减，外以清宣燥邪，内以凉润肺金；深秋多为凉燥，用杏苏散化裁，功可轻宣凉燥、止咳润肺又兼化痰。若系温燥伤肺，气津俱伤而无表证者，临证又多用清燥救肺汤加减以治之。

7. 化痰

化痰是针对痰湿停聚于肺而设。无论外感六淫，还是其他因素，均可导致肺之宣降功能失调，于是津停而成痰湿，痰湿又作为继发性的致病因素而使病情加重，使得咳喘痰涎诸症经久不愈。

化痰的药物有很多，由于形成痰湿阻肺的原因较为复杂，因而运用化痰法时，必须针对病机，密切配合其他治法方能奏效。如属寒痰，常选半夏、莱菔子、白芥子、紫菀、款冬花等药，方如苏子降气汤、三子养亲汤、苓甘五味姜辛汤；热痰则选瓜蒌、贝母、海蛤粉、桑白皮等药，方如清金化痰汤、小陷胸汤、定喘汤。其他如燥湿化痰之二陈汤，益气化痰之六君子汤，润燥化痰之贝母瓜蒌散，解表化痰之止嗽散等，皆系常用之方。若痰湿一去，则宣降正常，咳嗽气喘等症随之消除，因而凡系化痰之药，均具有止咳平喘的功效。

8. 补肺

补肺即补益肺气，根据"虚则补之"，针对肺气不足而设。每以神疲少气、面色无华、咳喘无力、动则尤甚为主症，治当补肺益气，常用黄芪、党参、太子参、白术、茯苓、炙甘草等药组方，代表方如黄芪四君子汤、补肺汤。临证时应根据病因、病机灵活选方。如脾虚土不生金、痰湿停滞，宜用六君子汤"培土生金"；肺虚宗气生成不足，无以"贯心脉以行气血"，易使心血瘀阻，治宜益气活血，可用桃红八珍汤加减；肺气虚弱、卫外功能减弱而易感冒、自汗，则须用玉屏风散益气固表，此皆视病情而定。

9. 温肺

温肺即温补肺阳之法，是针对肺中之阳不足、寒饮停滞于内而设。前人虽少有肺阳虚之说，然临床确实有之。该证的形成，多因肺气虚久，累及肺阳，或因肾阳亏乏，无以温肺，或因肺阳本虚，外寒引动内饮则触发并加重，或因反复感寒而使肺阳渐伤，其见症总以痰涎清稀、量多、白如泡沫、畏寒肢冷、咳喘无力、甚或虚浮、易致感冒、脉沉为主症，治当温补肺阳、散寒化饮，药用干姜、细辛、桂枝、白芥子、桂心、附片、巴戟天（后三味乃通过补肾阳以温肺）。由于肺阳虚因多种因素所致，故临证很少单独运用温肺一法，大都配合化痰平喘、补肺益气、疏散外寒、温肾纳气诸法治之，常用苓甘五味加姜、辛、半夏、杏仁汤及甘草干姜汤、肾气丸、小青龙汤、黄芪四君子汤加干姜、细辛等方。

还须注意的是，所谓肺气虚常表现为单纯的功能衰退征象，故当用党参、黄芪等补益肺气；而肺阳虚则必见一派虚冷征象，宜用干姜、细辛等温阳散寒。肺阳虚的形成多因气虚日久发展而来，犹如脾阳虚多因脾气虚发展而来、肾阳虚多由肾气虚发展而来。因而温肺阳时，每加益肺气之药。

10. 养肺

养肺即滋阴养肺之法，乃针对肺阴不足而设。肺为娇脏，不耐寒热，寒则肺阳易伤，热则阴津易灼。阴虚必使火旺，使得阴津再伤。干咳少痰、形瘦气弱、口干咽燥、午后潮热、五心烦热、盗汗颧赤、舌红少津是其常见症状。常用沙参、麦冬、百合、百部、玉竹、生地黄、山药、鳖甲、知母、地骨皮等药滋养肺阴，兼清虚热。临证选方，滋阴养肺为主者宜用沙参麦冬汤加味；滋阴降火为主者多用百合固金汤化裁；肺肾阴虚者常用麦味地黄汤加减；肺胃阴亏则宜用麦门冬汤加减以治之。

润肺与养肺两法，虽都选用甘寒濡润之品，然前者主治外燥为患，并多与轻宣之药同用，以驱邪为主；后者则主治肺阴不足，常与降火之药并施，以扶正为主。因病因、病机不同，故治法有别。

11. 敛肺

敛肺即收敛肺气之法，乃根据"散者收之"，针对久病虚喘、肺气欲散之证而设，咳嗽既久，正气大伤，肺气耗散不收，每见咳喘、气促、倦怠、汗多、畏寒，或口干、面赤、脉弱，此为肺气大伤，耗散不收，须急收敛肺气，常用五味子、黄芪、人参、诃子、罂粟壳、白果仁、乌梅等药。临证多以生脉散为主方，再视病情随症增减药物。又如肺气虚、肺阳虚、肾不纳气等证，常兼有肺气耗散之候，此时若无明显痰湿之象，可用补肺汤、苓甘五味姜辛汤、七味都气丸诸方。方中均用五味子以收敛耗散之气。

补肺与敛肺，前法适用于一般之肺气虚者，后者则用于肺气大伤欲散之时。

12. 止血

止血即制止肺络溢血之法。咳血的成因甚为复杂，临证必须审因论治，倘若一见血出，便用止血之剂，则易产生"闭门留寇"之弊，甚至加重出血的症状。例如属阴虚火旺、灼伤肺络而咳血鲜红者，宜用百合固金汤加炒栀子、白及、地榆等滋阴降火以止血；肝郁化火、木火刑金，或见痰中带血，或咳吐大量鲜红纯血，常用泻白散合黛蛤散加黄芩、栀子、龙胆草清肝泻火、凉血止血；痰热壅肺、热伤肺络，每见痰中带血如铁锈色，则用麻杏石甘汤加鱼腥草、黄芩、蒲公英、紫花地丁等清热化痰以止血；大量咳血不止，当急则治其标，可用十灰散先止血，一旦病情缓解，再议治本之法；大量咳血，阴不敛阳，当益气回阳救逆，用独参汤或参附汤。

此外，止咳平喘亦应属治肺大法之列，而此法实际上已分述于各法之中，故不赘述。

综上所述，中医治肺有法可依，有方可循，凡肺所生之病，皆可依法治之，随法选方用药，然疾病的发生、发展往往是极其复杂的，单纯运用某一治法，不易达到预期效果，因而临证多是两法或数法联合运用，如此方能事半功倍。

（三）中西医结合治疗

呼吸系统疾病的中西医结合治疗，突出了中西医结合的特色，不仅提高了近期疗效，也提高了远期疗效，特别是通过对慢性支气管炎、肺气肿、肺心病、支气管哮喘等中西医结合的临床研究，总结出"急则治标，缓则治本""发时治肺，平时治肾"等防治法则。如全国九省市支气管炎中西医结合标本诊断分型研究协作组对慢性支气管炎统一采用：急则治标，热痰者治以清热化痰，佐以活血；寒痰者治以温化寒痰，佐以活血。缓则治本，肺气虚者治以补肺益气，佐以活血；脾阳虚者治以健脾燥湿，理气活血；肾阳虚者治以温阳补肾，纳气活血；阴阳两虚者治以温肾纳气，滋补肾阴，活血化瘀等。

对支气管哮喘防治的研究，一方面采用中西医结合的方法提高哮喘持续状态或哮喘发作的疗效，如张镜人等报道用补肾益肺法配合西药，可明显提高哮喘持续状态的疗效。另外，从中草药中研制出有效的平喘成分，发现了一批具有平喘、止咳、祛痰作用的中草药。另一方面针对哮喘病因、病机的中西医结合研究，提出"缓则治本""平时治肾"以预防哮喘发作的理论，温补肾阳可获得明显的远期疗效。

通过对慢性支气管炎和支气管哮喘的中西医结合防治研究，总结出"急则治标，缓则治本""发时治肺，平时治肾"的治则，已成为防治呼吸系统疾病有普遍意义且有效的治则。

二、用药规律

（一）辨病用药

1. 对呼吸中枢有兴奋作用的药物

麻黄、洋金花、樟脑、蟾蜍、麝香、艾叶、生姜、白芷、益母草、红花、独活、天麻等。

2. 对呼吸中枢有镇静作用的药物

苦杏仁、桃仁、白果、枇杷叶、款冬花、百部、全蝎等。

3. 舒张支气管平滑肌的药物

麻黄、洋金花、杏仁、白果、银杏叶、地龙、葶苈子、苏子、浙贝母、半夏、旋覆花、鱼腥草、满山红、矮地茶、侧柏叶、厚朴、五味子、冬虫夏草、胡桃肉、橘皮。

4. 镇咳药物

苦杏仁、款冬花、艾叶、百部、川贝母、枇杷叶、甘草、半夏、旋覆花、紫菀、前胡、桑白皮、马兜铃、知母、北沙参、百合、天冬、麦冬、苏子、瓜蒌、浙贝母、罗汉果、华山参、罂粟壳。

5. 祛痰药物

桔梗、远志、艾叶、紫菀、半夏、制南星、南沙参、甘草、皂荚、矮地茶、青果等。

6. 激活体液免疫及抗体形成的中草药

人参、党参、黄芪、白术、白花蛇舌草、山药、黄精、山豆根、仙茅、仙灵脾、黄连、黄柏、大青叶、板蓝根、紫河车、穿心莲、鱼腥草、野菊花等。

7. 促进淋巴细胞转化的药物

黄连、黄芩、金银花、蒲公英、黄芪、淫羊藿、五味子、阿胶、白芍、柴胡、川芎、当归、红花、丹参、枸杞子、女贞子。

8. 提高细胞免疫功能的药物

人参、黄芪、黄精、党参、白术、山药、地黄、五味子等。

9. 能升高因放化疗所致白细胞和血小板减少的药物

黄芪、当归、太子参、白术、阿胶、丹参、鸡血藤、生地黄、熟地黄、冬虫夏草、五味子、山茱萸、玄参、石斛、红枣等。

10. 具有广谱抗菌作用的药物

金银花、连翘、板蓝根、大青叶、青黛、黄芩、黄连、黄柏、地丁、蒲公英、败酱草、穿心莲、山豆根、知母、栀子、丹皮、白芍、夏枯草、瓜蒌、十大功劳叶等。

11. 抗肺炎双球菌的药物

除广谱抗菌中草药外，还有桔梗、虎杖、牛蒡子、侧柏叶、艾叶、厚朴。

12. 抗结核杆菌药

百部、黄芩、夏枯草、苦参、款冬花、紫菀、远志、白及、柴胡、冬虫夏草、丹参、银杏、地骨皮、黄精、玉竹等。

13. 抗肺癌中草药

马勃、凤尾草、栀子、熊胆、牛黄、芙蓉叶、了哥王、大蒜、大蓟、白头翁、野菊花、鱼腥草、龙葵，七叶一枝花、猪苓、牡蛎、猫爪草、瓜蒌、皂角刺、南星、木瓜、前胡、蟾皮、女贞子、桑寄生、玉竹、沙参、薏苡仁、黄芪、天冬、人参、龟板、棉花根、补骨脂、山核桃等。此外，蜂王浆、鳖甲、核桃树枝、丹参、紫草根、全蝎、穿山甲、壁虎、虎杖、鬼箭羽、石见穿、蛇蜕、徐长卿、藤梨根、半枝莲、石见穿、草河车、仙鹤草等，对各种胸部肿瘤均有一定的治疗作用。

（二）辨证用药

1. 补肺气的药物

人参、党参、黄芪、山药、黄精、蛤蚧、炙甘草。

2. 敛肺气的药物

五味子、白果、诃子、乌梅、胡桃肉、罂粟壳。

3. 养肺阴的药物

天冬、麦冬、沙参、百合、生地黄、熟地黄、玉竹、川贝母、天花粉、阿胶、芦根、知母、玄参、石斛。

4. 温肺寒的药物

麻黄、苏叶、细辛、干姜、生姜、紫菀、款冬花。

5. 宣肺气的药物

杏仁、桔梗、前胡、射干、牛蒡子、桑叶、蝉蜕、百部。

6. 清热痰的药物

川贝母、浙贝母、天竺黄、瓜蒌、竹沥、胆南星、射干、白前、黄芩、芦根、葶苈子、前胡、杏仁、竹茹、马兜铃。

7. 清肺热的药物

桑叶、黄芩、知母、瓜蒌、桑白皮、地骨皮、石膏、芦根、枇杷叶。

8. 温寒痰的药物

白芥子、半夏、细辛、陈皮、干姜、紫菀、款冬花、百部、金沸草。

9. 化痰核的药物

夏枯草、贝母、瓦楞子。

10. 降肺气的药物

苏子、莱菔子、旋覆花、白前、桑白皮、枇杷叶、前胡、马兜铃、射干、款冬花。

11. 通鼻窍的药物

辛夷、苍耳子、白芷、藁本。

12. 泻肺水的药物

葶苈子、桑白皮、冬瓜皮。

13. 清虚热的药物

青蒿、鳖甲、地骨皮、黄精。

14. 止肺血的药物

白及、仙鹤草、侧柏叶、旱莲草、藕节、大蓟、小蓟。

（三）中西药合用

中西药合用是现代中西医结合临床治疗的特征之一，它既不排除西医的病因、治疗及对症处理，也不否认中医的辨证施治，同时，还结合现代中西医研究的新成果，在中医辨证论治的前提下，选用一些有特殊作用的中草药，使临床疗效大幅度地提高，同时也克服了西药的某些毒副作用。

对肺病的中西医结合治疗也不例外，临床上中西药合用也不鲜见。如对急性支气管肺炎的治疗，在明确病原菌时，选用合理的抗生素治疗，同时配合中药，如因外感风寒而致者，可选用止嗽散、小青龙汤等；风热犯肺者，可选用桑菊饮、麻杏石甘汤等；痰湿蕴肺者，可选用二陈汤、三子养亲汤等；痰热郁肺者，可选用清气化痰丸、清金化痰汤、泻白散等，再酌加具有广谱抗菌作用、抗肺炎双球炎、抗病毒的药物，不仅可缩短疗程，还可以提高疗效。对肺结核的治疗，可选用 WHO 推荐的化疗方案，同时配合中医辨证治疗，对盗汗、消瘦、低热、痰血等症状的消除有着积极的意义，同时可减轻化疗的副作用，再者，中药本身也有一定的抗结核作用。对肺癌的治疗也是如此，中西药合用，对提高疗效、减轻放化疗的副作用有着不可忽视的作用，对手术治疗者，能促进伤口的愈合、减少并发症。

中西药合用在危急重症的抢救中也有显著的疗效，如天津市急救医学研究所采用中西医结合"菌毒并治，活血化瘀"等方法抢救感染性中毒性休克引起的多脏器功能衰竭患者的存活率达37%，明显优于单纯西医的抢救效果。徐立抒等根据现代医学的病理、生理、药理、毒理学实验研究和中医解毒化瘀法治疗感染性发热，发现中药、中药加抗生素组的疗效明显优于单用抗生素组，并用实验证明解毒化瘀汤（七叶一枝花、白花蛇舌草、黄连、半枝莲等）对内毒素有明显的拮抗作用和抗毒作用，而且能保护组织器官免受内毒素损害。

当然，中西药合用是辨病基础上的对症处理、病因治疗、中西医的辨证论治，绝不是在辨病之后，划分几个证型，制订几个协定处方，然后对号入座。如果为某个病的病名所拘泥，是炎症就选几味苦寒消炎药，是病毒就选用几味抗病毒药，是癌症就选几味具有抗癌作用的中药，这无异于忽视了辨证论治。中西医合用是辨病与辨证相结合的结果，不是对辨证论治的消积处理，而是对辨证论治的更高要求。

（四）特殊用药方法

治疗呼吸系疾病，除常规的内服、静脉及肌肉注射等用药方法外，还有如下几种特殊用药方法：

1. 超声雾化吸入

对上呼吸道感染等肺系感染性疾病，可用中药针剂或中药汤剂进行超声雾化吸入，药物直接作用于患处，可缓解局部症状并提高疗效。对上呼吸道感染者，可用鱼腥草针剂加生理盐水雾化吸入，痰稠难咯者加 α - 糜蛋白酶等。

2. 气雾剂

如预防哮喘，可用色甘酸钠胶囊20mg，由特制的粉末吸入器吸入呼吸道，每日3~4次。平喘用0.25%盐酸异丙肾上腺素气雾剂，每次吸1~2下，2~3次/天。

3. 外敷膏药法

如治疗哮喘，可取附片、细辛、白胡椒、甘遂、芫花、皂角等共为细末，用麻油调拌为膏。选定穴位，指压得气后，取药膏5~10g敷上，纱布固定，每天换药1次。发作期取穴：天突、膻中、定喘、肺俞（肺虚）、脾俞（脾虚）、命门、肾俞（肾虚）。痰盛加丰隆，寒盛者敷后加灸。如此用药，有药物及穴位经络的双重作用。

4. 穴位注射法

如治疗咳嗽，属外感者，可选 5% 穿心莲注射液；内伤者，可选当归注射液，每穴 0.5 ~ 1mL，每日 1 次。

5. 经纤维支气管镜用药

对肺内化脓症、支气管扩张、咯血、胸部外科术后的脓栓、血栓所致的肺不张，可经纤维支气管直接向病变部位注射抗生素、止血剂以控制感染及止血。其他如灌肠、敷脐等用药方法也可用于治疗呼吸系疾病。

中 篇

临床各论

❖ 提高诊断水平的必备常识与方法

❖ 提高临床疗效的思路与方法

❖ 把握基本治则与用药规律

第四章 上呼吸道感染性疾病

第一节 急性鼻炎

急性鼻炎是鼻黏膜的急性感染性炎症疾病，为常见病之一，四季均可发生，尤以冬、春两季多见，无性别、年龄差别，有一定的流行传染性。病毒感染是主要病因，致病病毒种类繁多，常见的有鼻病毒、腺病毒、冠状病毒、流感和副流感病毒等。当机体抵抗力由于各种诱因而下降，或鼻黏膜的防御功能遭到破坏时，病毒侵入机体，生长、繁殖而发病。在此基础上可合并继发性细菌感染。发病初期鼻黏膜血管痉挛，腺体分泌减少；继而血管和淋巴管扩张，鼻黏膜充血、水肿，腺体及杯状细胞分泌增加，鼻涕开始为水样，后变为黏液性，黏膜中有单核白细胞和吞噬细胞浸润；以后中性粒细胞逐渐增多，渗出于黏膜表面，加之上皮细胞和纤毛坏死、脱落，鼻涕变为脓性黏液。恢复期上皮新生，黏膜逐渐恢复正常。一般数日可愈，但若反复发作或失治、误治，可导致多种鼻、咽喉、耳部病症。

一般属中医"伤风""鼻塞"的范畴。古代文献中专治本病的记载鲜见，多散载于"伤风""鼻塞""流涕"等范畴中。

一、临床诊断

（一）辨病诊断

1. 症状

潜伏期 1~3 天。起病时鼻内干燥，有痒感，打喷嚏，随即出现鼻塞，并逐渐加重，流清水样鼻涕，以后鼻涕为脓性黏液。一般均有嗅觉减退，说话时有闭塞性鼻音。全身症状轻重不一，常感周身不适，或有低热。若无并发症，各种临床表现逐渐减轻甚至消失。全病程约 7~10 天。

2. 体征

鼻黏膜早期弥漫性充血、干燥，以后黏膜肿胀，总鼻道或鼻底有水样、黏液性或脓性黏液分泌物。

小儿全身症状较成人重，多有发热、倦怠，甚至高热、惊厥。可伴较明显的消化道症状，如呕吐、腹泻等。合并腺样体肥大时，鼻塞加重，妨碍吮奶。

（二）辨证诊断

急性鼻炎的发生，多由于气候突变、寒温失调、过劳等导致正气虚弱、卫外不固、风邪乘虚侵袭。初以风寒居多，继则寒郁化热，或直接感受风热之邪。

1. 外感风寒型

（1）临床表现：鼻腔干痒，喷嚏频作，鼻塞，流清涕，头身困重，恶寒发热，语音重浊，鼻内肌膜淡红、肿胀。舌质淡，苔薄白，脉浮紧。

（2）辨证要点：鼻腔干痒，喷嚏频作，鼻塞，流清涕，恶寒，发热。苔薄白，脉浮紧。

2. 外感风热型

（1）临床表现：风热外袭，或寒郁化热，每见鼻塞，鼻痒，流黄稠涕，发热，恶风，头痛，口渴，咽痛，咳嗽，鼻内肌膜红肿。舌质红，苔薄黄，脉浮数。

（2）辨证要点：鼻塞，鼻痒，流黄稠涕，发热，恶风，头痛。舌红，苔黄，脉浮数。

二、鉴别诊断

本病应与流感、变应性鼻炎、急性传染病（如麻疹、猩红热、水痘、百日咳等）的前驱期相鉴别。

（一）流感

传染性强，短期内有大量民众发病。全身症状多较明显，如高热、寒战、头痛、全身关节及肌肉酸痛等。上呼吸道症状可不明显。

（二）变应性鼻炎

无发热等全身症状。局部症状突然发作，消退迅速。鼻黏膜苍白、水肿，鼻涕如清水样。鼻腔分泌物细胞学检查、皮肤试验、激发试验及血清 IgE 滴度等有助于鉴别。

（三）急性传染病

急性鼻炎常为各种急性呼吸道传染病的前驱症状，如麻疹、猩红热、百日咳等，通过详细的体格检查和对病程的严密观察可予以鉴别。

三、治疗

（一）提高临床疗效的思路提示

急性鼻炎虽是耳鼻喉科最常见的疾病之一，但与内科的感冒相似，是一种自愈性疾病，所以目前鼻科工作者对其研究较少，有些研究成果也散见于内科领域中，为了避免与内科的内容重复，这里仅从鼻科的角度，对近年来的临床经验加以介绍。

1. 中西医结合治疗为临床经常用的治法

如为预防感染，一方面采用西药抗感染治疗，一方面采用中药发汗剂。另外，由于伤风、鼻塞多缘于病毒感染，西药尚无理想的抗病毒药物，所以临床上已研制出的很多药物既含有抗炎、抗组织胺、止痛作用的西药，又含有发汗、抗病毒作用的中药、西药合用新制剂，大大提高了临床疗效。

2. 急性鼻炎的早期治疗

积极、恰当使用发汗剂配合热水浴，可使鼻炎停止发展，或使发作症状减轻，但不可汗之太过，否则有伤阴之虞。一般不可过用温药，可用微温或寒温并举的中药内服，达到邪去正安的目的。

3. 在辨证的基础上，应适当加用宣肺通窍之品

鼻为肺之窍，肺主皮毛，外邪侵袭，首先犯肺，在辨证治疗的基础上，酌加宣肺通窍之品，有助于提高临床疗效。

4. 急性鼻炎后期的治疗

急性鼻炎后期的治疗一般不离微温之品，以助邪外达。另外可选用性寒之品以加强清热之力。有学者主张用入血之品以改善鼻黏膜毛细血管的充血或减少渗出，提高其抗病毒的能力，防止病毒进一步侵入，从而减轻症状、缩短病程。

（二）中医治疗

1. 内治法

（1）外感风寒型

治法：疏风散寒，辛温通窍。

方药：辛夷散加减。

辛夷、羌活、防风、藁本、白芷、川芎、木通、细辛、升麻，甘草。随症加减。每日 1 剂。本型常为急性鼻炎的初期。

（2）外感风热型

治法：疏风散热，辛凉通窍。

方药：银翘散合苍耳子散加减。

银翘、桔梗、苍耳子、辛夷、荆芥，淡竹叶、薄荷、白芷、生甘草。本症常为急性鼻炎的中晚期。

2. 外治法

（1）药物滴鼻：选用 0.02% 呋麻滴鼻液，0.5% ~2% 麻黄素滴鼻液，滴鼻宁或柴胡注射液等滴鼻。每次每侧鼻孔 1~2 滴，每日 3~4 次，以消除鼻内肌膜肿胀，利于通气引流。

（2）针灸疗法：取手太阴经穴为主，以宣通鼻窍，清利头目，除涕止痛。①鼻塞：选迎香、印堂、鼻通，用泻法，留针 10~15 分钟。每日 1 次。②发热头痛：选列缺、合谷、风池、太阳，用泻法，留针 10~15 分钟。每日 1 次。③清涕量多：选迎香、上星，悬灸 10~20 分钟，至局部发热为度。每日 2 次。

（3）超声雾化吸入：选葱白滴鼻液、柴胡注射液或银黄注射液 10mL 加 2% 麻黄素 3mL、注射用水 20mL，做超声雾化吸入，每次 15~20 分钟，每日 2 次。

（4）按摩疗法：用手指轻轻按摩太阳穴（双侧）及鼻之两旁，至皮肤发热，每日 2~3 次。

（三）西医治疗

以支持和对症治疗为主，同时注意预防并发症。

1. 全身治疗

大量热饮，热水泡脚，热水浴，通大便。饮食宜清淡、易消化而富营养。

病情较重者宜卧床休息。

（1）早期用发汗疗法可缩短病程：①生姜、红糖、葱白煎汤热服。②解热镇痛药，如复方阿司匹林 1～2 片，3 次/日，阿司匹林 0.3～0.5g，3 次/日，或克感敏 1～2 片，3 次/日等。

（2）中西成药：可用速效感冒丸、感冒清 1～2 粒，3 次/日。银翘解毒丸 9g，2 次/日等。

（3）其他药物：合并细菌感染或疑有并发症时应用磺胺类及抗生素药物。

2. 局部治疗

1% 麻黄素生理盐水或 0.05% 羟甲唑啉滴鼻（小儿用 0.5% 麻黄素生理盐水），可使黏膜消肿，以利通气引流。

滴鼻法：①仰卧法：仰卧，肩下垫枕，使鼻腔低于口咽部；或将头悬垂于床缘外，头向后仰，鼻前孔朝上。然后经鼻前孔向鼻腔内滴药，每侧 3～5 滴。②坐位法：坐位，背靠椅背，头尽量后仰，然后滴药。③侧卧法：向病侧侧卧，头向下垂，滴药。此法适用于伴有单侧鼻窦炎的患者。药液可达鼻窦开口及咽鼓管咽口附近。

（四）中医专方选介

1. 升麻解毒汤

升麻、生甘草各 6g，葛根 15g，芍药、黄芩、鱼腥草各 12g，蒲公英 20g，桔梗、白芷、苍耳子各 16g。随症加减。本组病程 1 周以内 18 例，2 周以内 16 例，2 周以上 14 例。结果：痊愈 40 例，好转 2 例，无效 6 例。服药 15 剂以内痊愈 30 例。［谭敬书．升麻解毒汤治疗急性鼻炎 48 例．湖北中医杂志．1986（6）：31～32］

2. 辛防白滴鼻液

辛夷、防风、白芷、苍耳子。以蒸馏法制成滴鼻液，名辛防白滴鼻液。用于急慢性鼻炎、鼻窦炎等，每次 2～5 滴，每日 3 次，连用 3～5 周。结果治疗急性鼻炎 63 例，痊愈 12 例，有效 20 例，好转 27 例，无效 4 例；过敏性鼻窦炎 32 例，痊愈 2 例，有效 8 例，好转 17 例，无效 5 例。［李鸿凯．辛防白滴鼻液治疗鼻炎的临床观察．中药通报．1981，6（6）：33］

3. 五花饮

辛夷花、金银花、菊花、玫瑰花，绿梅花。开水泡，代茶饮或煎服。治

疗鼻炎，有较好的效果。［盛国荣．五花饮治鼻炎．浙江中医杂志．1982，17（6）：270］

第二节　急性咽炎

急性咽炎是咽部黏膜与黏膜下组织及淋巴组织的急性炎症。病变常为上呼吸道感染的一部分，可波及整个咽腔，或仅局限于一处。初起咽黏膜弥漫性充血。因血管扩张和浆液渗出，导致黏膜上皮及黏膜下层水肿，且伴有粒细胞及淋巴细胞浸润，表现为咽黏膜肿胀、增厚，黏液腺增大，分泌物增加，使咽黏膜表面覆有一层稠厚的黏液性分泌物。咽的淋巴组织也常受炎症波及，致淋巴滤泡肿大。急性咽炎多继发于急性鼻炎或急性扁桃体炎之后，也可为原发性，开始即发生于咽腔，以咽痛、咽腔红肿为主要特征。本病可发生于任何年龄，常见于秋冬及冬春之交。

急性咽炎属中医学"风热喉痹""风热喉""咽喉肿痛""咽喉猝肿痛"之范畴。《证治准绳·咽喉杂病》所云："咽溢痛，咽唾与食则痛者是也。"描述的症状与急性咽炎的临床表现相似。

一、临床诊断

（一）辨病诊断

1. 症状

（1）咽痛：初起咽部干燥，有粗糙感、灼热感，继之疼痛，空咽时疼痛尤著。

（2）耳痛：因咽侧索受累，可出现剧烈的放射性耳痛。

（3）其他症状：感染较重时觉颈部疼痛、转动不灵，悬雍垂发生肿胀，吞咽更感不便，说话时常有鼻音。感染延及喉部时，有咳嗽和声嘶。炎症侵及咽鼓管时亦可使听力减退。

成人以局部症状为主，幼儿及成人的重症患者，可出现全身症状，如寒战，高热，体温为37.8℃～38.8℃，全身不适，头痛，四肢酸痛，食欲不振，便秘。

2. 体征

局部检查：咽腔黏膜急性弥漫性充血、肿胀，其色深红，咽外侧壁可见一纵行条索状肿块突出，左右各一。感染较重者可见软腭及悬雍垂水肿。咽后壁淋巴滤泡充血，呈结节状隆起。颌下淋巴结肿大、压痛。

3. 辅助检查

细菌感染者，白细胞及中性粒细胞增高；病毒感染以淋巴细胞增高为主。

（二）辨证诊断

《医学心悟》云："咽痛有表、里、寒、热之分，不可不辨也。"故本病之辨，首辨表、里，次辨寒、热。一般而言，病始起，咽痛轻者在表；病数日，咽痛重者属里。病初发，痛喜热饮者属寒；痛喜冷饮，得冷痛减者属热。表证有风热、风寒、燥热之别，里证有火热、痰热之殊。此外，在病变过程中，病邪常常相互影响和转化，有表证、里证单见，亦有表里同病，或寒热错杂者。

1. 风寒袭咽型

（1）临床表现：起病较急，咽痒，咽痛，吞咽不利，得热饮稍舒，咽腔淡白或淡红不肿，伴见恶寒，微热，头痛，无汗，鼻流清涕，咯痰清稀。舌淡红，苔白润，脉浮紧。

（2）辨证要点：咽痒，咽痛，得热则舒，恶寒，微热，无汗。舌淡红，脉浮紧。

2. 风热客咽型

（1）临床表现：起病急，咽部干燥、灼热，疼痛逐渐加剧，吞咽时疼痛加重，得冷饮则舒，有异物阻塞感，咽腔、软腭、悬雍垂红肿，或喉底有颗粒突起，伴见全身发热，微恶风寒，头痛，咳嗽，痰黄，鼻塞，涕黄。舌尖红，苔薄白或薄黄，脉浮数。

（2）辨证要点：咽部灼热，疼痛，发热，恶寒。脉浮数。

3. 燥热伤咽型

（1）临床表现：多发于秋季，猝然咽干刺痒，渐而痒痛，尤以干痒为甚，咽腔色红而肿，干燥少津，伴见发热轻，鼻塞，头痛，少涕，干咳。舌尖红，苔薄白或薄黄而干，脉浮紧或紧数。

（2）辨证要点：咽干，刺痒，干燥少津，咳嗽无痰或少痰而黏。苔薄白或薄黄而干。

4. 肺胃热盛型

（1）临床表现：咽部疼痛剧烈，痛连耳根及颌下，吞咽或咳嗽时加重，吞咽困难，有堵塞感，咽部鲜红、肿胀，咽后壁滤泡增生，咽侧索红肿、粗大，表面附有黄白色点状分泌物，可伴高热，头痛，口渴引饮，咳嗽，痰稠黄，腹胀，口臭，大便秘结，小便黄赤。舌质红，苔黄厚，脉洪大而数。

（2）辨证要点：咽部疼痛剧烈，咳嗽，痰稠黄，大便秘结，腹胀，口臭。舌质红，苔黄厚，脉洪大而数。

5. 痰热蕴结型

（1）临床表现：咽痛剧烈，咽部堵塞，吞咽困难，咽腔鲜红、肿甚，表面布有较多黄白色腐物，颌下淋巴结痛，伴有高热，咳嗽，痰黄，量多。舌质红，苔黄腻，脉滑数。

（2）辨证要点：咽部堵塞，疼痛剧烈，咳嗽，痰黄，量多。舌红，苔黄腻，脉滑数。

二、鉴别诊断

根据病史、症状及体征，结合辅助检查，血液白细胞总数在 $10 \times 10^9/L$ 以上即可做出诊断。为明确致病因素，可进行咽培养和抗体测定。

急性咽炎属于上呼吸道感染的一部分，既可原发于咽部，亦可继发于急性鼻炎或急性扁桃体炎之后。有些急性传染病，如流行性感冒、麻疹、百日咳、猩红热等疾病初期常类似急性咽炎的症状，临床需加以鉴别。

（一）流行性感冒

当地有流感流行史及接触史、集体病史。突发高热、头痛、肌肉酸痛、衰弱无力，全身中毒症状重，呼吸道症状较轻。血液检查白细胞总数正常或减少，流感血凝抑制试验和补体结合试验阳性。

（二）麻疹

当地有麻疹流行史，儿童易感，多无预防接种史。表现为发热，眼结膜炎，上呼吸道炎，早期可见口腔黏膜斑，典型皮疹出现后不难诊断。血液检查白细胞总数在前驱期正常或稍增多，出疹期稍减少。

（三）猩红热

当地有流行史，还有密切接触史。起病急骤，发热，咽峡炎，莓样舌，典型皮疹，疹退后皮肤脱屑。血液检查白细胞总数为（10～20）×$10^9/L$ 或更高，中性粒细胞达80%以上，出疹后嗜酸性粒细胞增高，可达5%～10%。

（四）百日咳

当地有流行史，还有接触史。咳嗽特点为日轻夜重，并逐渐加重，直至出现典型的阵发性痉挛性咳嗽，伴有吸气时特殊的"鸡鸣"样吼声。实验室检查血液白细胞总数及淋巴细胞明显增高，细菌培养发现百日咳杆菌。

（五）传染性单核细胞增多症

有当地流行史及接触史。发热伴畏寒，肌肉酸痛，多汗，咽峡炎，相对缓脉，颈部等处的浅表淋巴结肿大，多无明显压痛，部分患者可有黄疸、轻度肝脾肿大、皮疹、肺炎等。

三、治疗

（一）提高临床疗效的思路提示

急性咽炎是咽黏膜、黏膜下组织及咽部淋巴细胞的急性炎症，其病因多为细菌，故治疗以抗菌、消炎为主。西医一般多用抗生素，结合含漱、含化、雾化吸入等方法，中医多采用中药汤剂，结合局部用药。临床上，若将中西医相结合，用中药汤剂清热泻火、解毒利咽，或局部用药，直接作用于病灶，再结合抗生素，可很快控制病情。若咽痛较重，可采用针刺放血疗法，此法较便捷。

（二）中医治疗

1. 内治法

（1）风寒袭咽型

治法：疏散风寒，利咽。

方药：六味汤加味。

桔梗、生甘草、薄荷、荆芥、僵蚕、防风、豆豉、葱白、鲜白萝卜。

头痛加白芷；鼻塞加辛夷；咳嗽加杏仁、前胡；肺经素有蕴热，复感风寒，内热外寒，咽痛、红肿而恶寒，舌尖红，苔薄白者，加生石膏、黄芩、桑白皮。

（2）风热客咽型

治法：疏风清热，消肿利咽。

方药：银翘散加减。

金银花、连翘、桔梗、薄荷、淡竹叶、甘草、荆芥穗、淡豆豉、牛蒡子、芦根、射干、山豆根。

头痛明显者，加菊花；咽痛较重者，加赤芍、板蓝根、丹皮；咳嗽痰黄者，加桑白皮、前胡。

（3）燥热伤咽型

治法：清热润燥，消肿利咽。

方药：消燥救肺汤加减。

冬桑叶、石膏、胡麻仁、麦冬、阿胶、杏仁、枇杷叶、沙参、僵蚕、山豆根、甘草。

咽干痒明显者，加蝉衣、天花粉；干咳甚者，加川贝母；头痛者，加菊花。

（4）肺胃热盛型

治法：清肺胃热，解毒利咽。

方药：清咽利膈汤加减。

连翘、栀子、黄芩、薄荷、牛蒡子、防风、荆芥、玄明粉、大黄、玄参、桔梗、甘草。

高热者，加生石膏；咽痛剧烈者，加赤芍、丹皮；咳嗽痰黄且多者，加浙贝母、全瓜蒌。

（5）痰热蕴结型

治法：清热化痰，解毒利咽。

方药：清热利咽汤加减。

生石膏，黄芩、浙贝母、射干、玄参、青果、全瓜蒌、牛膝、赤芍、薄荷、甘草。

咽痛剧烈者，加丹皮、制乳香、制没药、连翘、射干、山豆根；大便秘结者，加大黄。

2. 外治法

（1）含漱疗法：①咽喉红肿、灼热、疼痛者，可用漱口方，或用二花甘草水漱咽，日3～4次。亦可用六神丸等含化，每日2～3次。功能：清热解毒，用于热毒炽盛型（《乡村中医临证大全》第893页）。②荆芥、菊花煎水含漱。功能：疏风清热，用于风热客咽型（《乡村中医临证大全》第894页）。③铁笛丸或润喉丸含服。功能：清热润咽，用于各型（《中医耳鼻喉科学》第五版，第69页）。

（2）吹药疗法：咽腔红肿、疼痛者，可吹药，用麝黄散、冰硼散、珠黄散、清凉散等，日4~6次（《中医耳鼻喉科学》第五版，第72页）。

（3）蒸气或雾化吸入疗法：①用内服汤液20~30mL，过滤后兑薄荷霜少许，做蒸汽或雾化吸入。风寒者亦可用苏叶，水煎，做蒸汽吸入。其余各型可用清热解毒注射液4mL，兑薄荷霜少许，做雾化吸入，日1~2次。②板蓝根注射液、鱼腥草注射液各4mL，柴胡注射液2mL，加生理盐水25mL，做超声雾化吸入。

（4）针刺疗法：取合谷、内庭、曲池、天突、少泽、鱼际、少商等穴，每次选3~4穴，强刺激，留针15~20分钟，日1次。用于各型。

（5）放血疗法：在耳垂或耳背浅显小静脉处，用三棱针点刺放血5~10滴，每日1次。

（三）西医治疗

1. 对症治疗

发热、咽痛者，可予阿司匹林，每次0.5g，口服，每日3次；若咽痛剧烈者，可予可待因，每次0.03g，口服，每日2~3次；便秘者应予轻泻剂，如大黄苏打片，每次2~4片，口服，每日3次。

2. 局部治疗

（1）漱口：常用复方硼砂溶液或温生理盐水含漱。每日3次，以清洁口腔及咽腔。

（2）涂药：常用1%碘甘油、2%硝酸银或10%弱蛋白银涂布咽壁。

（3）含片：常用四季润喉片、华素片、度米芬含片、溶菌酶含片、氯己定含片等含化。

（4）蒸汽吸入：用复方安息香酊加入沸水中，吸其蒸汽，每次5~15分钟，每日3次。或将药物加入超声雾化机内吸入蒸汽。

3. 抗病毒药

常用吗啉胍片，每次0.2g，口服，每日3次。或选用金刚烷胺、干扰素等。

4. 抗生素治疗

对溶血性链球菌感染病情较重者或有并发症者，可给予青霉素G钠80万U,肌肉注射，每日2次。亦可选用乙酰螺旋霉素、红霉素、头孢氨苄、庆大霉素及磺胺类药物等。

（四）中医专方选介

1. 复方青果口服液

青果、黄芩、玄参、蝉蜕、桔梗等药。用水提醇沉淀法制备成10mL瓶装口服液，（每毫升含生药2.4g）。用法：复方青果口服液，10～20mL，每日3次，儿童减半。服药时含口中，缓缓咽下。156例中临床治愈98例，显效34例，有效18例，无效6例，总有效率为96.2%。[杨灵山，等.复方青果口服液治疗急性咽炎156例.实用中西医结合杂志.1992，5（3）：164]

2. 加减射干汤

射干、山豆根、马勃、金荞麦、野菊花、杏仁、桔梗、薄荷、贯众、板蓝根、生甘草。以上药物用凉水浸泡30分钟，然后用文火煎25分钟，每日1剂，分2次服。5～7天为1疗程。小儿剂量减半。若口渴热盛，体温升高者，加入生石膏、生大黄（后下）；咽部灼痛，扁桃体肿大者加刺双手的少商、商阳两穴放血。结果：治愈（咽部肿胀、充血、疼痛消除，双侧扁桃体及体温正常）41例；好转（咽部肿胀、充血消失，扁桃体稍大，饮食及其他均正常）6例，无效（用药后病情无变化）1例。总有效率98%。半年后随访，复发者7例，用上述方法治疗，又获痊愈。[郑新维.加减射干汤治疗急性咽炎48例.陕西中医.1994，15（4）：172]

3. 蒲板液

取蒲公英、板蓝根，按注射剂的要求制成100mL药液，分装每瓶5mL。使用时取药液5mL，加入超声雾化器内吸入，每日1～2次。结果：显效43例，有效1例，无效1例。一般3～4天可获显效。[顾德兴.以蒲板液雾化吸入治疗急性咽喉炎45例.辽宁中医杂志.1988，12（9）：27]

4. 清咽利膈汤加减

连翘、山栀、黄芩、薄荷（后下）、牛蒡子、胖大海、荆芥、防风、桔梗、金银花、玄参、生大黄（后下）、生甘草。水煎。日服2～3次。10剂为1疗程。加减：咽痛且有烧灼感，吞咽时更剧，舌质红，苔黄，脉数者，去荆芥，加紫花地丁、射干；咽痛，发音嘶哑，舌质红，苔薄，脉浮数者，加僵蚕、野菊花；咽喉肿痛，发音嘶哑，伴有咳嗽，舌质红，苔黄，脉弦数者，加生石膏（先煎）。结果：服完1个半疗程，痊愈10例，显效8例，有效2例。[王克俭.清咽利膈汤加减治疗急性咽炎伴失音20例.上海中医药杂志.

1992（6）：31]

5. 喉症消毒散

硼砂、冰片、珍珠粉、枯矾、生甘草。共研细粉，过100目筛，分装每瓶2.5g。每次用1瓶，喷于咽部，每2小时1次，喷后半小时内不能饮茶水。结果：痊愈32例，显效25例，有效50例，无效9例，总有效率为92.2%。[朱祥成．喉症消毒散治疗急性咽炎116例．中国医药学报．1989（4）：31]

6. 山豆蝥蜞汤加减

山豆根、桔梗、郁金、桑叶、荆芥、蝥蜞菊、浙贝母、蝉蜕、生甘草。随症加减。另取鲜蝥蜞菊（干品亦可），水煎后加醋（与水的比例为1∶4），喷咽或漱口，每日2~3次，连用3日。结果：痊愈117例，显效37例，无效4例。[陈剑馨．山豆蝥蜞汤治疗急性咽炎158例．黑龙江中医药．1988（5）：23]

7. 黄梅根佛利咽汤

大黄5g（后下），岗梅30g，山豆根10g，佛耳草15g，桔梗10g，金银花15g，连翘15g，蒲公英15g，板蓝根15g，赤芍10g，射干10g，甘草10g。高热者加柴胡10g，石膏30g；便秘者加大黄至10g。日1剂，水煎服。2剂为1疗程，服1~3个疗程后评定疗效。结果：治疗176例中痊愈148例（84.1%），好转11例，无效17例，总有效率为90.3%。[黄洪坤．自拟"黄梅根佛利咽汤"治疗急性扁桃体炎疗效观察．中西医结合实用临床急救．1997，4（8）：350]

第三节 急性喉炎

急性喉炎通常是指喉黏膜及声带的急性炎性病变。病情轻重差别很大，发生于小儿者多较严重。冬春雨季为该病的好发季节，男性的发病率较高。本病是常见的呼吸道急性感染性疾病之一。初期为黏膜血管充血，有多形核白细胞浸润，组织内渗出液积聚形成水肿。晚期由于炎症继续发展，渗出液可变成脓性分泌物或结成伪膜。上皮有损伤和脱落，也可形成溃疡。炎症消退后上述病理变化可恢复正常，若未得到及时治疗，则有圆形细胞浸润，逐渐形成纤维变性，变成永久性病变，且其范围不仅限于黏膜层，也能侵及喉内肌肉。故积极治疗急性喉炎是防止其转化为慢性喉炎的关键。临床上以声嘶、咳嗽，喉黏膜红肿为主要特征。

急性喉炎一般属中医"喉瘖""暴瘖""猝瘖""声嘶""失音"等病的范畴。

一、临床诊断

（一）辨病诊断

1. 症状

起病较急，多表现为发热、声嘶、咳嗽等。其主要症状为声音的改变，可从嘶哑到失音。常有喉内干燥或轻度疼痛、阵咳。喉内不适感大都在 1～2 天后消失，咳嗽症状迁延较久，常在发声已恢复正常后依然存在，始为干咳，呈痉挛性，咳时喉痛，夜间咳嗽加剧。随着分泌物的增多而有脓性分泌物咳出。在成人，全身症状甚轻，重者可有发热、畏寒、疲倦、食欲不振等症状。

2. 检查

间接喉镜检查可见喉黏膜的表现随炎症发展时期的不同而有所不同，但其特点为两侧对称，呈弥漫性。黏膜红肿常首先出现在会厌及声带，逐渐发展至室带及声门下腔，而以声带及杓会厌襞最为显著，早期声带表面呈淡红色，有充血的血管纹，后逐渐变成暗红色，边缘圆钝成梭形。喉部黏膜早期发干，稍晚有黏性分泌物附着于声带表面，声嘶较重；分泌物咳出后，声嘶减轻。需注意同时检查鼻、咽部。

（二）辨证诊断

本病始发多由风寒、风热乘袭而成。若素体热盛，或随着病情发展则可出现肺胃痰热证。因此，临床应根据病情的不同，辨别其病性，确定其属风寒、风热、肺胃痰热何种证型，以便施治。

1. 风寒郁闭型

（1）临床表现：猝然发声不扬，甚或嘶哑，咽喉微痛，咽痒不适，自觉吞咽不利，检查喉部，声带淡白或淡红微肿，病变可及鼻咽、喉关，恶寒发热，头身酸痛，咳嗽阵作，鼻塞，流清涕。舌苔薄白，脉浮紧。

（2）辨证要点：猝然发声不扬，咽喉微痛，咽痒不适，恶寒发热。舌苔薄白，脉浮紧。

2. 风热袭喉型

（1）临床表现：猝发声音嘶哑，甚或失音，喉部干涩灼热，疼痛不适，自觉喉间不利，吞咽、咳嗽时喉痛加重，检查见喉部肌膜红肿发干，声带色红，或附有少许黏液，鼻咽、喉关亦常受病，发热，微恶风寒，头身不适，咳嗽阵作，咯吐少量黄黏痰，口干，微渴，鼻塞，涕黄。舌尖红，苔薄黄，脉浮数。

（2）辨证要点：喉部干涩灼热，疼痛不适，发热，微恶风寒。舌尖红，苔薄黄，脉浮数。

3. 肺胃痰热型

（1）临床表现：声音嘶哑，咳嗽时作，咯痰黄稠，咳痰后声嘶稍有减轻，喉间灼热疼痛，咳时喉痛尤甚，自觉热气冲喉，吞咽不舒。检查见喉部、声带鲜红而肿，甚则暗红肿甚，声带圆钝如梭，附有黏液，闭合不良，咽后壁布有红色瘰疬，成串成片，口渴，口苦，纳差，便秘，或有身热，头痛。舌质红，苔黄或黄腻，脉数或滑数。

（2）辨证要点：声音嘶哑，喉音灼热疼痛，咯痰黄稠，口渴，便秘。舌质红，苔黄或黄腻，脉数或滑数。

二、鉴别诊断

根据发病急、声音嘶哑及喉部体征、轻度的全身症状，多数可确诊。但需注意与喉痉挛、呼吸道异物、白喉以及其他热性病所致的喉部病变相鉴别，后者全身症状多较局部病变为甚，且有群发性。特别可疑者可做实验室及细菌培养检查，以资鉴别。

（一）喉痉挛

喉痉挛常见于较小婴儿，吸气时喉鸣，声调尖而细，发作时间较短，症状可骤然消失，无声嘶。

（二）呼吸道异物

呼吸道异物多有异物吸入史、呛咳、呼吸音及痰鸣音、吸气困难。颈侧位 X 线拍片有不透 X 线的异物，可明确诊断。

（三）白喉

白喉起病较缓，常有全身中毒症状。咽喉部检查可见片状灰白色伪膜，不易擦去，强刮易出血。涂片和细菌培养可找到白喉杆菌。

三、治疗

（一）提高临床疗效的思路提示

急性喉炎的证治，主要有上文所述的三种类型。

一般而言，风寒、风热型多见于初期，治以宣散为主；肺胃痰热型多见于极期或后期，治以清泄为主。但是，临证中因普通人与从事声音工作者之间的发病情况及症状表现多有差异，故应灵活掌握、据症而辨、因证施治。同时，本病之发，往往亦受体质因素的影响。体虚之人，罹患急性喉炎时，尚应根据气血阴阳孰虚的具体情况，予以相应的治疗。所以，对本病的施治，除应遵循一般规律外，尚需具体情况具体分析，不可拘泥。

（二）中医治疗

1. 内治法

（1）风寒郁闭型

治法：疏风散寒，宣肺开音。

方药：六味汤加减。

荆芥、防风、桔梗、薄荷、僵蚕、甘草。

若风寒郁闭，肺失宣发，声音嘶哑较甚者，加杏仁、麻黄、蝉衣以助宣肺散寒开音；肺气上逆、咽痒、咳嗽较甚者，加白前、紫菀、枇杷叶以宣肺止咳；若表邪甚，恶寒发热、头身疼痛、无汗者，可用三拗汤或荆防败毒散以辛散风寒、宣肺解表，待表邪去，肺气开，则音哑自愈矣；若体虚之人，感冒风寒，猝然声嘶，无热恶寒，头痛，身痛，乏力，脉浮无力者，可用人参荆芥散加减。

（2）风热袭喉型

治法：疏风清热，宣肺开音。

方药：桑菊饮加减。

桑叶、菊花、薄荷、连翘、桔梗、杏仁、芦根、甘草。

若风热壅闭喉门，声音嘶哑较重者，加蝉衣、胖大海以助宣肺、清热、开音；肺失清肃，咳嗽甚者，加前胡、贝母以助清宣肺气而止咳；热灼肌膜、喉咽红肿疼痛较甚者，加山豆根、牛蒡子、玄参清咽止痛；咳痰黄稠不利者，加瓜蒌、海浮石以清热化痰；若喉部肌膜干红少津，喉干痒痛，干咳无痰，口渴，或有发热，头痛，舌红，苔薄白，或薄黄而干者，属风热夹燥，或为风热郁蒸，伤津化燥，可以用桑杏汤加胖大海、蝉衣、薄荷、菊花等以疏风宣燥，清热生津，润肺开音。

职业性患者，若见喉痛干痒，声音嘶哑，干咳无痰，或痰出不爽，全身外感症状不明显者，多属肺经燥热，可用杏仁煎合贝母瓜蒌散加减以润燥清热，宣肺开音。

若由风寒郁而化热，或风热炽盛，壅遏肺气，身热咳喘，气急音哑者，可用麻杏石甘汤加减以清宣肺热，止咳平喘。

（3）肺胃痰热型

治法：清泄肺胃痰热，凉血消肿开音。

方药：清热利咽汤加减。

生石膏、黄芩、贝母、射干、全瓜蒌、玄参、青果、土牛膝、赤芍、薄荷、甘草。

肺胃痰热壅盛、咳嗽、音哑、咯痰量多者，加桑白皮、胖大海、玉蝴蝶、竹沥汁（另服，每次 10mL）以清化痰热，开音疗哑；喉部肌膜暗红肿甚、疼痛较剧者，重用赤芍、玄参，加丹皮、紫草以凉血活血，消肿止痛；胃热盛、腑气不行、大便秘结者，加大黄以通便泄热。

若肺胃热盛乃因风热内传而成，虽里热已盛，而表热未去，以致表里俱病，症见声音嘶哑，发热头痛，或微恶风寒，喉部红肿疼痛，便秘，口臭，舌红，苔黄，脉浮数者，可用清咽利膈汤加减以疏风清热，泻火解毒，表里双解。

2. 外治法

（1）药物吸入配合中药含化：用鱼腥草注射液、板蓝根注射液或双黄连，单一或任选 1~2 种混合，借助蒸气吸入。同时配合选用六神丸、六应丸、清音丸、铁笛丸等含口中噙化吞服，有助于清热解毒、化痰宣窍，如痰涎壅盛，可用雄黄解毒丸、牛黄解毒丸等以祛痰开窍。

（2）针刺疗法配合中药吹喉：取少商、商阳浅刺出血，然后刺合谷、尺泽、丰隆、颊车、天突、天窗、人迎、廉泉、水突等。因邪气外袭属实证，治疗时以泻法为主。并咽喉局部吹布珠黄散、珠黄青吹口散等。

（3）袁海云用蜂蛛蒜泥外敷治疗急性喉炎：取活蜘蛛 1 个，大蒜去皮 1瓣，冰片 0.3g。共捣烂如泥状，敷于一侧手合谷穴，如未愈，可再敷另一只手的合谷穴。敷后 1.5 ~ 5 小时敷处发热，麻辣起疱，即除药，其疱勿弄破，如疱已溃则可涂甲紫或用消毒敷料敷之。治疗 65 例，痊愈 40 例，显效 6 例，好转 9 例，无效 10 例，有效率为 84.61%。本组中 59 例配合内服中药或用吹喉剂。[袁海云，等. 蜘蛛蒜泥外敷治疗急性喉症介绍. 江西中医药. 1989 (6)：12]

（4）周鼎兴用氦－氖激光治疗仪治疗急性喉炎：取穴少商、尺泽、合谷、天突、廉泉，照射治疗小儿急性喉炎，发热者配大椎、曲池。小儿难以配合者酌情给少量镇静剂，待其入睡后施治。每次治疗选穴 3 ~ 4 个，每穴照射 5 分钟，距离 30 ~ 50cm。每日 1 ~ 2 次，治疗 48 例，总有效率为 91.7%。疗程最短者 3 次，最长者 12 次，平均 6 次。[周鼎兴，等. 氦－氖激光穴位照射治疗小儿喉炎 48 例，山东中医杂志. 1989 (6)：21]

（三）西医治疗

1. 抗感染治疗

口服螺旋霉素、麦迪霉素或红霉素，对感染病情较重者，可用青霉素 80 万 U 肌肉注射，每日 2 次。

2. 激素治疗

一般情况下不使用激素治疗，但对声带充血、肿胀严重者，可服泼尼松 5mg，每日 3 次。

3. 镇咳祛痰治疗

早期干咳可用喷托维林 25mg，每日 3 次，有黏痰难咯出者可用氯化铵 0.6g，每日 3 次。

4. 咽喉不适

如咽痒、咽喉痛、咳嗽等，可用复方硼砂溶液、温生理盐水含漱，然后含化清凉润喉片、度米芬含片、溶菌酶含片等以清洁口腔及咽，对改善喉腔炎症有一定的辅助作用。

5. 咽干

分泌物黏稠不易咳出者，用复方安息香酊、薄荷醑、苏打片等加入沸水中做蒸汽吸入，每次 5 ~ 15 分钟，每日 3 次，有助于喉腔消炎及稀释喉腔内分泌液，还可用庆大霉素（8 万 U）、地塞米松（5mg）、α－糜蛋白酶（4000U）及注射用水等药液置超声波雾化器中进行雾化吸入，每日 2 次，有抗炎、消肿的作用。

6. 并发症治疗

本病若治疗不当，可并发急性喉阻塞，引起呼吸困难。治疗应立即吸入氧气，加大抗生素及激素的用量。密切观察呼吸情况，以采取相应措施。

（四）中医专方选介

1. 喉嗽宁

荆芥、蝉蜕、玄参、蚤休、诃子肉、半夏、射干、兰香草、扛板归、酢浆草、天荞麦根、瓜子金、生甘草。每日 1 剂，水煎分服。或取药 5 剂，水煎，将药汁滤过，浓缩至 500mL，冷却后加入苯甲酸钠 1g，使之溶解，装入瓶内，每日服 3～5 次，每次 15～20mL。加减：咳剧者加马钱子、天竺子；遇寒咳甚者，去蚤休，加桂枝、细辛；咽后壁淋巴滤泡增生者，加生牡蛎、蜂房；有声带小结者加凤凰衣、象牙粉；胸痛者加桔梗、枳壳；气逆上冲者加旋覆花、代赭石；舌淡、体虚、久咳者加当归、淫羊藿。治疗 204 例，显效 159 例，好转 40 例，无效 5 例。[骆洪道．喉嗽宁治疗喉炎顽咳．四川中医．1990（1）：147]

2. 中药协定方

麻黄、荆芥、天冬、石膏、杏仁、射干。每日 1 剂，水煎 2 次，共取 200mL 分服。治疗 42 例，患者服药 1～4 剂，均获愈。随访观察 1 周，皆正常。[李江．中药治疗小儿急性喉炎、支气管炎 42 例．湖北中医杂志．1989（3）：22]

3. 亮音丸

由玄参、僵蚕、连翘、落得打、射干、天花粉、赤芍、蝉衣、玉蝴蝶、胖大海、青果、桔梗、川贝母组成。每日 3 次。如咽喉疼痛较为明显，加服六神丸 10 粒，每日 3 次。徐泳观察，治疗组中急性喉炎 70 例，治愈 58 例，显效 10 例，无效 2 例，治愈率为 82.9%，总有效率为 97.1%。亮音丸方中玄参甘寒清热，解毒利咽，为治咽喉疾病之要药；连翘、射干、僵蚕清解热毒，化痰散结，现代药理分析证明射干有消除上呼吸道炎性渗出物的作用；蝉衣、桔梗宣肺散邪，化痰亮音；胖大海、青果、玉蝴蝶、天花粉清热润肺，利咽开音；川贝母润肺化痰；赤芍、落得打清热凉血活血。诸药合用，共奏清热化痰，润肺开音之功。[徐泳·亮音丸治疗急性喉炎 70 例疗效观察．中西医结合杂志．1991（9）：555]

第四节　急性上呼吸道感染

急性上呼吸道感染是鼻腔、咽或咽喉部急性炎症的统称。本病大多由病毒引起，部分患者有细菌混合感染。一般病势较轻、病程较短、预后较好，其发病率最高，传染性强，无性别、年龄、地区、职业之分，是最常见的一种传染性疾病。本病常继发于肾炎、副鼻窦炎、心肌炎、肺炎、风湿热、中耳炎、支气管炎等，而且易与其他某些急性传染病的早期症状相混淆，必须仔细鉴别，以防误诊。一些素有慢性疾病、身体抵抗力差者，易罹患本病，且可诱发其慢性病复发，呈急性发作，如慢性支气管炎、肺气肿，或慢性肺心病患者。

根据急性上呼吸道感染临床症状为恶寒、发热、咳嗽、喷嚏、流涕、咽痛等，中医学把本病列入"感冒"的范畴，俗称"伤风"。流行性感冒，即中医所说的"时行感冒"，也列入本病的范畴。

一、临床诊断

（一）辨病诊断

1. 症状

普通感冒主要为呼吸道卡他症状。潜伏期为数小时或 1～3 日。临床表现为流涕、喷嚏、鼻塞，有时咳嗽、咽痛、咽痒、声嘶、流泪，或有全身不适、畏寒、发热、头痛、头昏、四肢及腰背酸痛。病毒性咽喉炎表现为咽部发痒和灼热感，疼痛不持久，也不突出，声嘶，讲话困难，咳嗽时疼痛。疱疹性咽峡炎表现为明显的咽痛、发热。咽结膜炎表现为发热、咽痛、畏光、流泪。细菌性上呼吸道感染主要为咽-扁桃体炎，起病急骤，明显咽痛，畏寒，发热，体温可达39℃以上。

2. 体征

普通感冒少数人有低热、咽喉红肿、充血，鼻腔黏膜充血、水肿，无其他异常体征。病毒性咽喉炎咽喉部充血、水肿，颌下淋巴结肿大、有触痛。疱疹性咽峡炎咽充血，软腭、悬雍垂、咽及扁桃体表面有灰白色疱疹及浅表溃疡，周围有红晕，以后形成疱疹。细菌性上呼吸道感染可见咽部明显充血，扁桃体肿大、充血，表面有黄色点状渗出物，颌下淋巴结肿大、触痛。

3. 辅助检查

实验室检查：白细胞减少、中性粒细胞百分比降低、淋巴细胞相对增多、嗜酸性粒细胞消失者，为上呼吸道病毒性感染；白细胞总数及中性粒细胞增多，则为呼吸道细菌感染，或为病毒合并细菌感染。

可以根据需要用免疫荧光法、酶联免疫吸附检测法、血清学诊断法、病毒分离和鉴定以判定病毒的类型、区别病毒和细菌感染。细菌培养可判断细菌类型。

（二）辨证诊断

感冒初起多见鼻塞声重、喷嚏、流涕、恶风，继则恶寒、怕冷、发热、头痛、咳嗽、咽痛、周身不适，甚则四肢酸痛等。病程约 5~7 天。若属时行感冒，则发病较急，症状较重，同时有明显的流行性，常突然恶寒，甚则寒战，高热，周身酸痛，全身症状明显，在同一地区可同时多人发病，而且可出现传变。由于感邪轻重、正气强弱、四时六气皆不同，故症状有微甚，脉象也有差异，且多见兼夹之证，又有寒热虚实，因此临床上须详加辨认。

1. 风寒型

（1）临床表现：恶寒重，发热轻，无汗，头痛，肢体酸痛，鼻塞声重，喷嚏，时流清涕，咽喉痒，咳嗽，吐痰稀薄，口不渴或喜热饮。舌苔薄白而润，脉浮或浮紧。

（2）辨证要点：恶寒重，发热轻，无汗。苔薄白，脉浮紧。

2. 风热型

（1）临床表现：身热较著，微恶风寒，汗出不畅，头胀痛，目胀，鼻塞，流浊涕，口干而渴，咳嗽，痰黄黏稠，咽燥，或咽喉肿痛。舌苔薄白或微黄，舌尖红，脉象浮数。

（2）辨证要点：恶寒轻，发热重，少汗或有汗。苔薄黄，脉浮数。

3. 暑湿型

（1）临床表现：身热，微恶风，汗少，肢体酸重或疼痛，头昏重胀痛，咳嗽痰黏，鼻流浊涕，心烦，口渴，渴不多饮，口中黏腻，胸脘痞闷，泛恶，小便短赤。舌苔薄黄而腻，脉濡数。

（2）辨证要点：身热，微恶风，汗少，头昏重胀痛，心烦，伴有胸脘痞闷。苔薄黄腻，脉濡数。

4. 气虚型

（1）临床表现：恶寒较甚，发热，无汗，身楚倦怠，气短懒言，头痛，鼻塞，咳嗽，咯痰无力。舌淡，苔白，脉浮无力。

（2）辨证要点：恶寒发热，气短懒言，咯痰无力。舌淡，苔白，脉浮无力。

5. 阳虚型

（1）临床表现：恶寒重，发热轻，头痛身重，无汗或自汗，面白，语声低微，四肢不温。舌淡胖，苔白，脉沉无力。

（2）辨证要点：恶寒重，发热轻，头痛身重，面白，语声低微，四肢不温。舌淡胖，苔白，脉沉无力。

6. 血虚型

（1）临床表现：头痛身热，微恶风寒，无汗或少汗，面色不华，唇甲色淡，心悸，头晕。舌淡，苔白，脉细无力或兼浮。

（2）辨证要点：头痛身热，微恶风寒，面色不华，唇甲色淡，心悸，头晕。舌淡，苔白，脉细无力或兼浮。

7. 阴虚型

（1）临床表现：头痛身热，微恶风寒，无汗或微汗，头晕，心烦，口渴咽干，手足心热，干咳少痰。舌红少苔，脉细数。

（2）辨证要点：头痛身热，口渴咽干，手足心热，干咳少痰。舌红少苔，脉细数。

二、鉴别诊断

（一）过敏性鼻炎

临床上很像感冒，但起病急骤，又突然痊愈，时间性很强。一般早上起床后突然打喷嚏，流鼻涕，几分钟后症状消失，鼻腔内没有充血表现，但鼻腔黏膜苍白、水肿，鼻分泌物涂片可见较多的嗜酸性粒细胞，经常发作，常伴有其他过敏性疾病，如荨麻疹、药疹、支气管哮喘等。

（二）白喉

起病缓慢，咽痛，咽部可见灰白毛假膜，不易拭去，剥去后易出血，用咽拭子培养与锡克氏试验，并结合流行病学资料可协助诊断。

（三）多种急性传染病的早期

常有上呼吸道感染症状，如伤寒、麻疹、副伤寒、斑疹伤寒、流行性脑脊髓膜炎，在这些病的流行地区和流行季节应密切观察，要进行全面检查以便鉴别。

（四）奋森氏咽峡炎

咽部有灰白色伪膜，不易拭去，剥离后出血、溃疡，可有中度发热，但局部疼痛重，假膜涂片可见梭形杆菌及奋森氏螺旋体。

三、治疗

（一）提高临床疗效的思路提示

1. 见微知著，巩固防变

急性上呼吸道感染病人，往往因病情较轻而忽视治疗，或病情一有好转即停止治疗，往往造成病情反复，或转变为支气管炎、肺炎等急性严重病变或慢性病变。因此应积极治疗，并加强锻炼，增强体质，防止病情进一步发展或转变。

2. 谨守病机，防病于未然

本病病因主要是患者外感六淫而本身正气不足。故平素应多参加体育锻炼，增强体质，注意饮食起居，防寒保暖，平素多饮板蓝根或玉屏风散预防本病的发生，把疾病消除于未发阶段。

（二）中医治疗

1. 内治法

（1）风寒型

治法：辛温解表，宣肺散寒。

方药：荆防败毒散加减。

荆芥、防风、柴胡、薄荷、羌活、独活、川芎、枳壳、前胡、桔梗、茯苓、甘草。

头胀痛、肢体酸重者加苍术、厚朴；无汗加麻黄；咳嗽重者加款冬花、紫菀；夹食者加莱菔子、炒三仙、生稻芽等。

（2）风热型

治法：辛凉解表，清肺透热。

方药：银翘散、葱豉桔梗汤加减。

连翘、豆豉、薄荷、竹叶、桔梗、甘草、金银花、芦根、牛蒡、荆芥、葱白、山栀。

头痛甚者加桑叶、菊花以清利头目；咳嗽痰多加贝母、前胡、杏仁化痰止咳；咯痰稠黄者加黄芩、知母、瓜蒌皮清化痰热；咽红肿痛者加一枝黄花、牛膝、玄参解毒利咽；时行热毒，症状重者配大青叶、蒲公英、草河车等清热解毒；风热化燥伤津者配南沙参、天花粉清肺润燥。

（3）暑湿型

治法：清暑祛湿解表。

方药：新加香薷饮加减。

金银花、连翘、香薷、厚朴、扁豆。

暑热偏盛者加黄连、青蒿、鲜芦根清暑泄热；湿困卫表者加藿香、佩兰芳香化湿解表；里湿重者加苍术、半夏、陈皮和中化湿；小便短赤者加赤茯苓、六一散以清热利湿。

（4）气虚型

治法：益气解表。

方药：参苏饮加减。

人参、甘草、茯苓、苏叶、葛根、前胡、半夏、枳壳、桔梗、陈皮、木香。

若平素表虚自汗，易受风邪者可用玉屏风散益气固表；咳嗽重者加紫菀、款冬花。

（5）阳虚型

治法：助阳解表。

方药：桂枝汤合附子汤加减。

前方用桂枝、白芍、甘草、生姜或再造散、大枣、附子。后方用黄芪、人参、桂枝、甘草、熟附子、细辛、防风、川芎、煨生姜。

（6）血虚型

治法：养血解表。

方药：葱白七味饮。

黄芪、当归、干葛根、葱白、生姜、大枣、豆豉、土地黄。

若恶寒重加防风、芥穗；发热重加金银花、连翘、鲜苇根。

（7）阴虚型

治法：滋阴解表。

方药：加减葳蕤汤。

玉竹、甘草、大枣（劈）、豆豉、薄荷、葱白、桔梗、白薇。

口渴咽干明显加沙参、麦冬以养阴生津。

2. 外治法

（1）针灸：选用风池、风门、列缺、合谷、迎香等穴治风寒感冒。选用大椎、曲池、合谷、鱼际、外关治风热感冒。

（2）拔火罐：选大椎、身柱、大杼、风门、肺俞治风寒感冒。

（3）敷贴疗法

①温肾健脾脐贴膏：吴茱萸、红参、海马、鹿茸、炙甘草按1:5:5:3:1的比例，配以香油、凡士林等调成膏。用热毛巾将神阙穴擦拭干净，然后局部敷贴膏药。适用于体虚易感者。

②涌泉穴贴膏：取药白芥子、山栀、桃仁、吴茱萸、樟脑，共研末、和匀，与鸡蛋清、面粉调成饼状，分贴于双侧涌泉穴，用布包扎，再用热水袋加温片刻。适用于感冒咳嗽较甚者。

（4）浸足疗法：将足放入热水中，以双脚能耐受水温为度，水深至膝，每次半小时。适用于外感热不高者，尚有预防感冒的作用。

（5）药枕疗法：将山奈、丁香、菖蒲、肉桂等芳香性中药粉碎后做成香袋，另加淡竹叶、艾叶、茵陈、苍术、菊花作填充剂，做成保健枕，每晚睡觉用保健枕。疗程3个月。适用于体虚易感患者的预防和治疗。

（三）西医治疗

1. 对症治疗

如发热、头痛用阿司匹林、复方阿司匹林（APC）、柴胡注射液、复方氨基比林注射液、吲哚美辛、索米痛片等；有干咳者可给予复方甘草合剂、喷托维林；若咳嗽剧烈者，用可待因；痰黏稠不易咯出者，可用碘化钾、溴己新、氯化铵等，或可结合蒸汽吸入、超声雾化吸入等措施，以利痰咳出。鼻塞可用1%麻黄素滴鼻，还可口服力克舒胶囊。

2. 抗生素治疗

合并细菌感染或有慢性呼吸道疾病者、年老体弱者，应给予抗生素治疗，直到咽培养链球菌消失为止，以免继发风湿热及肾小球肾炎，或导致慢性阻塞性肺疾患的急性发作。

3. 支持疗法

发热应卧床休息，给予流质饮食和充足的饮料或水，房间空气要流通，并保持一定的温度和湿度。

4. 注射

双黄连粉针剂 60mg/（kg·d）和 5% 葡萄糖注射液或 0.9% 生理盐水静脉滴注；利巴韦林 1mL 加注射用水 1mL 混匀后滴鼻，1 岁以内每日 4 次，每次 2 滴，1 岁以上，每日 5 次，每次 3 滴；或鱼腥草注射液肌注，0.5mg/kg，每日 2 次，治疗小儿上呼吸道感染。

（四）中医专方选介

1. 十神汤加味

葛根、赤芍、香附各 10g，升麻、陈皮、川芎、白芷各 6g，紫苏 7g，麻黄、甘草各 3g。春加荆芥，夏加藿香，秋加黄芩，冬加金银花。结果：全部治愈，其中服 1 剂治愈者占 25.7%，服 2 剂治愈者占 69.1%，服 4 剂治愈者占 5.2%。[张振榆. 十神汤加味治愈感冒 618 例. 陕西中医. 1987，8（4）：170]

2. 解毒合剂

紫苏、荆芥各 1500g，大青叶、鸭跖草、四季青各 3000g，加水 2500mL，浓煎成每毫升内含生药 4g 的合剂。用量为 250mL/d，分 3～4 次口服。结果显效率 48%，有效率 44%，无效率 8%。[唐英. 自拟解毒合剂治疗风热感冒 100 例. 广西中医药. 1987（1）：5]

3. 上感合剂

金银花 15g，连翘 15g，黄芩 15g，生石膏 20g，板蓝根 15g，柴胡 10g，贯众 8g，桔梗 6g，竹叶 5g，生甘草 5g，薄荷 6g。煎药液直肠点滴。有效率可达 60%。[郑华生，等. 上感合剂直肠点滴治疗小儿急性上呼吸道感染 300 例. 云南中医中药杂志. 1996，17（1）：24]

第五章　气管、支气管疾病

第一节　急性气管 – 支气管炎

急性气管 – 支气管炎是由病毒或细菌感染，物理、化学性刺激或过敏反应等对气管 – 支气管黏膜所造成的急性炎症，是一种常见的呼吸系统疾病，多发于寒冷季节或气候突变之时，常常由上呼吸道感染、流感、鼻炎等向下蔓延而引起。病愈后支气管黏膜结构可以完全恢复正常。

根据本病起病急、病程短，临床上以咳嗽、咯痰为主症，常伴有恶寒、发热、头痛、肢体酸痛、鼻塞、咽痛等肺卫表证的特点，中医学把本病列入"外感咳嗽"的范畴。

一、临床诊断

（一）辨病诊断

1. 症状

本病初起多有上呼吸道感染的症状，如鼻塞、咽痛、恶寒、发热、头痛、全身不适、酸懒乏力等。咳嗽开始时为刺激性干咳，1～2天后开始有少量黏痰，偶见痰中带血，胸骨后灼痛，数日后痰量增多。病重者，咳嗽加剧，呈阵发性，甚至终日咳嗽，伴有胸腹部肌肉疼痛，痰呈黏液脓性。如支气管痉挛，则胸闷、喘憋、呼吸困难，一般全身症状较轻，多在数日内消退，而咳嗽、咯痰有时延续数周才消失。

2. 体征

炎症局限于气管时，肺部无异常体征；当感染延至支气管，黏液分泌物存在于较大的支气管时，两肺呼吸音粗，可有散在的干性啰音；如水样分泌物存在于小支气管时，肺底部可听到湿性啰音；伴有支气管哮喘时，可听到哮鸣音。

3. 辅助检查

（1）实验室检查

①血象：如为病毒性急性气管－支气管炎则外周血白细胞总数不增高，淋巴细胞百分比轻度升高。合并细菌感染后可见白细胞总数和中性粒细胞轻度升高。

②痰涂片或培养：可发现致病菌。

（2）影像学检查：胸部 X 线检查一般无异常，有时可见肺纹理增粗。

（二）辨证诊断

1. 风寒袭肺型

（1）临床表现：咳嗽声重，气急，咽痒，咳痰稀薄，色白，常伴鼻塞、流清涕、头痛、肢体酸困、恶寒、发热、无汗等表证。舌苔薄白，脉浮或浮紧。

（2）辨证要点：咳嗽声重，气急，咽痒，咳痰稀薄、色白。脉浮紧。

2. 风热犯肺型

（1）临床表现：咳嗽频剧，气粗或咳声沙哑，喉燥咽痛，咯痰不爽，痰黏稠或稠黄，咳时汗出，常伴鼻流黄涕、口渴、头痛、肢楚、恶风、身热等表证。舌苔薄黄，脉浮数或浮滑。

（2）辨证要点：咳嗽频剧，喉燥咽痛，痰黏稠或稠黄。舌苔薄黄，脉浮数或浮滑。

3. 风燥伤肺型

（1）临床表现：干咳，连声作呛，喉痒，咽喉干痛，唇鼻干燥，无痰或痰少而黏连成丝，不易咯出，或痰中带有血丝，口干，初起或伴鼻塞、头痛、微寒、身热等表证。舌苔薄白或薄黄，舌质红，干而少津，脉浮数或小数。

（2）辨证要点：干咳，喉痒，咽喉干痛，口干。舌苔薄白或薄黄，舌质红，干而少津，脉浮数或小数。

二、鉴别诊断

根据本病初起时有上呼吸道症状以及刺激性咳嗽、胸骨后灼痛、两肺有时有散在干湿性啰音等临床表现，本病不难诊断，但需与下列疾病相鉴别：

（一）急性上呼吸道感染

以鼻咽部症状为主，一般无咳嗽、咯痰，仅有轻微干咳，肺部无异常体征。

（二）流行性感冒

发热、全身症状较重，头痛、全身酸痛明显，白细胞总数多减少，还可根据流行情况、病毒分离和补体结合试验等鉴别。

（三）支原体肺炎

痰、鼻涕和咽拭子培养可获得支原体。红细胞冷凝集试验阳性。肺部X线检查可见浸润性、斑点状阴影。

其他如肺结核、细菌性肺炎、肺癌等发病时也伴有急性气管－支气管炎的表现，应做全面检查，结合化验和X线检查及临床表现加以鉴别。

儿童还要与麻疹、百日咳、急性扁桃体炎相鉴别。

三、治疗

（一）提高临床疗效的思路提示

1. 未病先防

本病的病因主要与六淫、饮食有关，因此平素要生活规律、起居有节、劳逸结合，衣服要寒暖适宜，避免感冒，锻炼身体，增强体质；易感者可适时服用玉屏风散之类的方药益气固表；同时调畅情志，预防本病的发生。

2. 及时治疗，既病防变

本病既发后，要针对病因、症状辨病与辨证相结合，及时治疗，预防本病进一步发展成为慢性支气管炎或其他慢性病。

（二）中医治疗

1. 内治法

（1）风寒袭肺型

治法：疏风散寒，宣肺止咳。

方药：

①三拗汤加减：麻黄、杏仁、甘草。

适用于初起风寒闭肺。

②止嗽散加减：紫菀、百部、荆芥、桔梗、甘草、陈皮、白前。

适用于外感咳嗽迁延不愈，表邪未净，或愈而复发，喉痒而咯痰不爽者。若夹痰湿，表现为咳而痰黏、胸闷、苔腻者，加半夏、厚朴、茯苓以燥湿化痰；若热为寒遏，表现为咳嗽音哑、气急似喘、痰黏稠、口渴、心烦或有身热者，加石膏、桑白皮、黄芩以解表清里。

（2）风热犯肺型

治法：疏风清热，宣肺化痰。

方药：桑菊饮加减。

桑叶、菊花、薄荷、连翘、桔梗、杏仁、甘草、芦根。

可加前胡、牛蒡以增强宣肺之力；肺热内盛加黄芩、知母清肺泄热；咽痛、音哑配射干、赤芍、挂金灯清热利咽；热伤肺津，咽燥、口干、舌质红，配南沙参、天花粉清热生津；夏令夹暑加六一散、鲜荷叶清解暑热。

（3）风燥伤肺型

治法：疏风清肺，润燥止咳。

方药：

①桑杏汤加减：桑叶、豆豉、杏仁、象贝母、南沙参、梨皮、山栀。

用于风燥伤津，干咳少痰，外有表证者。若津伤较重，加麦冬、玉竹滋阴润肺；热重加石膏、知母；痰中带血配白茅根清热止血。

②杏苏散加减：杏仁、紫苏叶、橘皮、枳壳、桔梗、甘草、茯苓、紫菀、百部、款冬花。用于燥证与风寒并见的凉燥证。若恶寒重，无汗，可配荆芥、防风以散寒解表。

2. 外治法

（1）针灸：选肺俞、列缺、合谷治外感咳嗽。痰多加丰隆。

（2）物理疗法：红外线或微波照射胸背支气管分布区，也可做穴位照射。

（3）穴位注射疗法：取止咳、肺俞、足三里、喘息等穴。每次以5%复方当归液1mL，选2穴位注射，每日2次。

（4）耳针疗法：取平喘、肺、气管、肾上腺、神门、皮质下等穴。每次选2穴，留针15分钟，每日1次。也可埋针。

（5）拔罐：选穴肺俞、膈俞、神阙、大椎、曲池、定喘、丰隆，每次拔10分钟。

（三）西医治疗

1. 对症治疗

咳嗽无痰或少痰，可用右美沙芬 15～30 毫克/次，日 3 次；喷托维林 25 毫克/次，日 3 次，口服以镇咳。咳嗽有痰而不易咳出，可选用盐酸氨溴索片 30～60 毫克/次，日 3 次，口服；溴己新 8～16 毫克/次，日 3 次，口服以化痰，也可雾化帮助祛痰。较为常用的为兼顾止咳和化痰的棕色合剂，也可选用中成药止咳祛痰。发生支气管痉挛时，可用平喘药，如茶碱类、β_2 受体激动剂等；发热可用解热镇痛药对症处理。

2. 抗菌药物治疗

有细菌感染证据时应及时使用。可以首选新大环内酯类，如罗红霉素片 150 毫克/次，日 2 次；青霉素类，如阿莫西林 0.5～1 克/次，每日 3～4 次；亦可选用头孢菌素类或喹诺酮类等药物，如左氧氟沙星片 0.2 克/次，每日 2 次。多数患者口服抗菌药物即可，症状较重者可肌肉注射或静脉滴注给药，少数患者需要根据病原体培养的结果指导用药。

3. 一般治疗

多休息，多饮水，避免劳累。

（四）中医专方选介

1. 苍桑汤

苍耳子、苏叶各 6g，桑叶、杏仁、前胡、鱼腥草各 10g，甘草 3g。外受风寒者加生姜等；肺热者加黄芩；咽喉不利者加牛蒡子、青果；痰湿重者加二陈汤。共治疗 50 例，一般 1～3 剂即愈。［罗德燕. 苍桑汤治疗外感咳嗽. 湖北中医杂志. 1984（4）：10］

2. 速效止咳汤

炙款冬花、炙僵蚕、川贝母、炙罂粟壳、桔梗、炙全蝎。风寒加杏仁、生姜；风热加桑叶、连翘；风痰加制南星、天竺黄。结果速效（1～2 天咳止）136 例（占 68.7%）；有效（3～5 天咳止）60 例（占 30.3%）；无效（5 天以上咳止）2 例（占 1.0%）。［张孟林. 速效止咳汤治疗咳嗽 198 例. 陕西中医. 1986，7（10）：445］

3. 温凉汤

麻黄 4g，杏仁 10g，桑叶 10g，菊花 8g，桔梗 10g，连翘 10g，薄荷 4g，

甘草4g。高热口渴加石膏；干咳少痰加玉竹、沙参；咳痰黄稠加浙贝母；痰多色白加二陈汤；咽痛加牛蒡子；胸满气促加瓜蒌皮、厚朴。每日1剂。4剂1疗程。治疗54例，痊愈46例，好转6例，无效2例。总有效率为96.29%。[刘顺安．温凉汤治疗支气管炎54例．湖南中医学院学报．1994，14（1）：29]

第二节　慢性支气管炎

慢性支气管炎是由于多种原因引起的支气管黏膜及其周围组织的慢性炎症、纤维样变和萎缩。临床上以咳嗽、咳痰或伴有喘息及反复发作的慢性过程为特征。本病在我国是常见病之一。据不完全统计，我国有3000万人患此病，患病率为3%～5%。一般患此病者，随年龄增长而增加，据普查，50岁以上人群的患病率可高达15%～24%。北方患病率高于南方，农村高于城市，气候寒冷和工业矿尘污染严重地区的发病率更高。50岁以上患病率较50岁以下者高3～8倍，可见老年人易患此病。约有1%～2%的慢性支管炎患者，由于防治延误，发展成阻塞性肺气肿，甚至导致肺源性心脏病，从而丧失劳动能力或生活能力。严重者可危及生命。

全国气管炎专业会议把本病定义为：凡咳嗽、咯痰为主要症状或部分患者伴发喘息，每年发作累计3个月，并持续2年或2年以上，且能排除心肺其他疾患引起的咳嗽、咯痰、喘息症状，如支气管哮喘、支气管扩张、尘肺、肺化脓症、肺结核、各种肺实质性疾病、支气管肺癌及各种心脏病引起的咳嗽、咯痰、喘息者。根据其临床症状，中医学把其列入"咳嗽""痰证""饮证""喘证"等病的范畴。

一、临床诊断

（一）辨病诊断

1. 症状

本病发展缓慢，主要表现为咳、痰、喘。轻者仅仅是微咳和少量咯痰，痰量偶尔较多，多为泡沫状或黏液状。常在秋冬气候变冷或上呼吸道感染时引起急性发作或加剧，出现脓性黄痰，并可伴畏寒、发热症状，部分病人兼见喘息。

2. 体征

本病早期可无明显体征，有时可听到散在的干湿性啰音，急性发作期明显加重。当病人经久不愈而并发肺气肿时，可有逐渐加重的呼吸困难，甚至紫绀。常表现为桶状胸，呼吸运动减弱，肋间隙增宽，叩诊呈过清音，肝浊音界下移，心浊音界缩小或消失。听诊呼吸音减弱，呼气延长，心音遥远。

（1）分型

①单纯型慢性支气管炎：诊断符合慢性支气管炎，具有咳嗽、咯痰两项症状。

②喘息型慢性支气管炎：诊断符合慢性支气管炎，具有喘息、咳嗽、咯痰三项症状，并且伴哮鸣音。

（2）分期

①急性发作期：2～3天内出现脓性或黏液性痰，痰量明显增加，可伴体温升高等其他炎症表现，或2～3天内咳、痰、喘症状任何一项加剧至重度，或重度病人明显加重。

②慢性迁延期：病人有不同程度的咳、痰、喘，经常波动，迁延不愈，或急性发作期咳、痰、喘症状持续一月后仍未恢复至发作前水平。

③临床缓解期：病人经治疗自然缓解，症状基本消失，或偶有轻咳和少量咯痰，保持2个月以上。

3. 辅助检查

（1）实验室检查

①痰培养：可分离出流感杆菌、肺炎双球菌、甲型链球菌等致病菌。

②血液检查：急性发作期白细胞计数及中性粒细胞计数可增高。喘息型血嗜酸性粒细胞增多。

（2）影像学检查

①X线检查：早期常无明显变化，病程长者两肺纹理呈条索状或网状，尤以下肺野明显，发展至肺气肿时，则肺野透亮度增加，横膈下降且平坦，活动减弱，肋间隙增宽等。

②肺功能检查：早期无明显改变，急性发作期可出现RV增加和最大通气量及FVC减低，经治疗可恢复正常。若并发肺气肿时肺功能测定有较大的帮助。

（二）辨证诊断

1. 风寒袭肺型

（1）临床表现：咳嗽声重，气急，咽痒，咳痰稀薄，色白，常伴鼻塞、流清涕、头痛、肢体酸楚、恶寒、发热、无汗等表证。舌苔薄白，脉浮或浮紧。

（2）辨证要点：咳嗽声重，咯痰稀薄，色白，伴有风寒表证。

2. 风热犯肺型

（1）临床表现：咳嗽频剧，气粗或咳声嘶哑，喉燥咽痛，咯痰不爽，痰黏稠或稠黄，咳时汗出，常伴鼻流浊涕、口渴、头痛、肢楚、恶风、身热等表证。舌苔薄黄，脉浮数或浮滑。

（2）辨证要点：咳嗽气粗，咯痰黏，色白或黄，咽痛或咳声嘶哑，伴有风热表证。

3. 燥邪犯肺型

（1）临床表现：干咳，连声作呛，喉痒，咽喉干痛，唇鼻干燥，无痰或痰少而黏，不易咯出，或痰中带有血丝。初起或伴有鼻塞、头痛、身热、舌苔薄白或薄黄、舌质红、干而少津、脉浮数等风热表证；或伴有恶寒发热、头痛、无汗、舌苔薄白而干、脉浮紧等风寒表证。

（2）辨证要点：干咳少痰或咯痰不爽，鼻燥咽干。舌尖红，苔薄黄少津，脉细数。

4. 痰湿蕴肺型

（1）临床表现：咳嗽反复发作，咳声重浊，痰多，黏腻或稠厚，色白，易咯，胸脘痞闷，纳呆，体倦。舌苔白腻，脉濡滑。

（2）辨证要点：咳声重浊，痰多，色白，晨起为甚，胸闷，脘痞，纳少。舌苔白腻，脉濡滑。

5. 痰热郁肺型

（1）临床表现：咳嗽气急粗促，或喉中有痰声，痰多，质黏或稠黄，咯吐不爽，或咯吐血痰，胸胁胀满，咳时引痛，面赤身热，口干欲饮。舌质红，苔薄黄，脉滑数。

（2）辨证要点：咳嗽气粗，痰多黄稠，烦热口干。舌质红，苔薄黄腻，脉滑数。

6. 肝火犯肺型

（1）临床表现：上气咳逆阵作，咳时面赤，咽干，常感痰滞咽喉，咯之难出，量少质黏或咯痰带血，胸胁胀痛，性急易怒，烦热口苦。舌苔薄黄少津，脉弦数。

（2）辨证要点：呛咳气逆阵作，咳时胸胁引痛，甚则咯血。舌苔薄黄少津，脉弦数。

7. 肺阴亏耗型

（1）临床表现：干咳少痰或痰中带血，咳声短促或声音逐渐嘶哑，口干咽燥，午后潮热，颧红，手足心热，起病缓慢，日渐消瘦，神疲。舌红，少苔，脉细数。

（2）辨证要点：干咳少痰，口干咽燥，痰中带血，午后潮热，日渐消瘦。舌红，少苔，脉细数。

8. 肺气不足型

（1）临床表现：咳嗽声低无力，气短，痰多清稀，神疲，自汗，易于感冒。舌质淡，苔薄白，脉弱。

（2）辨证要点：咳嗽声低无力，气短，自汗。舌淡，苔薄白，脉弱。

9. 肾阳衰弱型

（1）临床表现：咳嗽短气，动则加重，或咳时自觉有气从脐下奔逆而上，吐痰清稀，呈泡沫状，形瘦神惫，面白微浮，汗出肢冷，甚则肢体浮肿。舌淡，苔白，脉沉细。

（2）辨证要点：咳嗽短气，动则加重，形瘦神惫，面白微浮，汗出肢冷，甚则肢体浮肿。舌淡，苔白，脉沉细。

二、鉴别诊断

本病主要与以下疾病相鉴别。

（一）支气管哮喘

支气管哮喘一般自幼发病，常有家族史和个人过敏史，季节性强，发作时查体听诊可有散在的哮鸣音，但支气管痉挛解除后哮鸣音消失，肺功能亦明显改善。

（二）支气管扩张

支气管扩张多发生在幼年，常继发于麻疹合并肺炎之后，反复咳出脓性痰或有咯血症状，两肺中下部常可闻及固定性干湿啰音，治疗后仍可闻及。X线胸片常见两肺下部纹理增粗，病变重者可见卷发状阴影或蜂窝状阴影。支气管碘油造影可确定具体部位及形状。

（三） 由于心脏病心衰肺淤血引起的咳嗽

本病常为干咳，一般痰量不多，患者常自诉有心悸、气急，查体见有肝大、下肢水肿，听诊双肺可闻及干湿性啰音等。心电图、体征、X线检查可资鉴别。

（四） 肺结核

肺结核活动期常伴有不同程度的发热，乏力，盗汗，咯血，两颧潮红，咳嗽多为干咳，少痰或无痰，痰培养结核菌阳性，X线胸部检查可助鉴别。

三、治疗

（一） 提高临床疗效的思路提示

1. 谨守病机，正确用药

本病以咳嗽为主要临床表现，有风寒、风热、虚实之分。另外，咳嗽是人体正气祛邪外达的一种病理表现，故在治疗中应审证求因，谨守病机，辨证施治，正确用药，既要疏散外邪，宣通肺气，祛邪外出，又要避免过早使用苦寒、滋润、收涩、镇咳之药，以免闭门留寇，使咳嗽缠绵难愈，或使病情进一步发展。

2. 见微知著，巩固防变

本病在治疗中要区分外感与内伤，了解咳嗽的时间、节律、性质、声音，以及加重的有关因素，注意痰的色、质、量、味，还要辨别病情的变化，正确把握治疗时机，及时治疗，防止病情进一步发展。

（二） 中医治疗

1. 内治法

（1） 风寒袭肺型

治法：疏风散寒，宣肺止咳。

方药：止嗽散加减。

荆芥、桔梗、甘草、陈皮、紫菀、百部、白前。

（2） 风热犯肺型

治法：疏风清热，肃肺化痰。

方药：桑菊饮合麻杏石甘汤加减。

桑叶、菊花、薄荷、连翘、桔梗、杏仁、甘草、芦根、麻黄、石膏。

（3）燥邪犯肺型

治法：疏风清肺，润燥止咳。

方药：桑杏汤合清燥救肺汤加减。

桑叶、豆豉、杏仁、浙贝母、南沙参、梨皮、麦冬、石膏、甘草。

痰中带血，加白茅根；恶寒无汗，加荆芥、防风。

（4）痰湿蕴肺型

治法：健脾燥湿，化痰止咳。

方药：二陈汤合三子养亲汤。

半夏、陈皮、人参、茯苓、白术、甘草、苏子、白芥子、莱菔子。

如痰黏色白，状如沫，加干姜、细辛。

（5）痰热郁肺型

治法：清热化痰，肃肺止咳。

方药：清金化痰汤。

桑白皮、黄芩、山栀、知母、贝母、瓜蒌、桔梗、麦冬、橘红、茯苓、甘草。

咳而喘满，加石膏、鱼腥草；胸胁胀痛，加郁金、川楝子。

（6）肝火犯肺型

治法：清肺平肝，顺气降火。

方药：泻白散合黛蛤散加减。

桑白皮、地骨皮、知母、黄芩、甘草、桔梗、青皮、陈皮。

胸闷气逆加枳壳、旋覆花；咽干口燥，加沙参、麦冬。

（7）肺阴亏耗型

治法：滋阴润肺，化痰止咳。

方药：沙参麦冬汤合百合固金汤加减。

沙参、麦冬、天花粉、玉竹、百合、桑叶、扁豆、甘草、生地黄、熟地黄、芍药、桔梗。

咳而气促，加五味子；盗汗，加乌梅、浮小麦；痰中带血，加白及。

（8）肺气不足型

治法：补益肺气，化痰止咳。

方药：补肺汤。

人参、黄芪、熟地黄、五味子、紫菀、桑白皮。

若咳嗽反复发作，痰涎清稀者用苓桂术甘汤加味。

（9）肾阳衰弱型

治法：温补肾阳，散寒化饮。

方药：金水六君煎合真武汤加减。

附子、茯苓、白术、生姜、芍药、当归、陈皮、半夏、甘草、熟地黄。

咳甚，加干姜、细辛、五味子；胸胁满闷，加白芥子、旋覆花。

2. 外治法

（1）针刺：先针天突穴，大幅度捻转，感应宜扩散到整个咽喉部，出针后呼吸有轻松感，再针丰隆；如咳嗽不止，加定喘穴，发热加大椎穴，咽痛加合谷穴，胸痛加内关穴。

（2）穴位注射：取天突、定喘、中喘、外定喘、肺俞等穴，每次选 1~2 穴，注入 1% 普鲁卡因 1mL，每日 1 次，5~7 天为 1 疗程。

（3）拔罐：取风门、肺俞等穴拔火罐。

（三）西医治疗

1. 急性加重期的治疗

（1）控制感染：抗菌药物可选用喹诺酮类、大环内酯类、β-内酰胺类或磺胺类口服，病情严重时静脉给药，如左氧氟沙星 0.4g，每日 1 次；罗红霉素 0.3g，每日 2 次；阿莫西林 2~4g/d，分 2~4 次口服；头孢呋辛 1.0g/d，分 2 次口服；复方磺胺甲基异恶唑，每次 2 片，每日 2 次。如果能培养出致病菌，可按药敏试验选用抗菌药。

（2）镇咳祛痰：可试用复方甘草合剂 10mL，每日 3 次；或复方氯化铵合剂 10mL，每日 3 次；也可加用祛痰药溴己新 8~16mg，每日 3 次；盐酸氨溴索 30mg，每日 3 次；桃金娘油 0.3g，每天 3 次。干咳为主者可用镇咳药物，如右美沙芬、那可丁片剂或合剂等。

（3）平喘：有气喘者可加用解痉平喘药，如氨茶碱 0.1g，每日 3 次，或用茶碱控释剂，或长效 β$_2$ 激动剂加糖皮质激素吸入。

2. 缓解期治疗

（1）戒烟，避免有害气体和其他有害颗粒的吸入。

（2）增强体质，预防感冒，也是防治慢性支气管炎的主要内容之一。

（3）反复呼吸道感染者，可试用免疫调节剂或中药，如细菌溶解产物、卡介菌多糖核酸、胸腺肽等，部分患者可见效。

（四）中医专方选介

1. 化痰平喘片

本方以沙参、地龙、黄芩、百部、海浮石、暴马子皮、盐酸异丙嗪等组方。每日 3 次，每次 5 片，7 日为 1 疗程。连服 3 个疗程。

结果：痊愈 141 例，占 14.04%；显效 347 例，占 34.56%；有效 496 例，占 49.4%；无效 20 例，占 1.99%。单纯型的疗效高于喘息型。[王学明. 化痰平喘片治疗慢性支气管炎 1004 例疗效观察. 中成药. 1990 (4)：18]

2. 十味贝砂散

本方以川贝母、硼砂、石膏、胆星、橘红、半夏、甘草、朱砂、麻黄、冰片组方，总有效率为 98.5%。[贾锐. 十味贝砂散治疗慢性支气管炎 359 例. 辽宁中医杂志. 1987 (5)：14]

3. 补阳还五汤

本方含黄芪 30~50g，地龙、当归、赤芍、川芎、桃仁各 10g，红花 5g。气虚加党参、白术、补骨脂、茯苓各 10g；夹风热痰邪加桑白皮、黄芩、紫菀各 10g；夹风寒痰邪加细辛 4g，防风、苏梗、制半夏各 10g。水煎服，每日 1 剂，半月为 1 疗程，共治疗 98 例。结果：临床控制 65 例，占 66.3%；显效 16 例，占 16.3%；有效 13 例，占 13.3%；无效 4 例，占 4.1%；总有效率达 95.8%。[王彩华. 补阳还五汤治疗慢性支气管炎 98 例. 实用中医药杂志. 1999, 15 (3)：5]

第三节　慢性阻塞性肺疾病

慢性阻塞性肺疾病（COPD）是一种以持续气流受限为特征的可以预防和治疗的疾病，气流受限多呈进行性发展，与气道和肺组织对烟草、烟雾等有害气体或有害颗粒的慢性炎症反应增强有关。COPD 主要累及肺脏，但也可引起全身（或肺外）的不良反应。COPD 的主要临床表现为咳嗽、咳痰、呼吸困难，在病程中常出现急性加重，急性加重是促进疾病持续进展的主要因素。目前，我国 COPD 的总患病率为 8.2%，男性和女性分别为 12.4% 和 5.1%。随着年龄增加，男女患病率均呈上升趋势。轻度和中度 COPD 的发病率在普通人群中可能高于 10%，在老年人群中的比例可能明显增高。COPD 目前居全球疾病死亡率的第 4 位，预计 2020 年将成为全球疾病致死率的第 3 位和经济负担第 5 位。COPD 多属于中医学的"咳嗽""喘病""肺胀"等范畴。

一、临床诊断

（一）辨病诊断

1. 症状

起病缓慢，病程较长。主要症状如下。

（1）慢性咳嗽，随病程发展可终身不愈。常夜间咳嗽明显，有阵咳或排痰。

（2）咳痰一般为白色黏液或浆液性泡沫样痰，偶可带血丝，清晨排痰较多。急性发作期痰量增多，可有脓性痰。

（3）气短或呼吸困难早期在劳力时出现，后逐渐加重，以致在日常活动甚至休息时也感到气短，是 COPD 的标志性症状。

（4）喘息和胸闷，部分患者，特别是重度患者或急性加重时出现喘息。

（5）其他晚期患者有体重下降，食欲减退等。

2. 体征

早期体征可无异常，随疾病进展出现以下体征：

（1）视诊胸廓前后径增大，肋间隙增宽，剑突下胸骨下角增宽，称为桶状胸。部分患者呼吸变浅，频率增快，严重者可有缩唇呼吸等。

（2）触诊双侧语颤减弱。

（3）叩诊肺部过清音，心浊音界缩小，肺下界和肝浊音界下降。

（4）听诊两肺呼吸音减弱，呼气延长，部分患者可闻及湿性啰音和（或）干性啰音。

3. 辅助检查

（1）肺功能检查：是判断气流受限的主要客观指标，对 COPD 的诊断、严重程度评价、疾病进展、预后及治疗等有重要意义。

①第一秒用力呼气容积占用力肺活量百分比（FEV_1/FVC）是评价气流受限的一项敏感指标。

第一秒用力呼气容积占预计值百分比（FEV_1% 预计值），是评估 COPD 严重程度的良好指标，其变异性小，易于操作。

吸入支气管舒张药后 $FEV_1/FVC < 70\%$ 及 $FEV_1 < 80\%$ 预计值者，可确定为不能完全可逆的气流受限。

②肺总量（TLC）、功能残气量（FRC）和残气量（RV）增高，肺活量（VC）减低，表明肺过度充气，有参考价值。由于 TLC 增加不及 RV 增高程度明显，故 RV/TLC 增高。

③一氧化碳弥散量（DLco）及 DLco 与肺泡通气量（VA）比值（DLco/VA）下降，该项指标对诊断有参考价值。

（2）影像学检查

①胸部 X 线检查：COPD 早期胸片可无变化，以后可出现肺纹理增粗、紊乱等非特异性改变，也可出现肺气肿的改变。X 线胸片改变对 COPD 诊断的特异性不高，主要用来确定肺部并发症及与其他肺疾病鉴别。

②胸部 CT 检查：不应作为 COPD 的常规检查。高分辨 CT，对有疑问病例的鉴别诊断有一定意义。

③血气检查：对确定发生低氧血症、高碳酸血症、酸碱平衡失调以及判断呼吸衰竭的类型有重要价值。

④其他检查：COPD 合并细菌感染时，外周血白细胞增高，核左移。痰培养可能查出病原菌。常见的病原菌为肺炎链球菌、流感嗜血杆菌、卡他莫拉菌、肺炎克雷伯菌等。

4. 诊断标准

主要根据吸烟等高危因素史、临床症状、体征及肺功能检查等综合分析确定。不完全可逆的气流受限是 COPD 诊断的必备条件。吸入支气管舒张药后 $FEV_1/FVC < 70\%$ 及 $FEV_1 < 80\%$ 预计值，可确定为不完全可逆性气流受限。

有少数患者并无咳嗽、咳痰症状，仅在肺功能检查时 $FEV_1/FVC < 70\%$，而 $FEV_1 \geq 80\%$ 预计值，在除外其他疾病后，亦可诊断为 COPD。

根据 FEV_1/FVC、$FEV_1\%$ 预计值和症状可对 COPD 的严重程度做出分级。见表 5-1。

2011 修订版 GOLD 建议，应该根据症状、气流受限程度、加重风险和并发症 4 方面来评估 COPD。

首先采用 CAT 问卷（见表 5-1）或 mMRC 量表进行症状评估。

mMRC 调查表分级：

0 级：除非剧烈活动，无明显呼吸困难；

1 级：当快走或上缓坡时有气短；

2 级：由于呼吸困难，比同龄人步行得慢，或者以自己的速度在平地上行走时需要停下来呼吸；

3 级：在平地上步行 100m 或数分钟后需要停下来呼吸；

4 级：因明显的呼吸困难而不能离开房屋或者当脱衣服时气短。

表 5 - 1　CAT 问卷

患者情况	评分范围	患者情况	评分
我从不咳嗽	0 1 2 3 4 5	我一直在咳嗽	
我一点痰也没有	0 1 2 3 4 5	我有很多很多痰	
我一点也没有胸闷的感觉	0 1 2 3 4 5	我有很重的胸闷感觉	
当我爬坡或爬一层楼时，我并不感到喘不过气来	0 1 2 3 4 5	当我爬坡或爬一层楼时，我感觉非常喘不过气来	
我在家里的任何活动，都不受慢阻肺的影响	0 1 2 3 4 5	我在家里的任何活动，都要受慢阻肺的影响	
每当我想外出时，我就能外出	0 1 2 3 4 5	因为我有慢阻肺，所以我从来没有外出过	
我睡眠非常好	0 1 2 3 4 5	由于我有慢阻肺，我的睡眠非常不好	
我精力旺盛	0 1 2 3 4 5	我一点精力都没有	

总分（得分范围 0～40）

其次，应用肺功能测定结果对气流受限程度进行严重度分级，见表 5 - 2。

表 5 - 2　COPD 气流受限严重度分级

分级	严重度	FEV_1% 预计值
GOLD Ⅰ	轻度	$FEV_1 \geq 80\%$ 预计值
GOLD Ⅱ	中度	$50\% \leq FEV_1 < 80\%$ 预计值
GOLD Ⅲ	重度	$30\% \leq FEV_1 < 50\%$ 预计值
GOLD Ⅳ	极重度	$FEV_1 < 30\%$ 预计值

再次，进行加重风险的评估。方法有两种，①用 GOLD 肺功能分级。$FEV_1 < 50\%$ 预计值为高危，$FEV_1 \geq 50\%$ 为低危。②根据患者病情加重史。最近 1 年加重 2 次及以上为高危，最近 1 年加重 0～1 次者为低危。若两种方法评估结果不一致时，取最高危险度。

综合上述，可将 COPD 患者分为 A、B、B、D 四种类型，如图 5 - 1。

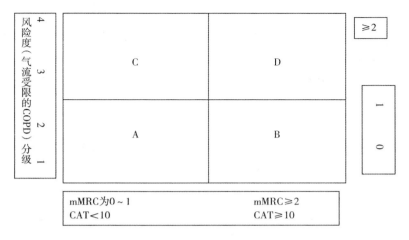

图 5 – 1　COPD 患者的分型

各类患者的特征总结见表 5 – 3。

表 5 – 3　A、B、C、D 四类 COPD 患者的特征

患者类别	特征	肺功能分级	加重次数	mMRC	CAT
A	低危，症状较少	Ⅰ～Ⅱ	≤1	0～1	<10
B	低危，症状较多	Ⅰ～Ⅱ	≤1	2⁺	≥10
C	高危，症状较少	Ⅲ～Ⅳ	2⁺	0～1	<10
D	高危，症状较多	Ⅲ～Ⅳ	2⁺	2⁺	≥10

（二）辨证诊断

1. 急性加重期

（1）外寒内饮型

①临床表现：咳逆喘促，胸部膨隆胀满不得卧，痰为稀泡沫样，量多，鼻塞流涕，口干不欲饮，或伴恶寒重、发热轻、肢体酸楚。舌淡暗，苔白滑，脉浮紧。

②辨证要点：咳逆喘促，痰稀泡沫样，量多。舌淡暗，苔白滑，脉浮紧。

（2）痰湿阻肺型

①临床表现：咳嗽，喘息，胸闷，痰多，色白而黏，口黏腻，胃脘痞满，纳呆，食少。舌质淡，苔白腻，脉弦滑。

②辨证要点：咳嗽，痰多。舌质淡，苔白腻，脉弦滑。

（3）痰热壅肺型

①临床表现：咳嗽，喘息，胸闷，痰多，色黄，咯痰不爽，伴或不伴胸痛，发热，口渴，喜冷饮，大便干结。舌质红，苔黄腻，脉滑数。

②辨证要点：咳嗽，喘息，痰多，色黄。舌质红，苔黄腻，脉滑数。

（4）痰蒙神窍型

①临床表现：神志恍惚，谵妄，烦躁不安，表情淡漠，嗜睡，昏迷，或肢体瞤动，抽搐，咳逆喘促，咳痰不爽。舌质暗红或淡紫，苔白腻或黄腻，脉细滑数。

②辨证要点：表情淡漠，嗜睡，咳逆喘促，咳痰不爽。舌质暗红或淡紫，苔白腻或黄腻，脉细滑数。

（5）阳虚水泛型

①临床表现：面浮，下肢肿，甚则一身悉肿，心悸，喘咳，咳痰清稀，痞满，纳差，尿少怕冷，面唇紫暗。舌质暗，苔白滑，脉沉细。

②辨证要点：面浮，下肢肿，心悸，喘咳，咳痰清稀。舌质暗，苔白滑，脉沉细。

2. 稳定期

（1）肺肾气虚型

①临床表现：呼吸浅促难续，气怯声低，甚则张口抬肩，不能平卧，咳嗽，痰白如沫，咳吐不利，胸闷心慌。舌质紫暗，脉细数无力。

②辨证要点：呼吸浅促难续，气怯声低。舌质紫暗，脉细数无力。

（2）气阴两虚型

①临床表现：咳喘时作，干咳声低，气短难续，无痰或少痰、痰夹血丝，口咽干燥，大便干结。舌红，少苔，脉细数。

②辨证要点：咳喘时作，气短难续。舌红少苔，脉细数。

（3）肺脾气虚型

①临床表现：咳嗽，气喘，面白少华，少气懒言，乏力纳差，易于感冒。舌淡胖，苔薄白或白腻，脉细弱或沉细。

②辨证要点：咳嗽，气喘，面白少华，少气懒言。舌淡胖，苔薄白或白腻，脉细弱或沉细。

二、治疗

（一）中医治疗

1. 内治法

（1）急性加重期

①外寒内饮型

治法：宣肺散寒，温化水饮。

方药：小青龙汤加减。

麻黄10g，桂枝10g，白芍10g，法半夏10g，干姜10g，细辛3g，五味子10g，甘草6g，苏子15g，地龙15g。

痰多加杏仁、莱菔子；饮邪化热去干姜、细辛、桂枝，加桑白皮、黄芩、知母以清热化痰；咳甚加紫菀、款冬花化痰止咳；痰鸣气促甚者可加地龙、僵蚕化痰通络解痉。

②痰湿阻肺型

治法：燥湿化痰，降逆平喘。

方药：麻杏二三汤加减。

法半夏10g，陈皮12g，茯苓15g，白芥子10g，甘草6g，炒莱菔子15g，苏子10g，地龙15g，炙麻黄10g，杏仁10g。

咳逆胸闷加前胡、厚朴；痰浊壅盛、胸满、气喘难平加葶苈子、杏仁；形寒肢冷加干姜、细辛；脾虚便溏加党参、白术；兼血瘀者加桃仁、红花、丹参、赤芍。

③痰热壅肺型

治法：清化热痰，宣肺平喘。

方药：定喘汤加减。

桑白皮15g，黄芩10g，瓜蒌皮15g，浙贝母15g，芦根20g，甘草6g，炙麻黄10g，苏子15g，地龙15g，杏仁10g。

高热去苏子，加青蒿、石膏、柴胡、鱼腥草；喉痒加防风、白僵蚕；大便秘结加大黄、芒硝；痰鸣喘息不得平卧者，加葶苈子、射干、桔梗；咳痰腥味者，加金荞麦（根）、薏苡仁、桃仁、冬瓜子；痰多、质黏稠、咯痰不爽者，减半夏，加百合、南沙参；胸闷痛明显者，加延胡索、赤芍、枳壳；热甚烦躁、面红、汗出者，加石膏、知母；热盛伤阴者，加天花粉、生地黄、玄参。

④痰蒙神窍型

治法：涤痰开窍。

方药：涤痰汤加减。

法半夏 12g，茯苓 15g，橘红 15g，胆星 6g，竹茹 10g，枳实 10g，石菖蒲 10g，鱼腥草 30g，郁金 10g。

肝风内动、抽搐者加钩藤、全蝎；咳嗽甚者加百部、紫菀；瘀血甚者加丹参、红花、桃仁；痰热内盛者，加黄芩、桑白皮、葶苈子、天竺黄；痰热者加安宫牛黄丸；舌苔白腻有寒象者，改安宫牛黄丸为苏合香丸。

⑤阳虚水泛型

治法：温肾健脾，化饮利水。

方药：真武汤合五苓散。

炮附子 10g（先煎），桂枝 10g，白术 15g，茯苓 15g，猪苓 15g，泽泻 15g，赤芍 10g，生姜 10g。

血瘀者加泽兰、红花、北五加；浮肿甚者可加生姜皮、大腹皮、沉香。

（2）稳定期

①肺肾气虚型

治法：补肺纳肾，降气平喘。

代表方药：平喘固本汤合补肺汤。

黄芪 30g，党参 10g，熟地黄 10g，五味子 5g，沉香 10g（后下），紫菀 25g，款冬花 15g，炙甘草 10g，苏子 12g，法半夏 12g，橘红 15g。

肺虚有寒加肉桂、干姜；有阴伤者加用麦冬、玉竹、生地黄。

②气阴两虚型

治法：益气养阴。

方药：生脉散、百合固金汤加减。

党参 15g，麦冬 10g，五味子 6g，生地黄 15g，熟地黄 10g，川贝母 10g，桔梗 10g，当归 10g，白芍 12g。

痰黏难咯，加瓜蒌、杏仁等润肺化痰；咳血者，加丹皮、赤芍、白及、藕节、仙鹤草等凉血止血；若气短明显、呼吸浅促、不足以息，加沉香、紫石英、灵磁石、胡桃肉等补肾纳气。

③肺脾气虚型

治法：健脾益肺，培土生金。

方药：玉屏风散合六君子汤。

黄芪 30g，白术 10g，防风 10g，陈皮 10g，法半夏 12g，党参 15g，茯苓 12g，炙甘草 6g。

怕冷畏风明显者，合桂枝汤以调和营卫；若形寒肢冷，脉沉细迟，为阳虚甚者，加附子助黄芪以温阳益气；若见痰多色白、脘闷纳呆，加橘红、砂仁、焦三仙以理气消食化痰。

2. 外治法

（1）中药熏洗疗法：①桂枝、茯苓皮、葶苈子、枳实 30g，煎取 1000mL，热水浸泡双脚，震动按摩 15～20 分钟，用于外寒内饮型。②苇茎、黄柏、大黄、白芷、桃仁各 20g，煎取 1000mL，热水浸泡双脚，震动按摩 15～20 分钟，用于痰热壅肺型。

（2）火罐疗法：在大椎、风门、肺俞、膏肓俞及肺部有湿啰音处闪罐，至穴位处发红微瘀为止，日 1 次，用于外寒内饮型。

（3）针灸疗法：①取穴肺俞、定喘、膻中、中脘、丰隆、脾俞、足三里，平补平泻，留针 30 分钟，日 1 次，用于痰浊阻肺。②取穴针刺尺泽（双）、外关（双）、孔最（双）、丰隆（双）、合谷（双）。用泻法。日 2 次，用于痰热郁肺，喘促明显者。

（4）中药灌肠：石膏、白芍、金银花各 20g，黄芩、连翘、丹皮、赤芍各 15g，桔梗 10g，荆芥 12g，鱼腥草 40g，大黄 5g。上方水煎取汁 150mL 灌肠，药温为 30℃，保留灌肠，每日 1～3 次。用于痰热郁肺型。

（5）穴位注射：①丹参注射液 2mL，注射双侧足三里、丰隆，隔天 1 次，交替注射，用于瘀血较甚者。②核酪注射液 2mL，取穴双足三里、肾俞、肺俞、定喘、合谷、三阴交，交替注射，隔天 1 次。急性加重期、缓解期均可应用。③喘可治注射液，每次 2mL，取穴双足三里、肾俞、肺俞、定喘，交替注射，每日 1 次，用于阳虚水泛型及肺肾气虚型。

（6）温灸：应用温灸仪，取穴大椎、肺俞、膈俞、肾俞、中府、天突、膻中、气海、关元、足三里等，日 1 次。用于肺肾气虚、肺脾气虚及阳虚水泛型。

（7）穴位贴敷：白芥子、甘遂、细辛、延胡索，共研细末，使用时以生姜汁调制成药饼，上放少许丁桂散，敷于百劳、肺俞、膏肓、心俞、膈俞上，持续敷 2 小时后擦掉药物，敷药时有热、麻、痛等感觉，皮肤局部发红，有时会起疱，本法在夏季初伏、中伏、末伏各进行一次，可连续敷贴 3 年。

（二）西医治疗

1. 稳定期治疗

（1）教育和劝导患者戒烟；因职业或环境粉尘、刺激性气体所致者，应脱离污染环境。

（2）支气管舒张药包括短期按需应用以暂时缓解症状，及长期规则应用以减轻症状。

①β_2 肾上腺素受体激动剂：主要有沙丁胺醇气雾剂，每次 $100 \sim 200\mu g$（$1 \sim 2$ 喷），定量吸入，疗效持续 $4 \sim 5$ 小时，每 24 小时不超过 $8 \sim 12$ 喷。特布他林气雾剂亦有同样的作用，可缓解症状，尚有沙美特罗、福莫特罗等长效 β_2 肾上腺素受体激动剂，每日仅需吸入 2 次。

②抗胆碱能药：是 COPD 常用的药物，主要品种为异丙托溴铵气雾剂，定量吸入，起效较沙丁胺醇慢，持续 $6 \sim 8$ 小时，每次 $40 \sim 80\mu g$，每天 $3 \sim 4$ 次。长效抗胆碱药有噻托溴铵，选择性作用于 M_1、M_3 受体，每次吸入 $18\mu g$，每天 1 次。

③茶碱类：茶碱缓释或控释片，$0.2g$，每 12 小时 1 次；氨茶碱片，$0.1g$，每日 3 次。

（3）祛痰药对痰不易咳出者可应用。常用药物有盐酸氨溴索片 $30mg$，每日 3 次；N – 乙酰半胱氨酸 $0.2g$，每日 3 次；或羧甲司坦 $0.5g$，每日 3 次；稀化黏素 $0.3g$，每日 3 次。

（4）长期吸入糖皮质激素与长效 β_2 肾上腺素受体激动剂联合制剂，对重度和极重度（Ⅲ级和Ⅳ级）、反复加重的患者，可增加其运动耐量，减少急性加重发作的频率，从而提高生活质量，甚至有些患者的肺功能可得到改善。目前常用药有沙美特罗加氟替卡松、福莫特罗加布地奈德。

（5）长期家庭氧疗（LTOT）对 COPD 慢性呼吸衰竭者可提高生活质量和生存率。对血流动力学、运动能力、肺生理和精神状态均会产生有益的影响。LTOT 指征：①$PaO_2 \leqslant 55mmHg$ 或 $SaO_2 \leqslant 88\%$，有或没有高碳酸血症。②PaO_2 $55 \sim 60mmHg$，或 $SaO_2 < 89\%$，并有肺动脉高压、心力衰竭水肿或红细胞增多症（血细胞比容 > 0.55）。一般用鼻导管吸氧，氧流量为 $1.0 \sim 2.0L/min$，吸氧时间 $10 \sim 15h/d$。目的是使患者在静息状态下，达到 $PaO_2 \geqslant 60mmHg$ 和（或）使 SaO_2 升至 90%。

2. 急性加重期治疗

急性加重是指咳嗽、咳痰、呼吸困难比平时加重，或痰量增多，或呈黄痰，或需要改变用药方案。

（1）确定急性加重期的原因及病情的严重程度，最多见的急性加重的原因是细菌或病毒感染。

（2）根据病情的严重程度决定门诊或住院治疗。

（3）支气管舒张药的使用同稳定期。有严重喘息症状者可给予较大剂量的雾化吸入治疗，如应用沙丁胺醇 500μg 或异丙托溴铵 500μg，或沙丁胺醇 1000μg 加异丙托溴铵 250～500μg，通过小型雾化器给患者吸入治疗以缓解症状。

（4）低流量吸氧发生低氧血症者可通过鼻导管吸氧，或通过文丘里面罩吸氧。鼻导管给氧时，吸入的氧浓度与给氧流量有关，估算公式为：吸入氧浓度（%）＝21＋4×氧流量（L/min）。一般吸入氧浓度为 28%～30%，应避免吸入氧浓度过高引起二氧化碳潴留。

（5）应用抗生素。当患者呼吸困难加重、咳嗽伴痰量增加、有脓性痰时，应根据患者所在地常见病原菌类型及药物敏感情况积极选用抗生素治疗。如给予 β 内酰胺类或 β 内酰胺酶抑制剂，第二代头孢菌素，大环内酯类或喹诺酮类。门诊可用阿莫西林或克拉维酸；头孢唑肟 0.25g，每日 3 次；头孢呋辛 0.5g，每日 2 次；左氧氟沙星 0.4g，每日 1 次；莫西沙星或加替沙星 0.4g，每日 1 次；较重者可应用第三代头孢菌素，如头孢曲松钠 2.0g 加在生理盐水中静脉滴注，每日 1 次。住院患者当根据疾病严重程度和预计的病原菌更积极地给予抗生素，一般多静脉滴注给药。如果找到确切的病原菌，应根据药敏结果选用抗生素。

（6）应用糖皮质激素。对需住院治疗的急性加重期患者可考虑口服泼尼松龙 30～40mg/d，也可静脉给予甲泼尼龙 40～80mg，每日一次，连续 5～7 天。

（7）应用祛痰剂。如溴己新 8～16mg，每日 3 次；盐酸氨溴索 30mg，每日 3 次，酌情选用。如患者有呼吸衰竭、肺源性心脏病、心力衰竭，具体治疗方法可参阅有关章节的治疗内容。

第四节　支气管哮喘

支气管哮喘是一种常见的支气管变态反应性疾病，是由多种细胞，特别是肥大细胞、嗜酸性粒细胞和 T 淋巴细胞参与的慢性气道炎症。临床多表现为夜间和（或）凌晨出现反复发作的喘息、气促、胸闷和（或）咳嗽等症状，可持续数分钟至数小时，可自行或经治疗缓解，严重时可延续数日至数周。长期反复发作常并发慢性支气管炎和肺气肿。

一般认为支气管哮喘的发病率占人口总数的 2%。近十余年来，美国、英国、澳大利亚、新西兰等国家的哮喘患病率和死亡率有上升趋势，全世界约有 1 亿的哮喘患者，已成为严重威胁公众健康的一种主要慢性疾病。我国哮喘的患病率约为 1%，儿童可达 3%，据测算，全国约有 1000 万以上的哮喘患者。本病可发生于任何年龄，约有半数在 12 岁以前发病，其中部分于青春期后可缓解，也有在缓解若干年后复发者。本病好发于秋冬季节，寒冷地带的发病率高于温暖地区。

本病一般归入中医"哮喘""哮病"等范畴。

一、临床诊断

（一）辨病诊断

1. 症状与体征

（1）反复发作的喘息，呼吸困难，胸闷或咳嗽，多与接触过敏原、病毒感染、运动或某些刺激物有关。

（2）发作时双肺可闻及散在或弥漫性、以呼气为主的哮鸣音。

（3）上述症状可经治疗缓解或自行缓解。

（4）排除可引起喘息或呼吸困难的其他疾病。

（5）对症状不典型者（无明显喘息或体征），应至少具备以下一项试验呈阳性：①若基础 FEV_1（或 PEF）＜80% 正常值，吸入 β_2 激动剂后 FEV_1（或 PEF）增加 15% 以上。②PEF 变异率（用呼气峰流速仪测定，清晨及入夜各测一次）≥20%。③支气管激发试验（或运动激发试验）阳性。

2. 辅助检查

（1）痰液检查：患者无痰咳出时，可通过诱导痰的方法进行检查。涂片在显微镜下可见较多的嗜酸性粒细胞。

（2）呼吸功能检查

①通气功能检测在哮喘发作时呈阻塞性通气功能改变，呼气流速指标均显著下降，1 秒钟用力呼气容积（FEV_1）、1 秒率［1 秒钟用力呼气量占用力肺活量比值（$FEV_1/FVC\%$）］以及最高呼气流量（PEF）均减少。肺容量指标可见用力肺活量减少、残气量增加、功能残气量和肺总量增加，残气占肺总量百分比增高。缓解期上述通气功能指标可逐渐恢复。病变迁延、反复发作者，其通气功能可逐渐下降。

②支气管激发试验用以测定气道反应性。常用的吸入激发剂为醋甲胆碱、组胺、甘露醇等。吸入激发剂后其通气功能下降、气道阻力增加。运动亦可诱发气道痉挛，使通气功能下降。一般适用于通气功能在正常预计值的 70% 以上的患者。如 FEV_1 下降 ≥20%，可诊断为激发试验阳性。通过剂量反应曲线计算，使 FEV_1 下降 20% 的吸入药物累积剂量［PD（20）～FEV_1］或累积浓度［PC（20）～FEV_1］，可对气道反应性增高的程度做出定量判断。

③支气管舒张试验用以测定气道可逆性。有效的支气管舒张药可使发作时的气道痉挛得到改善，肺功能指标好转。常用吸入型的支气管舒张剂有沙丁胺醇、特布他林及异丙托溴铵等。舒张试验阳性诊断标准：A. FEV_1 较用药前增加 12% 或以上，且其绝对值增加 200mL 或以上；B、PEF 较治疗前增加 60L/min 或增加 ≥20%。

④呼气峰流速（PEF）及变异率：测定 PEF 可反映气道通气功能的变化。哮喘发作时 PEF 下降。此外，由于哮喘有通气功能时间节律变化的特点，常于夜间或凌晨发作或加重，使其通气功能下降。若 24 小时内 PEF 或昼夜 PEF 波动率 ≥20%，也符合气道可逆性改变的特点。

（3）动脉血气分析：哮喘发作时，由于气道阻塞且通气分布不均，通气/血流比值失衡，可致肺泡 – 动脉血氧分压差增大；严重发作时可有缺氧，PaO_2 降低，由于过度通气可使 $PaCO_2$ 下降，pH 值上升，表现为呼吸性碱中毒。重症哮喘时，病情进一步发展，气道阻塞严重，可有缺氧及 CO_2 滞留，$PaCO_2$ 上升，表现为呼吸性酸中毒。若缺氧明显，可合并代谢性酸中毒。

（4）胸部 X 线检查：早期在哮喘发作时可见两肺透亮度增加，呈过度通气状态；在缓解期多无明显异常。如并发呼吸道感染，可见肺纹理增加及炎性浸润阴影。同时要注意肺不张、气胸或纵隔气肿等并发症的存在。

（5）特异性变应原的检测：哮喘患者大多数伴有过敏体质，对众多的变应原和刺激物敏感。测定变态反应指标结合病史有助于对患者下诊断，并可指导患者避免接触致敏因素。

①体外检测可检测患者的特异性 IgE，过敏性哮喘患者血清特异性 IgE 可较正常人明显增高。

②在体试验。A. 皮肤过敏原测试：用于指导避免过敏原接触和脱敏治疗，临床较为常用。需根据病史和当地生活环境选择可疑的过敏原进行检查，可通过皮肤点刺等方法进行，皮试阳性提示患者对该过敏原过敏。B. 吸入过敏原测试：吸入验证过敏原，引起哮喘发作。因过敏原的制作较为困难，且该检验有一定的危险性，目前临床应用较少。在体试验应尽量防止发生过敏反应。

（二）辨证诊断

1. 冷哮型

（1）临床表现：呼吸急促，喉中哮鸣有声，胸膈满闷如塞，咳不甚，痰白不黏，或清稀、多泡沫，面色晦滞、发青，口不渴，或渴喜热饮，天冷或受寒时易发作，形寒怕冷。舌苔白滑，脉弦紧或浮紧。

（2）辨证要点：呼吸急促，喉中哮鸣有声，痰白、清稀、多沫，形寒怕冷。舌苔白滑，脉浮紧。

2. 热哮型

（1）临床表现：气粗息涌，喉中痰鸣如吼，胸高胁胀，呛咳阵作，咳痰色白或黄，黏浊稠厚，咯吐不利，烦闷不安，汗出，面赤，口苦，口渴喜饮，不恶寒。舌苔黄腻，舌质红，脉滑数或弦滑。

（2）辨证要点：气粗息涌，痰鸣如吼，胸高胁胀，呛咳阵作，痰黄稠厚，咯吐不利，汗出，口渴喜饮。舌红，苔黄腻，脉滑数。

3. 肺虚型

（1）临床表现：自汗，怕风，每因气候变化而诱发，发作前打喷嚏，鼻塞，流清涕，气短声低，或喉中常有轻度哮鸣音，咳痰清稀色白，面色㿠白。舌苔薄白，舌质淡，脉细弱或虚大。

（2）辨证要点：自汗，怕风，面色㿠白，气短声低，常易感冒，每因气候变化而诱发。舌淡，苔薄白，脉细弱。

4. 脾虚型

（1）临床表现：平素食少脘痞，大便不实，或食油腻后易于腹泻，往往因饮食失当而诱发，倦怠，气短不足以息，言语无力。舌苔薄腻或白滑，舌质淡，脉细软。

（2）辨证要点：每因饮食失当而诱发，咳嗽痰多，食少脘痞，便溏，倦怠。舌质淡，苔薄腻，脉细软。

5. 肾虚型

（1）临床表现：平素气短息促，动则加剧，吸气不利，心慌，脑转耳鸣，腰膝酸软，劳累后哮喘易发，或畏寒，肢冷，自汗，面色苍白，舌苔淡白，质胖嫩，脉沉细，或颧红，烦热，汗出黏手，舌质红，少苔，脉细数。

（2）辨证要点：平素气短，动则喘甚，腰膝酸软，畏寒肢冷，面色苍白。舌苔淡白，脉沉细。

二、鉴别诊断

支气管哮喘的诊断一般并不困难，主要依靠临床症状及体征，但引起气喘或呼吸困难的疾病非支气管哮喘所独有，故应与以下疾病相鉴别。

（一）慢性喘息性支气管炎

该病咳嗽较哮喘更为突出，初期先有咳嗽，咯痰数载后出现气短、气喘、肺部哮鸣音，多发于中老年人，冬季发作者为多。经治疗后其肺功能改善和恢复不如支气管哮喘明显，血及痰中嗜酸粒细胞不增加或稍有增加。

（二）左心衰竭引起的喘息样呼吸困难

中、老年人的急性左心衰竭与内源性哮喘易相混淆。该病常有冠心病、高血压性心脏病等病史，也常因冬季上呼吸道感染而诱发。但急性左心衰竭常有大量粉红色泡沫痰，哮鸣音常在肺底，且伴有湿性啰音，使用洋地黄制剂后疗效显著，这些均与支气管哮喘不同。

（三）肺栓塞

肺栓塞发病时呼吸困难，有哮鸣音，若无咯血，胸部 X 线检查无阳性发现时须与支气管哮喘相鉴别。肺栓塞有剧烈的胸痛，紫绀明显，血压下降，血乳酸脱氢酶升高，血清胆红素增加，心电图有特异性表现等，这些特点为支气管哮喘起病时所罕见。

（四）食物过敏或肠类癌症所致哮喘

该病因血中释放组胺或五羟色胺而出现哮喘症状，但除哮喘外，尚有皮肤潮红、头痛、荨麻疹、呕吐、腹泻和肠癌的其他症状，这些与支气管哮喘不同。

（五）变态反应性肺浸润

本病见于热带嗜酸性粒细胞增多症、肺嗜酸性粒细胞增多性浸润、多源性变态反应性肺泡炎等。致病原为寄生虫、原虫、花粉、化学药品、职业粉尘等，多与致病原有接触史，症状较轻，患者常有发热，胸部 X 线检查可见多发性、此起彼伏的淡薄斑片浸润阴影，可自行消失或再发。肺组织活检也有助于鉴别。

（六）支气管肺癌

由于癌肿压迫支气管或再发感染，常易发生哮喘、气急、咳嗽或咯血。但急性发作不明显，哮鸣音多局限，使用支气管扩张剂后疗效欠佳，X 线胸片、CT 或 MRI 检查可发现肺癌的特征性表现，支气管镜及病理检查有助于支气管肺癌的诊断。

三、治疗

（一）提高临床疗效的思路提示

1. 发时治标，平时治本

本病的最基本病理特点为"宿痰伏肺"，其发作常因某种诱因触发内伏之痰，以致痰浊与外邪搏击于气道，诱发因素常有感受风寒或邪热、情志内伤、劳倦、某些食物等，这些因素可使气机不畅、肺气不宣、失其肃降、触及内伏之痰而哮喘即作，故发作时当治其痰，依其触发因素之属性，可温化宣肺或清化肃肺，以祛痰利气，攻邪治标，待气利痰消，则哮喘可平。如《丹溪心法·哮喘》云："哮喘必用薄滋味，专主于痰。"若哮喘反复日久，发时正虚邪实者，又当兼顾，不可单纯拘泥于攻邪。若哮喘长期反复发作，寒痰伤及脾肾之阳，痰热耗灼肺肾之阴，久之使该病由实转虚，在平时表现为肺、脾、肾等脏气虚弱之候：肺虚不能主气，气不化津，则痰浊内蕴，肃降无权，并因卫外不固，更易受邪而诱发哮喘；脾虚则不能运化水谷精微，易聚湿生痰，上贮于肺，有碍于肺之肃降；肾虚精气亏乏，摄纳失常，水泛为痰，上干于肺，使肺之出纳失司。又由于三脏之间相互影响，可致共同发病，表现为肺、脾、肾的气虚及阳虚，或肺肾阴虚，患者在缓解期感气短、疲乏，并可见轻度哮证，所以，在缓解期当强调治本，阳气虚者应予温补，阴虚者则予滋养，还应采取补肺、健脾、益肾等法，以冀减轻、减少或控制其发作。正如《景岳全书·喘促》云："未发时以扶正气为主，既发时以攻邪气为主，扶正气者须辨阴阳，阴虚者补其阴，阳虚者补其阳。攻邪气者，须分微甚，或散其风，或温其寒，或清其痰火，然发久者，气无不虚，故于消散中酌加温补，或于温补中略加消散。此等证候，当以元气为念，必使元气渐充，庶可望其渐愈，若攻之太过，未有不致日甚而危者。"此诚为治哮之要领。

2. 谨守病机，注重补肾

宿痰内伏与其人先天禀赋不足、肾之阳气亏虚关系密切。肾阳为阳气之根本，总司气化，又主纳气，阳虚则温化失常，肺失通调，脾失运化，则水津不布，继而生痰，伏留于内，遇感即发。由于先天不足，故大多哮喘之人自幼发作，但随年龄增长，肾气渐充，使得部分病人逐渐自行向愈；若反复发作，肾气更虚，摄纳失常，时至中年，治疗困难，甚则阴阳俱虚，故治疗时要注重补肾固本，有的学者认为补肾之法应贯穿于本病治疗的始终。这点临床屡有验证，如用治哮喘的"补肾防哮丸""补肾防喘片""河车大造丸"等均有突出的补肾作用。

3. 中西合璧，权衡祛邪与扶正

支气管哮喘是在过敏原的作用下而致的一种支气管变态反应性疾病。其病理改变早期有支气管黏膜嗜酸性粒细胞浸润，支气管平滑肌肥厚，黏膜充血水肿，腺体分泌增加，肺泡膨胀；严重者有阻塞性肺气肿，支气管壁增厚，管腔内常有大量的稠痰等，这表明哮喘发作时肺内有有形之痰，化痰成为重点，以祛痰利气，待邪去哮喘自平。同时，本病发作时及缓解后均存在肾虚，主要是肾阳亏虚，发时本虚标实，缓解时以肾虚为主，或有肺虚，或见脾虚。大量中西医结合的研究资料表明：哮喘病人的内环境、神经 – 内分泌系统异常，表现为下丘脑 – 垂体 – 肾上腺皮质功能不全，尿中 17 – 羟皮质类固醇及 17 – 酮类固醇含量低于正常，周围血中血浆皮质醇水平低下等，故在临床研究时发现肺肾同治之法疗效显著，优于单用治肺祛邪之法。研究发现哮喘病人血清 IgE 升高，T 细胞功能低于正常，痰中 IgA 低下或缺如等，提示存在免疫功能紊乱的病理机制。因此，试图单纯祛邪治标，抑制亢进的变态反应，或单纯扶正固本以提高低下的免疫功能，均不是万全之策，唯攻补兼施，即攻邪以控制高反应状态，又扶正以改善免疫紊乱，才能有效地控制病情。清肺补肾之法疗效显著，因其不仅直接抑制了血清 IgE 的升高，减少了嗜酸性粒细胞的产生，而且抑制了 IgE 和嗜酸性粒细胞的桥联，从而抑制了过敏介质的释放，阻断了对效应器官——支气管的作用，有效地缓解了临床症状和体征。从而认定标本兼治的免疫调控方法，既能抑制免疫亢进，又能调动机体的自身抗病能力，恢复免疫平衡，达到有效的防治目的。

4. 内外合治，双管齐下

支气管哮喘系多种因素所致的支气管变态反应性疾病，中医认为其为外邪引动"宿痰"而致，其治疗法则以祛痰利气为先，平时则益肾固本为要，旨在抑制过亢的变态反应，提高机体的免疫力，恢复免疫平衡，通过内服药物是一个治疗途径。大量临床及实验研究资料证实，传统的中医外治法治疗哮喘有独特的疗效，并有简便快捷的优点，如针刺、艾灸、火罐、药物敷贴、埋线、气功、穴位注射及割治、耳穴贴压等疗法，通过物理及化学作用，刺激肌肤与穴位，通过经络传导，使气血通畅，机体阴阳得以调整而趋于平衡，同时还发现这些疗法同样能抑制变态反应，提高免疫能力。如上海市针灸经络研究所对哮喘患者在夏季 7~8 月选大椎、肺俞穴进行化脓灸，经 487 例临床观察，总有效率为 74.3%，对治疗前后机体免疫功能测定的结果表明，灸治能调节免疫功能，尤其是细胞免疫功能，治疗后各项免疫指标均明显升高，血清 IgE 水平明显下降。所以在注重内服药物的同时，不可忽视外治的作用，把二者有机地结合起来，发挥其协同治疗作用，以期提高临床疗效。

5. 见微知著，巩固防变

哮喘是一种顽固难愈的疾病，病程长，反复发作，根深蒂固，难以速除。每遇哮喘发作，当速治之，若哮喘发作过程，陡见吐泻，肉瞤筋惕，神气怯倦，面色青紫，汗出如油，四肢厥冷，脉微欲绝等危象，当密切观察此类患者，随证治之，以防阳气暴脱。

（二）中医治疗

1. 内治法

（1）冷哮型

治法：温肺散寒，化痰平喘。

方药：射干麻黄汤。

射干、麻黄、生姜、半夏各 9g，紫菀、款冬花各 6g，细辛、五味子各 3g，大枣 3 枚。

痰涌喘逆不得卧，加葶苈子泻肺涤痰；若表寒里饮，寒象较甚者，可用小青龙汤配杏仁、苏子、白前、橘皮等化痰利气之品；哮喘甚者，可合温肺化饮之冷哮丸，或在密切观察下服用紫金丹，每服不超过 150mg，临卧冷茶送服，连服 5～7 日，以劫痰定喘。若病经久不愈，阴盛阳虚，频繁发作，发时喉中痰鸣如鼾，气短不足以息，咳痰清稀，面色苍白，汗出肢冷，舌苔淡白，脉沉细者，当标本兼治，温阳补虚，降气化痰，用苏子降气汤，酌配党参、胡桃肉、坎炁、紫石英、沉香、诃子等；阳虚明显者，可配伍附子、补骨脂、钟乳石等。

（2）热哮型

治法：清热宣肺，化痰定喘。

方药：定喘汤。

麻黄、白果、款冬花、杏仁、半夏各 9g，苏子、桑白皮、黄芩 6g，甘草 3g。

若寒邪外束，肺热内盛，可加石膏以解肌清里；表寒重者酌加桂枝、生姜；肺热壅实，痰鸣息涌不得卧，加葶苈子、地龙；内热壅盛，舌苔燥黄者，用大黄、芒硝通腑以利肺；咯痰黄稠胶黏，配知母、海蛤粉、射干、鱼腥草等以增清热化痰之力。

若痰热壅肺，窒塞关隘，肺失清肃而上逆者，可选用越婢加半夏汤以宣肺清热，化痰降逆；邪热壅肺，肺经热盛，痰热互结，肺气闭遏，咳逆气喘，身热不解，口渴，舌质红，苔黄，脉滑数者，可选用麻杏石甘汤以宣肺泄热、止咳平喘；肥甘厚味积热，痰热化火，或热哮当盛夏而发，面赤，身热，汗出，口渴饮冷，脉洪大者，用白虎汤以清肺热，另加黛蛤散、黄芩、全瓜蒌、川贝母、枳壳、滑石、桑白皮、苇茎等；痰火熏灼，消灼津液，舌苔黄燥，大便秘结者，用礞石滚痰丸以坠下热痰，或用大承气汤和小陷胸汤以通腑泄热，使腑气得通，痰垢得下，其喘自平。

若哮证发作时，以痰气壅实为主，寒热俱不显著，喘咳胸满，但坐不得卧，痰涎壅盛，喉如曳锯，咯痰黏腻难出，舌苔厚腻，脉滑实者，当涤痰利窍，降气平喘，用三子养亲汤加厚朴、半夏、杏仁，另服皂荚丸，必要时可给予控涎丹，以泄其痰浊。

若久病热盛伤阴，虚实夹杂，气急难续，咳呛，痰少质黏，口燥咽干，烦热颧红，舌红，少苔，脉细数者，又当养阴清热，敛肺化痰，可用麦门冬汤加沙参、冬虫夏草、五味子、川贝母、天花粉；肾虚气逆者，酌加地黄、当归、山茱萸、紫石英、诃子等。

（3）肺虚型

治法：补虚固卫。

方药：玉屏风散。

黄芪、白术各12g，防风6g。

怕冷、畏风明显者，加桂枝、白芍、生姜、大枣等以调和营卫；哮喘，动则加剧者，加炙苏子、蛤蚧、核桃肉、胎盘等补肾纳气而定喘；若气阴两虚，呛咳，痰少质黏，口咽干燥，舌红者，可用生脉散加北沙参、玉竹、黄芪等益气养阴；若肺虚卫弱，或肾失纳气，见咳嗽、短气、自汗、气喘、面色㿠白，易患感冒，舌淡，脉弱，可用补肺汤以益肺兼滋养下元而纳气定喘。

（4）脾虚型

治法：健脾化痰。

方药：六君子汤。

人参、白术、茯苓各9g，甘草6g，半夏4.5g，陈皮3g。

若脾阳不振，形寒肢冷，便溏者，加桂枝、干姜以温脾化饮；面色㿠白，形寒，心悸者，可以六君子汤合黄芪建中汤以温阳益气；痰多者，加贝母、瓜蒌皮；哮证发作者，加炙苏子、葶苈子以降气平喘。

若脾失健运，聚湿成痰所致的咳喘痰多，色白易咯，胸闷脘痞，苔白腻者，可用二陈汤以燥湿化痰。

（5）肾虚型

治法：补肾摄纳。

方药：金匮肾气丸或七味都气丸。

偏阳虚者用金匮肾气丸：干地黄24g，薯蓣、山茱萸各12g，泽泻、茯苓、牡丹皮各9g，桂枝、附子各3g。

偏阴虚者用七味都气丸：熟地黄24g，山茱萸、山药各12g，泽泻、牡丹皮、茯苓各9g，五味子6g。阳虚明显者，加补骨脂、仙灵脾、鹿角片；阴虚去温补之品，配麦冬、当归、龟板；肾虚不能纳气者，加胡桃肉、冬虫夏草、紫石英，或予参蛤散，并可常服紫河车粉。哮证发作者，加苏子、紫菀、款冬花；痰多者，加半夏、川贝母、陈皮；浮肿者，可合五苓散。

（6）哮喘危候

因哮喘屡发，正气日衰，或因内外皆寒，格阳于外；或用寒凉太过，伐真阳，致使阳气暴脱，症见哮喘发作过程中，陡见吐泻，肉瞤筋惕，神气怯倦，面色青紫，汗出如油，四肢厥冷。舌色青暗，苔白滑，脉微欲绝。

治法：回阳救逆。

方药：四逆加人参汤或陶氏回阳救急汤。

阴寒内盛，虚阳外浮者，用四逆加人参汤以回阳固脱：附子 15g，干姜 9g，人参、炙甘草各 6g。

阳气、津液两脱者，用陶氏回阳救急汤以回阳固脱，益气生脉：附子、麦冬各 9g，人参、干姜各 6g，白术 5g，半夏、陈皮、炙甘草各 3g，五味子 1g，麝香 0.1g（冲服）。若呕吐涎沫或少腹痛，加盐炒吴茱萸；无脉者加猪胆汁一匙；泄泻不止者，加升麻、黄芪；呕吐不止者，加生姜汁。

2. 外治法

（1）针刺

①实证：取膻中、列缺、肺俞、尺泽为主穴，风寒配风门，痰热配丰隆，喘甚配天突、定喘。毫针刺用泻法，风寒可酌用灸法，痰热不宜灸。

②虚证：取肺俞、膏肓、气海、肾俞、足三里、太渊、太溪为主穴。毫针刺用补法，可酌加灸法。

（2）灸法：取大椎、风门、肺俞、膻中穴，用麦粒灸，每穴每次灸 3~5 壮，10 天灸 1 次，3 次为 1 疗程，一般在伏天操作，适用于支气管哮喘缓解期。

（3）药物敷贴

①按时令贴治：依"冬病夏治"理论，对冬天多发的哮喘于三伏天穴贴治疗。有的以白芥子、甘遂各 18g，延胡索、细辛各 10g，半夏 9g 制成药膏，取双侧肺俞、心俞、定喘穴为第一组，厥阴俞、风俞、膈俞为第二组，两组交替使用，伏天贴药，每伏第一天贴敷，共贴 3 次，连贴 3 年为 1 疗程。亦有用消喘膏（白芥子、延胡索各 21g，细辛、甘遂各 12g，姜汁调成糊状）于夏季三伏贴于双侧肺俞、心俞、膈俞治疗支气管哮喘。

②敷贴配合离子导入：有报道取百劳、肺俞、膏肓三对穴位，用中药敷贴加离子导入的方法治疗哮喘急性发作。哮喘寒证用白芥子、延胡索、甘遂，哮喘热证用生石膏、麻黄、甘草、苍耳子、辛夷、黄芩、夏枯草、白芍。

其他尚有药物敷贴配合针刺、灸法、拔罐等方法以提高疗效。

（4）穴位埋线：取定喘、肺俞、大椎、风门为主穴，配穴有心俞、脾俞、肾俞、膈俞，辨证取穴，埋植羊肠线，每20～30天1次，连续数次，治疗支气管哮喘。

埋藏物除羊肠线外，还有兔脑垂体、胎儿胸腺、异体脂肪等，都有较好的疗效。

（5）割治疗法：取膻中穴或手掌（食指第一指节掌面正中，或掌侧第二、三或二、四掌骨间）割治，选定穴位后进行常规消毒，局麻后切开皮肤，切口长约0.5～1cm，摘除少量皮下脂肪组织，或在切口周围进行一定的机械刺激，切口处用拔毒膏药敷贴，以消毒纱布包扎。一般割治1～3次，两手割治间隔时间为7天。要在原割治部位旁开1cm处或另选一部位进行割治，对哮喘反复发作者，用该疗法既可缓解症状，又可减少发作次数，部分病人还可达到根治目的。

（三）西医治疗

目前尚无特效的治疗方法，但长期规范化治疗可使哮喘症状得到控制，减少复发乃至不发作。长期使用最少量药物或不用药物能使患者活动不受限制，并能与正常人一样生活、工作和学习。

1. 脱离变应原

部分患者能找到引起哮喘发作的变应原或其他非特异性刺激因素，立即使患者脱离变应原的接触是防治哮喘最有效的方法。

2. 药物治疗

治疗哮喘的药物主要分为两类。

（1）缓解哮喘发作的药物：此类药物的主要作用为舒张支气管，故也称支气管舒张药。

①β_2肾上腺素受体激动剂（简称β_2激动剂）：β_2激动剂主要通过激动呼吸道的β_2受体，激活腺苷酸环化酶，使细胞内的环磷酸腺苷含量增加，游离Ca^{2+}减少，从而松弛支气管平滑肌，是控制哮喘急性发作的首选药物。常用的短效β_2激动剂有沙丁胺醇、特布他林和非诺特罗，作用时间约为4～6小时。长效β_2受体激动剂有福莫特罗、沙美特罗及丙卡特罗，作用时间为10～12小时。长效β_2激动剂尚具有一定的抗气道炎症、增强黏液纤毛运输功能的作用。不主张单独使用长效β_2激动剂，须与吸入激素联合应用。但福莫特罗

可作为缓解气道痉挛的应急药物。肾上腺素、麻黄碱和异丙肾上腺素，因其心血管副作用多而已被高选择性的 β_2 激动剂所代替。

用药方法可采用吸入，包括定量气雾剂（MDI）吸入、干粉吸入、持续雾化吸入等，也可采用口服或静脉注射。首选吸入法，因药物吸入气道直接作用于呼吸道，局部浓度高且作用迅速，所用剂量较小，全身性不良反应少。沙丁胺醇或特布他林 MDI 的常用剂量为每喷 $100\mu g$，每天 $3 \sim 4$ 次，每次 $1 \sim 2$ 喷。通常 $5 \sim 10$ 分钟即可见效，可维持 $4 \sim 6$ 小时。长效 β_2 激动剂，如福莫特罗 $4.5\mu g$，每天 2 次，每次 1 喷，可维持 12 小时。应教会患者正确掌握 MDI 吸入方法。儿童或重症患者可在 MDI 上加贮雾瓶，雾化释出的药物在瓶中停留数秒，患者可从容吸入，并可减少雾滴在口咽部沉积引起的刺激。干粉吸入方法较易掌握。持续雾化吸入多用于重症患者和儿童患者，使用方法简单，易于配合，如沙丁胺醇 5mg，稀释在 $5 \sim 20mL$ 溶液中雾化吸入。沙丁胺醇或特布他林一般口服用法为 $2.4 \sim 2.5mg$，每日 3 次，$15 \sim 30$ 分钟起效，但心悸、骨骼肌震颤等不良反应较多。β_2 激动剂的缓释型及控制型制剂疗效维持时间较长，用于防治反复发作型哮喘和夜间哮喘。注射用药多用于严重哮喘，一般每次用量为沙丁胺醇 0.5mg，滴速为 $2 \sim 4\mu g/min$，易引起心悸，只在其他疗法无效时使用。

②抗胆碱药：吸入抗胆碱药如异丙托溴铵，为胆碱能受体（M 受体）拮抗剂，可以阻断节后迷走神经通路，降低迷走神经兴奋性而起舒张支气管的作用，并有减少痰液分泌的作用，与 β_2 激动剂联合吸入，有协同作用，尤其适用于夜间哮喘及痰多的患者。可用 MDI，每日 3 次，每次 $25 \sim 75\mu g$ 或用 $100 \sim 150\mu g/mL$ 的溶液持续雾化吸入，约 10 分钟起效，维持 $4 \sim 6$ 小时。不良反应少，少数患者有口苦或口干感。近年发展的选择性 M_1、M_3 受体拮抗剂如噻托溴铵作用更强，持续时间更久（可达 24 小时），不良反应更少。

③茶碱类：除能抑制磷酸二酯酶，提高平滑肌细胞内的 cAMP 浓度外，还能拮抗腺苷受体；刺激肾上腺分泌肾上腺素，增强呼吸肌的收缩力；增强气道纤毛的清除功能和抗炎作用。是目前治疗哮喘的有效药物。茶碱与糖皮质激素合用具有协同作用。

口服给药：包括氨茶碱和控（缓）释茶碱，后者昼夜血药浓度平稳，不良反应较少，且可维持较好的治疗浓度，平喘作用可维持 $12 \sim 24$ 小时，可用于控制夜间哮喘。一般剂量为每日 $6 \sim 10mg/kg$，用于轻、中度哮喘。静脉注射氨茶碱，首次剂量为 $4 \sim 6mg/kg$，注射速度不宜超过 $0.25mg/(kg \cdot min)$，

静脉滴注维持量为 $0.6 \sim 0.8\,mg/$（$kg \cdot h$）。日注射量一般不超过 $1.0g$。静脉给药主要应用于重、危症哮喘。

茶碱的主要副作用为胃肠道症状（恶心、呕吐），心血管症状（心动过速、心律失常、血压下降）及尿多，偶可兴奋呼吸中枢，严重者可引起抽搐乃至死亡。最好在用药中监测血浆氨茶碱浓度，其安全有效浓度为 $6 \sim 15\,\mu g/mL$。发热、妊娠、小儿或老年人及有肝、心、肾功能障碍及甲状腺功能亢进者尤须慎用。合用西咪替丁、喹诺酮类、大环内酯类药物等可影响茶碱代谢而使其排泄减慢，应减少用药量。

（2）控制或预防哮喘发作的药物：此类药物主要治疗哮喘的气道炎症，亦称抗炎药。

①糖皮质激素：由于哮喘的病理基础是慢性非特异性炎症，糖皮质激素是当前控制哮喘发作最有效的药物。主要作用机制是抑制炎症细胞的迁移和活化；抑制细胞因子的生成；抑制炎症介质的释放；增强平滑肌细胞 β_2 受体的反应性。可分为吸入、口服和静脉用药。

吸入治疗是目前推荐长期抗感染治疗哮喘的最常用的方法。常用的吸入药物有倍氯米松、布地奈德、氟替卡松、莫米松等，后两者生物活性更强，作用更持久。

通常需规律吸入 1 周以上方能生效。根据哮喘病情，轻度持续者一般 $200 \sim 500\,\mu g/d$，中度持续者一般 $500 \sim 1000\,\mu g/d$，重度持续者一般 $>1000\,\mu g/d$（不宜超过 $2000\,\mu g/d$）（氟替卡松剂量减半）。吸入治疗药物全身性不良反应少，少数患者可引起口咽念珠菌感染、声音嘶哑或呼吸道不适，吸药后用清水漱口可减轻局部反应和胃肠吸收。长期使用较大剂量（$>1000\,\mu g/d$）者应注意预防全身性不良反应，如肾上腺皮质功能抑制、骨质疏松等。为减少吸入大剂量糖皮质激素的不良反应，可与长效 β_2 激动剂、控释茶碱或白三烯受体拮抗剂联合使用。

口服剂：有泼尼松、泼尼松龙，用于吸入糖皮质激素无效或需要短期加强的患者。起始剂量为 $30 \sim 60\,mg/d$，症状缓解后逐渐减量至 $\leqslant 10\,mg/d$。然后停用，或改用吸入剂。

静脉用药：重度或严重哮喘发作时应及早应用琥珀酸氢化可的松，注射后 $4 \sim 6$ 小时起作用，常用量为 $100 \sim 400\,mg/d$，或甲泼尼龙 $80 \sim 160\,mg/d$，起效时间更短，为 $2 \sim 4$ 小时。地塞米松因在体内半衰期较长、不良反应较多，宜慎用，一般 $10 \sim 30\,mg/d$。症状缓解后逐渐减量，然后改口服和吸入制剂维持。

②LT 调节剂：通过调节 LT 的生物活性而发挥抗炎作用，同时可舒张支气管平滑肌。是轻度哮喘的一种控制药物。常用半胱氨酰 LT 受体拮抗剂，如孟鲁司特 10mg，每日 1 次，或扎鲁司特 20mg，每日 2 次。不良反应通常较轻微，主要是胃肠道症状，少数有皮疹、血管性水肿、转氨酶升高，停药后可恢复正常。

③其他药物：酮替酚和新一代组胺 H_1 受体拮抗剂，如阿司咪唑、曲尼司特、氯雷他定，对于轻症哮喘和季节性哮喘有一定效果，也可与 β_2 激动剂联合用药。

3. 急性发作期的治疗

急性发作的治疗目的是尽快缓解气道阻塞，纠正低氧血症，恢复肺功能，预防进一步恶化或再次发作，防止并发症。一般根据病情进行综合性治疗。

（1）轻度每日定时吸入糖皮质激素（200～500μg）；出现症状时吸入短效 β_2 激动剂，可间断吸入；效果不佳时可加用口服 β_2 激动剂控释片或小量茶碱控释片（200mg/d），或加用抗胆碱药，如异丙托溴铵气雾剂吸入。

（2）中度吸入剂量一般为每日 500～1000μg；规则吸入 β_2 激动剂或联合抗胆碱药吸入或口服长效 β_2 激动剂，亦可加用口服 LT 拮抗剂，若不能缓解，可持续雾化吸入 β_2 激动剂（或联合用抗胆碱药吸入），或口服糖皮质激素（＜60mg/d）。必要时可用氨茶碱静脉注射。

（3）重度至危重度持续雾化吸入 β_2 激动剂，或合并抗胆碱药；或静脉滴注氨茶碱或沙丁胺醇，加用口服 LT 拮抗剂；静脉滴注糖皮质激素，如琥珀酸氢化可的松或甲泼尼龙或地塞米松，待病情得到控制和缓解后（一般 3～5 天），改为口服给药。注意维持水、电解质平衡，纠正酸碱失衡，当 pH 值＜7.20，且合并代谢性酸中毒时，应适当补碱；可给予氧疗，如病情恶化，缺氧不能纠正时，进行无创通气或插管机械通气。若并发气胸，在胸腔引流气体下仍可机械通气。此外，应预防下呼吸道感染等。

4. 哮喘非急性发作期的治疗

一般哮喘经过急性期治疗，症状得到控制，但哮喘的慢性炎症及病理、生理改变仍然存在，因此，必须制定哮喘的长期治疗方案。根据哮喘的控制水平选择合适的治疗方案。

对哮喘患者进行哮喘的知识教育，控制环境、避免诱发因素应贯穿于整个治疗阶段。对于大多数未经治疗的持续性哮喘患者，初始治疗应从第 2 级治疗方案开始，如果初始评估提示哮喘处于严重未控制，治疗应从第 3 级方案开始。从第 2 步到第 5 步的治疗方案中都有不同的哮喘控制药物可供选择。而在每一步中缓解药物都应该按需使用，以迅速缓解哮喘症状。

其他可供选择的缓解用药包括：吸入型抗胆碱能药物、短效或长效口服 β_2 激动剂、短效茶碱等。除非规律地联合使用吸入型糖皮质激素，否则不建议规律使用短效和长效 β_2 激动剂。

由于哮喘的复发性以及多变性，需不断评估哮喘的控制水平，治疗方法则依据控制水平进行调整。如果目前的治疗方案不能够使哮喘得到控制，治疗方案应该升级，直至控制哮喘为止。当哮喘控制维持至少 3 个月后，治疗方案可以降级。通常情况下，患者在初诊后 1~3 个月回访，以后每 3 个月随访一次。如出现哮喘发作时，应在 2 周至 1 个月内进行回访。对大多数控制剂来说，最大的治疗效果可能要在 3~4 个月后才能显现，只有在这种治疗策略维持 3~4 个月后，仍未控制哮喘，才考虑增加剂量。对所有达到控制效果的患者，必须通过常规跟踪及阶段性地减少剂量来寻求最小控制剂量。大多数患者可以达到并维持哮喘控制，但一部分难治性哮喘患者可能无法达成同样水平的控制。

以上方案为基本原则，但必须个体化，联合应用，以最小量、最简单、副作用最少的联合，达到最佳控制效果。

5. 免疫疗法

免疫疗法分为特异性和非特异性两种，前者又称脱敏疗法（或称减敏疗法）。由于有 60% 的哮喘发病与特异性变应原有关，采用特异性变应原（如螨、花粉、猫毛等）做定期、反复的皮下注射，剂量由低至高，以产生免疫耐受性，使患者脱敏。例如采用标化质量（SQ）单位的变应原疫苗，起始浓度为 100SQ - U/mL，每周皮下注射 1 次，15 周达到维持量，治疗 1~2 年，若治疗反应良好，可坚持 3~5 年。脱敏治疗的局部反应发生率为 5%~30%（皮肤红肿、风团、瘙痒等），全身反应包括荨麻疹、结膜炎、鼻炎、喉头水肿、支气管痉挛以及过敏性休克等，个别报道有死亡者（死亡率 1/10 万以下），因而脱敏治疗需要在有抢救措施的医院进行。

除常规的脱敏疗法外，还有季节前免疫法，可用于一些季节性发作的哮喘患者（多为花粉致敏），可在发病季节前 3~4 个月开始治疗，除皮下注射以外，目前已发展了口服或舌下（变应原）免疫疗法，但尚不成熟。非特异性疗法，如注射卡介苗、转移因子、疫苗等生物制品，抑制变应原反应的过程，有一定的辅助疗效。目前采用基因工程制备的人工重组抗 IgE 单克隆抗体治疗中、重度变应性哮喘，已取得较好效果。

6. 哮喘的教育与管理

哮喘患者的教育与管理是提高疗效、减少复发、提高患者生活质量的重要措施。在医生的指导下，患者要学会自我管理以控制病情。应为每个初诊哮喘患者制订防治计划，应使患者了解或掌握以下内容：①相信通过长期、适当、充分的治疗，完全可以有效地控制哮喘发作；②了解哮喘的激发因素，结合每个人的具体情况，找出各自的促激发因素以及避免诱因的方法；③简单了解哮喘的本质和发病机制；④熟悉哮喘发作的先兆表现及相应的处理办法；⑤学会在家中自行监测病情变化，并进行评定，重点掌握峰流速仪的使用方法，有条件的应记录哮喘日记；⑥学会在哮喘发作时进行简单的紧急自我处理方法；⑦了解常用平喘药物的作用、正确用量、用法、不良反应；⑧掌握正确的吸入技术（MDI 或 Spacer 用法）；⑨知道什么情况下应去医院就诊；⑩与医生共同制订出防止哮喘复发、保持病情长期稳定的方案。

在此基础上采取一切必要措施对患者进行长期系统的管理，包括鼓励哮喘患者与医护人员建立伙伴关系，通过规律的肺功能监测（包括 PEF）客观地评价哮喘发作的程度，避免和控制哮喘的激发因素，减少复发，制定哮喘长期管理的用药计划，制定发作期的处理方案并长期定期随访，改善患者的依从性，并根据患者的病情变化及时修订防治计划。

（四）中医专方选介

1. 金水固本丸

黄芪 150g，红参 60，蛤蚧 2 对，百合、紫河车、茯苓、白术各 80g，补骨脂 50g，陈皮 20g，半夏、防风各 30g，胡桃仁 100g，蜂蜜或红糖 1000g。上药共研为末，炼为蜜丸，共制成 60 丸。每日早、晚饭前各服 1 丸，温开水送服，10 岁以下减半服用。此丸药在哮喘控制前后用药，处于哮喘持续状态者可在冬季数九寒天或夏季三伏天用药。每治 30 天为 1 疗程，1 年可用 2 个疗程。对于比较顽固的病例，可连续治疗 3 年。治疗 50 例。结果：临床治愈 30 例，好转 12 例，无效 8 例。总有效率为 84%。[余孟学. 金水固本丸治疗支气管哮喘 50 例. 实用中医药杂志. 1999，15（9）：17]

2. 咳喘停

炙麻黄、炙甘草各 6g，苦杏仁、五味子、白术、僵蚕、桃仁各 10g，白芍、黄芪、党参各 30g，补骨脂、枸杞子、重楼各 15g。若痰多、色白、清稀，加干姜、细辛各 6g，法半夏 10g；痰多色微黄者去白术，加黄芩、瓜蒌皮各 15g；舌红、苔少、口干，去白术、补骨脂，加沙参 15g，菟丝子、生地黄各 20g；肾不纳气，动则喘甚者去黄芪，加山茱萸 15g，胡桃肉 20g，沉香 6g（后下）；肾阳虚加附子 12g，巴戟天 20g，淫羊藿 15g。以上药量为成人剂量，小儿酌减。每日 1 剂，水煎服。治疗 128 例，痊愈（5 年以上无复发）29 例，显效 45 例，有效 40 例，无效 14 例。总有效率为 89.1%。[曾德环. 咳喘停治疗支气管哮喘缓解期 128 例. 辽宁中医杂志. 1998，25（3）：120]

3. 息喘汤

天竺黄 15g，板蓝根 20g，麻黄 10g，地龙 15g，黄芩 10g，玄参 15g，韦根 15g，白前 10g，橘红 10g，甘草 10g。随症加减，每日 1 剂，水煎服。结果：治疗 84 例，显效 73 例，好转 8 例，无效 3 例。总有效率为 96.4%。[张波，等. 息喘汤治疗重症支气管哮喘 84 例. 中医杂志. 1994，35（1）：45]

4. 加味紫金丹

白砒 3g，白矾、蝉蜕、陈皮、甘草各 9g，杏仁 30g，马兜铃 15g，沉香 6g，银杏肉 20g。共研细末，用桑白皮 30g 煎汤，水泛为丸，如芝麻大小。饭后服，用量大小随白砒含量及年龄的不同而有别，发作期 3～5 岁，每次 45mg，以后每增加 5 岁，用量增加 45mg，均每日 3 次，连用 3～5 日，不超过 7 日；间歇期 3～5 岁每次 25mg，5～10 岁每次 45mg，10～15 岁每次 78mg，15～20 岁以上每次 109mg，每日 3 次，连用 5～7 日，不超过 10 日；静止期成人每次 90mg，每日 3 次，口服，连用 14 日，不超过 30 日。并辨证予小青龙汤、射干麻黄汤及经验方（麻黄、射干、杏仁、厚朴、苏子、葶苈子、陈皮、半夏、茯苓、甘草、枳实、制南星、鹅管石），治疗 2～6 周后，均症状消失。[张家骏. 加味紫金丹治疗哮喘 30 例. 辽宁中医杂志. 1993，20（8）：19]

5. 克喘煎

麻黄 10g，杏仁、地龙各 20g，射干、全蝎、僵蚕、陈皮、桃仁各 15g。偏于热者加黄芩、川贝母、葶苈子；热甚者加石膏；痰多者加莱菔子、瓜蒌；偏于寒者加桂枝、干姜、五味子。日 1 剂，水煎 2 次，合并药液 300～450mL，日 3 次，口服，治疗期间停用茶碱类及激素类药，忌食鱼虾。结果：治疗 36

例，获临床治愈者 6 例，显效 13 例，有效 10 例，无效 7 例，总有效率为 80.6%。[王雨雁，等．自拟克喘煎治疗支气管哮喘 36 例．中医药信息．1999（1）：30]

第五节　支气管扩张

支气管扩张症是由于支气管壁的弹性组织及肌肉成分因炎症的浸润毁损导致支气管腔扩张和变形。本病多发于儿童及青年时期麻疹、百日咳后的支气管炎，男性多于女性。如反复发病或经久不愈，则易并发肺脓肿、阻塞性肺气肿及慢性肺源性心脏病。自抗生素问世以来，本病的发病率及严重程度已大为减轻或减少。

本病在临床上常以咳嗽、咳痰和反复痰中带血、咯血，或反复肺部感染为主要症状，按照其发展的不同程度和阶段，中医把其列入"咯血""咳血""肺痈"等疾病的范畴。

一、临床诊断

（一）辨病诊断

1. 临床诊断

（1）症状：反复咳嗽、咳脓性痰、反复咯血或痰中带血，或反复肺部感染，或伴有间歇热、盗汗、纳差、消瘦、贫血等慢性感染中毒症状，大多在童年有肺炎或副鼻窦炎病史。

（2）体征：病灶部位有啰音，约 1/3 病人有杵状指（趾）。长期反复感染者可见全身营养状况较差及程度不等的贫血貌。

2. 辅助检查

（1）胸部平片：病轻时可无异常，当支气管内分泌物潴留时，常显示病灶部位肺纹理增粗、增多及紊乱。后期可见多个不规则环状透亮阴影及卷发样阴影，支气管扩张、变形（肺不张），病灶区外肺气肿，胸膜肥厚。

（2）支气管造影：两侧支气管碘油造影可明确诊断，且可了解扩张的形态和病变部位及范围、程度，对治疗，尤其对外科手术指征和切除范围的确定，能提供重要参考依据。典型的有柱状扩张、囊状扩张和混合型三种类型。

（3）支气管镜检查：能观察到支气管亚段，能发现支气管阻塞的原因及出血部位，帮助排除支气管肿瘤或其他异物等病因。

（4）肺功能检查：对患者劳动力的鉴定和手术治疗的指征有重要参考价值，可以判断病变范围及决定手术适应证。当肺功能呈中、重度损害时，已失掉手术时机。

（5）肺血管造影：支气管动脉与肺静脉间侧支循环。

（6）痰液（细胞）检查：镜检可见痰中有弹力纤维、脓细胞及大量细胞碎片。痰培养多可见流感嗜血杆菌、金黄色葡萄球菌、大肠杆菌等，为行细菌分离和药敏试验而选用抗生素提供了依据。继发于肺结核者，痰中可发现结核杆菌。

（7）血常规：急性发作期白细胞计数多增高，中性粒细胞百分比增高；慢性期白细胞正常或稍偏高；晚期血细胞减少，患者呈轻度或中、重度贫血。

（8）CT：对囊性支气管扩张的诊断有帮助，高分辨 CT 的出现，进一步提高了 CT 诊断支气管扩张的敏感性。由于其无创、易重复、易被患者接受，现已成为支气管扩张的主要诊断方法。

（二）辨证诊断

1. 风热袭表，热毒犯肺型

（1）临床表现：咳血，咳嗽气急，胸部闷痛，身热，口渴，鼻燥咽干。舌质淡红，苔薄白，或微黄或黄腻，脉浮数。

（2）辨证要点：咳血，口燥咽干。舌淡红，脉浮数。

2. 热毒内蕴，痰瘀相结型

（1）临床表现：身热，恶风，咳嗽气急，胸闷作痛，烦躁不安，口干引饮，便秘，溲赤，面红，目赤，咯吐脓痰，晨间加重，时见痰中带血，或满口咯血。舌红，苔黄，脉弦滑数。

（2）辨证要点：发热，恶风，胸闷作痛，咯吐脓痰，时见痰中混血。舌红，苔黄，脉弦滑数。

3. 热毒久蕴，气阴亏耗型

（1）临床表现：面色无华，形体消瘦，咯唾脓痰，味腥臭，久涎不净，午后潮热，自汗，盗汗，咯脓血。舌质红绛，苔薄黄少津，脉虚弦数。

（2）辨证要点：面色无华，形体消瘦，咯唾脓痰，味腥臭，午后潮热，心烦，口渴，自汗，盗汗，咯脓血。舌质红绛，苔薄黄少津，脉虚弦数。

4. 气血衰败，阳微欲绝型

（1）临床表现：咳嗽痰多，痰白或黄，面色少华，胸闷，乏力，身体羸瘦，自汗，烦燥，神倦，颜面、爪甲、四肢末端紫绀，气喘不能平卧，纳差，腹胀，饮食无味，畏寒肢冷。舌红，苔少津乏，脉细微或浮而无力或欲绝。

（2）辨证要点：面色少华，胸闷，乏力，身体羸瘦，神倦，颜面爪甲、四肢末端紫绀，气喘不能平卧，畏寒肢冷。舌红，苔少，津乏，脉细微或浮而无力或欲绝。

二、鉴别诊断

（一）慢性支气管炎

慢性支气管炎多发生在中年以上的患者，冬、春寒冷季节咳嗽、咳痰症状加重，痰液为白色黏液，多泡沫，咯血少见，胸透或拍胸片多见肺纹理增重，常并发肺气肿，与支气管扩张的 X 线特征易鉴别。

（二）肺结核

肺结核表现为咳嗽，咯痰，时有咯血，多干咳无痰或少痰，X 线检查有肺结核特征，结核菌素试验阳性，少见脓性痰，痰中可查到结核菌。

（三）肺脓肿

肺脓肿表现为咳嗽，咯脓性痰，X 线检查有特征，临床分期明确，合并厌氧菌感染者占 80%～90%，腥臭痰发生率远多于支气管扩张。

（四）肺囊肿继发感染

本病与支气管扩张很相似，但 X 线检查肺囊肿伴有液平面，周围无炎症反应，常无明显毒性症状。液体排空后成气性囊肿，囊壁薄，周围无实变。

三、治疗

（一）提高临床疗效的思路提示

1. 辨证施治，灵活用药

本病患者体质以气火旺盛、阴虚肺燥者居多，而支气管扩张的发作以春秋为多，这与中医所说的肝气旺于春和秋燥伤肺的特点有密切关系。因此春季应用平肝清肺的方药，秋季服用清燥润肺药。

2. 扶本固正，预防复发

在缓解期既要调肝泻肺以治肝理肺，又要强调扶正固本，通过补益肺、脾、肾以提高机体的免疫功能，增强抗御外邪的能力。减少复发的机会。

3. 谨守病机，防在未发

唐容川《血证论》说："凡物有根者，逢时必发。失血何根？瘀血即其根也，故凡复发者，其中多伏瘀血，以及遇节气、遇阴雨而即蒸热发动者，均是瘀血为病。"故对支气管扩张咯血的治疗，一是趁其未发，药先于病，如春服五味逍遥散，夏服生地黄散，秋服太平丸，冬服麦味地黄汤，每能止其症于萌发；二是血止之后，即用血府逐瘀汤之类以除病根。

4. 积极治疗并发症

积极治疗鼻窦炎、扁桃体炎和慢性阻塞性肺疾病（如肺结核，慢性支气管炎等）等并发症，有利于减少或控制支气管扩张、复发的机会，并有效地提高临床疗效。

（二）中医治疗

1. 内治法

（1）风热袭表，热毒犯肺型

治法：疏风解表，宣肺利痰止咳。

方药：

①桑杏汤加减，适用于温燥犯肺之轻证。

桑叶、杏仁、沙参、贝母、栀子，另加枇杷叶、侧柏叶以止咳，仙鹤草凉血止血。

②清燥救肺汤加减，适用于温燥犯肺之重证。

生石膏、沙参、麦冬、桑叶、玉竹、枇杷叶、甘草、阿胶、杏仁。

发热重加桑白皮、鱼腥草以清热；口渴烦躁加天花粉、芦根、苇茎滋阴润燥；喘重者加厚朴、白果以平喘；痰中有血加丹皮、藕节炭以止血；大便干加生地黄、瓜蒌以通便。

（2）热毒内蕴，痰瘀相结型

治法：清热泻火，降气止血。

方药：泻白散合麻杏石甘汤加味。

桔梗、甘草、葶苈子、麻黄、杏仁、生石膏、苇茎、薏苡仁、桃仁、冬瓜仁、丹参、川芎、大蓟、小蓟、仙鹤草。

（3）热毒外蕴，气阴亏耗型

治法：益气养阴，润肺降火排脓。

方药：百合固金汤加减。

黄芪、太子参、北沙参、百合、生地黄、玄参、麦冬、白芍、当归。

痰多加陈皮、半夏、胆南星；汗多加山茱萸、五味子；咯血不止加白及粉（冲）、旱莲草。

（4）气血衰败，阳微欲绝型

治法：益气养阴，温阳救逆。

方药：

①拯阳理劳汤加减，用于脾肺气虚。

黄芪、党参、白术、当归、阿胶珠、陈皮、五味子、熟附片（先煎）、怀山药、黄精、仙鹤草、白及粉（冲）。

②拯阴理劳汤加减，用于气阴两虚，尤以阴虚为主的病证。

党参、当归、阿胶珠、陈皮、五味子、熟附片（先煎）、怀山药、仙鹤草、白及粉（冲）、麦冬、玉竹、白芍、生地黄、丹皮、莲子。

2. 外治法

（1）取肉桂末 3g，硫黄 18g，冰片 9g，用大蒜汁（或生姜汁）调诸药成干糊状，制成外敷散，敷双侧涌泉穴。本方可引血下行，治疗咯血。

（2）针刺肺俞、巨骨、尺泽穴；配穴列缺、孔最、太渊等。每次针 3~5 穴，平补平泻，留针 5~10 分钟。治支气管扩张咯血。

（3）复方鱼腥草合剂超声雾化吸入，每次 10mL，于体位引流后吸入。

（三）西医治疗

支气管扩张的治疗原则是促进痰液排出、控制感染和必要的手术切除。

1. 体位引流

因支气管扩张时痰液量多，痰液阻塞支气管影响治疗，故一般先用氯化铵 0.3g，溴己新 16mg，沐舒坦 30mg 或化痰片 500mg，鲜竹沥 10mL 等祛痰剂，每日 3 次，以稀释痰液，使其易于咯出；然后采取体位引流促进痰液排出。病变在下叶时最适用的引流法是患者俯卧位，前胸靠近床沿，两手撑地，头向下，进行深呼吸和咳痰；若病变在上叶，当采取坐位或其他适当姿势以利引流。支气管扩张伴有大量脓痰、引流不畅者，可经纤维支气管镜检查排除支气管内阻塞，吸出痰液做细菌培养并注入抗生素，使引流通畅。雾化吸入疗法使分泌物稀释，易于排出，可促进引流。雾化吸入在体位引流前施行，可使支气管深部湿化，易于排痰，在体位引流后施行，可使药物均匀地分布于肺中。

2. 清除感染病灶

因副鼻窦炎、中耳炎等并发症的炎性分泌物易流向支气管，引起支气管反复感染，因此，清除感染灶可避免或减少感染的机会。

3. 控制感染

出现痰量及其脓性成分增加等急性感染征象时需应用抗生素，可依据痰革兰染色和痰培养指导抗生素的应用，但在开始时常需给予经验治疗（如予氨苄西林、阿莫西林或头孢克洛）。存在铜绿假单胞菌感染时，可选择口服喹诺酮类药物，静脉给予氨基糖苷类或第三代头孢菌素。对于慢性咯脓痰的患者，除使用短程抗生素外，还可考虑使用疗程更长的抗生素，如口服阿莫西林或吸入氨基糖苷类，或间断并规则使用单一抗生素以及轮换使用抗生素。

4. 外科手术治疗

手术适应证为：①反复大咯血，并经内科治疗无效者；②症状多，病变仅限于一个肺叶、一个肺段或一侧全肺，而且对侧肺完全健康；③症状重、反复感染，尽管支气管扩张病变在两侧，但主要病变集中在一个肺叶，全身状况良好，肺功能良好，手术后能改善症状。双侧广泛支气管扩张或年老体衰以及并发慢性支气管炎、肺气肿、肺功能中度以上减损者属于手术禁忌。对不能耐受肺切除的患者，行支气管动脉栓塞法可控制咯血。手术后 5 年远期随访，疗效可保持者约有 80%。

（四）中医专方选介

1. 益气化瘀膏

党参、麦冬、生地黄、百合、陈皮、诃子、海蛤壳、半夏、茜草、丹参、桃仁、五味子、枸杞子、花蕊石等。治疗 10 例，痊愈 9 例，好转 1 例。［丁希勒. 益气化瘀膏治疗支气管扩张症 10 例. 安徽中医学院学报. 1985（3）：40］

2. 清金保肺汤

瓜蒌、半枝莲、北沙参、金银花、生石膏、葶苈子、冬瓜仁、全蝎等，治愈率为 80%，显效率为 20%。［王孝福. 自拟清金保肺汤治疗支气管扩张

咯血 60 例．光明中医杂志．1995（3）：39]

3. 清热止血方

黄芩、鱼腥草、白茅根、芦根、仙鹤草、桑叶、连翘、桑白皮、杏仁、象贝母、藕节、前胡、生大黄、知母、黄柏。有效率为 100%。[张行．清热止血治疗支气管扩张咯血 31 例疗效观察．黑龙江中医药．1989（1）：16]

4. 加味咳血方

青黛、海浮石、炒山栀、全瓜蒌、诃子、侧柏炭、鱼腥草。有效率为92%。[许雪君．加味咳血方治疗咯血：附 50 例疗效观察．湖南中医杂志．1989（1）：17]

5. 四二汤

桑白皮、白芍、白及、地骨皮、百合、百部、苏子、五味子。治疗 29例，全部治愈。[陈卫平．四二汤治疗支气管扩张症 20 例的临床体会．新疆中医杂志．1989（2）：24]

第六章　肺部感染性疾病

第一节　肺炎

　　肺炎是指各种致病因素引起肺实质急性炎症的一种呼吸系统疾病。由于肺脏直接与外界相通，且为血液循环所必经的重要器官，因而易受各种致病菌的侵袭而发病。据世界卫生组织调查资料表明，急性呼吸系统感染死亡的患者中约有 75.5% 是细菌性和病毒性肺炎，可见肺炎是呼吸系统感染病死亡的主要原因，也是严重危害人民健康的常见病。肺炎大多因于感染，尤其是细菌（其中以革兰氏阳性球菌感染为主，约占 80%）感染引起，其次为病毒、支原体、立克次体、真菌等，此外，如物理、化学因素及变态反应等亦可导致肺炎的发生。

　　肺炎的种类繁多，过去按病变的解剖部位分为大叶性、肺段性、小叶性和间质性肺炎，为了便于针对病因治疗，目前均按病因分类，如细菌、病毒、支原体、立克次体、真菌和原虫等。临床诊断宜将两者相结合。

　　根据肺炎起病急骤、传变迅速，以发热、恶寒、咳嗽、胸痛、口渴、汗出为主要特征，中医学把本病列入"风温犯肺""肺炎喘嗽"等范畴。

一、临床诊断

（一）辨病诊断

1. 症状与体征

　　细菌性肺炎常突然发病，高热并咯脓性黏痰；病毒性肺炎常起病缓慢；大多数肺炎无明显的潜伏期，部分可见某些上呼吸道感染的前驱症状。临床症状主要为畏寒或寒战、发烧等全身毒血症症状，少数出现末梢循环衰竭，呈感染性休克的临床表现。呼吸道症状以刺激性干咳、咯痰、胸痛等为主。

常见体征有发热，呈持续发热或弛张热，体温可高达39℃～40℃或以上，心率增快，肺部感染严重者可出现紫绀、气促、鼻翼扇动。肺炎球菌肺炎常见口唇周围出现疱疹，早期体征不明显，进一步发展可闻及啰音及出现实变的体征，如叩诊浊音，可于肺部听到支气管呼吸音等。

（1）细菌性肺炎的症状和体征

①革兰阳性球菌肺炎

肺炎链球菌肺炎：发病急骤，起病前有受寒、疲劳、酗酒等诱因，主要症状为突然寒战，高热（达39℃～40℃或更高），呈稽留热型。伴头痛、全身肌肉酸痛、软弱无力、衰竭等全身中毒症状，颜面潮红，出汗，心率增快，呼吸急促，鼻翼扇动或紫绀。病变早期炎症可累及胸膜而出现剧烈的针刺样胸痛，随呼吸而加重，如膈面胸膜受累则疼痛可放射到上腹部或肩部。咳嗽频繁，为刺激性干咳，或咳少量黏痰，继而变为黏液脓性痰，或咳铁锈色痰，也可出现恶心、呕吐、腹泻等消化道症状。严重者可出现循环衰竭，早期体征不明显，呼吸音减低或有少许湿性啰音，实变期则有典型的实变体征，叩诊浊音，语颤增强，可听到管性呼吸音及湿性啰音，累及胸膜时，可闻及胸膜摩擦音，或有呼吸音减弱、叩诊浊音等体征。

金黄色葡萄球菌肺炎：多为继发性感染。起病急骤，高热，畏寒，常伴有明显的全身毒血症症状，病情较肺炎链球菌肺炎更严重，咳嗽咯痰，早期为黏液痰，继之为脓性痰或脓血痰，常有进行性呼吸困难、紫绀、胸痛等。如为血源性感染，起病较缓慢，还可伴有原发感染性化脓性病灶的临床表现。

化脓性链球菌性肺炎：临床表现为起病急骤，伴有寒战，高热（39℃～40℃或更高），咳嗽、咯黏液脓性痰，早期常有胸腔积液，并有胸痛，咯痰带血及咯血，肺部体征可有叩诊浊音，听诊可闻及啰音和胸膜摩擦音。

②革兰氏阴性杆菌肺炎

肺炎克雷白杆菌肺炎：多继发于年老体弱或慢性肺部疾病，是一种坏死性肺炎，发病急骤，恶寒，高热，呈重病容，呼吸困难，紫绀，甚至衰竭。咳嗽，胸痛，痰呈黄绿色，脓性，极黏稠，难以咯出，也有咯典型的砖红色稠胶样的黏痰，量多不臭，少数咯铁锈色痰，甚至咯血，或有恶心、呕吐等消化道症状，少数患者早期即发生虚脱。慢性患者少见，表现为咳嗽、咯痰、衰竭，可伴有肺脓肿，病情反复，病程久，胸部有肺实变体征和少量湿啰音，可并发菌血症和脓胸、气胸等。

流感嗜血杆菌肺炎：继发于酒精中毒以及慢性阻塞性肺病，临床表现与肺炎链球菌相似，婴幼儿可发生细支气管炎，表现为发热、呼吸急促和发绀，并可发展为严重的支气管肺炎。肺部可闻及少量啰音。

绿脓杆菌肺炎：中毒症状明显，高热，气短，紫绀，乏力，嗜睡，心搏相对徐缓，咳嗽，咯典型的翠绿色脓性痰，或黄绿痰，很少咯血，严重者可致循环衰竭，肺部可有实变体征和湿啰音，可并发脓胸和脓气胸。

军团菌肺炎：是一种严重的多脏器受累的疾病，初期周身不适、乏力、头痛、肌肉酸痛和轻微干咳，然后突发高热，体温达39℃～40℃或更高，呈稽留热，伴寒战，脉率相对缓慢，可出现恶心、呕吐、腹胀、水泻，病情加重时咳嗽加剧，咯少量黏液痰或脓性痰，呼吸窘迫伴有胸痛，常出现呼吸衰竭症状，严重者可出现神经及精神症状，也可发生休克和呼吸衰竭，呈急性病变，呼吸急促，可有紫绀，心率相对徐缓，肺部可听到湿啰音，或有胸膜摩擦音及其他肺部实变体征。

③厌氧菌性肺炎：为坏死性肺炎，易形成肺脓肿和脓胸，咳出恶臭味的脓性痰，有时咯脓血痰或咯血，全身有明显的中毒症状，如高热、周身肌肉酸痛、乏力、嗜睡、消瘦及贫血等，常有杵状指（趾）。

（2）病毒性肺炎：多见于婴幼儿，成人散发的病毒性肺炎临床表现比较轻微，起病缓慢，主要为头痛、乏力、全身酸痛、发热、咳嗽、无痰或少量黏液痰，体征不明显，可有呼吸音减弱，偶有散在的少许湿啰音。

流感病毒性肺炎是病毒性肺炎中最严重的一种，病初有典型的流感症状，1～2天后病情加剧，持续高热（39℃～40℃），出现明显的呼吸困难、紫绀、心率加快、呼吸浅快，体征不明显，局部呼吸音减弱或有少许湿啰音。

（3）支原体肺炎：潜伏期为2～3周；病初常有全身不适、鼻塞、咽痛等前驱症状，继之出现发热、头痛、肌肉酸痛、咳嗽。咳少量黏液痰，有时出现较剧烈的阵发性呛咳，为本病的突出症状，常有明显的头痛，严重者可有紫绀、气促、胸痛，肺部体征不明显，偶可听到少许干湿啰音，鼻咽部黏膜可见充血，少数有鼓膜炎、颈部淋巴结肿大。

（4）立克次体肺炎：潜伏期2～4周，发病急骤，临床表现为发热、寒战、头痛、周身肌肉痛、出大汗、咳嗽、咯少量痰、胸痛，病程为2周左右，体征不明显，可有呼吸音减低或细小的湿啰音。

（5）肺部霉菌病：久病体弱、长期使用抗生素、抗癌药和免疫抑制剂等，使细胞免疫功能降低，促使肺霉菌病发生。

①肺念珠菌病：支气管炎型表现为咳嗽，咯少量黏液性痰；肺炎型可有发烧、咳嗽、咯黏液痰，或乳白色、有酵母样臭味的痰液。少数有渗出性胸膜炎或脓胸，口腔、咽部常同时有霉菌感染。

②肺隐球菌病：低热，乏力，轻微咳嗽，咯少量白黏痰，有时带血、胸痛等，本病易侵犯脑及脑膜。

③肺放线菌病：缓慢发病，不规则低热，轻咳，咳少量黏液脓性痰，有脓毒败血症时则高热剧咳，咳大量脓黏痰，痰中带血，累及胸膜时胸痛，本病以肺炎、肺脓肿、脓胸表现为多见，晚期可造成胸壁脓肿和瘘管。

④肺曲霉菌病：可有支气管炎、肺炎及慢性哮喘等表现，如咳嗽，咯痰，咳黏液痰或脓性黏液痰，反复咯血，慢性病程，可有低热、乏力、盗汗等表现。急性症状严重者可出现弛张热。本菌可在肺结核的净化空洞、支气管扩张、肺囊肿的囊腔中寄生。

（6）肺毛霉菌病：开始为急性支气管炎症状，累及肺时引起肺实变及肺脓肿，并伴有血栓形成和梗死的征象。突然发病时严重者可出现发热、咳嗽、痰中带血、胸闷、气急、呼吸困难、胸痛等，当累及肺动脉时，可引起致命性的大咯血。本病一般呈进展性，大多在 3 ~ 30 天内死亡。

（7）肺组织胞浆菌病：分四型。①无症状型占 90% ~ 95%，组织胞浆菌素皮肤试验阳性，肺部出现多发性钙化。②急性肺型有畏寒、发热、咳嗽、胸痛、肌肉痛及体重减轻。③播散型在急性肺型的基础上尚有贫血，白细胞减少，进行性肝、脾肿大，皮肤、黏膜溃疡，全身淋巴结肿大。④慢性肺型约 20% 患者无任何症状，本型常见症状为咳嗽、咳痰、发热、胸痛、咯血、呼吸困难、盗汗、消瘦。

（8）肺奴卡菌病：早期症状不明显，常被原发病所掩盖，病灶扩散时出现发热、乏力、食欲减退、盗汗及消瘦等中毒症状。呼吸道症状开始有干咳，以后有黏液脓性痰和血痰。如有空洞形成，可有大咯血。侵犯胸膜时可有胸痛及脓胸的体征。累及胸壁则形成皮下瘘孔，经久不愈，经血行播散，引起相应部位的症状和体征，常见为胸脓肿。

（9）鹦鹉热肺炎：潜伏期 1 ~ 2 周，长者可达 4 周。发病多隐潜，症状似流感，产生严重肺炎时有发冷、发热，体温可高达 40℃ 以上，伴相对缓脉、乏力、肌痛、关节痛，可有鼻衄或斑疹。一周左右出现恶心、呕吐、腹痛等消化道症状以及嗜睡、谵妄、木僵、抽搐等精神症状，以儿童多见，重者可有实变体征，偶可出现肝、脾肿大。

（10）肺炎衣原体肺炎：轻症可无明显症状。青少年常有声音嘶哑、干咳、时有发热、咽痛等咽炎、喉炎、鼻窦炎、中耳炎和支气管炎的症状，且可持续数周，发生肺炎通常是轻型，与肺炎支原体感染的症状相似，并可能伴肺外表现，如红斑结节、甲状腺炎、脑炎和格林－巴利综合征。成年人肺炎较严重，特别是老年人，必须住院和呼吸支持治疗。

2. 辅助检查

（1）实验室检查

①痰涂片：通过革兰氏染色辨别各种阳性球菌和阴性杆菌。肺炎链球菌感染时，可见中性粒细胞内外有成对的革兰氏阳性球菌。病毒性感染时，白细胞以单核细胞占多数，在分泌物细胞中可见有包涵体。细菌和真菌感染时有较多或成堆的中性粒细胞。霉菌感染时可见有霉菌孢子和菌丝。如发现硫黄颗粒，则为放线菌感染。

②血清学检查：病毒感染常用补体结合试验和血凝抑制试验，双份血清的效价均高于 4 倍以上有诊断意义。近年用免疫荧光技术是早期、快速、特异性的诊断方法。支原体肺炎冷凝集试验，以滴定度 1∶32 以上为阳性。军团杆菌肺炎用间接免疫荧光法测定患者血清抗体滴定度，凡恢复期血清滴定度比急性发病期升高 4 倍以上，≥1∶128，或单价恢复期血清滴定度达 1∶256 时即可确诊。双份血清滴定度有 4 倍增加，或单次效价在 1∶64 以上者可诊断为鹦鹉热肺炎。微量免疫荧光试验抗体滴度升高 4 倍，IgM 为 1∶16 或更高，或单次 IgG 滴度为 1∶512 或更高，均有助于诊断肺炎衣原体肺炎。

③病原体检查：除做痰及呼吸道分泌物培养外，必要时做血培养，以鉴别和分离出致病菌株，如为厌氧菌、真菌、支原体、立克次体以及军团杆菌等，则需用特殊培养基培养。细菌培养为阳性结果后，还需做药敏试验，以指导临床合理用药。

④周围血象检查：大多数细菌性肺炎，尤其是革兰氏阳性球菌感染，白细胞计数增高，中性粒细胞增多，核左移；病毒性肺炎的白细胞计数可偏低或正常；霉菌性肺炎可见有嗜酸性粒细胞偏高；坏死性肺炎和霉菌性肺炎常有贫血征象，红细胞计数减少。

（2）影像学检查：X 线检查主要观察肺炎病变的部位、范围、性质以及有否胸腔积液、肺不张、肺大泡或气胸，或有否心脏受累等并发症。

肺炎链球菌肺炎早期肺纹理增多，有淡薄、均匀的阴影，实变期可见大片致密阴影，波及整个肺叶或肺段。

金黄色葡萄球菌肺炎可形成支气管肺炎征象，呈小叶、肺段性，或大叶性分布。病变密度不匀，与肺炎链球菌肺炎的 X 线征象不同，短期可迅速形成大片浸润性病灶，其间有一个或多个透明区，出现厚壁脓腔（肺脓肿），特征为肺组织坏死，常可形成肺大泡（囊状气肿）。血行感染，两肺呈散在、片状的模糊阴影，其间有透明区。

化脓性链球菌肺炎呈支气管肺炎征象，多在肺的中下叶，沿肺纹理分布，呈小片状或斑点状、边缘模糊的致密阴影，其间有小脓肿或并发脓胸。

肺炎克雷白杆菌肺炎可呈大叶性实变，叶间隙可膨出，易形成多发性蜂窝状空洞，也可为大的空腔，少数呈支气管肺炎征象，可出现胸腔积液。

流感嗜血杆菌肺炎表现为支气管肺炎，也可呈大叶性分布。

绿脓杆菌肺炎早期呈肺泡性肺炎改变，多在两下肺叶有模糊的斑片状阴影，或 0.3～0.5cm 小结节状阴影和小透明区，也可融合成大叶性实变。

军团菌肺炎初期病变为单例小片状、边缘模糊的浸润性病变，进一步发展为一叶或多叶的实变，可见有少量胸腔积液，少数有空洞形成。

厌氧菌性肺炎表现为两下肺底纹理增多、粗乱，夹杂有边缘模糊的斑片状阴影，脓肿形成时可有液平面。

病毒性肺炎多见双肺下叶呈弥漫性、密度均匀的小结节状浸润阴影，边缘模糊，少数可见大叶性浸润或弥漫性网状、结节状浸润或胸腔积液。

支原体肺炎可见形态多样的浸润性阴影，多分布于下叶，上叶少见，密度淡而均匀，部分呈双侧弥漫性网状结节状浸润，少数有胸腔积液。

立克次体肺炎可见两下肺出现片絮状、边缘模糊的阴影，也可呈节段性或大叶性实变。

肺霉菌病 X 线无特异性，大多表现为支气管肺炎改变：①肺念珠菌病可见两肺纹理增重，有弥漫性斑片或小片状阴影。②肺隐球菌病 X 线检查可见大而孤立的圆形或多发性结节状阴影，血行播散的病例，可见散在的、多发性小结节状阴影。③肺放线菌病，早期为支气管肺炎改变，继而出现结节状、不规则的致密阴影，其间有多发性小透明区，常提示有脓肿形成。④肺曲菌病可见结节状、云絮状的阴影，呈支气管肺炎改变，曲菌呈圆形，与空洞之间有间隙，呈半月透明带，胸透可见其随体位而变动。⑤肺毛霉菌病 X 线大多呈迅速进展的、大片肺实变阴影，可形成空洞，或为肺梗死阴影，少数呈结节状阴影。⑥肺组织胞浆菌病急性肺型 X 线呈弥漫性、结节状致密影；播散型通常呈粟粒型肺浸润,有空洞形成,肺门淋巴结肿大。⑦肺奴卡菌病有肺部浸润阴影,病灶进展可有实变、空洞形成和多发性肺脓肿,也可见弥漫性结节灶和粟粒样病变,肺门淋巴结常肿大,但极少钙化。病变延及胸膜可致胸腔积液。

鹦鹉热肺炎 X 线示两肺有浸润灶,从肺门向外放射,病灶可融合,呈叶性分布,下叶较多。常有弥漫性支气管肺炎或间质性肺炎的表现。有时可见粟粒样或明显实变阴影或少量胸腔积液。

肺炎衣原体肺炎 X 线显示肺亚段有少量片状浸润灶,广泛实变仅见于病情严重者。

医院获得性肺炎 X 线呈现炎性浸润或新的病灶。

吸入性肺炎两肺呈散在、不规则、片状、边缘模糊的阴影,肺内病变分布与吸入时的体位有关,常见于中下肺野,右肺多见。

放射性肺炎多数发生于停止治疗一月后,查肺部出现阴影。急性期在照射的肺野上出现弥漫性、片状、模糊阴影,其间隐约可见网状影。病变范围与胸廓表面照射野一致。慢性期时肺纤维化,呈条索状或团块状收缩或局限性肺不张。纵隔胸膜和心包有大量粘连,纵隔向患侧升高,胸廓塌陷。

(二) 辨证诊断

1. 邪犯肺卫型

(1) 临床表现:起病急骤,发热,恶寒,头痛,全身酸痛,无汗或少汗,咳嗽,胸痛,口干。舌边尖红,苔薄白或黄,脉浮数。

(2) 辨证要点:发热,微恶寒,少汗,咳嗽。脉浮数。

2. 邪热壅肺型

(1) 临床表现:高热,不恶寒,咳嗽,胸痛,气促,鼻翼扇动,咳痰黄稠,咽干唇燥,口渴思饮,汗出,面红或青紫,也可见寒战高热,胸痛,痰中带血或咯铁锈色痰。舌红,苔黄,脉洪大或滑数。

(2) 辨证要点:高热,不恶寒,口渴,汗出,胸痛。舌红,苔黄,脉洪大或滑数。

3. 热入营血型

(1) 临床表现:高热,咳嗽,烦躁不安,神昏谵语,口唇发绀,面色青紫,或衄血。舌质红或绛,舌苔黄厚,或少苔而干,脉细数。

(2) 辨证要点:高热,神昏谵语,口唇发绀,面色青紫。舌质红绛,舌苔黄厚，脉细数。

4. 正气虚脱型

（1）临床表现：病程中高热突然下降，颜面苍白，汗出淋漓，或冷汗出，四肢厥冷，精神淡漠，或昏愦不语，呼吸急促，喉间痰鸣。舌质暗淡，脉微欲绝。

（2）辨证要点：高热突然下降，颜面苍白，大汗淋漓，神昏不语，呼吸急促。脉微欲绝。

5. 温邪伤肺型

（1）临床表现：病邪留恋，日久不愈，低烧，或午后潮热，手足心热，咳嗽气促，痰少而黏，唇舌干燥，口渴思饮，动则乏力、汗出。舌红，少苔，脉细。

（2）辨证要点：病邪日久不愈，低烧，咳嗽气促，唇舌干燥，口渴，汗出。舌红，脉细。

二、鉴别诊断

（一）肺结核

肺结核一般起病缓慢，咳嗽较轻，常有咯血、盗汗的症状，发病部位常在肺尖或锁骨上下，也可见于肺中野，相当于下叶背段，或下叶，痰内可见结核杆菌。

（二）渗出性胸膜炎

本病的发热等中毒症状不如肺炎急剧，白细胞增加不明显。大量胸水可产生纵隔移位，叩诊实音，呼吸音减低或消失。X线检查和胸腔穿刺抽液可明确诊断。

（三）肺癌

肺癌发病年龄较大，临床特点是刺激性咳嗽伴少量咯血，全身中毒症状不明显，做痰脱落细胞、X线计算机体层、纤维支气管镜等检查，以资鉴别。

（四）肺梗死

肺梗死的发热和白细胞增多程度较低而短暂，很少出现口角疱疹，咯血多见，胸痛剧烈。

三、治疗

（一）提高临床疗效的思路提示

1. 谨守病机，活用活血化瘀法

本病的发展过程中往往会出现紫绀、喘憋等瘀血征象，因此应早期配合使用活血化瘀药物。

2. 中西合璧，双管齐下

本病早期可用中药治疗，中后期或急性期应配合西药抗菌消炎，西医辨病，中医辨证，中西合璧，从而达到早期治疗的效果。

（二）中医治疗

1. 内治法

（1）邪犯肺卫型

治法：辛凉解表，宣肺止咳。

方药：银翘散加减。

金银花、连翘、大青叶、薄荷、荆芥、牛蒡子、桔梗、甘草、桑白皮、前胡、竹叶、芦根。

发热重加黄芩、生石膏清泄里热；咳嗽、痰稠加杏仁、瓜蒌、贝母宣肺化痰；咽喉肿痛加锦灯笼、山豆根清咽解毒。

（2）邪热壅肺型

治法：清热解毒，宣肺化痰。

方药：麻杏石甘汤加味。

麻黄、生石膏、黄芩、鱼腥草、金银花、蒲公英、杏仁、桑白皮、瓜蒌、芦根、甘草。

胸痛重加郁金、桃仁活络止痛；咳血加白茅根、侧柏叶凉血止血；汗多、烦渴加知母、天花粉以清热养阴；大便秘结加大黄通便泻热。

（3）热入营血型

治法：清营透热，清心开窍。

方药：清营汤加减。

犀牛角、黄连、生地黄、玄参、麦冬、金银花、连翘、鱼腥草、菖蒲。用安宫牛黄丸1丸送服，可清热解毒，豁痰开窍。

痰涎重加瓜蒌、贝母以清热化痰；大便干加大黄泄热通便。

（4）正气虚脱型

治法：益气固脱，回阳救逆。

方药：参附汤合生脉散加减。

人参、熟附子、麦冬、五味子。

病情好转后配合益气活血药。

（5）温邪伤肺型

治法：益气养阴，清肺化痰。

方药：竹叶石膏汤加减。

竹叶、生石膏、太子参、半夏、杏仁、桑白皮、紫菀、沙参、麦冬。

伤阴重加生地黄以养阴；气虚重加黄精以补气；痰黏稠加贝母、瓜蒌清热化痰。

2. 外治法

（1）刮痧疗法：有退热和醒神、救厥之功。

①刮痧：取胸、背、脊椎两侧肩胛区，用姜或硬币等，蘸上植物油或白油，刮至皮肤充血、发红、有斑点，用于发热神昏者。

②抓痧：取鼻梁、两颈侧或颈后窝，用五指抓撮至局部发红露筋。用于本病热在肺卫。

③夹痧：将手指弯曲或掌对指夹捏两颈侧、颈后窝，在夹捏时逐渐施加力量，使表面肌肉和络脉充血、发红，有醒神救厥的作用。用于本病发热神昏者。

（2）脐疗法

①草蒿泥：夏枯草、青蒿各30g。共捣烂，包脐眼，热退后去药。用于小儿肺炎。

②葱艾泥：葱白、艾叶各6g。共捣烂，包脐眼；另取一份在虎口上刺出微血后将药包上，烧退后去药，用于小儿肺炎。

（3）灌肠疗法：麻黄、知母各9g，石膏40g，杏仁、甘草各5g。将上药加水500mL，煎至160mL，药温在30℃左右，用大号导尿管，入肛门内14cm，每次40mL，每日灌肠4次，用于小儿重症肺炎。

（4）雾化吸入疗法：用鱼腥草注射液、复方黄芩注射液、蒲黄注射液、银黄注射液或复方大青叶注射液超声雾化吸入。用于各型肺炎。

（5）熨法：白芥子、香附子、莱菔子、葶苈子各 30g，盐 150g，姜适量。混合炒热，装入柔软的布袋内，外熨背部，每日 2 次，每次 15 分钟，用于小儿迁延性肺炎。

（三）西医治疗

1. 一般治疗

卧床休息，多饮水，必要时静脉输液，进食富有营养、易于消化的半流质饮食，高热时可在前额放置冰袋或酒精擦浴。气急或有紫绀等缺氧表现时，予鼻导管吸氧、咳嗽、咯痰时用棕色合剂 10mL，日服 3 次，或氯化铵 0.6g，日服 3 次。刺激性剧咳或胸痛严重时，服可待因 15~30mg，禁用吗啡。腹胀时给予局部热敷或肛管排气等。

2. 药物治疗

（1）细菌性肺炎

①革兰氏阳性球菌肺炎

肺炎链球菌肺炎：首选青霉素 G，用药途径及剂量视病情轻重及有无并发症而定：对于成年的轻症患者，可用 240 万 U/d，分 3 次肌肉注射，或用普鲁卡因青霉素，每 12 小时肌肉注射 60 万 U；病情稍重者，宜用青霉素 G240 万~480 万 U/d，分次静脉滴注，每 6~8 小时 1 次；重症及并发脑膜炎者，可增至 1000 万~3000 万 U/d，分 4 次静脉滴注。对青霉素过敏者，或耐青霉素或多重耐药菌株感染者，可用呼吸氟喹诺酮类、头孢噻肟（肌注或静注，中等程度感染者，每次 1g，每 12 小时 1 次；严重感染者每日 8~12g，分 3~4 次，）或头孢曲松（肌注或静注，每次 0.25~0.5g，每 6 小时 1 次，感染较严重者一次可增至 1g，但一日总量不超过 4g）等药物，多重耐药菌感染者，选用敏感的抗菌药物。近年来，金黄色葡萄球菌对青霉素 G 的耐药率已增高，感染者可用万古霉素（静脉滴注，成人每日常用剂量为 2g，可每 6 小时 0.5 g 或每 12 小时 1 g）、替考拉宁（口服，剂量为 100~500mg，每日 2~4 次，疗程 10 天；中度感染：首剂，静脉给药 0.4g，以后维持剂量为 0.2g，每日一次；重度感染者首剂为每 12 小时静脉给药 0.4g，连续 3 次，以后用维持剂量，0.4g，每日一次）等。

葡萄球菌肺炎：强调应早期清除达 90% 左右，因此可选用耐青霉素酶的半合成青霉素或头孢菌素，如苯唑西林钠（口服，每次 0.5~2.0g，每日 4~5 次；肌肉注射，成人每日 4~6g，分 4 次给药；静脉滴注，成人每日 4~8g，分 2~4 次给药，严重感染者每日剂量可增加至 12g）、氯唑西林（口服，每次 0.5g，每日 4 次；肌肉注射，每日 2g，分 4 次；静脉滴注，每日 4~6g，分 2~4 次）、头孢呋辛钠（一般感染或中度感染：每次 0.75g，每日 3 次，肌肉或静脉注射；重症感染：每次 1.5g，每日 3 次）等，联合氨基糖苷类，如阿米卡星（肌注或静滴，每日 15mg/kg，分 2~3 次给药，日量不超过 1.5g）等，亦有较好的疗效。阿莫西林、氨苄西林与酶抑制剂组成的复方制剂对产酶金黄色葡萄球菌有效，亦可选用。对于耐甲氧西林金黄色葡萄球菌（MR-SA），则应选用万古霉素、替考拉宁和利奈唑胺（成人和青少年：每 12 小时 600 毫克，静脉注射或口服，连续治疗 10~14 天）等。

②革兰氏阴性杆菌肺炎

肺炎克雷白杆菌肺炎：抗感染治疗可选择第二、三代头孢菌素，重症患者需联合氨基糖苷类或喹诺酮类。在抗生素使用频率较低、耐菌率很低的地区，或药敏试验证明敏感的轻症患者，可以选用第一代头孢菌素或广谱青霉素，如氨苄西林，静脉给药，每日 4~8g，分 2~4 次给药；重症感染者每日剂量可增至 12g，每日最高剂量为 14g。相反，在第三代头孢菌素广泛应用的地区，肺炎克雷白杆菌产生 ESBL 株流行，常呈耐药，需要选择含 β-内酰胺酶抑制的复方制剂，如哌拉西林或三唑巴坦，每次 4.5g，每 6~12 小时 1 次，疗程为 7~10 日。也可选头孢类，如头孢美唑，每日 1~2g，分 2 次静脉注射或静脉滴注；重症患者则需要选用碳青霉烯类。

流感嗜血杆菌肺炎：治疗应选择氨苄西林，肌注或静注，或加用氯霉素，每日 2~3g，分 2 次给药。当细菌对氨苄西林耐药时可改用头孢菌素类。另外有人推荐用利福平，成人：每次 0.6g（10mg/kg），每日一次，一日剂量不超过 0.6g；儿童：每次 10~20mg/kg，每日一次，一日剂量不超过 0.6g，可减少儿童再次感染嗜血杆菌时对氨苄西林的耐药性。由于抗菌药物的广泛应用，耐药菌株不断出现，其中部分能产生 β 内酰胺酶，对氨苄西林耐药。儿童患者及慢性阻塞性肺气肿并发本病者分离的流感嗜血杆菌耐药菌株尤为多见。一般可酌情选用新型大环内酯类抗生素，如阿奇霉素（每次 0.5g，静滴，每日 1 次，至少连续用药 2 天，继之换用阿奇霉素，口服，每日 0.5g，治疗 7~10 天为一个疗程）、克拉霉素（口服，常用量每一次 0.25g，每 12 小时 1 次；重症感染者每次 0.5g，每 12 小时 1 次。根据感染的严重程度应连续服用 6~14 日）、阿莫西林/克拉维酸钾（静脉滴注，成人每次 1.2g，每日 3~4 次，疗程为 10~14 日）和氨苄西林（口服给药，每日 2~4g，分 4 次空腹服用；肌肉注射每日 2～4g，分 4 次给药；静脉给药，每日 4～8g，分 2～4 次给药；重症感染者每日剂量可增至 12g。一日最高剂量为 14g）、舒巴坦钠等联合 β－内酰胺酶抑制剂的复方制剂、多西环素以及磺胺甲恶唑/甲氧苄啶（SMZ/TMP）等。第 2 代头孢菌素，如头孢克洛（口服：成人常用量为每次 0.25g，每日 3 次；严重感染者剂量可加倍，但每日总量不超过 4.0g）、头孢呋辛，对本菌有较强的抗菌活性，在轻、中度感染的治疗中被提倡。第 3 代头孢菌素，头孢曲松和头孢噻肟以及喹诺酮类对中、重度流感嗜血杆菌肺炎的疗效更为确切。极重症患者可应用第 4 代头孢菌素或碳青霉烯类。

绿脓杆菌肺炎：早期诊断，及早运用抗生素治疗尤为重要，选择敏感、有效的抗生素是治疗的中心环节。在病原菌培养及药敏试验未有结果前，可根据经验选用抗生素，目前对绿脓杆菌有效的抗生素有三类：β－内酰胺类，氨基糖苷类及氟喹诺酮类。抗感染治疗的同时应加强对基础疾病的治疗，并加强局部引流和全身支持治疗，以提高机体免疫功能，在预防方面，应加强医院内消毒隔离，特别是要注意人工呼吸器械、雾化及湿化装置、吸痰器具、给氧面罩和导管的定期消毒，昏迷病人应注意口腔护理，减少和防止分泌物的吸入。还应注意合理使用广谱抗生素，严格掌握皮质激素及免疫抑制剂的应用指征。

军团菌肺炎：首选大环内酯类，如阿奇霉素或氟喹诺酮类、四环素类、利福平等也有效。氨基糖苷类及青霉素、头孢菌素类抗生素对本病无效。传统治疗方法首选红霉素，每日 1～2g，口服，重症可静脉滴注，还可加用利福平，疗程 2～3 周。目前，新大环内酯类和喹诺酮类亦用于军团菌病的治疗，疗效确切，不良反应少，疗程可适当缩短。

（2）病毒性肺炎：以对症治疗为主，卧床休息，居室保持空气流通，注意隔离消毒，预防交叉感染。给予足量的维生素及蛋白质，多饮水及少量、多次进软食，酌情静脉输液及吸氧。保持呼吸道通畅，及时消除上呼吸道分泌物等。

目前已证实较有效的病毒抑制药物有：①利巴韦林，具有广谱抗病毒活性，包括呼吸道合胞病毒、腺病毒、副流感病毒和流感病毒，0.8～1.0g/d，分 3～4 次服用；静脉滴注或肌注，每日 10～15mg/kg，分 2 次；亦可用雾化吸入，每次 10～30mg，加蒸馏水 30mL，每日 2 次，连续 5～7 天。②阿昔洛韦，具有广谱、强效和起效快的特点。临床用于疱疹病毒、水痘病毒感染，尤其是免疫缺陷或应用免疫抑制剂者应尽早使用。每次 5mg/kg，静脉滴注，日 3 次，连续给药 7 天。③更昔洛韦可抑制 DNA 的合成，主要用于巨细胞病毒感染，7.5～15mg/（kg·d），连用 10～15 天。④奥司他韦为神经氨酸酶抑制剂，对甲、乙型流感病毒均有很好的作用，耐药发生率低，每日 75mg，分 2 次，连用 5 天。⑤阿糖腺苷具有广泛的抗病毒作用，多用于治疗免疫缺陷患者的疱疹病毒与水痘病毒感染，5～15mg/（kg·d），静脉滴注，每 10～14 天为 1 疗程。⑥金刚烷胺可阻止某些病毒进入人体细胞，并有退热作用。临床用于流感病毒等感染。成人量每次 100mg，晨晚各 1 次，连用 3～5 天。

（3）其他病原体所致肺部感染

①支原体肺炎：早期使用适当抗菌药物可减轻症状并缩短病程。本病有自限性，多数病例不经治疗可自愈。大环内酯类抗菌药物为首选，如红霉素（每日 0.75～2g，分 3～4 次，口服）、罗红霉素（空腹，口服，成人每次 0.15g，一日 2 次；也可每次 0.3g，日 1 次，一般疗程为 5～12 日。儿童每次 2.5～5mg/kg，日 2 次）和阿奇霉素（第 1 日，按体重 10mg/kg，顿服，一日最大量不超过 0.5g，第 2～5 日，每日按体重 5mg/kg，顿服，一日最大量不得超过 0.25g）。氟喹诺酮类，如左氧氟沙星（口服，成人每次 0.1～0.2g，日 2 次。病情偏重者可增为日 3 次）、加替沙星（口服，日 1 次，每次 400mg，疗程为 7～14 天）和莫西沙星（口服，每次 0.4g，日 1 次）等，四环素类也用于支原体肺炎的治疗。疗程一般为 2～3 周。因肺炎支原体无细胞壁，对青霉素或头孢菌素类等抗菌药物无效。对剧烈呛咳者，应适当给予镇咳药。若继发细菌感染，可根据痰病原学做检查，选用有针对性的抗菌药物治疗。

②衣原体肺炎：首选红霉素，亦可选用多西环素或克拉霉素，疗程均为 14～21 天。阿奇霉素 0.5g/d，连用 5 天。氟喹诺酮类也可选用。发热、干咳、头痛等可对症选药。

（4）肺真菌感染

①念珠菌肺炎：轻症患者在消除诱因后，病情常能逐渐好转，病情严重者则应及时应用抗真菌药物。氟康唑，每日 200mg，首剂加倍，病情重者可 400mg/d，甚或更高的剂量，6～12mg/（kg·d）。两性霉素 B 亦可用于重症病例，0.6～0.7mg/（kg·d），但毒性反应大，临床上应根据患者的状态和真菌药敏结果选用。

②侵袭性肺曲霉菌肺炎：治疗首选两性霉素 B，尤其对威胁生命的严重感染，应尽可能给予最大的耐受剂量 1～1.5mg/（kg·d）。如患者不能耐受，

首次宜从小剂量开始，每日 0.1mg/kg，溶于 5% 葡萄糖溶液中，缓慢避光静滴，逐日增加 5~10mg，至最大耐受剂量后维持治疗。目前对疗程、总剂量还没有统一的意见，可根据患者病情的程度、对治疗的反应、基础疾病或免疫状态个体化给药。滴液中加适量肝素有助于防止血栓性静脉炎。主要不良反应为畏寒、发热、心慌、腰痛及肝、肾功能损害等。但用药过程中若出现中度肾功能损害并非停药的指征。两性霉素 B 脂质复合体，其肾毒性较小，主要适用于肾功能已有损害或用两性霉素 B 后出现肾毒性的患者，剂量 5mg/（kg·d）。还可选用伏立康唑［成人口服给药，首次给药时第一天应给予负荷剂量，口服，患者体重≥40kg，负荷剂量为每 12 小时给药 1 次，每次 400mg；维持剂量，每日给药 2 次，每次 200mg。患者体重 <40kg，负荷剂量（第 1 个 24 小时），每 12 小时给药 1 次，每次 200mg；维持剂量（开始用药 24 小时以后），每日给药 2 次，每次 100mg。序贯疗法：静脉滴注和口服给药尚可以进行序贯治疗，此时口服给药无须给予负荷剂量，每 12 小时静脉滴注 1 次，每次 6mg/kg（适用于第 1 个 24 小时）。静脉滴注维持剂量，4mg/kg，每 12 小时给药 1 次；口服维持剂量：200mg，（每 12 小时给药 1 次）］、卡泊芬净（缓慢静脉滴注，持续 1 小时以上。侵入性曲霉病患者，第一天应给予 70mg 的负荷剂量，随后每日 50mg）和米卡芬净（成人一般每日单次剂量为 50~150mg）、米卡芬净钠（日 1 次，静脉滴注）。对于严重或者难治性曲霉病患者，根据病人情况，剂量可增加至 300mg/d 等。

③曲霉肿肺炎：曲霉肿的治疗主要应预防威胁生命的大咯血，如条件许可，应行手术治疗。支气管动脉栓塞可用于大咯血的治疗。支气管内和脓腔内注入抗真菌药或口服伊曲康唑（每日 100~200mg，顿服，疗程 2~5 个月）可能有效。

④变应性支气管肺曲霉病（ABPA）：急性 ABPA 需用糖皮质激素，开始可用泼尼松 0.5mg/（kg·d），1 周后改为隔日 1 次。重症患者加用抗曲霉菌治疗可能有效。慢性 ABPA 糖皮质激素剂量 7.5~10mg/d，其剂量和疗程应根据情况决定，可酌情使用 β_2 - 激动剂或吸入糖皮质激素。

⑤肺孢子菌肺炎：除了对症治疗和基础病治疗之外，主要是病原治疗。可选择复方磺胺甲恶唑（每次用甲氧苄啶 3.75~5mg/kg，磺胺甲恶唑 18.75~25mg/kg，每 6 小时服用 1 次。成人预防用药：初予甲氧苄啶 160mg 和磺胺甲恶唑 800mg，日 2 次，继以相同剂量，每日服 1 次，或每周服 3 次）、氨苯砜（氨苯砜加甲氧苄啶，前者每天 100mg，后者每天 200mg/kg，分 4 次

口服）及三甲曲沙（以本品 45mg/mL 的剂量静滴，日 1 次，每次 60~90 分钟，疗程为 21 天；同时服用甲酰四氢叶酸，每次 20mg/mL，每 6 小时 1 次，共服 24 天，或甲酰四氢叶酸静滴，每次 20mg/mL，每 6 小时 1 次，共服 24 天）等。棘球白素类抗真菌药，如卡泊芬净等对肺孢子菌肺炎也有良好的疗效。

（四）中医专方选介

1. 扶正抗毒糖浆

药用生黄芪、玄参、沙参、天花粉、黄精。治疗小儿病毒性肺炎，有效率为 98%。［温振英，等．扶正祛邪法治疗小儿病毒性肺炎的临床与实验研究．中医杂志．1991，32（10）：41］

2. 黄连温胆汤

药用黄连、陈皮、茯苓、半夏、枳实、甘草、竹茹、金银花、蒲公英、败酱草。治疗金黄色葡萄球菌肺炎，有效率为 99%。［魏杰勇．黄连温胆汤加味治疗金黄色葡萄球菌肺炎 24 例．国医论坛．1998（4）：26］

3. 新医散

药用黄连、朱砂、雄黄、天竺黄、牛黄、白芷、硼砂、羚羊角粉、天麻、橘红、胆南星、枳壳、琥珀、玄参、冰片。治疗小儿肺炎，总有效率为 100%。［曹元奎．新医散治疗小儿肺炎．吉林中医药．1991（4）：24］

4. 小儿咳喘灵口服液

药用麻黄、杏仁、石膏、金银花、黄芩、甘草加蜂蜜制成口服液，治疗小儿支气管肺炎，有效率为 93.3%。［胡仁寿，等．小儿咳喘灵口服液治疗小儿支气管肺炎的临床与实验研究．中国中西医结合杂志．1992，12（12）：719］

第二节 肺脓肿

肺脓肿是由于多种病因所引起的肺组织化脓性病变。早期为肺组织的感染性病变，继而坏死、液化，外周有肉芽组织包围形成脓肿。临床特征为高热、咳嗽和咳大量脓臭痰。多发生于壮年，男多于女。自抗生素广泛应用以来，肺脓肿的发生率已大为减少。中医学根据其临床特征，概括为肺叶生疮，形成脓疡，称为"肺痈"，属于内痈之一。

一、临床诊断

（一）辨病诊断

1. 诊断依据

结合患者临床表现及实验室检查、X线检查不难确诊。

（1）患者多有齿、口咽部感染病史，或口腔手术、昏迷、呕吐、异物吸入后。

（2）急性发作的畏寒、高热，体温达39℃～40℃。

（3）咳嗽、吐大量脓臭痰，痰液静置后分三层。

（4）白细胞总数和中性粒细胞显著增高，见核左移。

（5）胸部X线见肺野大片浓密、炎性阴影中有脓腔及液平面。

（6）血、痰培养及厌氧菌培养有助于病原学诊断。

（7）有皮肤感染，或疖、痈等化脓性病灶，有发热不退、咳嗽、咳痰等症状。

（8）配合X线检查示两肺有散在的小病灶，有发热不退、咳嗽、咳痰，X线检查示两肺有多发性小脓肿，可诊断为血源性肺脓肿。

2. 辅助检查

（1）实验室检查

①血常规血液白细胞计数及中性粒细胞均显著增加，总数达（20～30）×10^9/L，中性粒细胞在90%以上，核左移明显，常有毒性颗粒。慢性肺脓肿患者的白细胞无明显改变，但可有轻度贫血。

②病原学诊断急性肺脓肿痰细菌检查时脓痰直接涂片染色可见很多细菌，因经口咳出的痰很易被口腔常存菌污染，所以不一定就是肺脓肿的致病菌。环甲膜穿刺以细导管在较深处吸取痰液，可减少口腔杂菌污染的机会。厌氧菌培养和细菌药物敏感试验，有助于确定病原体和选择有效的抗生素治疗。并发脓胸时，胸腔液的需氧和厌氧菌培养较痰液更可靠。血源性肺脓肿患者的血培养可发现致病菌。

（2）影像学检查：吸入性肺脓肿多发生于肺的下垂部分，如上叶的后段或肺尖后段、下叶背段和基底段。

吸入性肺脓肿早期在胸片上呈大片浓密、模糊的浸润阴影，边缘不清，或为团片状浓密阴影，病变一边常紧贴于胸膜、纵隔或叶间裂，呈肺段性分布。脓肿形成以后，若脓液经支气管咯出，胸片上能显示带有液平面的圆形空洞，空洞的内壁光滑或不规则，四周有较厚的云雾状炎性浸润。若支气管引流不畅时，可形成张力性空洞，胸片显示为薄壁囊性空洞。急性肺脓肿吸收恢复期，经脓液引流和抗生素治疗后，空洞日趋缩小，周围炎症逐渐吸收，最后仅残留条索状阴影和胸膜增厚。

慢性肺脓肿胸部 X 线平片的征象变异很大，以厚壁空洞为主要表现，空洞大小、形状不一，空洞周围有纤维组织增生，边缘不整，四周可有放射状条索影，称之为"长毛刺"。支气管因纤维组织的牵拉、扭曲或因管壁炎性肿胀而使管腔堵塞，液化物不能排出而干涸，因而在 X 线片上呈团块状浓密阴影。

血源性肺脓肿在一肺或两肺边缘有多发、散在的小片状炎症阴影或边缘较整齐的球形病灶，其中可见脓腔及液平面。炎症吸收后可呈现局灶性纤维化或小气囊。

并发脓胸时，患侧胸部呈大片浓密阴影；若伴发气胸则可见到液平面。

侧位 X 线检查可明确肺脓肿的部位、范围、大小，有助于做体位引流和外科手术。

胸部 CT 扫描多呈类圆形的厚壁脓腔，脓腔内可有液平面出现，脓腔内壁常表现为不规则状，周围有模糊的炎性影。

（3）纤支镜检查：有助于发现病因、及时治疗，可取出异物做病理活检诊断或局部治疗，同时此项检查也是鉴别肺脓肿、肺结核、肺部肿瘤的一个重要方法。

（二）辨证诊断

1. 表证期（初期）

（1）临床表现：恶寒，发热，咳嗽，胸痛，咳则痛甚，呼吸不利，咯白色黏痰，痰量日渐增多，口干，鼻燥。苔薄白或薄黄，脉浮数或滑。

（2）辨证要点：突然恶寒，发热，咳吐白色黏稠泡沫痰。舌淡红，苔薄黄，脉浮滑或浮数。

2. 成痈期

（1）临床表现：壮热不退，咳嗽气急，咳吐黄稠脓痰，气味腥臭，时有振寒，烦躁不安，胸胁疼痛，口干咽燥。舌质红，苔黄腻，脉滑数或洪数。

（2）辨证要点：咳嗽气急，胸满作痛，自觉喉间有腥味。苔黄腻，脉滑数。

3. 溃脓期

（1）临床表现：咳吐大量脓痰，或如米粥，或脓血相兼，腥臭异常，胸中烦满而痛，有时咯血，甚则气喘不能卧，身热，面赤，口渴喜饮。舌质红或绛，苔黄腻，脉滑数。

（2）辨证要点：咳吐大量脓血痰，腥臭异常。舌质红，苔黄腻，脉滑数。

4. 恢复期

（1）临床表现：身热渐退，咳嗽渐轻，脓痰日渐减少，或有胸胁隐痛，短气，自汗，盗汗，心烦，口燥咽干，或神疲乏力，面色不华，形体消瘦，精神萎靡。舌质红，苔薄黄，脉细数。

（2）辨证要点：咳嗽渐轻，咯吐脓血渐少，兼见气阴两虚的症状。

二、鉴别诊断

肺脓肿应与下列各病鉴别。

（一）细菌性肺炎

早期肺脓肿与细菌性肺炎的临床症状和 X 线检查很相似。肺炎链球菌肺炎常有口唇疱疹和铁锈色痰，而非大量脓臭痰；X 线胸片示肺叶或肺实质呈淡薄片状炎性病变，边缘模糊不清，没有空腔形成。痰和血的细菌分离可做出鉴别诊断。

（三）空洞性肺结核

肺脓肿和肺结核具有相同的好发部位，且慢性肺脓肿有不少病例以咯血为主诉而就诊。空洞性肺结核常发病缓慢，病程较长，伴午后潮热、乏力、盗汗、长期咳嗽、咯血等；肺脓肿起病时多高热，伴恶寒、痰多。X 线片示空洞，壁较厚，其周围可见结核浸润病灶，有时伴有同侧或对侧的结核传播病灶，而肺脓肿 X 线片有空洞及液平面。痰培养也可鉴别。

（三）支气管肺癌

肿瘤阻塞支气管，引起远端肺部阻塞性炎症，呈肺叶、段分布，但形成肺脓肿的病程相对较长，毒性症状多不明显，脓痰量亦较少。40 岁以上肺局部反复感染，用抗生素疗效差的患者，要考虑有支气管肺癌所致的阻塞性肺炎的可能。支气管鳞癌病变可发生坏死液化，形成空洞。胸部 X 线片示空洞，常呈偏心，壁较厚，内壁凹凸不平。一般无液平面，空洞周围无炎症反应。由于癌肿经常生发转移，故常见到肺门淋巴结肿大。通过 X 线体层摄片、胸部 CT 扫描、痰脱落细胞检查和纤维支气管镜检查可确诊。

（四）肺囊肿继发感染

本病的囊肿内可见液平面，周围组织无炎性反应或反应相对轻，无明显中毒症状或咳嗽。若有感染前的 X 线片相比较，则诊断更容易。

三、治疗

（一）提高临床疗效的思路提示

1. 分辨痰浊，认准病情

发热、胸痛、咳嗽气急、咯出浊痰等症，为一般外感咳嗽所共有，若辨其是否为肺痈，关键需辨清痰浊。《医学入门》说："肺痈……咳唾脓血腥臭，置之水中则沉。"《医灯续焰》说："凡人觉胸中隐隐痛，咳嗽有臭痰，吐在水中，沉者是痈脓，浮者是痰。"肺痈初期咳痰色白微黄，质黏，量少，无特殊气味；成痈期痰为黄绿色，质稠，量较多，有腥臭味；溃脓期呈黄红色，如米粥，量多，腥臭异常；恢复期呈黄白色，质清稀，量少，臭味渐减。在治疗过程中，根据痰浊的不同变化随时调整方药，将会收到较好的疗效。

2. 辨清虚实，知常达变

肺痈在发展的不同阶段，有虚、实不同的病机及病理表现。在肺痈的初期及成痈阶段，症见恶寒，高热，咳嗽气急，咯痰黏稠量多，胸痛，舌红，苔黄腻，脉滑数，属于实证、热证。溃脓之后，大量腥臭脓痰排出，咳痰呈黄白色，身热也随之减退，但伴有胸胁隐痛，短气自汗，面色不华，消瘦乏力，脉细或细数无力，属于虚实夹杂之证。久咳伤津耗气，可出现阴虚或气虚的证候，属于虚证。掌握肺痈临床证候虚实变化的规律，做到知常达变，对疾病的治疗及预防有重要的意义。如在肺痈初期，在对症疏风散热、宣肺化痰的同时，要防止疾病的传变，酌加清热解毒的药物，如鱼腥草、黄芩等。

3. 谨守病机，把握重点

在肺痈的表证期、成痈期、溃脓期和恢复期四个阶段，其成痈期为治疗的关键，溃脓期为病情顺逆之转折，因此，抓住这两个时期的治疗，尤为重要。成痈期为邪热壅肺，脓痰刚成，此时的治疗要切中病机，若治疗及时、得当，则病情可按规律顺势发展，否则，邪热内陷，灼阴伤血，病势逆向发展，甚可出现谵妄、惊风的危象。在溃脓期，若引流干净，病势控制较好，则身热渐退，病情渐愈；若贻误病情，引流不彻底，则咳嗽不退，胸胁隐痛，自汗、盗汗，疾病迁延日久，转向慢性阶段。

4. 中西医结合，托脓排痰

中医、中西医结合治疗肺脓肿有一定的优势，而治疗肺脓肿的关键是要托脓排痰。在肺脓肿的急性期，用抗生素配合中药以解毒排痰，如金银花、蒲公英、鱼腥草、葶苈子、桔梗、浙贝母等，若单用抗生素无效，或配合以上中药疗效不显者，应考虑到痈脓未溃，宜使痈脓破溃排出，使邪有出路，可加用皂角刺、穿山甲等。在大量痈脓排出以后，可停用或改为间断使用抗生素，加用生黄芪、薏苡仁、太子参、金银花、桔梗、瓜蒌仁等中药以扶正祛邪。为求速效，可用胸腔管闭式引流术，同时配合抗生素，合中医之清热解毒、化痰排脓，或益气养阴、活血散结之中药，可缩短疗程。

（二）中医治疗

1. 内治法

（1）表证期

治法：疏风散热，宣肺化痰。

方药：银翘散加减。

连翘、金银花、苦桔梗、薄荷、竹叶、生甘草、荆芥穗、淡豆豉、牛蒡子、鲜苇根煎汤。

热势较甚者，加黄芩、鱼腥草以清热；头痛者加桑叶、菊花等疏风热、清头目之品；痰热蕴肺，咳甚痰多者，加瓜蒌仁、贝母、杏仁以化痰止咳；胸痛甚者加郁金、瓜蒌、桃仁以润肺化痰，化瘀止痛。

（2）成痈期

治法：清热解毒，肃肺化瘀。

方药：千金苇茎汤合如金解毒散加减。

千金苇茎汤为苇茎、薏苡仁、冬瓜仁、桃仁。如金解毒散为黄芩、黄柏、黄连、栀子、桔梗、甘草。

胸闷喘满，咳吐痰浊量多者，加用葶苈子、瓜蒌仁、桑白皮以泻肺去壅；热毒盛者，可加金荞麦根、连翘、鱼腥草、蒲公英以增强清热解毒的作用；

若心烦口渴者，可配伍石膏、知母以清热泻火；若咳痰稠浊量多者，可合用葶苈大枣泻肺汤以泻肺逐痰。

（3）溃脓期

治法：清热解毒，化瘀排脓。

方药：千金苇茎汤合加味桔梗汤。

桔梗、金银花、薏苡仁、甘草、贝母、橘红、葶苈子、白及、苇茎、冬瓜仁、桃仁。

津伤、口渴、心烦者，可加用沙参、麦冬、百合等养阴清热之品；咳血或痰中带血者，可加大蓟、小蓟、三七、白茅根等以凉血止血解毒；热毒壅盛者，加鱼腥草、金荞麦根等解毒之品；胸部胀满，咳喘甚者，重用葶苈子，加用桑白皮、苏子以降气平喘。

（4）恢复期

治法：益气养阴，扶正托邪。

方药：沙参清肺汤加减。

北沙参、生黄芪、太子参、桔梗、薏苡仁、生甘草、合欢皮、白及、冬瓜子。

若气虚汗出较甚者，重用黄芪、太子参；低热、盗汗、烦渴者，可加用麦冬、百合、天花粉等以养阴清热；咯吐脓血者，加鱼腥草、金荞麦根、败酱草以解毒排脓；咯吐脓血、迁延不愈者，可加白及、白蔹、藕节以止血解毒。

2. 外治法

（1）针刺治疗：在肺痈的表证期选用大椎、合谷、曲池、外关、尺泽、鱼际等穴位，用泻法；在成痈期和溃脓期，可选用肺俞、大椎、太溪、期门、内关等穴，用泻法；在恢复期，可选用肺俞、气海、太溪、天门、复溜等穴，采用平补平泻法。

（2）耳针疗法：选用肺、神门、气管、耳尖、下耳背或下屏尖等穴位。方法是每次取 2 ~ 3 穴，中、强度捻转刺激，留针 20 ~ 30 分钟。

（3）体位引流：是肺脓肿治疗过程中必不可少的措施之一。将病变部位放在高位，保持规定体位，使引流的支气管方向向下，同时用手轻拍患者背部，并嘱病人进行深呼吸。根据患者身体状况和病情，每日施行 1 次或数次，每次 15 ~ 30 分钟。

（4）湿化疗法：就是采用雾化或超声雾化，用药液进行局部治疗，可配合体位引流术进行。通常用于湿化疗法的中药有桔梗、鱼腥草、浙贝母、黄芩等。

（三）西医治疗

治疗原则是药物治疗和脓液引流。

1. 药物治疗

吸入性肺脓肿多为厌氧菌感染，一般均对青霉素敏感，仅脆弱拟杆菌对青霉素不敏感，但对林可霉素、克林霉素和甲硝唑敏感。可根据病情的严重程度决定青霉素剂量，轻度者120万~240万U/d，病情严重者可用1000万U/d分次静脉滴注，以提高坏死组织中的药物浓度。体温一般在治疗的3~10天内降至正常，然后可改为肌注。如青霉素疗效不佳，可用林可霉素1.8~3.0g/d分次静脉滴注，或克林霉素0.6~1.8g/d，或甲硝唑0.4g，日3次，口服或静脉滴注。

血源性肺脓肿多为葡萄球菌和链球菌感染，可选用耐β-内酰胺酶类的青霉素或头孢菌素。如为耐甲氧西林的葡萄球菌，应选用万古霉素（静脉滴注，成人每日常用剂量为2g，每6小时0.5g或每12小时1g）或替考拉宁（口服，剂量为100~500mg，每日2~4次，疗程为10天；中度感染：首剂：静脉给药0.4g，以后维持剂量：0.2g，日1次；重度感染：首剂：每12小时静脉给药0.4g，连续3次，以后维持剂量，0.4g，日1次）。

如为阿米巴原虫感染，则用甲硝唑治疗，每次0.4~0.6g，日3次，口服，疗程7日。如为革兰阴性杆菌，则可选用第二代或第三代头孢菌素、氟喹诺酮类，可联用氨基糖苷类抗菌药物。

抗菌药物疗程为8~12周，直至X线胸片示脓腔和炎症消失，或仅有少量的残留纤维。

2. 脓液引流

是提高疗效的有效措施。痰黏稠不易咳出者可口服祛痰药或雾化吸入生理盐水、祛痰药或支气管舒张剂以利痰液引流。身体状况较好者可采取体位引流排痰，引流的体位应使脓肿处于最高位，每日2~3次，每次10~15分钟。经纤维支气管镜冲洗及吸引也是引流的有效方法。

3. 手术治疗

适应证为：①肺脓肿病程超过3个月，经内科治疗，脓腔不缩小，或脓腔过大（5cm 以上）估计不易闭合者。②大咯血经内科治疗无效或危及生命者。③伴有支气管胸膜瘘或脓胸，经抽吸、引流和冲洗疗效不佳者。④支气管阻塞限制了气道引流，如肺癌。对病情重不能耐受手术者，可经胸壁插入导管到脓腔进行引流。术前应评价患者的一般情况和肺功能。

（四）中医专方选介

1. 千金苇茎汤合桔梗汤

芦根 10g，薏苡仁 30g，冬瓜仁 15g，桃仁 9g，桔梗、生甘草各 12g。胸闷痰多加瓜蒌仁、葶苈子；咳嗽加杏仁、半夏；胸痛加郁金；热毒瘀结、痰臭加鱼腥草、半枝莲；便秘加大黄。日 1 剂，水煎服。15 天为 1 疗程，并根据药敏试验选择抗生素，可用青霉素 320 万 U，加 5% 葡萄糖液 100mL，静滴，1 天 2 次；效不佳时在纤支镜下用生理盐水反复灌洗支气管肺泡，注入抗生素，后期用益气养阴润肺药。14 例治疗 18～64 天，结果：全部治愈。[赵玉洁. 中西医结合治疗肺脓肿疗效分析. 贵阳中医学院学报. 1997，19（2）：13～14]

2. 苇茎汤合血府逐瘀汤加减

苇茎、薏苡仁各 30g，冬瓜仁 24g，桃仁、当归、红花、川芎各 9g，生地黄、赤芍各 15g，枳壳、柴胡各 6g，甘草 4g。随症加减，日 1 剂，水煎服。并用纤支镜插入脓肿所属的支气管开口，抽脓和用生理盐水冲洗后，脓腔注入林可霉素 1g，再用青霉素（过敏者用红霉素加庆大霉素）400 万 U，静滴，日 2 次，并行体位引流排脓。结果：14 例均体温下降，脓痰消失，X 线及胸片复查良好。[周玉中. 加用纤维支镜和血府逐瘀汤治疗肺脓肿的疗效观察. 中西医结合实用临床急救. 1996，3（11）：483～485]

3. 银芩参茜桔甘汤

金银花、蒲公英各 60g，黄芩、党参、玄参各 30g，天花粉、茜草、甘草各 10g，桔梗 6g。高热口渴、脉实有力加生石膏、知母、栀子；痰壅气急加桑白皮、葶苈子、海蛤壳、黄荆沥；胸痛甚加郁金、丝瓜络；汗出少气者金银花、黄芩、蒲公英减半，加黄芪；咳血加白茅根、白及，日 1 剂，水煎服。15 天为 1 疗程。忌酒酪、辛辣、肥甘、酸腐食物，避免受凉。结果：痊愈 73 例，好转 2 例，无效 1 例，总有效率为 98.68%。[周端求. 银芩参茜桔甘汤治疗肺脓肿（溃脓期）76 例. 中国民间疗法. 1996（1）：36～37]

4. 芪合汤

以黄芪、百合二药为主，随症加减，乏力、气短者，归脾汤中重用黄芪60～120g；干咳少痰加沙参；伴胸闷气短用二陈汤，加用桑白皮、天门冬、麦冬、鱼腥草。日1剂，水煎服，治疗10～60天。用于治疗肺脓肿因军团菌而致病者。观察29例，结果痊愈24例（症状消失、化验检查血中军团菌均正常），有效3例，无效2例。［孙淑姿．黄芪、百合在治疗军团菌病中的应用．中国中药杂志．1994，19（8）：502～503］

5. 三期肺痈汤

热毒袭肺期：金银花、桔梗各25g，芦根20g，牛蒡子15g，薄荷、淡豆豉、甘草各10g。痰多加杏仁、贝母、冬瓜仁；热甚加栀子、石膏；胸痛加全瓜蒌、赤芍。成痈溃脓期：芦根100g，薏苡仁、黄芩、桔梗各25g，桃仁、冬瓜仁、败酱、金银花、贝母各20g，甘草10g，黄连5g；咯血甚者加茜草、白及、侧柏炭、三七粉。正虚邪恋期：玄参、贝母各20g，生地黄、麦冬、白及、甘草各15g，加桔梗、芦根、薏苡仁、冬瓜仁。以上三期病人每日均加鱼腥草30g，红枣8枚，煎汤代茶饮。观察了32例，结果：治愈27例，显效4例，无效1例，有效率为96.88%。［吴春清．辨证治疗肺痈32例．中医药学报．1987（3）：23～24］

第三节　肺结核

肺结核是一种由结核杆菌引起的常见呼吸道传染病。常在人体抵抗力低下时，因感染结核菌而发病。

肺结核临床以咳嗽、咯血、潮热、盗汗、胸痛、消瘦、食欲不振等为主要表现，多伴有肺部体征的改变，X线摄片可见肺结核病灶，痰涂片及培养结核菌多呈阳性。从其发病及临床特征分析，本病属于中医学中"肺痨"的范畴。中医学对本病的论述甚详，有"肺痨""劳瘵""急痨""劳嗽""尸疰""虫疰"等不同的称谓。

一、临床诊断

（一）辨病诊断

肺结核根据其病史、临床症状及体征，结合结核痰菌检查、X线检查等，一般诊断并不困难。患者常有肺或肺外器官的结核病史、结核病接触史。

1. 症状

（1）全身症状：全身毒性症状表现为午后低热、乏力、食欲减退、体重减轻、盗汗等。当肺部病灶急剧进展播散时，可有高热，妇女可有月经失调和闭经。

（2）呼吸系统症状：一般有干咳或只有少量黏液痰；约 1/3 的病人有不同程度的咯血，咯血量不等；一般无明显呼吸困难，除非病变广泛，呼吸功能严重障碍；当炎症波及壁层胸膜时，相应的胸壁有刺痛，随呼吸和咳嗽而加重。

2. 体征

早期病灶小或位于肺组织深部，多无异常体征。若病变范围较小，患侧肺部呼吸运动减弱，叩诊呈浊音，听诊时呼吸音减低，或为支气管肺泡呼吸音，有湿啰音，尤其在上叶后段、下叶背段等好发部位，咳嗽后深吸气时听到细湿啰音有诊断意义。当肺部广泛纤维化及胸膜粘连、肥厚时，患侧胸廓下陷，肋间变窄，气管移向患侧，而对侧可有代偿性肺气肿。

3. 辅助检查

（1）实验室相关检查

①结核菌检查：痰中找到结核菌是确诊肺结核的主要依据。多用直接涂片法、厚涂片法、集菌法等，必要时应做结核菌培养及药物敏感试验。

②结核菌素试验：目前我国广泛使用皮内法。结核菌素试验呈阳性反应，仅表示结核感染，并不一定患病。结核菌素试验对婴幼儿的诊断价值比成年人大，因年龄越小，自然感染率越低；3 岁以下强阳性反应者，应视为新进感染的活动性结核病，须给予治疗。

③血常规：结核病人血常规一般无异常。严重病例可有继发性贫血。急性粟粒型肺结核可有白细胞总数减低或类白血病反应。

④血沉：血沉增快可作为判断结核病活动度的一种参考，但对结核病无特异性诊断价值。血沉正常不能排除活动性肺结核的可能。

（2）影像学检查：胸部 X 线检查包括胸透及摄片，为观察本病病理变化的主要依据。不仅可以早期发现肺结核，而且对确定病灶的性质、范围、发展状况和治疗效果等都有重要作用。肺结核常见的 X 线表现有：纤维钙化的硬结病灶、浸润性病灶、干酪性病灶和空洞。肺结核病灶一般在肺的上部、单侧或双侧，存在时间较长，常有多种性质不同的病灶混合存在，并有肺内播散迹象。

肺部 CT 检查也有助于本病的诊断，对于发现微小或隐蔽性病变、了解病变范围及组成有较大的帮助。

（二）辨证诊断

1. 肺阴亏损型

（1）临床表现：干咳，或咯少量白黏痰，咳声短促，痰中带血丝或血点，胸部隐痛，手足心热，口干咽燥，饮食不佳，疲乏少力。舌边尖红，苔薄少津，脉细或细数。

（2）辨证要点：咳嗽、咯血或干咳无痰，痰中带血，胸部隐痛，手足心热。舌边尖红，苔薄，脉细或细数。

2. 阴虚火旺型

（1）临床表现：呛咳气急，痰少而质黏，或吐黄痰，时时咯血且量多，色鲜红，混有泡沫痰液，胸胁掣痛，急躁易怒，午后潮热，五心烦热，骨蒸颧红，盗汗，眩晕，耳鸣，耳聋，口渴，心烦失眠，形体消瘦，男子可见梦遗，女子可致月经量少或闭经。舌质红绛而干，脉细弦数。

（2）辨证要点：呛咳气急，时时咯血，血色鲜红，午后潮热，骨蒸颧红，盗汗。舌红绛而干，脉细弦数。

3. 气阴两虚型

（1）临床表现：咳嗽无力，气短声低，或干咳少痰，或咳唾黏白，或痰中带血，血色淡红，如丝如缕，午后潮热，热势一般不高，口咽干燥，畏风怕冷，自汗、盗汗并见，声嘶失音，饮食减少，气短懒言，神疲乏力。舌质淡红，少苔，脉细数或虚大。

（2）辨证要点：咳嗽无力，声低气弱，潮热，盗汗，畏风，自汗，气短懒言。舌淡红，少苔，脉细数或虚大。

4. 肺脾气虚型

（1）临床表现：气短，咳喘无力，胸闷，纳呆，腹泻，痰多而稀薄，神疲乏力，语声低弱，自汗，面色㿠白或萎黄，畏寒怕冷。舌质淡，苔白，脉象细弱。

（2）辨证要点：气短，咳喘无力，神疲纳呆，畏寒怕冷，面色㿠白。舌淡苔白，脉细弱。

5. 心肾阳虚型

（1）临床表现：面浮肢肿，咳逆少气，痰呈白沫状，声嘶音哑，心慌，形寒肢冷，面浮肢肿，面色㿠白，五更泄泻，大肉尽脱，男子滑精阳痿，女子经少，经闭，不育。舌淡质润，脉象细弱或兼见结代脉。

辨证要点：咳逆少气，痰呈白沫状，声嘶音哑，面浮肢肿，五更泄泻，面色㿠白。舌淡，脉细弱。

6. 瘀血痹阻型

（1）临床表现：咳嗽，咳血不止，血色暗红有块，胸痛如刺，午后或夜间发热，或肌肤甲错，面色黧黑，羸瘦不能饮食，腹部胀满，小便自利，大便色黑，女子月经量少或夹有瘀块。舌质暗或有瘀斑，脉沉涩。

（2）辨证要点：咳嗽，咯血，胸痛如刺或肌肤甲错，面色黧黑，羸瘦不能饮食。舌质暗，脉沉涩。

二、鉴别诊断

肺结核的诊断一般不难，依据其病史、典型的临床症状及体征，配合结核痰菌及X线等辅助检查，常可确诊。但肺结核分型较多，有些症状不典型，临床应注意加以鉴别。

（一）辨清结核病的类型

我国实施新的结核病分类标准（WS196-2001），突出了对痰结核分枝杆菌检查和化疗史的描述，取消了按活动性程度及转归分期的分类，使分类法更符合现代结核病控制的概念，也更具实用性。

1. 原发型肺结核

本病含原发综合征及胸内淋巴结结核。多见于少年儿童，无症状或症状轻微，多有结核病家庭接触史，结核菌素试验多为强阳性，X线胸片表现为哑铃型阴影，即原发病灶、引流淋巴管炎和肿大的肺门淋巴结，形成典型的原发综合征。原发病灶一般吸收较快，可不留任何痕迹。若X线胸片只有肺门淋巴结肿大，则诊断为胸内淋巴结结核。肺门淋巴结结核可呈团块状、边缘清晰和密度高的肿瘤型或边缘不清、伴有炎性浸润的炎症型。

2. 血行播散型肺结核

本病含急性血行播散型肺结核（急性粟粒型肺结核）及亚急性、慢性血

135 ·

行播散型肺结核。急性粟粒型肺结核多见于婴幼儿和青少年，特别是营养不良、患传染病和长期应用免疫抑制剂导致抵抗力明显下降的小儿，多同时伴有原发型肺结核。成人也可发生急性粟粒型肺结核，可由病变中淋巴结内的结核分枝杆菌侵入血管而致。起病急，持续高热，中毒症状严重，约一半以上的小儿和成人合并结核性脑膜炎。虽然病变侵及两肺，但极少有呼吸困难。全身浅表淋巴结肿大，肝和脾大，有时可发现皮肤有淡红色粟粒疹，可出现颈项强直等脑膜刺激征，眼底检查约三分之一的患者可发现脉络膜结核结节。部分患者结核菌素试验阴性，随病情好转可转为阳性。X 线胸片和 CT 检查开始为肺纹理增重，在症状出现 2 周左右可发现由肺尖至肺底呈大小、密度和分布都均匀的粟粒状结节阴影，结节直径 2mm 左右。亚急性、慢性血行播散型肺结核起病较缓，症状较轻，X 线胸片呈双上、中肺野为主的大小不等、密度不同和分布不均的粟粒状或结节状阴影，新鲜渗出与陈旧硬结和钙化病灶共存。慢性血行播散型肺结核多无明显的中毒症状。

3. 继发型肺结核

本病多发生于成人，病程长，易反复。肺内多为含有大量结核分枝杆菌的早期渗出性病变，易进展，多有干酪样坏死、液化、空洞形成和支气管播散；同时又多出现病变周围纤维组织增生，使病变局限化并有瘢痕形成。病变轻重、多寡相差悬殊，活动性渗出病变、干酪样病变和愈合性病变共存。因此，继发型肺结核 X 线表现特点为多态性，好发在上叶尖后段和下叶背段。痰结核分枝杆菌检查常为阳性。

继发型肺结核含浸润性肺结核、纤维空洞性肺结核和干酪样肺炎等。临床特点如下：

（1）浸润性肺结核：浸润渗出性结核病变和纤维干酪增殖病变多发生在肺尖和锁骨下，影像学检查表现为小片状或斑点状阴影，可融合并形成空洞。渗出性病变易吸收，而纤维干酪增殖病变吸收很慢，可长期无改变。

（2）空洞性肺结核：空洞的形态不一。多由干酪渗出病变溶解形成洞壁不明显的、多个空腔的虫蚀样空洞；伴有周围浸润病变的新鲜的薄壁空洞，当引流支气管壁出现炎症伴堵塞时，因活瓣形成而出现壁薄、可迅速扩大和缩小的张力性空洞以及肺结核球干酪样坏死物质排出后形成的干酪溶解性空洞。空洞性肺结核多有支气管播散病变，临床症状较多，发热，咳嗽，咳痰和咯血等。空洞性肺结核患者痰中经常排菌，应用有效的化学治疗后，出现空洞不闭合，但长期多次检查痰为阴性，空洞壁由纤维组织或上皮细胞覆盖，诊断为"净化空洞"。但有些患者空洞中还残留一些干酪组织，长期多次查痰阴性，临床上诊断为"开放菌阴综合征"，仍须随访。

（3）结核球：多由干酪样病变吸收和周边纤维膜包裹或干酪空洞阻塞性愈合而形成。结核球内有钙化灶或液化坏死形成的空洞，同时80%以上的结核球有卫星灶，可作为诊断和鉴别诊断的参考。直径为2～4cm，多小于3cm。

（4）干酪样肺炎：多发生在机体免疫力和体质衰弱，又受到大量结核分枝杆菌感染的患者，或有淋巴结支气管瘘，使淋巴结中的大量干酪样物质经支气管进入肺内而发生。大叶性干酪样肺炎X线呈大叶性、密度均匀、磨玻璃状阴影，逐渐出现溶解区，呈虫蚀样空洞，可出现播散病灶，痰中能查出结核分枝杆菌。小叶性干酪样肺炎的症状和体征都比大叶性干酪样肺炎轻，X线呈小叶斑片播散病灶，多发生在双肺中下部。

（5）纤维空洞性肺结核：特点是病程长，反复进展恶化，肺组织破坏严重，肺功能严重受损，双侧或单侧出现纤维厚壁空洞和广泛的纤维增生，造成肺门抬高和肺纹理呈垂柳样，患侧肺组织收缩，纵隔向患侧移位，常见胸膜粘连和代偿性肺气肿。结核分枝杆菌检查长期阳性且常耐药。是结核病的控制和临床治疗上的大问题，关键应在最初治疗中给予合理的化学治疗，以预防纤维空洞性肺结核的发生。

4. 结核性胸膜炎

本病含结核性干性胸膜炎、结核性渗出性胸膜炎、结核性脓胸。

5. 其他肺外结核

本病按部位和脏器命名，如骨关节结核、肾结核、肠结核等。

6. 菌阴肺结核

菌阴肺结核为三次痰涂片及一次痰培养阴性的肺结核，其诊断标准为：①典型肺结核的临床症状和胸部X线表现；②抗结核治疗有效；③临床可排除其他非结核性肺部疾患；④PPD强阳性，血清抗结核抗体阳性；⑤痰结核菌PCR和探针检测呈阳性；⑥肺外组织病理证实有结核病变；⑦支气管肺泡灌洗（BAL）液中检出抗酸分枝杆菌；⑧支气管或肺部组织病理证实为结核病变。具备①～⑥中3项或⑦～⑧中任何1项可确诊。

（二）与其他疾病相鉴别

肺结核的症状和X线表现与其他呼吸系统病相近似，要注意鉴别诊断。

1. 肺癌

中央型肺癌常有痰中带血，肺门附近有阴影，与肺门淋巴结结核相似。周围型肺癌呈球形、分叶状块影，有时需要与结核球鉴别。肺癌多发生在40岁以上的男性，常无毒性症状，有刺激性咳嗽、明显胸痛和进行性消瘦。血清唾液酸和癌胚抗原测定可以提示癌症。肺部影像学检查、脱落细胞检查以及纤维支气管镜检查和活组织检查有助于鉴别诊断。还要注意肺癌与肺结核并存的可能。

2. 肺炎

有轻度咳嗽，低热的支原体肺炎、病毒性肺炎和过敏性肺炎，在X线上有肺部炎症征象，与早期浸润型肺结核相似。细菌性肺炎有发热、咳嗽、胸痛和肺内大片炎症，须与干酪性肺炎相鉴别。急性肺炎发病急剧，有高热、寒战、胸痛、咳嗽、痰铁锈色，病程一般在1周左右。若病程延长，发热、咳嗽不好转，痰结核菌和X线检查可做出诊断。

3. 肺脓肿

浸润型肺结核伴空洞须与肺脓肿相鉴别。肺脓肿起病急，发热高，脓痰多，痰中无结核菌，白细胞总数及中性粒细胞增多，抗生素治疗有效，慢性纤维空洞型肺结核伴继发感染易与慢性肺脓肿混淆，痰结核菌试验可加以鉴别。

4. 慢性支气管炎

老年慢性支气管炎的症状酷似慢性纤维空洞型肺结核，常有慢性咳嗽、咳痰，有时少量咯血、反复发作，但无明显的全身症状。X线仅有肺纹理增粗和肺气肿征象。

5. 支气管扩张

本病须与慢性纤维空洞型肺结核相鉴别。支气管扩张有慢性咳嗽、咳痰和反复咯血史，一般不发热，仅在继发感染时才发热。X线平片多无异常表现，或仅见局部肺纹理增粗或卷发状阴影。支气管碘油造影和痰液检查可确诊。

6. 尘肺

二氧化矽、石棉、氧化铁、铍以及某些有机物质的吸入，可使肺X线片出现浸润，其中矽肺的聚合性团块中甚至出现空洞，与结核病相似。但上述疾病为职业性，有粉尘接触史，不难诊断。

三、治疗

（一）提高临床疗效的思路提示

1. 消灭病源，防其传变

杀虫以绝其根本是治疗肺痨的一大法则。古代医家早已认识到这一点，宋·杨仁斋《仁斋直指方》提出"治瘵疾，杀瘵虫"的治疗方法；明·李中梓《医宗必读》提出"补虚以补其元，杀虫以绝其根"的治疗大法，其中特别强调杀虫之法，说"能杀其虫，虽病者不生，亦可绝其传疰耳"，认为杀虫不仅有治疗意义，还有预防意义。现代医学对于肺结核的治疗，也非常注重抗结核药物的合理应用。控制和消灭传染源是防治肺结核的有效手段，若不着眼于消除结核菌，其治疗方法无非是调整体质、控制症状，终属被动。

2. 培补正气，滋养肺阴

补虚以复其真元，是治疗肺痨的又一法则。正气虚弱是本病发生的关键，也是本病传变、转归和预后的决定性因素，"正气存内，邪不可干"，因此应重视补虚培元，增强正气，以提高抗病能力。瘵虫致病最易伤阴动热，故有"劳瘵主乎阴虚"之说，而本病在演变过程中也是"阴虚者十之八九"，因此补虚中以滋阴为主，火旺者兼以降火，若合并气虚、阳虚见症者，则当同时兼顾。从现代医学研究来讲，结核病的发生、发展与结核病人的免疫功能紊乱有关，采用扶正固本法，将有利于改善机体的免疫反应状态，调动机体的积极因素，促进病变的吸收和治愈。

3. 掌握"虚中夹实"的特殊性

本病虽以虚为主，但亦可见虚中夹实，故在补虚的同时，应不忘治实。如阴虚夹痰热者，在滋阴的同时佐以清化痰热；气虚夹痰浊者，在补益肺脾之气的同时，参以宣化痰湿；咳血而有蓄瘀者，又应化瘀止血。现代研究亦表明，对于肺结核球及干酪病灶，临床见瘀血征或痰浊征，运用活血化瘀法可取得较为理想的疗效。因此临床治疗时应辨明疾病特点，掌握其"虚中夹实"的特殊性，辨证论治，注意祛邪法的临证应用，从而达到良好的治疗效果。

4. 合理应用化疗药物

实践证明，合理的化学疗法是治疗结核病，控制和消灭传染源的首要方法。合理的化疗可使病灶全部灭菌、痊愈，传统的休息和营养疗法都只起辅助作用。若应用化疗药物，疗程结束时痰菌未能转阴，或在疗程中转阳，X线显示病灶未能吸收、稳定，甚至恶化，说明化疗失败。其重要原因多为化疗方案不合理，未规律用药或停药过早，或者细菌耐药，机体免疫力低下等。为了避免失败，必须合理应用化疗药物，正确拟订化疗方案，病人在督导下坚持早期、适量、规律、全程、联用敏感药物。

5. 注重对主症的处理

本病的症状，如潮热不休、盗汗甚多、咳嗽不止、大量咯血、失眠、遗精、泄泻等，均应进行针对性的治疗。

6. 注重饮食、摄生等综合治疗

在药物治疗的同时，肺痨患者还应注意饮食、摄生等综合治疗。结核病是一种慢性消耗性疾病，因此要注意加强营养，给予富含营养且营养均衡的饮食；要规律休息，适量活动，活动不可过度，精神要愉快。故《明医杂著·劳瘵》提出："然必须病患爱命，坚心定志，绝房室，息妄想，戒恼怒，节饮食，以自培其根，否则虽服良药，亦无用也。"

（二）中医治疗

1. 内治法

（1）肺阴亏损型

治法：滋阴润肺，杀虫止咳。

方药：月华丸加减。

生地黄、熟地黄、天冬、麦冬、沙参、百部、獭肝、川贝母、三七、白及、茯苓、怀山药。

咳嗽甚者，加用杏仁、桑白皮、瓜蒌；盗汗加糯稻根；肺阴虚较著，加百合、玉竹、羊乳滋补肺阴；痰中带血较著，予仙鹤草、白茅根；骨蒸潮热者，加银柴胡、功劳叶、白薇。

（2）阴虚火旺型

治法：滋阴降火，补肺益肾。

方药：百合固金汤加减。

百合、麦冬、生地黄、熟地黄、玄参、龟板、鳖甲、知母、胡黄连、银柴胡、白及、三七。

咳嗽痰黄量多者酌加桑白皮、马兜铃、鱼腥草等清化痰热；盗汗明显者，加乌梅、煅龙骨、煅牡蛎、麻黄根、浮小麦等敛营止汗；咯血量多者，加白茅根、仙鹤草、紫珠草以止血；伴胸痛可加三七、血余炭、花蕊石、广郁金等化瘀和络止血。

（3）气阴两虚型

治法：益气养阴，润肺止咳。

方药：保真汤加减。

人参、白术、茯苓、黄芪、甘草、五味子、生地黄、熟地黄、天冬、麦冬、白芍、当归、莲子心、地骨皮、百部、白及。

咳嗽较剧者加紫菀、款冬花、枇杷叶；阴伤明显，骨蒸潮热者，加银柴胡、龟板、鳖甲；气虚明显，汗出较多者，加浮小麦、桂枝、防风、牡蛎；咳血者加三七粉、仙鹤草。

（4）肺脾气虚型

治法：健脾益气，培土生金。

方药：四君子汤加减。

人参、黄芪、白术、茯苓、怀山药、白扁豆、陈皮、百部、炙甘草。

若见畏寒、肢冷、大便溏泻者，加附子、肉桂；自汗、畏风明显者，加桂枝、白芍、浮小麦；腹胀者，加鸡内金、枳壳；咳嗽痰稀，可加紫菀、款冬花、苏子等温润止嗽；夹有痰湿症状者，可配半夏、陈皮、茯苓；咳血者加阿胶、仙鹤草、三七，配合补气药，共奏益气摄血之功。忌用地黄、麦冬、阿胶等滋腻之品。

（5）心肾阳虚型

治法：温肾阳，养心气。

方药：新定拯阳理劳汤加减。

人参、黄芪、白术、甘草、当归、陈皮、桂心、五味子。

五更腹泻者加肉豆蔻、补骨脂；阳痿者加仙灵脾、巴戟天；滑精者加莲须、煅龙骨、煅牡蛎、鹿角霜；浮肿者加白术、猪苓；动而喘息者加五味子、胡桃肉、补骨脂；形体瘦削者加紫河车。

（6）瘀血痹阻型

治法：活血祛瘀生新。

方药：大黄䗪虫丸加减。

大黄、䗪虫、桃仁、丹参、生地黄、生白芍、当归、甘草、杏仁、黄芩、百部。

咯血不止，色暗有块者，加三七、郁金、花蕊石；午后或夜间低热、盗汗者，加秦艽、地骨皮、银柴胡、黄芩、丹皮；口燥咽干者，加沙参、麦冬；胸痛明显者加丝瓜络、郁金、延胡索；羸瘦不能饮食者加白术、茯苓、鸡内金、谷芽等生发肾气，培土生金；大便色黑者加大黄炭、生地黄炭。

2. 外治法

（1）针刺治疗：取太渊、肺俞、膏肓、足三里、三阴交，太溪为主穴。肺阴亏虚者配照海；阴虚火旺者配合谷、行间；气阴两虚者配脾俞、肾俞、气海；潮热者配尺泽、鱼际；阴虚者配阴郄；咯血者配孔最；遗精者配志室；经闭者配血海。针刺用补法，每日1次。

（2）灸法：选肺俞、大椎、关元、脾俞、膏肓、肾俞穴，每穴灸3～5壮，隔日1次。

（3）耳针：选肺区敏感点，脾、肾、内分泌、神门等，可用毫针轻刺激，留针15～30分钟，隔日1次，10次为1疗程。

（4）穴位注射：选结核穴、中府、肺俞、大椎、膏肓、曲池、足三里等穴，选用维生素 B_1 注射液100mg或链霉素0.2g，每次选择2～3穴，轮流使用。

（5）贴敷法：①大蒜贴敷：鲜大蒜适量，捣泥，置纱布上敷贴两足底涌泉穴，20～30分钟局部疼痛时取下。②白芥子膏：白芥子适量，炒黄，研成细末，用米醋调成糊状。先将拔毒膏温化，取白芥子糊2g，摊于膏药中心，贴敷于穴位（风门、肺俞、心俞、膏肓）上，每次选1对穴，交替贴敷。一般贴1～3小时，局部有烧灼感时取下。每对穴5天贴敷1次，3个月为1疗程。③肺痨膏：白鸽粪、五灵脂、白芥子、大蒜各30g，白凤仙花连根叶1株，醋化麝香0.6g。先将白鸽粪、五灵脂、白芥子共研细末，再加大蒜、白凤仙捣碎成液，将醋化麝香兑入。调和均匀，密贮备用。取肺俞、膏肓、百劳、脾俞，每穴取蚕豆大小1块，贴于穴位上，覆盖纱布，胶布固定，2天换贴1次，2周1疗程，休息3天，再继续贴用。

（6）搓药法：处方：硫黄、雄黄、朱砂各3g，麝香1g，大蒜30～40g，夏天加冰片3g。方法：大蒜捣烂如泥，余药研粉与大蒜共调，做成乒乓球大小的药球，治疗时用药球在皮肤上揉搓，从长强穴开始，循脊柱向上揉搓至肺俞为止，反复揉搓20分钟，腰至肺俞穴之间，揉搓12～15分钟，用力稍大，余药敷于肺俞，扎绷带，药干即除去，每月 1 次，连续 3 次。

（7）雾化吸入法：大蒜 30 ~ 50g，捣碎，放入装置器内，通过雾化吸入，每周 2 次，每次 30 ~ 60 分钟，3 个月为 1 疗程。

（三）西医治疗

1. 化学方法

抗结核化学药物治疗对结核病的控制起着决定性的作用，合理的化疗可使病灶全部灭菌、痊愈。

（1）基本原则：早期、联用、适量、规律和全程用药。①早期：对确诊的新发现的初治病人，必须抓紧治疗；对复治，特别是大量排菌者，也应不失时机及早治疗。②联用：一般治疗应采用 2 种或 2 种以上抗结核药物联合应用，以增强协同作用及延缓耐药性的产生。③适量：采用既能发挥其有效抗菌作用，又不发生或少发生副作用的适当剂量。剂量过小，既影响疗效，又易产生耐药性；剂量过大，易产生副作用。④规律：化疗成功的关键在于规定时间内有规律地用药，坚持按规定的化疗方案进行治疗。⑤全程：病人按规定的治疗方案完成疗程。未满疗程停用药物将会增加治疗的失败率和复发率。

（2）适应证：①涂阴肺结核；②结核菌培养阳性肺结核；③不能做培养的情况下的涂阴空洞性肺结核；④粟粒结核。

（3）常用药物：理想的抗结核药物具有杀菌、灭菌或较强的抑菌作用，毒性低，副反应少，使用方便，价格便宜，药源充足；经口服或注射后能够在血液中达到有效浓度，并能渗入吞噬细胞、浆膜腔和脑脊液内，疗效迅速、持久。在抗结核的治疗中，常用的抗结核药物见表 6 - 1。

表 6 - 1 常用抗结核药物的剂量与主要副作用

药名	简写	每日用药量		成人间歇疗法每次（日）量（g）	主要副作用
		成人（g）	儿童（mg/kg）		
异烟肼	肼，H，INH	0.3 ~ 0.4（5 ~ 10mg/kg）	8 ~ 25	0.6 ~ 0.8	周围神经炎，肝功能异常
链霉素	链，S，SM	0.75 ~ 1.0	20 ~ 30	0.75 ~ 1.0	听力障碍，眩晕

药名	简写	每日用药量		成人间歇疗法每次（日）量（g）	主要副作用
		成人（g）	儿童（mg/kg）		
对氨水杨（柳）酸	柳，P，PAS	8.0～12.0	150～250	10.0～12.0	胃肠不适，过敏反应
氨硫脲	脲，T，TB_1	0.075～0.15	2～5		皮疹，肝功能异常，粒细胞减少
利福平	利，R，RFP	0.45～0.6	10～20	0.6～0.9	过敏反应，肝功能异常
吡嗪酰胺	吡，Z，PZA	1.5～2.0	30～40	2.0～3.0	关节痛，肝功能异常
乙胺丁醇	乙，E，EB，EMB	0.75～1.0	15～25	1.5～2.0	感觉异常，视力障碍
乙（丙）硫异烟胺	Th乙（丙），Th1314（1312）	0.5～0.75	10～20	0.5～1.0	胃肠不适，肝功能异常
卡那霉素	卡，K，KM	0.75～1.0	15～25	0.75～1.0	听力障碍，肾功能异常
卷曲霉素	卷，C，CPM	0.75～1.0	15～25	0.75～1.0	听力障碍，肾功能异常

（4）治疗方案：为充分发挥化学治疗在结核病防治工作中的作用，便于大面积开展化学治疗，解决滥用抗结核药物、化疗方案不合理和混乱造成的治疗效果差、费用高、治疗期过短或过长、药物供应和资源浪费等实际问题，要全面考虑化疗方案的疗效、不良反应、治疗费用、患者接受性和药源供应，还要有经国内外严格对照研究证实的化疗方案可供选择，以此拟订统一标准方案。实践证实，严格执行统一标准方案确能达到预期效果，符合投入效益的原则。

①初治活动性肺结核（含涂阳和涂阴）治疗方案。

A. 每日用药方案

a. 强化期：异烟肼、利福平、吡嗪酰胺和乙胺丁醇，顿服，2个月。

b. 巩固期：异烟肼、利福平，顿服，4个月。简写为：2HRZE/4HR。

B. 间歇用药方案

a. 强化期：异烟肼、利福平、吡嗪酰胺和乙胺丁醇，隔日 1 次或每周 3 次，2 个月。

b. 巩固期：异烟肼、利福平，隔日 1 次或每周 3 次，4 个月。简写为：$2H_3R_3Z_3E_3/4H_3R_3$。

②复治涂阳肺结核治疗方案

A. 每日用药方案

a. 强化期：异烟肼、利福平、吡嗪酰胺、链霉素和乙胺丁醇，每日 1 次，2 个月。

b. 巩固期：异烟肼、利福平和乙胺丁醇，每日 1 次，6～10 个月。巩固期治疗 4 个月时，痰菌未转阴，可继续延长治疗期 6～10 个月。简写为：$2HRZSE/6\sim10HRE$。

B. 间歇用药方案

a. 强化期：异烟肼、利福平、吡嗪酰胺、链霉素和乙胺丁醇，隔日 1 次或每周 3 次，2 个月。

b. 巩固期：异烟肼、利福平和乙胺丁醇，隔日 1 次或每周 3 次，6 个月。简写为：$2H_3R_3Z_3SE_3/6\sim10H_3R_3E_3$。

上述间歇方案为我国结核病规划所采用，但必须采用全程督导化疗管理，以保证患者不间断地规律用药。

2. 对症治疗

（1）毒性症状：结核病的毒性症状在有效抗结核治疗 1～2 月多可消退，不需特殊处理，有时毒性症状过于严重，或胸腔积液不能很快吸收，可加用糖皮质激素，（常用泼尼松，每日 15～20mg，分 3～4 次口服），以减轻炎症或过敏反应；合并感染者，适当选用抗生素治疗；潮热、骨蒸盗汗严重者，可用清骨散加味，以清虚热，退骨蒸。

（2）咳嗽、咯痰：刺激性干咳可用喷托维林 25mg，或用可待因 15～30mg，或复方桔梗 0.3g，日 3 次，口服，也可用川贝母、梨汁、冰糖，加水煎服；痰黏稠不易咳出者，可用氯化铵 0.3g，日 3 次，口服，也可用黄芩、瓜蒌壳、鱼腥草，水煎服，必要时可用糜蛋白酶 5mg 或抗生素雾化吸入，每日 1～2 次。

（3）咯血：①小量咯血，病人安静休息，消除紧张情绪，必要时可用小量镇静剂、止咳剂，如安定5mg，每日1~3次，苯巴比妥0.06g或10%溴化钠10mL，亦可用大蒜头（去皮）捣碎，分别敷于双侧涌泉穴，约20分钟。②咯血较多，应采取患侧卧位，轻轻将气管内存留的积血咳出。选用止血药：口服白及粉、三七粉等。也可选用酚磺乙胺、氨甲苯酸、维生素K等止血。垂体后叶素5单位，加入50%葡萄糖40mL中，缓慢静脉推注；亦可将垂体后叶素10单位加入5%葡萄糖液500mL中静脉滴注。③咯血过多，根据血红蛋白和血压测定酌情给予少量输血。咯血量大，出现四肢厥冷，面色苍白，冷汗出者，可予生脉散合参附汤或参麦注射液静脉滴注以益气养阴回脱。大咯血不止者，可经纤维支气管镜确定出血部位后，用浸有稀释的肾上腺素纱布压迫或填塞出血部位以止血。可用Fogarty导管气囊压迫止血，亦可用冷生理盐水灌洗。④对于大咯血引起窒息的病人要立即抢救。首先进行体位倒血，然后高浓度给氧，注射阿托品解除喉部痉挛和应用呼吸兴奋剂，必要时给予心肺复苏，或做气管插管或气管切开，以解除呼吸道阻塞。

（4）胸痛及气胸：胸痛轻者不必处理，疼痛较剧，可服索米痛片、延胡索止痛片等。若有气胸应积极进行胸腔排气，控制继发感染。

3. 免疫治疗

肺结核免疫治疗，最早的为结核菌素治疗法，随着免疫学的进展，结核病的免疫疗法愈来愈引起关注。

（1）特异性免疫疗法：①结核菌素皮下注射疗法。用1:10万的OT稀释液0.2mL，以后每次递增0.2mL至2mL止，于化疗1~2周后，在上臂做皮下注射，每周2次，12周为1疗程。②灭菌卡介苗素肌肉注射疗法。1支/次，1个月为1疗程。③死卡介苗划痕方法。2划/次，2次/周，每划长0.5~1.0cm，3~6月为1疗程。④卡介苗提取物–卡介苗多糖核酸（BCG–PSN）肌肉注射疗法。

上述疗法对于结核病灶吸收、空洞闭合、痰菌阴转效果均优于单纯化疗法，且对慢性支气管炎、咳喘亦有预防发作和治疗作用。

（2）非特异性免疫方法：目前应用的药物有左旋咪唑、T–苯丙酸诺龙、吉非替尼和胎胸腺细胞悬液等。

4. 手术治疗

随着化疗的迅速发展，手术疗法在肺结核病人中的应用范围越来越小，但对某些适于外科治疗的病人而言，手术仍是一种必要的治疗方法。①对于大于 3cm 的结核球与肺癌鉴别困难、复治的单侧纤维厚壁空洞、长期内科治疗未能使痰菌阴转者，或单侧肺损伤伴支气管扩张，已丧失功能并有反复咯血或继发感染者，可做肺叶或全肺切除。②结核性脓胸和（或）支气管胸膜瘘经内科治疗无效，且伴同侧活动性肺结核时，宜做肺叶 – 胸膜切除术。③支气管黏膜活动性结核病变，且又不在切除范围之内者，全身情况差，或有明显心、肺、肝、肾功能不全者，禁用手术疗法。

（四）中医专方选介

1. 二妙散

儿茶 37.5g，明矾 30g，研末，过 60 目筛，混匀。小量咯血（咯血量 < 100 毫升／日）者服 0.2 ~ 0.4g，日 3 次，中量咯血者服 0.4 ~ 0.8g，日 4 次。服药 7 日后咯血消失者 67 例，减少 12 例，无效 3 例，总有效率为 96.3%。临床表现有咯血倾向者可先期服以预防出血。本方对痰中带血、小量咯血的效果肯定，中等量咯血者不宜采用。少数病人服后有反酸现象，未见其他不良反应。［伏树藩，等. 二妙散治疗肺结核咯血 82 例疗效分析. 云南医药. 1989（1）：65］

2. 八珍散

当归、川芎、茯苓、桔梗、远志、白术、白芍、红参各 25g，冰片 2.5g。研末过筛，分成 90 等份，每次服 1 份，日 3 次，口服，治疗 1 ~ 3 个月，适用于重症肺结核。结果：咳嗽症状消失 4 例，减轻 17 例，无变化 10 例，加重 2 例；发热 12 例中体温下降 5 例，恢复正常 5 例，无变化 2 例；持续排菌的 20 例中，痰菌阴性 4 例，阴转 2 例，无变化 14 例；X 线显示不可逆的 16 例中，无变化 15 例，恶化 1 例；X 线显示可逆的 14 例均显示吸收好转；原有脓气胸的 6 例中，脓腔缩小 4 例，无变化 2 例。［陈文昌. 八珍散治疗重症肺结核 33 例疗效观察. 中国函授通讯. 1991（3）：46］

3. 五味抗痨散

白及、百合、薏苡仁、杏仁各 150g，川贝母 30g，共研为末，每次服 10g，日 3 次，口服，1 剂为 1 疗程，连用 3 疗程。并辨证施以汤药。本方为蔡友敬老中医的经验方。［蔡光斗，等. 五味抗痨散治疗空洞型肺结核. 福建中医药. 1993，24（47）：3］

4. 抗痨散

用本品（蜈蚣、冬虫夏草、紫河车、菌灵芝、牡蛎、丹参等，水煎 3 次，合并煎液，浓缩，烘干，碾细，装胶囊）4 粒，日 2 次，吞服，儿童酌减。并用三味汤：桃仁、三棱、夏枯草；潮热加炙鳖甲；盗汗加麻黄根；胸痛加延胡索；出血加茜草根、三七；口干加麦冬；痰多加胆南星；气虚加党参；气喘加白果仁；胸腹腔积水加龙葵、葶苈子；肾积水加白芥子、莱菔子；局部溃烂不愈加黄芪、当归。日 1 剂，水煎服。体表结核者外敷消核膏（甘遂、大戟、泽泻、陈皮、蜂房、独角莲、红娘子，浸入香油中煎熬，以广丹收膏，掺入乳香、没药、麝香、儿茶、礞石），5 日换药 1 次。结果：治愈 1926 例，有效 148 例，无效 65 例，总有效率为 96.96%。[李守信，等．以抗痨散为主治疗结核病 2139 例疗效观察．中医杂志．1994，35（10）：606～607]

5. 止血宁肺汤

白及 20g，生地黄炭、侧柏叶、三七、川贝母各 15g，当归、杏仁、青皮、茯苓、陈皮、五味子、神曲各 12g，甘草 6g。轻者 2 日 1 剂，重者每日 1 剂，日服 3 次，5 剂为 1 疗程。共治疗 108 例，痊愈 67 例，占 62%；有效 41 例，占 38%；总有效率为 100%。[余益国．止血宁肺汤治疗肺结核咯血 108 例．实用中医药杂志．1999，15（1）：10]

第七章 肺循环疾病

第一节 慢性肺源性心脏病

慢性肺源性心脏病是由于肺、胸廓或肺动脉血管的慢性病变所致的肺循环阻力增加、肺动脉高压，进而使右心肥厚、扩大，甚至发生右心衰竭的心脏病。

慢性肺源性心脏病发展缓慢，临床上除原有肺、胸疾病的各种症状和体征外，主要是逐步出现肺、心功能衰竭以及其他器官损害的征象，可分为肺、心功能代偿期和失代偿期。患病年龄多在 40 岁以上，随着年龄的增长患病率增高。本病属于中医学中的"咳喘""痰饮""心悸""水肿""肺胀"等范畴。

一、临床诊断

（一）辨病诊断

1. 症状与体征

本病是由慢性广泛性肺 - 胸疾病发展而来，呼吸和循环系统的症状常混杂出现，故早期诊断比较困难，但结合病因、症状、体征及实验室检查，诊断亦不困难。

（1）患者有慢性胸肺疾病的病史，或（和）具有明显的肺气肿特征。如慢性支气管炎并发阻塞性肺气肿、支气管扩张、重症肺结核、胸膜纤维化、类风湿性脊柱炎、胸廓脊柱畸形等。

（2）气急紫绀，能排除其他心脏病所致者，或出现无其他原因可以解释的神志改变。

（3）剑突下明显的收缩期搏动，或三尖瓣区收缩期杂音，肺动脉瓣第二心音亢进及胸骨左缘第2、3肋间收缩期抬举性的搏动。

（4）肝肿大，有压痛，肝颈反流征阳性，踝以上水肿伴颈静脉怒张。

（5）静脉压增高。

（6）既往有肺心病史或右心衰竭史。

（7）摄片检查（见后）。

2. 辅助检查

（1）实验室检查

①血液检查：红细胞计数和血红蛋白可增高，红细胞压积正常或偏高，全血黏度、血浆黏度和血小板聚集率可增高，红细胞电泳时间延长，血沉一般偏快。在心力衰竭时，可有丙氨酸氨基转移酶和血浆尿素氮、肌酐、血及尿 β_2 微球蛋白（$\beta_2 - M$）、血浆肾素活性（PRA）、血浆血管紧张素 II 等含量增高等肝肾功能受损的表现。合并呼吸道感染时，可有白细胞计数增高、中性粒细胞增加。在呼吸衰竭的不同阶段可出现高钾、低钠、低钾或低氯、低钙、低镁等变化。

②痰细菌培养：以甲型链球菌、流感杆菌、肺炎球菌、葡萄球菌、奈瑟球菌、草绿色链球菌等多见。近年来临床发现革兰氏阴性杆菌增多，如绿脓杆菌、大肠杆菌等。

（2）影像学检查：①肺部改变，常见肺纹理增重和肺气肿；②右肺下动脉干扩张：横径≥15mm，或右肺下动脉横径与气管横径比值≥1.07，或经动态观察较原右肺下动脉干增宽2mm以上；③肺动脉段中度凸出或其高度≥3mm；④圆锥部显著凸出（右前斜位45°）或"锥高"≥7mm；⑤中心肺动脉扩张和外围分支纤细，两者形成鲜明对比；⑥右心室增大（结合不同体位判断）。

（3）其他检查

①心电图检查：右心室肥大及（或）右心房肥大是肺心病心电图的特征性改变。

P波变化，额向P波电轴右偏，为 +70° ~ +90°。II、III、aVF 导联中 P 波高尖，振幅可达 0.22mV 或以上，称"肺型 P 波"。如 P≥0.25mV，则诊断肺心病的敏感性、特异性和准确性均高。

QRS波群和T波变化，额面 QRS 波群平均电轴右偏≥ +90°。有时电轴极度右偏，呈 S_I、S_{II}、S_{III} 的电轴左偏假象。右侧胸导联出现高 R 波。V_5 呈深

S波，显示右心室肥大。有时在 V₁、V₃ 导联可出现 q 波，或在 V₁~V₅ 导联都呈 QS 与 rS 波形。Ⅱ、Ⅲ、aVF 导联和右侧胸导联的 T 波可倒置，也可见右束支传导阻滞及低电压图形，可作为诊断肺心病的参考条件。

②超声心动检查：可见到肺总动脉舒张期内径明显增大，右肺动脉内径增大，右心室流出道增宽伴舒张末期内径增大，右心室内径增大和右心室前壁及室间隔厚度增加，搏动幅度增强。通常右心室流出道内径 ≥30mm，右心室内径 ≥20mm，左、右室内径的比值 <2，肺动脉干及右心房增大。

③心电向量检查：主要表现为右心室肥大和（或）右心房增大，随着右心室肥大的程度加重，QRS 方位由正常的左下前或后逐渐演变为向后，再向下，最后转向右前，但终末部仍在右后。QRS 环呈逆钟向或 8 字型运行，发展到重度时，呈顺钟向运行。P 环多狭窄、左侧面与前额面 P 环振幅增大，最大向量向前下、左或右。一般来说，右心房肥大越甚，则 P 环向量越向右。

④肺阻抗血流图及其微分图检查：国内研究认为肺心病时肺阻抗血流图的波幅及其微分值多降低，Q – B（相当于右室射血前期）时间延长，B – r（相当于右室射血期）时间缩短，Q – B/B – r 比值增大，对肺心病的诊断有参考意义。

⑤肺功能检查：表现为通气和换气功能障碍。可见时间肺活量及最大通气量减少，残气量增加。用四探头功能以及 r 照相和静脉弹丸式注射法注入核素 ¹²³氙测定两肺上下野半清除时间，可反映局部通气功能，此法较一般肺功能的肺心病检出率高。但肺功能检查只能在症状缓解期时测定。

⑥血气分析：肺心病肺功能失代偿期可出现低氧血症或合并高碳酸血症，当 PaO_2 <8.0kPa（60mmHg）、$PaCO_2$ >6.6kPa（50mmHg），表示有呼吸衰竭。H^+ 浓度正常或升高，碱中毒时可降低。

⑦心导管检查：用漂浮导管做心导管检查是测量肺动脉压、诊断心脏受累情况和观察肺心病效果的手段，肺心病病人安静时，肺动脉平均压 ≤2.66kPa，运动后可升到 3.99kPa 以上，其准确率可达 71%，为早期检查肺动脉高压探索出了新途径。

（二）辨证诊断

1. 急性发作期

（1）肺肾气虚型：本型在临床上又有风寒型和风热型之别。

①风寒型

临床表现：恶寒发热，咳喘，咳痰稀白，鼻塞，头痛，周身不适，短气，乏力。舌淡，苔白，脉浮紧。

辨证要点：发热伴恶寒，咳痰色白或为黏稠、白色、泡沫样痰，伴有气短，怕风，易汗。苔质偏淡，脉浮紧。

②风热型

临床表现：咳嗽，咳促或不能平卧，痰黄黏稠，身热口渴。苔黄，脉滑数。

辨证要点：咳喘气促声粗，胸满难以平卧，痰黄黏稠，不易咯出，身热，但恶寒不甚或不恶寒。舌红，苔黄，脉浮数或滑数。

（2）脾肾阳虚型

①临床表现：面色晦暗，下肢或全身浮肿，心悸，气喘不能平卧，小便短少，腰膝酸软，畏寒乏力，口唇紫绀。舌质紫绛，舌体偏胖，苔白腻或滑腻，脉沉数或虚数，可有结代脉。

②辨证要点：浮肿，心悸，气短不能平卧，尿少。舌质紫绛，苔白腻，脉沉虚数或结代。临证时以脾肾虚衰，下焦气化失常为纲，并应抓住心阳不足、络脉瘀滞之见症。

（3）痰蒙清窍型

①临床表现：意识恍惚，表情淡漠或神昏谵语，甚至昏迷不醒，痰鸣喘促，咯痰不爽。舌质紫暗，苔黄腻，脉滑数。

②辨证要点：意识恍惚，谵妄或神昏，呼吸急促伴有痰鸣。舌质紫，脉滑数。

（4）热瘀伤络型

①临床表现：呼吸晦促，面暗睛赤，颈脉怒张，皮肤有瘀斑、瘀点，或有出血倾向，小便少而赤。舌质绛，苔腻或光剥苔，脉虚数而涩或结代。

②辨证要点：皮肤有瘀斑，或有出血倾向。舌紫绛，脉细数或弦数，可有结代脉。

（5）元阳欲绝型

①临床表现：面色晦暗，气息微弱，汗出肢冷，甚或大汗淋漓。舌淡暗，脉沉细而数，甚至脉微欲绝。

②辨证要点：面色晦暗，呼吸低微，多汗不止或大汗淋漓。舌淡暗，脉沉细而数，甚至脉微欲绝。

2. 缓解期

肺肾气（阳）虚型

（1）临床表现：咳喘，短气乏力，活动后加重，或有少量泡沫痰，腰酸腿软，或有畏寒肢冷，气少不足以息，遇劳加剧。舌质淡，苔薄白，脉沉细。

（2）辨证要点：短气乏力，咳喘困倦，动则尤甚，肢冷畏寒。舌质淡，苔白，脉沉细或弱。

二、鉴别诊断

（一）先天性心脏病

肺心病应与房间隔缺损或室间隔缺损中病理性杂音不甚明显者相鉴别，因后者自左到右的分流引起肺动脉高压和右室增大，类似肺心病的表现，但从病史和做超声心动检查易于鉴别。

（二）风湿性心脏病

肺心病患者在二尖瓣区可闻及吹风样收缩期杂音，有时可传到心尖部，有时出现肺动脉瓣关闭不全的吹风样舒张期杂音，加上右心肥大、肺动脉高压等表现，易与风湿性心瓣膜病相混淆。其与肺心病的鉴别可根据：风湿性心瓣膜病发病年龄较轻，多有风湿性关节炎或心肌炎的病史；二尖瓣有明显的杂音，X线胸透除心室肥厚外，有明显的左心房扩大；心电图有"二尖瓣型P波"；超声心动图有反映二尖瓣狭窄的"城垛样"改变的图形等。另外，肺心病有动脉血氧饱和度显著降低、二氧化碳分压高于正常等表现。

（三）冠心病

肺心病和冠心病都多见于老年患者，且均可发生心脏扩大、心律失常和心力衰竭，少数患者心电图 I、aVL 或胸导联出现 q 波，类似陈旧性心肌梗死。但肺心病无典型心绞痛或心肌梗死的临床表现，又或有慢性支气管炎、哮喘，肺气肿等胸、肺疾患史，心电图中 ST－T 改变多不明显，且类似陈旧性心肌梗死的图形，多发生于肺心病的急性发作期和明显右心衰竭时，随着病情的好转，这些图形可很快消失。

（四）原发性扩张型心肌病、缩窄性心包炎

原发性扩张型心肌病心脏增大，常呈球形，伴心力衰竭、房室瓣相对关闭不全所致的杂音。缩窄性心包炎有心悸、气促、紫绀、颈静脉怒张、肝肿

大、腹水、浮肿及心电图低电压等，均需与肺心病相鉴别。一般通过病史、X线、心电图等检查不难鉴别。此外，肺心病紫绀明显、有胸廓畸形者，还需与各种紫绀型先天性心脏病相鉴别，后者多有特征性杂音，杵状指较明显而无肺水肿，鉴别一般无多大困难。

（五）其他昏迷状态

肺心病有肺性脑病昏迷时还需与肝性昏迷、尿毒症昏迷和少数脑部占位性病变或脑血管意外的昏迷相鉴别，这类昏迷一般都有其原发疾病的临床特点，不难鉴别。

三、治疗

（一）提高临床疗效的思路提示

1. 急则治其标，缓则治其本

本病是由于长期慢性咳喘气逆反复发作，以致引起肺、脾、心、肾虚损，终致五脏功能失调，气血津液运行敷布障碍，发展较缓慢，后期除原有的胸肺疾病症状之外，主要是心肺功能受累。当病情深重时，逐渐出现心、肺功能衰竭和其他器官受累的征象。从临床等各方面来看，慢性肺源性心脏病是典型的本虚标实之候，各种病理因素都是在正虚的基础上产生的，正虚与邪实互为因果，又相互影响，造成其病情缠绵难愈。在治疗中应分清急性发作期和缓解期之区别，急则治标，缓则治本。当发作期兼感外邪，导致症状加重时，当运用解表宣散、逐饮化痰、利气降逆、调气行血各法分别予以施治，意在清除正虚基础上的各种病理产物。一旦标证得解，便当缓图治本，多用补益肺肾法以止咳平喘，或脾肾双补法以温阳纳气，使机体的抗病能力增强，心、肺功能改善。在治疗时，往往会遇到标急本虚均较明显的情况，这时应注意标本兼治，所谓"大实有赢状，至虚有盛候"，标证未必皆实，本证未必尽虚，临证时应注意权衡斟酌。

2. 抓住病机，祛瘀化痰

慢性肺源性心脏病同肺气肿一样，有疾病的宿根——瘀和痰，且贯穿于原发病和肺心病的始终，所以在治疗时祛瘀和化痰的治疗方法也应贯穿其全过程。无论是发作期，还是缓解期，都不能忘记"瘀"和"痰"。从现代医学的角度来看，肺心病是由于心肺功能严重受损，可出现顽固的低氧血症而发绀，紫绀便是瘀血的表现。由于肺、脾、肾功能失调，津液失节，痰浊内留，故出现痰蒙心窍、胸闷咳喘等症。运用活血化瘀法，不仅有利于缓解缺氧和紫绀，对肺心病的血液流变学指标也可有改善。多数临床报道也证实运用活血法能调节或增强机体的免疫功能，降低病死率。从某种角度来看，肺心病的中医治法与现代医学很相似，也是抗炎、解痉、化痰、强心、利尿、化痰，中医有温肺化痰、清热化痰、养阴化痰、软坚化痰、豁除顽痰之不同，随着病理产物——痰、瘀的清除，肺功能亦会得到改善，合并兼证及坏证的概率可大为下降。

3. 中西医结合，及时宣散外邪

现代医学认为肺心病是由于气管、肺、胸廓或肺动脉病变所致的肺循环阻力增加、肺动脉高压、右室负荷加重而肥大。在急性期并发肺部感染时有通气障碍，进一步加重可引起缺氧和二氧化碳潴留，导致呼吸衰竭和心力衰竭。所以急性期应控制肺部和呼吸道感染，改善呼吸功能不全是治疗本病的关键。此时的感染，中医称之为感受外邪，只有驱除外邪，及时宣散，才能使邪去正安。在这一点上，中西医见解一致。中医认为在急性发作期，疏散外邪、清热解毒是行之有效的治疗方法。而同时采用西药抗生素和中医辨证分型论治，不但可以大大提高临床疗效，且能充分发挥二者之长，避免病情进一步发展。

4. 仔细观察，预防危象发生

肺心病最常见的有三大危象，第一是痰迷心窍，相当于现代医学的肺性脑病，常是肺心病病人死亡的主要原因，只要患者在原有症状基础上出现意识模糊，昏睡不语，或躁狂谵语，语无伦次，四肢抽搐，喉间痰鸣，球结膜水肿等症状，便应高度警惕，除辨证施治给予开窍化痰外，还应配合西医的抢救措施。第二是喘脱，相当于现代医学的心力衰竭、呼吸衰竭、心源性休克等。治疗时应急予温肾助阳、回阳救逆、健脾利水、益气生脉等方法，并应酌情选用呼吸兴奋剂，如强心药、利尿剂以纠正酸中毒、维持电解质平衡等。第三是脾不统血或气不摄血，相当于现代医学的肺心病合并上消化道出血，临证应用补脾摄血、凉血止血之法，必要时应予以输血。以上三个危象都是肺心病患者死亡的主要原因，应通过仔细观察发现危象的苗头，及早采取综合措施，防微杜渐，以减少其出现概率，降低死亡率。

5. 积极治疗原发病，加强锻炼和预防

肺心病多因肺部疾患长期不愈，气病及血、肺病及心迁延而来。其原发

疾病有很多种，如阻塞性肺气肿、肺结核、支气管扩张、尘肺、脊椎结核等，在治疗肺心病的基础上，积极治疗这些原发病，消除肺心病的发病之本，才能巩固疗效。同时应注意增强体质，提高全身抵抗力。肺心病的患者，应戒除烟酒，避免烟雾尘埃异味的刺激，并量力做健身操，起居有时，加强营养，防寒保暖，保持心情舒畅。

（二）中医治疗

1. 内治法

（1）急性发作期

①肺肾气虚型

A. 风寒型

治法：解表化饮，温化寒痰。

方药：小青龙汤加减。

炙麻黄、桂枝、白芍、干姜、五味子、细辛、半夏、炙甘草、沉香。

若痰多黏腻，胸闷气逆，苔白腻者合三子养亲汤以豁痰降气；咳嗽剧者加紫菀、款冬花、杏仁等。

B. 风热型

治法：宣肺清热，清肺化痰。

方药：麻杏石甘汤加味。

炙麻黄、杏仁、生石膏、甘草、冬瓜仁、桑白皮、黄芩。

若兼阴虚者可加麦冬、沙参；若痰多黄稠，咯吐不爽，可合千金苇茎汤；口渴咽干者加天花粉滋阴。

②脾肾阳虚型

治法：益气健脾，温阳利水。

方药：真武汤合五苓散。

制附子、茯苓、白术、赤芍、生姜、泽泻、桂枝、猪苓。

若水肿甚者，加沉香、牵牛子以行气逐水；血瘀甚、紫绀明显者加红花、泽兰以化瘀行水。

③痰蒙清窍型

治法：涤痰开窍，息风开窍。

方药：涤痰汤加减。

制半夏、制南星、茯苓、石菖蒲、竹茹、甘草、生姜、枳实、橘红。

另服安宫牛黄丸，或用清开灵注射液 80mL，加入 5% 葡萄糖液 500mL 中静脉滴注，日 1 次。若痰热内盛、烦躁谵语、舌红、苔黄者，可加葶苈子、天竺黄、竹沥；肝风内动，抽搐者加钩藤、全蝎、羚羊角粉；瘀血甚者加丹参、桃仁、红花。

④热瘀伤络型

治法：清热凉血，活血止血，益气养心。

方药：生脉饮加味。

人参、麦冬、五味子、生地黄、大黄炭、大蓟、小蓟、三七粉吞服。

尿血者加白茅根、丹皮；黑便、呕血加蒲公英、紫珠草、仙鹤草、白及、藕节；津伤较甚者加玄参、天花粉。

⑤元阳欲绝型

治法：回阳救逆，益气复脉。

方药：参附汤加味。

人参、制附子、干姜、大枣、牡蛎、龙骨。

（2）缓解期

肺肾气（阳）虚型

治法：补肺纳肾，降气平喘。

方药：平喘固本汤加减。

党参、五味子、冬虫夏草、胡桃肉、沉香、磁石、坎炁、苏子、款冬花、清半夏、橘红、黄芪、炙甘草。

若肺肾阳虚、畏寒甚者加肉桂、干姜；兼阴虚，舌红，苔少，加麦冬、玉竹、生地黄、沙参；兼血瘀，加当归、赤芍、丹参。

2. 外治法

（1）针刺治疗：主穴取心俞、肺俞、风池、大椎。配穴：急性加重期：肺肾虚兼外感加天突、膻中、尺泽、太渊；脾肾阳虚水泛加脾俞、肾俞、气海、足三里；痰蒙清窍加膻中、丰隆、列缺；元阳欲脱加人中、涌泉、内关、关元。缓解期：肺肾气虚加肾俞、气海、关元；肺肾阴虚加肾俞、气海、太溪、三阴交。用提插补泻法补泻兼施，急性期每日 1 次，10 次为 1 疗程。缓解期隔日 1 次，10 次为 1 疗程。

（2）芒针疗法：心肺气虚取鸠尾、上脘、天突、足三里穴；上盛下虚取天突、气海、关元、秩边、三阴交穴。每日 1 次或隔日 1 次，10 次为 1 疗程。

（3）耳针疗法：于发作期配合针刺治疗，也可用于缓解期的预防。取平喘、肾上腺、肺、神门、皮质下、内分泌、交感、枕等穴。用75%酒精消毒，用0.6cm×0.6cm的胶布，中心放置王不留行籽1粒贴于穴位上，轻轻按揉，直到感觉耳郭有发热、胀痛等反应为止。每日轻按3~5次，每次5分钟。

（4）三棱针疗法：取大椎、肺俞、孔最、丰隆，点刺出血，每日1次，开始6天1疗程，疗程间隔3天，以后14天1疗程。

（5）头针疗法：选取双侧胸腔区（在胃区与前后正中线之间，发际上下各引2cm直线）。局部消毒，以26~28号1.5~2.5寸长之毫针与头皮呈30°左右夹角，用夹持进针法，帽状腱膜下达到该区后固定不提插，针身左右旋转，每次2~3转，捻转5分钟，间隔10分钟再捻转3分钟，症状出现缓解。一般此法用于发作期，配合针灸治疗。

（6）穴位注射法：于发作期、缓解期均有作用，适用于各种证型。取定喘、中府、膻中等穴，用0.1%肾上腺素，在上述穴位中各注入0.1~0.2mL，或者用胎盘组织液、维生素B族等注射于气舍。

（7）灸法：取大椎、膻中、风门、肺俞或加用膏肓俞、中脘、气海，每日灸1~2次，视病情轻重，每穴灸3~9壮。喘促加重时可选用瘢痕灸。

（8）贴敷疗法

①冬病夏治贴敷法：取肺俞、心俞、膈俞三穴，用炙白芥子21g，延胡索21g，甘遂12g，细辛12g。共研细末，备用，贴敷时取药末的1/3，用生姜汁调成糊状，分别摊在6块直径约5cm的油纸或纱布上，贴敷于上述穴位处，用胶布固定。一般贴4~6小时。夏季入伏每隔10天贴1次，即初伏、二伏、三伏各贴1次，共贴3次。个别病人有时局部起小水疱，一般不做处理，保持干燥可自然吸收。发作期、缓解期的病人均可使用，一般连贴3年。

②芥末糊贴敷：取生白芥子末适量，以清水调成糊状，将药物直接贴敷于上背部肩胛区，留置30~60分钟。用于发作期，贴敷时局部皮肤发热、微痛，一般不起疱。

（9）割治疗法：取膻中、肺俞两穴，常规消毒皮肤后用1%~2%奴呋卡因做浸润麻醉，行纵向切口切开皮肤，摘除少许皮下脂肪，再用血管钳或刀柄在局部按揉1~2分钟，使之产生酸、胀感觉，最后缝合皮肤，盖消毒纱布。术后1周拆线，可于2~3周后行第二次治疗。适用于发作期。

（三）西医治疗

1. 急性加重期

积极控制感染；通畅呼吸道，改善呼吸功能；纠正缺氧和二氧化碳潴留；控制呼吸和心力衰竭；积极处理并发症。

（1）控制感染：应参考痰菌培养及药敏试验选择抗生素。在还没有培养结果前，根据感染的环境及痰涂片革兰染色选用抗生素。社区获得性感染以革兰阳性菌占多数，医院感染则以革兰阴性菌为主，或选用二者兼顾的抗生素。常用的有青霉素类，如哌拉西林钠他唑巴坦针 4.5 克/次，静脉滴注，每日 2~3 次；氨基糖苷类，如阿米卡星针 0.4 克/次，肌注，每日 2 次；喹诺酮类，如左氧氟沙星注射液 0.6 克/次，静脉滴注，每日 1~2 次；头孢菌素类，如头孢哌酮舒巴坦针 2~3 克/次，静脉滴注，每日 2 次。长期应用抗生素必须注意有可能继发真菌感染，如合并真菌感染，如念珠菌感染，可选用氟康唑，每日 200mg，首剂加倍，病情重者可用 400mg/d，甚或更高的剂量，6~12mg/（kg·d）。两性霉素 B 亦可用于重症病例，0.6~0.7mg/（kg·d），但毒性反应大，临床上应根据患者的状态和真菌药敏结果选用。如曲霉菌感染，治疗首选两性霉素 B，尤其对威胁生命的严重感染，应尽可能给予最大的耐受剂量 1~1.5mg/（kg·d）。如患者不能耐受，首次宜从小剂量开始，每日 0.1mg/kg，溶于 5% 葡萄糖溶液中缓慢避光静滴，逐日增加 5~10mg，至最大耐受剂量后维持治疗。目前对疗程、总剂量还没有统一的意见，可根据患者病情的程度、对治疗的反应、基础疾病或免疫状态个体化给予。滴液中加适量肝素有助于防止血栓性静脉炎。主要不良反应为畏寒、发热、心慌、腰痛及肝肾功能损害等。但用药过程中出现中度肾功能损害并非停药的指征。两性霉素 B 脂质体，其肾毒性较小，主要适用于已功能损害或用于两性霉素 B 后出现肾毒性的患者，剂量为 5mg/（kg·d），还可选用伏立康唑、卡泊芬净和米卡芬净等。

（2）氧疗：通畅呼吸道，纠正缺氧和二氧化碳潴留，可用鼻导管吸氧或面罩给氧，并发呼吸衰竭者，如慢性呼吸衰竭患者常伴有 CO_2 潴留，氧疗时需注意保持低浓度吸氧，防止血氧含量过高。确定吸氧浓度的原则是在保证 PaO_2 迅速提高到 60mmHg 或脉搏容积血氧饱和度（SpO_2）达 90% 以上的前提下，尽量减低吸氧浓度。

（3）控制心力衰竭：慢性肺心病心力衰竭的治疗与其他心脏病心力衰竭

的治疗有不同之处，因为慢性肺心病患者一般在积极控制感染、改善呼吸功能后，心力衰竭便能得到改善，患者尿量增多，水肿消退，不需加用利尿药。但对治疗无效的重症患者，可适当选用利尿药、正性肌力药或扩血管药物。

①利尿药：有减少血容量、减轻右心负荷、消除水肿的作用。原则上宜选用作用轻的利尿药，小剂量使用。如氢氯噻嗪 25mg，1～3 次/日，一般不超过 4 天；尿量多时需加用 10% 氯化钾 10mL，3 次/日，或用保钾利尿药，如氨苯蝶啶 50～100mg，1～3 次/日。重度而急需行利尿的患者可用呋塞米 20mg，肌注或口服。利尿药应用后可出现低钾、低氯性碱中毒、痰液黏稠、不易排出和血液浓缩，应注意预防。

②正性肌力药：慢性肺心病患者由于慢性缺氧及感染，对洋地黄类药物的耐受性很低，疗效较差，且易发生心律失常。正性肌力药的剂量宜小，一般约为常规剂量的 1/2 或 2/3，同时应选用作用快、排泄快的洋地黄类药物，如毒毛花苷 K 0.125～0.25mg，或毛花苷 C 0.2～0.4mg 加于 10% 葡萄糖液内静脉缓慢注射。用药前应注意纠正缺氧，防治低钾血症，以免发生药物毒性反应。低氧血症、感染等均可使心率增快，故不宜以心率作为衡量洋地黄类药物应用和疗效的考核指标。应用指征是：①感染已被控制、呼吸功能已改善、用利尿药后有反复水肿的心力衰竭患者；②以右心衰竭为主要表现而无明显感染的患者；③合并急性左心衰竭的患者。

③血管扩张药：可减轻心脏的前、后负荷，降低心肌耗氧量，增加心肌收缩力，对部分顽固性心力衰竭有一定的效果，但并不像治疗其他心脏病那样效果明显。具体药物和方法可参阅相关章节。血管扩张药在扩张肺动脉的同时也扩张体动脉，往往造成体循环血压下降，反射性产生心率增快、氧分压下降、二氧化碳分压上升等不良反应。因而限制了血管扩张药在慢性肺心病中的临床应用。钙拮抗剂、一氧化氮（NO）、川芎嗪等有一定的降低肺动脉压的效果。

（4）控制心律失常：一般经过对慢性肺心病感染、缺氧的治疗后，心律失常可自行消失。

（5）抗凝治疗：应用普通肝素或低分子肝素防止肺微小动脉原位血栓形成。

（6）加强护理工作：肺心病的病情复杂多变，必须严密观察病情变化，加强心肺功能的监护。翻身、拍背以排出呼吸道分泌物，这是改善通气功能的一项有效措施。

（7）并发症的治疗

①肺性脑病：治疗与肺心病急性发作期基本相同，控制感染，保持呼吸道通畅，低流量吸氧，应用呼吸兴奋剂，必要时气管插管，气管切开，辅助呼吸，禁用镇静剂等。对于重症肺性脑病具有脑水肿表现者，可以考虑用脱水剂治疗。但应注意脱水剂能使血液浓缩，有加重酸碱失衡、电解质紊乱、应激性溃疡等副反应。

②消化道出血：出血时应禁食，血止后进少量流食，可用氢氧化铝凝胶保护黏膜，并及时应用止血药物，必要时输血。

③弥漫性血管内凝血（DIC）：表现多为有系统出血倾向、感染、严重缺氧、酸中毒和休克是其发生的诱因。除应积极治疗呼吸衰竭，以去除诱因外，还应改善微循环，进行抗凝治疗。肝素可抑制微血栓的形成，恢复正常的凝血功能，用50mg肝素加入葡萄糖液500mL中静脉滴注，需有实验室监测，剂量和疗程可依病情而定。

2. 缓解期

（1）对症治疗，如镇咳、祛痰、扩张支气管及抗感染等，如溴己新、氨茶碱、沙丁胺醇等。排痰困难时可用蒸气吸入法稀释痰液。如有呼吸道感染，可及早使用抗菌药，如复方新诺明片、红霉素等。

（2）提高机体免疫力，增强体质，进行耐寒锻炼，积极预防感冒、呼吸道感染，防治慢性支气管炎以及戒烟等是防止肺心病发生和减少其急性发作的有效措施。采用腹式呼吸可提高肺通气功能。同时可注射转移因子、人胎盘组织液注射液等能提高机体免疫力的药物，如核酸酪素注射液皮下或肌肉注射和（或）雾化吸入，每次2~4mL，每周2次。

（四）中医专方选介

1. 补肺丸

黄芪、党参、白术、防风、蛤蚧。共研细末，炼蜜为丸，每丸重6g。每日服2次，每次1丸，每年连服或间断用药3个月，治疗过程中有急性或其他并发症时停用。本方有益气补肺、纳气平喘之功效。对表现为咳嗽、咯痰清稀、动则喘促、易感冒的缓解期患者效果较好。治疗80例，症状改善总有效率为58%，感冒次数明显减少者＞50%。［齐幼龄，等. 补肺丸对80例肺心病缓解期病人的治疗观察. 广西中医药.1993，6（3）：14］

2. 益气强心汤

黄芪、党参、益母草、肉桂、红花、泽兰、泽泻、桑白皮。可随症加减，日1剂，水煎服。治疗36例，显效9例（主症及体征消失，心率在90次/分以下，肝脏回缩3cm以上），有效（主症及体征明显减轻，下肢浮肿大部分消退，心率90～100次/分，肝脏回缩2cm）19例，无效8例，总有效率为78%，尤适于肺心病心衰患者。[汪再舫．益气强心汤治疗肺心病心衰36例小结．江苏中医．1989，10（12）：5]

3. 万附葶方

万年青、附子（选煎）、葶苈子。各药用量较大，可用至30～45g，亦可随症加减，沈玉明用本方治疗心衰为主症者60例，有效率为88.93%。[沈玉明．大剂量万附葶方治疗充血性心力衰竭60例．浙江中医杂志．1990（5）：195]

4. 肺心2号方

巴戟天、紫菀、太子参、蛤壳、当归、怀牛膝、黄芪、蒲公英、肉桂。水煎2次至150mL，30毫升/次，分3次口服，日1剂，2周为1疗程，共4～6个疗程。结果：显效（咳、喘、心悸好转6成以上，哮鸣音明显减少）17例，好转（症状减轻）7例，无效7例，总有效率为77.4%。[钱宝庆，等．肺心2号方对31例肺心病肺肾气虚型患者头发中某些微量元素的影响及疗程观察．浙江中医药大学．1990，14（2）：27]

5. 肺心灵

黄芪80g，甘草30g，仙灵脾60g，水蛭、大黄、葶苈子各50g。治疗48例，疗效显著。[雍万熙．治疗慢性肺源性心脏病的经验．中医杂志．1994，35（12）：718]

第二节　肺栓塞

肺栓塞（PE）是以各种栓子阻塞肺动脉系统为其发病原因的一组疾病或临床综合征的总称，包括肺血栓栓塞症（PTE）、脂肪栓塞综合征、羊水栓塞、空气栓塞等。PTE是PE的一种类型。PTE为来自静脉系统或右心的血栓阻塞于肺动脉或其分支所致的疾病，以肺循环和呼吸功能障碍为其主要临床和病理、生理特征。PTE为PE最常见的类型，占PE中的绝大多数，通常所称的 PE 即指 PTE。

急性 PTE 造成肺动脉较广泛的阻塞时，可引起肺动脉高压，至一定程度导致右心失代偿、右心扩大，出现急性肺源性心脏病。肺动脉发生栓塞后，若其支配区的肺组织因血流受阻或中断而发生坏死，称为肺梗死（PI）。由于肺组织的多重供血与供氧机制，PTE 中仅有不足 15% 发生 PI。

引起 PTE 的血栓主要来源于深静脉血栓（DVT）。DVT 与 PTE 实质上为一种疾病的过程中，在不同部位、不同阶段的表现，两者合称为静脉血栓栓塞症（VTE）。

中医学虽无肺栓塞的病名，但按其不同的病理阶段和主要临床表现，要分划归入"喘证""胸痹""咳嗽""厥证"等病的范畴。

一、临床诊断

（一）辨病诊断

25%～30% 的患者因未及时获得诊断和治疗而死亡，若能及时诊断并给予抗凝治疗，病死率可望降至 8%，故早期诊断十分重要。减少误诊的首要条件是临床医生需提高对本病的认识。其次，要了解肺栓塞发生的可能情况，如下肢无力、静脉曲张、不对称性下肢浮肿和血栓静脉炎；当原有疾病发生突然变化，出现呼吸困难或加重及外伤后呼吸困难、胸痛、咯血、晕厥发作、不能解释的休克、低热、黄疸、紫绀、血沉增快等都应高度警惕。

1. 症状

呼吸困难、胸痛、咯血、咳嗽、晕厥、惊恐、腹痛。90% 以上的肺栓塞患者可能有呼吸困难，70% 有呼吸困难、咯血和胸痛三联征，典型的肺栓塞是胸痛，而有呼吸困难和咯血症状者仅占 28%。巨大肺栓塞还可引起休克，常伴有烦躁、恶心、呕吐、出冷汗等。

2. 体征

肺栓塞患者的阳性体征常易被忽视，或被误认为是其他心肺疾病之体征。

①一般检查：常有低热，占肺栓塞的 43%，持续 1 周左右，也可发生高热，达 38.5℃ 以上。发热可因肺梗死或肺出血、血管炎（肺动脉或周围静脉）、肺不张或复加感染等引起，因此，即使发现肺浸润阴影也不一定都是肺部炎症，要想到肺栓塞的可能。92% 的肺栓塞患者呼吸频率增快；19% 出现紫绀，这可能因肺内分流或卵圆孔开放所引起；44% 有窦性心动过速。低血

压虽不甚常见，但通常提示为大块肺栓塞。

② 心脏血管系统体征：主要为急、慢性肺动脉高压和右心功能不全的一些表现。除心率加快外，也可出现心律失常（如期前收缩）。胸骨左缘第二、三肋间可有收缩期搏动，触及肺动脉瓣关闭性振动，53%有肺动脉瓣第二心音亢进，23%闻及喷射音或收缩期喷射性杂音，也可出现舒张期反流性杂音。胸骨左缘第四肋间到心尖内可闻及三尖瓣收缩反流性杂音，吸气时增强，当右心室明显扩大，占据心尖区时，此杂音可传导到心尖区，甚至腋中线，易与风湿性心脏病二尖瓣关闭不全相混淆。后者也可听到房性奔马律和室性奔马律，分别反映右心顺应性下降（如右心室肥厚）和右心功能不全。右心衰竭时可出现颈静脉充盈，搏动增强，第二心音变为正常或呈固定性分裂，肝脏增大，肝颈静脉反流和下肢浮肿。急性肺梗死或重症肺动脉高压可出现少至中等量心包积液。

③呼吸系统体征：一侧肺叶或全肺栓塞时可出现气管移向患侧，膈肌上移，病变部位叩诊浊音，肺野可闻及哮鸣音和干湿啰音，也可闻及肺血管性杂音，其特点是吸气过程中杂音增强，部分患者有胸膜摩擦音以及胸腔积液的相应体征。

3. 辅助检查

（1）实验室检查：血小板减少，血白细胞计数可正常或增高，血沉增快。血清谷草转氨酶及肌酸磷酸激酶正常，48 小时后乳酸脱氢酶增高，4~6 天后恢复正常。血胆红素和纤维蛋白原降解产物（FDP）增高。尿中的纤维蛋白原降解产物增加。最近有人试图测定血栓形成过程中的副产物以资诊断，如血浆游离 DNA、纤维蛋白或纤维蛋白原降解产物、血浆纤维蛋白肽 A、纤维蛋白原或纤维蛋白碎片 E_6 和可溶性纤维蛋白复合物等，这些测定对肺栓塞的诊断并非特异。

（2）血气检查：肺血管床堵塞15%~20%即可出现低氧血症，[$PaO_2 < 10.6kPa$（80mmHg）]，发生率为88%；12%患者血氧正常，$PaO_2 > 12.0kPa$（90mmHg）者可排除肺栓塞。Cvitanic 等发现急性肺栓塞患者76%有低氧血症，93%有低碳酸血症，86%~95% P（A-a）O_2增大，后两者正常是诊断肺栓塞的反指征。正常青年人 P（A-a）O_2 为 0.67~2.0kPa（5~15mmHg）；老年人和有肺疾病的患者可高达 3.3~4.0kPa（25~30mmHg）。P（A-a）O_2的计算式为 150-[PaO_2+（$1.25 \times PaCO_2$）]，[150 为吸入氧分压（mmHg），

1.25 为呼吸商 0.8 的倒数〕。

（3）血浆二聚体的敏感性高而特异性差：急性肺栓塞时升高。若其含量低于 $500\mu g/L$，有重要的排除诊断价值。酶联免疫吸附法是较为可靠的检测方法。

（4）心电图检查：肺栓塞时大多有心电图的异常改变，仅 13% 患者正常（巨大栓塞时 6% 正常，次巨大栓塞时 23% 正常），但其特异性不高，65% 患者发现传导障碍（包括电轴右偏，占 5%；电轴左偏，占 12%；不完全性右束支传导阻滞，占 5%；完全性右束支传导阻滞，占 11%），64% 有 ST – T 改变（其中 40% 为 T 波倒置），4% ~11% 有心律失常（最常见的是室性期前收缩，其次为房性期前收缩和心房颤动，可存在 2 ~ 14 天）。典型的急性肺栓塞心电图表现是 $S_1Q_{III}T_{III}$ 型，即 I 导联 S 波变深，III 导联出现深 q 波和倒置的 T 波；完全性右束支传导阻滞；肺型 P 波或电轴右偏，但实际上是很少见的。

心电图异常与肺栓塞的程度有关，巨大栓塞时 16% ~ 18% 有 $S_1Q_{III}T_{III}$ 或显著的顺钟向转位。只有当平均肺动脉压和右房压分别 > 3.99kPa 和 2.064kPa，肺总阻力 > 50kPa.S/L，肺总量指数降低和肺血管阻塞 >40% 时才能观察到急性右心劳损的心电图改变。

（5）X 线检查：急性肺栓塞患者的胸部 X 线通常不正常，原无心肺疾病的患者异常率约为 84%。X 线征象多在 12 ~36 小时或数天内出现。常见的征象有肺浸润或肺栓塞阴影，多呈楔形，凸向肺门，底边朝向胸膜，也可呈带状、球状、半球状和不规则形及肺不张影；患侧膈肌抬高（40% ~60%），系栓塞后血小板释放化学介质引起的肺血管收缩、肺容积缩小所致；也可出现纵隔和气管向患侧移位；奇静脉和上腔静脉增宽；胸腔积液约占 30%；部分或一侧肺野透过度增强，肺纹理减少或消失，乃较大血管被堵塞，缺少血流灌注的结果。慢性肺栓塞患者可见肺动脉段凸出，主肺动脉扩张，右肺下动脉干增粗（横径大于 15mm），其程度与肺动脉高压相关；右心室常扩大；化脓性栓子可能引起多发性斑片状浸润影或空洞，也可并发脓胸。值得指出的是上述胸部放射线征象不是特异性的，X 线胸片可完全正常，因此，正常的放射线征象不能除外肺栓塞的可能。

（6）肺扫描：用放射性 ^{131}碘、^{113}铜、^{99}锡、^{87}锶或 ^{11}碳等标记的人血清大颗粒聚合蛋白静注进行肺扫描，可反映内径 $20\mu m$ 的血管内的血流状况，标记的白蛋白颗粒陷落于肺小动脉中可测知阻塞的部位，扫描缺损可反映肺栓塞。此法敏感性高而特异性差，任何破坏肺血管的病变（如肺结核、肺气肿）、各种引起小动脉广泛痉挛的疾病（如肺炎）以及肺肿瘤、结节病等都可产生扫描缺损。如果 6 个体位（前后位，后前位，左、右侧位，左、右后斜位的肺扫描均正常，则可除外肺栓塞。

（7）肺动脉造影：是生前诊断肺栓塞唯一可靠的方法，同时也可检测血流动力和心脏功能。栓塞发生 72 小时内，肺动脉造影对诊断有极高的敏感性、特异性和准确性。小到 3mm 的栓子也可确定，与尸检所见呈高度吻合，选择性肺叶、肺段造影和斜位相可观察到小至内径 2mm 的肺动脉分支，应用相放大技术可观察到内径 0.5mm 的细小动脉。阴性肺动脉造影可除外明显的肺栓塞。肺动脉造影常见的征象有：①肺动脉及其分支充盈缺损，诊断价值最高；②栓子堵塞造成的肺动脉截断现象；③肺动脉堵塞引起的肺野无血流灌注，不对称的血管纹理减少，肺透过度增强；④栓塞区出现"剪枝征"，如同一棵大枝被剪截掉分枝一样；⑤肺动脉分支充盈和排空延迟，系栓子不完全堵塞的结果。

肺动脉造影术由于费用昂贵、有创且复杂而限制其广泛应用，检查的致残率为 1%，死亡率为 0.01% ～ 0.5%。一次肺动脉造影可升高肺动脉压 1.3 ～ 2.0kPa（10 ～ 15mmHg），并增加左室舒张终末压和肺毛细血管嵌压，体动脉收缩压下降，心率增快，心功能恶化，甚至死亡，也可发生造影剂过敏反应。肺动脉造影的适应证是：①核素肺通气/灌注扫描缺损与 X 线胸片异常匹配时；②考虑外科治疗的患者；③肺扫描诊断不肯定，且抗凝治疗可能发生危险情况的患者；④临床有充分肺栓塞的证据，而肺扫描正常者；⑤肺栓塞或肺血管炎或肺血管发育异常，需进一步鉴别者。肺动脉造影的禁忌证是对造影剂过敏；相对禁忌证是急性心肌梗死，心室激动性增强，左束支传导阻滞，重度肺动脉高压和心功能不全。总之，肺动脉造影虽比较可靠，但有一定的危险，实施前应权衡利弊，慎重进行。

（8）深静脉检查：肺动脉栓塞的栓子绝大多数来自下肢深静脉，因此静脉血栓的发现虽不能直接诊断肺栓塞，但却能给予很大的提示。下肢静脉血栓形成的物理检查近半数正常，因此需借助其他检查方法加以证实，常用的方法有以下数种。

①静脉造影：可显示静脉堵塞的部位、范围、程度及侧支循环的情况，是确定深静脉血栓的标准方法。静脉造影虽显示病变清楚，但可引起局部疼痛，过敏反应时静脉炎加重，偶可促使栓子脱落，发生再次肺栓塞的危险，因此，目前已少应用。其主要适用人群是进行需明确栓子来源的下腔静脉结

扎术和肺栓子摘除术的患者。

②多普勒超声血管检查：根据频谱偏离与血流速度成比例的原理，检查血流受阻情况，推测静脉血栓的形成部位。常用的探查部位有股静脉，腘静脉和胫后静脉。该方法的准确率为93%。其优点是可重复检查，对腓静脉血栓形成的检测比较敏感。

③肢体阻抗血流图：具体方法是用血压带绑在大腿中部，充气压达6.7~8.0kPa（50~60mmHg），阻断静脉回流，1分钟后突然放气，记录放气前后的阻抗血流图变化。正常情况下，充气终点电阻抗增加，放气3秒钟后电阻抗下降。当下肢静脉血栓形成时，阻抗上升或下降速度均明显变慢，与静脉造影的符合率为95%，诊断的敏感性为86%，特异性为97%。对心功能不全患者和腓静脉血栓的诊断不够敏感，侧支循环发展良好者也可出现假阴性结果。

（二）辨证诊断

1. 气滞血瘀型

（1）临床表现：久病后突发胸痛，疼痛多在右胸或右后胸部，伴胸闷气促、心悸、气短、倦怠乏力、面色晦暗或青紫。舌质紫暗，脉结代或涩。

（2）辨证要点：胸闷，胸痛，心悸，乏力。舌质紫暗，脉结代。

2. 痰湿壅肺型

（1）临床表现：咳嗽，咳痰量多，甚则气喘不能平卧，胸闷气短，食少，脘痞，纳呆，可出现体倦、便溏。舌质淡，苔白腻，脉沉弦。

（2）辨证要点：咳嗽，咯痰，甚或气喘不能平卧，胸闷气短。舌淡，苔白腻，脉沉弦。

3. 气阴两虚型

（1）临床表现：胸痛，气短，气促，心悸，胸闷，自汗，乏力，伴有五心烦热、口干、咳嗽、痰量少而黏或痰中带血。舌质红，少津，苔薄或剥，脉细数或结代。

（2）辨证要点：胸痛，心悸，自汗，五心烦热。舌质红，少津，脉细数。

4. 阳气虚脱型

（1）临床表现：心悸胸痛，胸闷气促，自汗，动则更甚，面色苍白，四肢逆冷或肿胀，伴短气、乏力、神情呆滞、尿少，甚或烦躁不安、唇甲紫绀、呼吸短促。舌质淡胖，苔白腻或滑润少苔，脉微欲绝。

（2）辨证要点：面色苍白，四肢逆冷，短气乏力，呼吸短促，多汗，心悸，甚则烦躁不安，唇甲紫绀。舌质淡胖，脉微欲绝。

二、鉴别诊断

肺栓塞的临床类型不一，需与其鉴别的疾病也不相同。以肺部表现为主者常被误诊为其他胸肺疾病，以肺动脉高压和心脏病为主者，则易被误诊为其他心脏疾病。临床最易被误诊成肺炎、胸膜炎、冠状动脉供血不足、急性心肌梗死和夹层动脉瘤等。

（一）肺炎

肺炎临床表现为发热，胸痛，咳嗽，白细胞增多，X线胸片示浸润阴影，易与肺栓塞相混淆。如有较明显的呼吸困难、下肢静脉炎、X线胸片示反复浸润阴影和部分肺血管纹理减少以及血气异常等，应疑有肺栓塞，要进一步做肺通气及灌注扫描等检查，可予以鉴别。

（二）胸膜炎

约1/3的肺栓塞患者可发生胸腔积液，易被误诊为结核性胸膜炎，应给予长期抗癌治疗。并发胸腔渗液的肺栓塞患者缺少结核病全身中毒症状，胸水多为血性，量少，吸收较快（1～2周内自然吸收），X线胸片可同时发现吸收较快的肺浸润或梗死等阴影，与结核性胸膜炎不同。

（三）冠状动脉供血不足

年龄较大的急性肺栓塞或复发性肺栓塞患者心电图可出现Ⅱ、Ⅲ、aVF导联ST段、T波的改变，甚至V_1～V_4导联呈现"冠状T"，同时存在胸痛、气短，容易被误诊为冠状动脉供血不足或心内膜下心肌梗死。通常肺栓塞的心电图除ST段、T波改变外，心电轴右偏明显或出现$S_1Q_{III}T_{III}$及"肺型p"波，心电图改变常在1～2周内明显好转或消失，与冠心病患者不同。放射性核素心肌显像二者截然不同，肺栓塞缺少典型的心肌灌注缺损或"再灌注"表现。

（四）急性心肌梗死

急性肺栓塞可出现剧烈胸痛伴酷似心肌梗死型的心电图，需与急性心肌梗死相鉴别。但急性心肌梗死发病年龄多为中年以上，且多有冠心病史。表现为胸痛剧烈且持久，可伴休克征象，无呼吸系统症状，多数没有紫绀，或仅出现轻度紫绀，血压下降较轻，且比较缓慢，心电图出现特征性改变及演变过程。化验检查 WBC、SGPT、LDH、CPK 均升高。可据血清酶学改变及心电图确诊。而肺栓塞多发生于青年或老年患者，其原发病多为心肺疾病，如充血性心力衰竭、血栓性静脉炎等。表现为胸痛剧烈，少数似胸膜炎样痛，多数似心肌梗死，疼痛持续时间不定，常伴休克样症状，随呼吸加重，呼吸频率快，常有明显的呼吸困难、咳嗽、血痰及哮鸣音等，紫绀较明显，血压下降急剧而严重。心电图无特征，早期多有右心室负荷增重的改变，变化快，易恢复，化验检查示 WBC、SGPT 正常或升高，LDH 升高，CPK 正常，血胆红素升高。可据选择行肺动脉造影、肺扫描确诊。

（五）夹层动脉瘤

急性肺栓塞有剧烈胸痛、上纵隔阴影增宽（上腔静脉扩张引起）、胸腔积液等临床表现，伴休克者需与夹层动脉瘤相鉴别，后者多有高血压病史，疼痛范围广泛，与呼吸无关，紫绀不明显，超声心动图检查有助于鉴别。

三、治疗

（一）提高临床疗效的思路提示

1. 抓住时机，及早治疗

肺栓塞属于内科急症，常因未能及时治疗而导致死亡，故应注意及时给予正确的治疗。首先应减少误诊率，当出现呼吸气促、胸痛剧烈，伴有咳嗽、哮喘、咯血等症时，应高度警惕，并积极借助现代医学手段辅助诊断。本病多以久病之后脏腑气血功能失调为基础，而六淫、七情、饮食劳倦等多为诱因，故在诊断时也应参考这些因素，并时刻注意患者是否发生气血逆乱的各类变证、坏证。

2. 谨守病机，重用活血化瘀

肺栓塞主要是因栓子脱落后流入肺动脉而发生，中医学则认为是痰瘀阻滞脉道而致气血逆乱，瘀血是其中一个重要的病机，同时也是病理基础之一。故在化痰理气、宽胸止咳的同时，应注意活血化瘀。研究证明，大多数活血化瘀药物，都具有抗凝血、溶血等作用，这都十分有利于肺栓塞中栓子的消除，可大大提高临床疗效。

3. 注重中西医结合，采用多种治疗方法

本病发病急，病情重，且多为久病之后脏腑气血功能失调的患者。其早

期抗休克及抗心衰治疗及后期调养、预防都很关键。故应发挥中西医各自的优势，双管齐下，充分利用中医急则治标，缓则治本之法，在用西医方法处理的同时，运用针灸等各种外治疗法及口服中药的内治疗法。如使用西药抗凝剂，患者有出血倾向，此时可换用中药活血止血，即可达到消除血栓的目的，又可免去后患。

（二）中医治疗

1. 内治法

（1）气滞血瘀型

治法：活血化瘀，理气宽胸。

方药：血府逐瘀汤加减。

桃仁、红花、当归、生地黄、川芎、赤芍、牛膝、桔梗、柴胡、枳壳、甘草。

方中桃红四物汤活血化瘀而养血，四逆散行气和血而舒肝，桔梗升宣肺气，枳壳理气宽胸，牛膝引血下行。

（2）痰湿壅肺型

治法：健脾燥湿，化痰止咳。

方药：二陈汤加减。

半夏、橘红、茯苓、甘草。

方中半夏燥湿化痰，陈皮理气燥湿，茯苓、甘草健脾渗湿。临证可加入党参、白术、紫菀、款冬花等以加强健脾化痰之功。

（3）气阴两虚型

治法：益气养阴，润肺止咳。

方药：百合固金汤加减。

生地黄、熟地黄、麦冬、百合、白芍、当归、贝母、生甘草、玄参、桔梗。

方中生地黄、熟地黄滋阴清热，桔梗宣肺止咳，当归、芍药养血益阴，甘草调和诸药。

（4）阳气虚脱型

治法：回阳救逆。

方药：参蛤四逆汤加减。

人参、蛤蚧、附片、肉桂、麦冬、五味子。

方中人参、附子、肉桂大补元气、回阳救逆；麦冬、五味子敛肺止咳；蛤蚧补肾纳气定喘。

2. 外治法

（1）针刺治疗：取大椎、肺俞、风池、膻中、定喘、合谷等为主穴。气滞血瘀配太冲、期门、心俞、通里；痰湿壅盛配中脘、丰隆、解溪；阳气虚脱配素髎、人中、内关、涌泉。每次选主穴 2～3 个，配穴 3～4 个，一般用提插补泻法，应先泻后补，留针 30 分钟，隔 10 分钟捻针 1 次。每日针治 1 次，2 周为 1 疗程。急救时选素髎、人中，向上斜刺 0.3～0.5 寸，内关、涌泉直刺 0.5～1.0 寸，都采用平补平泻手法，中等强度刺激，以提插捻转手法为主，每穴行针 10～30 分钟。

（2）灸法：取肺俞、孔最、丰隆、期门、太冲。每日灸 1～2 次，每穴灸 3～5 壮。咳甚加鱼际、太渊；喘而欲脱加内关、三阴交。

（3）耳针：取穴肺、气管、交感、心、肾上腺、皮质下等穴。一般留针 20～30 分钟，留针期间可捻针以加强刺激。每日 1 次，10 次为 1 疗程。

（三）西医治疗

一般处理应给予吸氧、止痛，可给予阿托品或 654－2 以解除肺血管痉挛，也可给予异丙肾上腺素，可增加心搏出量，又可降低肺血管阻力，但应小心应用，每分钟 0.5～2μg 滴注。

1. 抗凝治疗

为肺血栓栓塞症和深静脉血栓的基本治疗方法，可以有效地防止血栓再形成和复发，为机体发挥自身的纤溶机制以溶解血栓创造条件。抗凝血药物主要有普通肝素、低分子肝素和华法林。抗血小板药物的抗凝作用不能满足肺栓塞和深静脉血栓的抗凝要求。

临床疑为肺血栓栓塞症时，即可开始使用普通肝素或低分子肝素进行有效的抗凝治疗。应用普通肝素、低分子肝素前应测定基础凝血酶原时间（PT）或活化部分凝血活酶时间（APTT）及血常规（含血小板计数、血红蛋白）；应注意是否存在抗凝的禁忌证，如活动性出血、凝血功能障碍、未予控制的严重高血压等。对于确诊的 PTE 病例，大部分禁忌证属相对禁忌证。

（1）普通肝素的推荐用法：予 3000～5000IU 或 80IU/kg 静注，继之以 18IU/（kg·h）持续静滴。在开始治疗后的最初 24 小时内，每 4～6 小时测定一次 APTT，根据 APTT 调整剂量，尽快使 APTT 达到并维持在正常值的 1.5～

2.5 倍。当治疗水平稳定后，改为每天 1 次测定 APTT。肝素亦可用皮下注射的方式给药。一般先予静注负荷量 3000 ~ 5000IU，然后按 250IU/kg 的剂量每 12 小时皮下注射 1 次。调节注射剂量，使注射 6 ~ 8 小时后 APTT 达到治疗水平。

肝素有可能诱发血小板减少症（HIT），因此在使用 UFH 时，第 1 周的 1、2 天及第 2 周的 3、4 天必须复查血小板计数 1 次。若出现血小板迅速或持续降低达 30% 以上，或血小板计数 $< 100 \times 10^9$/L 时，应停用 UFH。

（2）低分子肝素的用法：根据体重给药，如 4100 ~ 6000 单位/次，皮下注射，日 2 次，不需监测 APTT 和调整剂量，UFH 或 LMWH 须至少应用 5 天，直到临床情况平稳。对大面积 PTE 或髂股静脉血栓，UFH 或 LMWH 须用至 10 天或更长。

（3）华法林：在肝素开始应用后的第 1 ~ 3 天加用口服抗凝剂华法林，初始剂量为 3.0 ~ 5.0mg。由于华法林需要数天才能发挥全部作用，因此与肝素需至少重叠应用 4 ~ 5 天，当连续两天测定的国际标准化比率（INR）达到 2.5（2.0 ~ 3.0）时，或 PT 延长至正常值的 1.5 ~ 2.5 倍时，方可停止使用肝素，单独口服华法林治疗。应根据 INR 或 PT 调节华法林的剂量。

抗凝治疗的持续时间因人而异。一般口服华法林的疗程至少为 3 ~ 6 个月。部分病例的危险因素短期可以消除，例如服雌激素或临时制动，疗程可能为 3 个月即可；对于栓子来源不明的首发病例，需至少给予 6 个月的抗凝治疗；对复发性 PTE 并发肺心病或危险因素长期存在者，抗凝治疗的时间应更加延长，达 12 个月或以上，甚至终生抗凝。

妊娠的前 3 个月和最后 6 周禁用华法林，可用肝素或低分子肝素治疗。产后和哺乳期妇女可以服用华法林。华法林的主要并发症是出血。华法林所致的出血可以用维生素 K 拮抗。华法林有可能引起血管性紫癜，导致皮肤坏死，多发生于治疗的前几周。

2. 溶栓治疗

国内多中心研究结果提示，rtPA 50mg 持续静脉滴注 2 小时，已经取得理想的溶栓效果，因此，推荐 rtPA 50mg 持续静脉滴注 2 小时为国人的标准治疗方案。

使用尿激酶、链激酶溶栓时无须同时使用肝素治疗；但以 rtPA 溶栓，当在 rtPA 注射结束后，继续使用肝素。用尿激酶或链激酶溶栓治疗后，应每 2 ~ 4 小时测定一次凝血酶原时间（PT）或活化部分凝血活酶时间（APTT），当其水平降至正常值的 2 倍时，即应启动规范的肝素治疗。

溶栓后应注意对临床及相关辅助检查情况进行动态观察，评估溶栓疗效。

3. 肺动脉血栓摘除术

本术式风险大，病死率高，需要较高的技术条件，仅适用于经内科积极治疗后无效的紧急情况，如致命性肺动脉主干或主要分支堵塞的大面积 PTE，或有溶栓禁忌者。

4. 肺动脉导管碎解和抽吸血栓

本法即用导管碎解和抽吸肺动脉内巨大血栓，同时还可进行局部小剂量溶栓。适应证为肺动脉主干或主要分支的大面积 PTE，并存在以下情况：溶栓和抗凝治疗禁忌；经溶栓或积极的内科治疗无效；缺乏手术条件。

5. 放置腔静脉过滤器

为防止下肢深静脉大块血栓再次脱落阻塞肺动脉，可考虑放置下腔静脉滤器。对于上肢 DVT 病例，还可应用上腔静脉过滤器。置入过滤器后如无禁忌证，宜长期口服华法林抗凝，定期复查有无过滤器上的血栓形成。

6. CTEPH 的治疗

若阻塞部位处于手术可及的肺动脉近端，可考虑行肺动脉血栓内膜剥脱术；口服华法林 3.0 ~ 5.0mg/d，根据 INR 调整剂量，保持 INR 为 2.0 ~ 3.0；反复下肢深静脉血栓脱落者，可放置下腔静脉过滤器。

第三节　呼吸衰竭

呼吸衰竭是由于各种原因引起的肺通气和（或）换气功能的严重障碍，导致缺氧伴或不伴二氧化碳潴留，从而引发一系列生理功能和代谢紊乱的临床综合征。如在海平面大气压下，于静息条件下呼吸室内氧气，在排除心内解剖分流和原发于心排出量降低等情况后，动脉血氧分压（PaO_2）低于 8kPa（60mmHg），或伴有二氧化碳分压（$PaCO_2$）高于 6.65kPa（50mmHg），即为呼吸衰竭。本病可按临床有无二氧化碳潴留分为 Ⅰ 型呼吸衰竭（$PaO_2 < 8kPa$，$PaCO_2 \leq 6.65kPa$）和 Ⅱ 型呼吸衰竭（$PaO_2 < 8kPa$，$PaCO_2 > 6.65kPa$）。根据血气异常发作的急缓可分为急性呼吸衰竭和慢性呼吸衰竭。

中医学无呼吸衰竭的病名，但从发病及临床特征来看，当属中医学"喘促"的范畴。

一、临床诊断

（一）辨病诊断

1. 症状

呼吸衰竭表现为进行性呼吸困难加重，急性严重缺氧时见精神错乱、狂躁、昏迷、抽搐等症状，慢性缺氧时多有智力或定向功能障碍等精神系统症状；紫绀为缺氧的典型症状，但缺氧并不一定出现紫绀，临床应注意鉴别；血液循环系统症状如心率增快、心搏出量增高、血压上升、肺小血管收缩、肺动脉高压，心肌缺氧可产生心律失常、室颤、心搏骤停，严重或长期缺氧可见右心衰竭；呼吸衰竭严重时有肝功能受损，如谷丙转氨酶升高、非蛋白氮升高，有蛋白尿及消化道出血。

2. 体征

慢性呼吸系统疾病或其他导致呼吸功能减退的体征和症状。

3. 辅助检查

（1）动脉血氧分压（PaO_2）：$PaO_2 < 8kPa$（60mmHg）。

（2）二氧化碳分压（$PaCO_2$）：$PaCO_2 > 6.65kPa$（50mmHg）则肺通气不足，$PaCO_2 < 6.65kPa$（50mmHg）则肺通气过量。

（3）动脉血氧饱和度（SaO_2）：亦为缺氧指标，参考值为97%。

（4）血液酸碱度（pH值）：pH值 < 7.35 提示失代偿性酸中毒，pH值 > 7.45 提示失代偿性碱中毒。

（5）碱过剩（BE）：正常值为 $0 \pm 2.3mmol/L$，负值增大提示代谢性酸中毒，正值增大提示代谢性碱中毒。

（二）辨证诊断

1. 缓解期

（1）肺气虚弱，痰热内阻型

①临床表现：咳喘短气，少气不足以息，动则加重，痰白清稀，声低气怯，乏力，自汗，面色萎黄。舌质暗淡，苔薄白，脉濡软无力。

②辨证要点：咳喘短气，动则加重，痰白清稀。舌质暗淡，苔薄白。

（2）气阴两虚，痰热瘀血型

①临床表现：咳喘气促，痰稠厚，色黄或见血痰，咳吐不易，神疲乏力，

潮热盗汗，口咽干燥，唇舌青紫。舌苔少，脉虚数无力。

②辨证要点：咳喘气促，痰稠厚，神疲乏力。舌苔少，脉虚数无力。

（3）脾肾阳虚，痰饮瘀滞型

①临床表现：咳喘气促，动则尤其，纳呆，便溏，痰多而稀，畏寒，四肢不温，小便清长或四肢浮肿，小便不利，面色晦暗。苔薄白，脉沉细或结代。

②辨证要点：咳喘气促，纳呆，便溏，小便清长或小便不利。脉沉细或结代。

2. 急性期

（1）痰浊蒙窍型

①临床表现：咳喘痰鸣，痰多稀白，精神恍惚，或见嗜睡，甚则昏迷。舌质紫暗，苔腻，脉弦滑或弦数。

②辨证要点：咳喘痰鸣，神志恍惚。舌质紫暗，苔腻。

（2）痰火扰心型

①临床表现：气促咳喘，痰稠色黄，烦躁，面赤，或见发热，谵语，甚则神昏，便秘，小便短赤。舌紫绛，苔黄厚，脉滑数。

②辨证要点：气促咳喘，痰稠色黄，神志烦躁或谵语，神昏。舌紫绛，苔黄厚。

（3）痰热动风型

①临床表现：咳喘气促，鼻翼扇动，甚则张口抬肩，不能平卧，颤抖或四肢抽搐，烦躁不安，甚则神志昏迷。舌紫红，苔黄，脉弦滑数。

②辨证要点：咳喘气促，鼻翼扇动，颤抖或四肢抽搐。舌紫红，苔黄。

二、鉴别诊断

一般认为呼吸衰竭的诊断并不困难，有呼吸衰竭的临床表现与体征，再结合现代仪器诊断即可确诊。慢性呼吸衰竭常因支气管肺疾患加重而引起，临床当有原发病史与体征；而急性呼吸衰竭常因脑外伤、脑炎、电击、化学中毒等引起，呈突然发作，故二者亦不难鉴别。

三、治疗

（一）提高临床疗效的思路提示

1. 辨病求因，审证施治

呼吸衰竭多是建立在其他原发呼吸系统疾病的基础之上，临床治疗呼吸衰竭除对症施治之外，还应针对原发病种进行切实有效的治疗以改善呼吸功能，则呼吸衰竭的症状就可能得到缓解。中医认为本病属喘促范畴。临床宜根据不同时期的不同症状审证施治，以期提高疗效。

2. 缓时治本，急时治标

本病痰、瘀、热为标，肺、脾、心、肾之虚为本，其病理过程由肺阴亏虚发展到气阴两虚、脾肾阳虚、心阳衰惫。故缓解期以补肺、脾、心、肾之虚治本为要，兼以祛痰化瘀清热之法；急性发作期多见痰浊蒙窍、痰火扰心、痰热动风之证，病情危重，故宜以祛痰清热、醒神开窍、息风止痉为治疗关键。

3. 中西合璧，注重祛痰、平喘、抗炎、化瘀、醒神之法

痰液潴留引起气道阻塞和狭窄，可助长细菌繁殖，患者神志不清或咳嗽无力时，还可能引起窒息；支气管哮喘往往造成气道阻塞和狭窄；呼吸衰竭时，呼吸道感染往往普遍存在，常为诱发心肺衰竭的重要因素；而肺栓塞、肺心病造成的瘀血常常是导致呼吸衰竭发作的直接原因。因此临床中，必须重视祛痰、平喘、抗炎、化瘀的应用。现代医学运用祛痰剂和扩张气管、解除痉挛、扩张血管的药物；中医使用祛痰剂、解痉平喘剂及清热解毒、活血化瘀之剂，对于保持呼吸道通畅、控制感染、提高 PaO_2、降低 $PaCO_2$、保持正常的通气血流比例可收到异曲同工之妙。

4. 内外结合，双管齐下

呼吸衰竭为呼吸系统急症，内服药物治疗首先要经消化吸收，才能发挥作用，这些药物或多或少都可能产生副作用，治疗不当甚至引起中毒症状。而外治法却可以扬长避短、直达病所，恰到好处地发挥作用。如气道切开术、机械通气、高频通气、雾化吸入等均能有效提高 PaO_2，降低 $PaCO_2$。故在注重内服药物的同时，必须注重外治疗法（包括非药物疗法）。把二者有机地结合起来，协同发挥治疗作用，不失为提高临床疗效的捷径。

5. 祛除诱因，谨防危象

急性发作性呼吸衰竭常因诱因引起，因此临床必须及时祛除诱因，谨防急性发作，避免发生严重危及患者生命的危象。

（二）中医治疗

1. 内治法

（1）缓解期

①肺气虚弱，痰热内阻型

治法：补益肺气，化痰清热。

方药：玉屏风散合二陈汤。

黄芪、白术、防风、法半夏、陈皮、茯苓、炙甘草。

脾虚加党参、山药；肾虚加红参、蛤蚧；喘甚加苏子、莱菔子、白芥子。

②气阴两虚，痰热瘀血型

治法：益气养阴，清肺化痰祛瘀。

方药：生脉散合千金苇茎汤加减。

麦冬、西洋参、五味子、苇茎、冬瓜子、薏苡仁、桃仁。

可酌加桑白皮、葶苈子、丹参补虚；胸闷不适加枳壳、瓜蒌皮；便秘加杏仁、郁李仁、芒硝；发热加金银花、连翘；口渴加芦根、天花粉。

③脾肾阳虚，痰饮瘀滞型

治法：健脾温肾，温化痰饮。

方药：苓桂术甘汤合真武汤加味。

白术、桂枝、附子、甘草、茯苓、芍药、生姜、益母草、川芎、丹参。

小便不利者加猪苓、泽泻。

（2）急性期

①痰浊蒙窍型

治法：涤痰开窍。

方药：涤痰汤加减。

桃仁、川芎、南星、茯苓、法半夏、橘红、枳壳、远志、菖蒲、郁金。

②痰火扰心型

治法：涤痰开窍，清心泻火。

方药：温胆汤加味。

生地黄、黄连、竹叶心、黄芩、桔梗、麦冬、芦根、玄参、郁金、胆南星、石膏。

③痰热动风型

治法：清热化痰，平肝息风解痉。

方药：清金化痰汤加味。

山栀、黄芩、桔梗、麦冬、桑白皮、贝母、知母、瓜蒌仁、橘红、茯苓、甘草、羚羊角、钩藤、芍药、郁金。

2. 外治法

（1）针刺治疗：辨证属肺气虚弱、气阴两虚、脾肾阳虚等虚证范畴者，针灸治疗常用天突、肺俞、大杼、太渊、足三里、丰隆、膏肓、气海、肾俞。昏迷者可选人中、素髎、涌泉等穴。辨证属痰浊闭窍、痰火扰心、痰热动风等实证范畴者，常用穴位有人中、素髎、涌泉、人迎、内关、合谷、百会、关元、气海、神门、绝骨、太冲、足三里等，临床可根据需要选择施针。

（2）三棱针：取督脉、膀胱经穴及手井穴，如大椎、身柱、肺俞、膈俞、少商、中冲、关冲等点刺治疗咳喘实证，对于昏迷病人可选十宣穴点刺放血。

（3）耳针：选用耳穴、支气管、肺区，加刺交感、降压点，留针捻转治疗实证昏迷病人。

（4）电针：可针鼻区素髎（－）、耳区肾上腺（＋）为一组，内关（－）、太冲（＋）为一组，两组四穴同时选用，穴位左右以体位方便而定，频率及电流视病情及机体反应而定。用于治疗实证昏迷病人。

（5）穴位注射：对兴奋呼吸功能有良好的作用，其主要方法有如下几种。①洛贝林 3mg，注射曲池穴，依病情两侧多次交替注射。②回苏林 8mg，注射足三里或三阴交，可两侧多次交替注射。③醒脑静 1～2mL，注射膻中、曲池、中府、肺俞、足三里等穴，可每 20～30 分钟更替穴位注射。

（三）西医治疗

呼吸衰竭的辨病治疗应根据病程分为发生于原发疾病基础之上的慢性呼吸衰竭和因突发原因而导致原正常肺功能受损的急性呼吸衰竭进行治疗。

1. 慢性呼吸衰竭的治疗

（1）氧疗：缺氧不伴二氧化碳潴留者应给予较高浓度氧（60%～80%），将 PaO_2 提高到 8kPa 以上为宜，此类患者 $PaCO_2$ 不高，呼吸中枢兴奋性靠 CO_2 维持，不会导致呼吸抑制。缺氧伴二氧化碳潴留者，以 1～1.5L/min 低浓度（<35%）持续给氧，这样不致引起呼吸中枢麻醉。

氧疗常用鼻导管或鼻塞法，二者氧流量所致的氧浓度很接近。

（2）建立通畅的气道：对于阻塞性通气功能衰竭的病人，应采取措施消除痰液、解除支气管痉挛。积痰干结者，雾化吸入或气管内滴注（每日滴入液体<200mL），同时局部使用化痰、解痉、消炎药物，提高除痰效果，药物可根据病情选用；痰液稠者，服用祛痰药物，常用药物如 10% NaCl 10mL，5% 碘化钾 10mL 等，使痰液稀释，以利引流。上述方法还可配合多孔导管通过口腔、咽喉部将分泌物或胃内反流物吸出。

明显的支气管痉挛病人应用 β 受体兴奋剂，如沙丁胺醇、奥西那林、非诺特罗、特布他林等扩张支气管，还可用纤支镜吸出分泌物。必要时用导气管插管或气管切开，建立人工气道。

（3）改善通气：适用于中度或高度缺氧伴二氧化碳潴留者。

①呼吸兴奋剂的应用：可用尼可刹米 0.375 ~ 0.75g（1 ~ 2 支）静脉推注，然后以 1.875 ~ 3.75g（5 ~ 10 支）加入 5% 葡萄糖液 500mL 中静脉滴注，也可用二甲弗林 8 ~ 16mg 静脉滴注，或氨茶碱 0.5 ~ 0.75g 静脉滴注。但应密切观察患者睫毛、神志反应以及呼吸频率、幅度和节律，随访动脉血气，以便调节剂量，防止副作用。

②机械通气的作用：对轻、中度神志尚清，能配合治疗的呼吸衰竭患者可做鼻或口鼻面罩机械通气；对病情严重、神志虽清但不合作、昏迷或呼吸道有大量分泌物的患者，应及时建立人工气道，经鼻或口插管以机械通气；对于呼吸衰竭反复发作，功能状况极差、极度虚弱的患者应考虑行气管切开术以长期机械通气。机械通气时应考虑给予患者合适的潮气量，维持好呼吸频率和呼吸之比等各种参数，同时应注意做好呼吸道湿化、分泌物引流、呼吸机的消毒维修以避免感染，更重要的是加强呼吸与心血管监护，防止意外死亡。

（4）控制感染：肺部感染可诱发或加重呼吸衰竭，临床宜选用定量、有效的抗生素，全身和局部给药，以提高疗效。

（5）纠正酸碱平衡及电解质紊乱：呼吸性酸中毒的危重阶段可谨慎补碱，用 5% Na_2CO_3 150 ~ 200mL 加入 5% 葡萄糖 250mL 中静脉滴注。

①呼吸性酸中毒合并代谢性碱中毒：针对代谢性碱中毒的不同原因纠正碱中毒，提高通气量纠正酸中毒。

②呼吸性碱中毒：因机械通气而引起的，应减少潮气量，避免 CO_2 在短期内过多排出，或予含 5% CO_2 的 O_2 吸入；手足抽搐者，用 5% ~ 10% 的 $CaCl_2$ 10mL 或 10% 葡萄糖酸钙 10 ~ 20mL 静脉注射。

2. 急性呼吸衰竭的治疗

（1）现场抢救：做间歇口对口的人工呼吸或做带气囊导管的口腔插管进行人工通气，心脏骤停不应采取有效的体外心脏按压及有关心脏复苏的抢救措施。

（2）高浓度给氧：适用于呼吸及心搏骤停、肺实变、肺水肿和肺不张等引起的通气/血流比例失调及肺内动 - 静脉分流而引起的呼吸衰竭的急救。

（3）其他措施：参考慢性呼吸衰竭的治疗。

（四）中医专方选介

1. 桃红四物汤加减方

丹参、地龙、赤芍、水蛭（冲服）、桃仁、红花、葶苈子。每日1剂，水煎，分3次服。若气虚者加黄芪、党参；阳虚者加附子（先煎）、肉桂；阴虚者加麦冬、沙参；痰热甚者加鱼腥草、黄芩；水肿明显者加桑白皮、茯苓皮。本方有活血化瘀兼补虚之功，适用于紫绀、舌质紫暗或有瘀斑、胁下痞块明显者，李维华用本方治疗肺心病急性发作期的呼吸衰竭30例，显效19例，好转10例，无效1例，总有效率为96.67%。［李维华．活血化瘀为主治疗肺心病急性发作期呼吸衰竭30例．内蒙古中医．1996（3）：7］

2. 乌梢蛇饮

麻黄、浮萍、西河柳、蝉衣、乌梢蛇、白鲜皮、蛇床子、地肤子、白僵蚕。水煎服，日1剂，分早、晚两次温服。加减：发作期咳喘甚，痰涎多，宜加控涎丹以涤痰泻饮（体弱者予礞石滚痰丸）；气喘、气急甚者加用代赭石、旋覆花以助降气；继发感染者，加苍术、生石膏，麻黄以清热宣肺；缓解期肺阴虚者，症见舌红、少津、气短、咳痰不畅，加用北沙参、麦冬、五味子、鲜石斛以润肺生津；肾虚者，症见气短不接、动辄尤甚、小便清长，加用紫石英、半硫丸和黑锡丹，交替服用。范中明等用本方治疗多例，均显效。［范中明．乌梢蛇饮治疗支气管哮喘．河南中医．1994（3）：183］

3. 加味阳和汤

炙麻黄、北细辛、白芥子、干地龙、鹿角片、五味子、炙款冬、淡干姜、党参、淫羊藿、熟地黄、肉桂。日1剂，水煎服。加减：喘甚加葶苈子、苏子、莱菔子、紫石英；痰多者去党参，加胆南星、皂荚、鲜竹沥；喘而汗出者加麻黄根、煅龙骨、煅牡蛎；背后形寒者加制附子；心悸、胸闷加薤白头、川厚朴；纳差加苍术、白术、焦山楂、焦神曲；便溏加怀山药、补骨脂；兼瘀血加桃仁、红花、丹参；阴伤去肉桂、干姜，加天冬、麦冬、南沙参、北沙参。王学乐等用本方治疗50例，临床控制15例，显效24例，好转9例，无效2例，总有效率为96%。［王学东，等．阳和汤为主治疗老年顽固性咳喘50例．江苏中医．1992（9）：3］

第四节 急性呼吸窘迫综合征

急性呼吸窘迫综合征（ARDS）是患者原来心肺功能正常，由于肺外和肺内的严重疾病而继发急性渗透性肺水肿和进行性缺氧性呼吸衰竭。ARDS 并非是一个独立的疾病，而是一组综合征。

随着对严重创伤、休克、感染等疾病的抢救技术水平的提高，不少患者不会直接死于原发病，而发生和死于 ARDS 者随之增加。早在 80 年代初，美国估计每年有 ARDS 患者 15 万之多。虽然近几十年来对 ARDS 的研究投入了大量的人力、物力，在其发病机理、病理生理和呼吸支持治疗方面取得了显著进展，但其病死率仍高达 50%～70%。临床表现除外伤、感染、中毒等原发病的相应症状和体征外，主要表现为突发性、进行性呼吸窘迫、气促、紫绀，伴有烦躁、焦虑表情、出汗等。X 线胸片早期可无异常，或仅有模糊的肺纹理增多，继而出现斑片状阴影，直至融合成大片浸润性阴影，且可见到支气管充气征。中医学根据本症临床所见的呼吸困难、气促等征象，可将ARDS 列入"喘证"的范畴。

一、临床诊断

（一）辨病诊断

1. 目前，国内外 ARDS 的诊断标准较多，不尽一致。1989 年美国西南内科会议推荐的 ARDS 诊断标准是：①有易发因素的患者发生急性呼吸衰竭；②X 线胸片显示双肺弥漫性浸润；③吸入氧浓度（FiO_2）>60% 时，PaO_2 < 6.67kPa（50mmHg）；④总呼吸顺应性（TRC）<50mL；⑤左房压正常，即肺毛细血管楔压（PAWP）≤1.60kPa（12mmHg）。

2. 1988 年我国修订的 ARDS 诊断标准，强调在有易发因素的基础上，呼吸增快 >28 次/分钟，呼吸空气时 PaO_2 <8kPa（60mmHg），结合胸片和临床表现，并做排除诊断后，方可诊断 ARDS。

3. 欧美学者在 1992 年分别在美国和欧州的学术会议上商讨后，在 1993年共同提出，关于 ALI 和 ARDS 的定义和诊断标准，并在 1994 年在各杂志上发表。最近在我国被广泛介绍和推荐。ARDS 的诊断标准：急性起病，氧合指数 PaO_2/FiO_2 ≤26.7kPa（200mmHg），而不论是否应用 PEEP，胸部 X 线片示双肺有浸润阴影，PAWP＜2.40kPa（18mmHg）或无左心功能不全的临床表现。

4.1995年全国危重急救医学学术会议（庐山）仿照以上诊断标准，提出我国ARDS分期诊断标准。

（1）有诱发ARDS的原发病因。

（2）先兆期ARDS的诊断应具备下述5项中的3项：①呼吸频率20～25次/分。②（FiO$_2$0.21）PaO$_2$≤9.31kPa（≤70mmHg），＞7.98kPa（60mmHg）。③PaO$_2$/FiO$_2$≥39.9kPa（≥300mmHg）。④P$_{A-a}$O$_2$（FiO$_2$0.21）为3.32～6.65kPa（25～50mmHg）。⑤胸片正常。

（3）早期ARDS的诊断应具备6项中的3项：①呼吸频率＞28次/分。②（FiO$_2$0.21）PaO$_2$≤7.90kPa（60mmHg），＞6.60kPa（50mmHg）。③PaO$_2$＜4.65kPa（35mmHg）。④PaO$_2$/FiO$_2$≤39.90kPa（≤300mmHg）＞26.60kPa（＞200mmHg）。⑤（FiO$_2$1.0）P$_{A-a}$O$_2$＞13.30kPa（＞100mmHg），＜26.60kPa（＜200mmHg）。⑥胸片示肺泡无实变或实变≤1/2肺野。

（4）晚期ARDS的诊断应具备下述6项中的3项：①呼吸窘迫，频率＞28次/分。②（FiO$_2$0.21）PaO$_2$≤6.60kPa（≤50mmHg）。③PaCO$_2$＞5.98kPa，≤45mmHg。④PaO$_2$/FiO$_2$≤26.6kPa（≤200mmHg）。⑤（FiO$_2$1.0）P$_{A-a}$O$_2$＞26.6kPa（＞200mmHg）。⑥胸片示肺泡实变≥1/2肺野。

5.中华医学会呼吸病学分会1999年制定的诊断标准如下：

（1）有ALI/ARDS的高危因素。

（2）急性起病，呼吸频数和（或）呼吸窘迫。

（3）低氧血症：ALI时动脉血氧分压（PaO$_2$↓）/吸入氧分数值（FiO$_2$↓）≤300；ARDS时PaO$_2$↓/FiO$_2$↓≤200。

（4）胸部X线检查显示两肺浸润阴影。

（5）PAWP≤18mmHg或临床上能除外心源性肺水肿。

同时符合以上5项条件者，可以诊断为ALI或ARDS。

由于缺乏特异性的检测指标，所以制订出不同的诊断标准，在这种情况下，我们主张凡报告ARDS都应说明诊断依据，以免混淆不清。

（二）辨证诊断

1.水湿犯肺型

（1）临床表现：胸闷不适，甚则胸盈仰息，痰多色白，口黏不渴，恶心。

舌苔厚腻而白，脉滑。

（2）辨证要点：喘咳胸闷，痰多而黏，咯吐不利。舌苔厚腻，脉滑。

2. 瘀血阻肺型

（1）临床表现：胸痛，微咳或不咳，甚则可见咳血，低热，肌肤甲错，呼吸喘促。舌紫暗或有瘀斑，脉细涩。

（2）辨证要点：胸痛，少咳，呼吸喘促。舌质紫暗或有瘀斑，脉细涩。

3. 肺肾两虚型

（1）临床表现：呼吸困难、浅促，精神萎靡，口唇紫绀，面色苍白而青，四肢厥冷，甚则冷汗淋漓。舌质紫暗，脉微弱欲绝。

（2）辨证要点：呼吸浅促，呼多吸少，口唇紫绀，四肢厥冷。舌质紫暗，脉微欲绝。

二、鉴别诊断

本病应与下列疾病相鉴别。

（一）急性肺源性心脏病

本病在我国极为少见，起病急骤，有呼吸困难、窒息感。迅速出现心排血量骤降、组织缺氧的症状，包括烦躁不安、出冷汗、神志障碍、昏厥、紫绀、休克等，可迅速死亡。如能度过低血压阶段，可出现肺动脉压增高和心力衰竭。由于本病多有原发病，如长期卧床或手术后的患者，结合心电图及体征检查，不难做出鉴别。

（二）阻塞性肺气肿

慢性支气管炎并发肺气肿时，在咳嗽、咳痰等症状的基础上出现了逐渐加重的呼吸困难。严重时可出现呼吸衰竭的症状，如紫绀、头痛、嗜睡、神志恍惚等。根据病史及肺气肿的临床及 X 线表现，不难做出鉴别诊断。

（三）心源性肺水肿

心源性肺水肿的呼吸困难与体位有关，咯泡沫样血痰，对强心剂、利尿剂等治疗效果较好，肺水肿的啰音多在肺底部，肺楔压增高。ARDS 时呼吸窘迫，与体位关系不大，血痰常是非泡沫样稀血水样，吸氧情况下 PaO_2 仍进行性下降，啰音广泛，常有高音调"爆裂音"，肺楔压降低或正常。

三、治疗

（一）提高临床疗效的思路提示

1. 积极治疗原发病、并发症

ARDS 是由于严重感染、创伤、休克等肺内外疾病袭击后出现的以肺泡毛细血管损伤为主要表现的临床综合征，总的预后很差，总的病死率高达 58%～78%，且近年来无明显改观。现在在有效的机械通气支持下，呼吸衰竭和缺氧本身已不是 ARDS 的主要死亡原因，所以积极治疗原发病、并发症是提高疗效的重要因素。

脓毒血症既是易致 ARDS 的高危因素，也是影响 ARDS 早期和晚期病死率的首要原因。在对一组 129 例 ARDS 的临床研究中，有感染者存活率仅为 21%，无感染者则为 67%（P<0.01）。脂肪栓塞引起的 ARDS 较严重，但比由创伤合并低血压、需急诊外科处理时发生的 ARDS 预后要好得多，前者仅靠机械通气就可获得 90% 以上的存活率。心肺短路引起的 ARDS 预后亦较好，但骨髓移植并发的 ARDS 死亡率几乎为 100%。此外，在 ARDS 病程中常并发多脏器功能衰竭，受累器官的数目和速度严重影响预后，如任何 3 个器官的功能衰竭持续 1 周以上，病死率可高达 98%。除了心、肝功能衰竭对预后有影响外，酸碱状态和肾功能的影响也应该予以重视。

2. 重视活血化瘀

血瘀可导致喘促的实证，当喘促形成以后又造成瘀血的病理表现。中医学对于血瘀在本病中的作用早有认识，提出可因血瘀、外伤等使瘀血壅滞于肺，肺气失宣，喘促作矣，并在治疗方面提出用宣肺祛瘀汤可治疗。中医学的这种认识，已得到现代研究的验证。现代研究表明凝血和纤溶功能紊乱，与 ARDS 的发病有密切关系。动物实验表明，油酸型呼吸窘迫综合征（RDS）动物的肺组织和肺灌洗液中血小板激活因子（PAF）活性明显增加，与外周血 PLT、PaO_2、肺水肿以及肺内微血栓形成的变化规律一致，证明了 PAF 参与 RDS 的发病过程，且抗凝药物，如蝮蛇抗栓酶、肝素、牛磺酸均可减轻 ARDS 的部分病变，尤以蝮蛇抗栓酶更完全、可靠。

3. 审明病机，辨清虚实

喘促的病因、病机不同，故临床表现有虚实之别，所以为防止失治、误治、贻误病情，必须审明病因、病机。温病热盛内攻可致邪热壅肺；若邪热内传、不得下泄而内迫于肺致腑结肺郁；若水湿停着，气血不畅，内犯于肺，则肺壅窍闭，这些都是急性突发，多属实证。肺肾气虚，久病缠绵，或外伤失血或血瘀多属虚证。但无论虚、实均是肺气衰竭之急症，不可按一般的咳嗽、哮喘论治，临证时应当详察，否则会错失急救治疗的机会。

4. 中西医结合，急则治标

本病的病情比较危急，故应在辨明病因、病机的基础上，中西医结合治疗，既可以先治其标，以现代手段缓其急；亦可用中医治其本，去其致喘之因而缓其急。但中医的论治，必须采取多剂型、多途径投药的综合治疗，力求做到标本同治。

（二）中医治疗

1. 内治法

（1）水湿犯肺型

治法：泻肺行水，温阳化饮。

方药：葶苈大枣泻肺汤合真武汤。

制附子、桂枝、茯苓、白术、白茅根、泽泻、葶苈、桑白皮、生姜、大枣。

口唇紫绀明显者，加川芎、红花、桃仁；若有心悸怔忡，可加龙骨（先煎）、磁石（先煎）。

（2）瘀血阻肺型

治法：活血化瘀，宣肺平喘。

方药：血府逐瘀汤合椒目瓜蒌汤。

当归、川芎、桃仁、红花、牛膝、枳壳、瓜蒌、椒目、桑白皮、葶苈、橘红、半夏、茯苓。

喘满、腹胀、便秘者，加大黄、厚朴；胸痛者，可加香附、郁金、穿山甲；面色苍白、冷汗淋漓者，加附片、人参（另煎，兑服）。

（3）肺肾两虚型

治法：补肺益肾。

方药：生脉散合人参胡桃汤。

人参（另煎，兑服）、麦冬、胡桃肉、蛤蚧粉、五味子、龙骨（先煎）、磁石（先煎）。

口唇紫绀明显者，加丹参、当归、川芎；痰多者，加瓜蒌、茯苓；汗出肢冷甚者，加制附子、肉桂；汗出如油者，加牡蛎（先煎）、山茱萸等。

2. 外治法

（1）针灸疗法：①取人中、会阴、素髎等穴，强刺激，留针 1~2 小时。②选用大椎、风门、肺俞为主穴，手法为点刺，不留针，起针后加火罐。痰多气壅者加天突、膻中，手法用泻法；喘而欲脱者加内关、三阴交，手法为平补平泻法。

（2）穴位注射：取曲池穴，两侧交替注射洛贝林 3mg；或取足三里（或三阴交）穴，注射二甲弗林 8mg；或取曲池、中府、合谷等穴，注射氨茶碱 0.5~1.0mL。

（3）按摩疗法：①拍肺。两手自两侧肺尖开始，向下沿胸廓拍打各 10 次；或用手轻轻在脊柱两侧的腧穴进行拍打，自上而下数次。②可配合按摩肺经及有关穴位，如天突、膻中等。

（4）耳针治疗：取心、肺、交感、肾上腺、皮质下、脑干等穴，用 0.5 寸毫针强刺激。

（5）嚏鼻疗法：取嚏鼻散（细辛、皂角、半夏）和通关散（猪牙皂、细辛、薄荷），将细末粉剂吹入患者鼻腔内，使其打喷嚏。

（三）西医治疗

ARDS 的治疗，至今尚无特异的方法，只是根据病理、生理变化和临床表现进行针对性或支持性治疗。

1. 积极控制感染

严重感染既是引起 ARDS 的第一位高危因素，又是影响 ARDS 早期和晚期病死率的首要原因，因此，首先必须尽早诊断、积极处理和预防各种感染。用抗生素的联合方案为：局部多黏菌素 + 静脉青霉素或庆大霉素；局部庆大霉素 + 静脉青霉素或庆大霉素；局部和静脉庆大霉素 + 静脉青霉素。对病原明确的感染，应尽早应用强而广谱的抗生素。

2. 改善通气和组织供氧

ARDS 时由于存在广泛肺水肿，肺顺应性下降，肺的通气、换气功能严重障碍，组织缺氧，因此，需要合适的通气支持治疗。

（1）氧疗：可采用经面罩持续气道正压（CPAP）吸氧，但大多需要借助机械通气吸入氧气。一般认为 $FiO_2 > 0.6$，$PaO_2 < 8kPa$（60mmHg），$SaO_2 < 90\%$ 时，应对患者采用呼气末正压通气（PEEP）为主的综合治疗。

（2）机械通气：由于传统的高频通气（HFV）、高频射流通气（HFJV）虽然可降低气道峰压，减少其造成的肺损伤和气压伤，但是氧合却受平均气道压的很大影响，尤以 ARDS 患者显著；或增加平均气道压，减少静脉回流和心输出量，故 HFV 和 HFJV 已基本上不用于 ARDS 的治疗。

①呼气末正压通气（PEEP）：现代根据实验和临床研究，提出了最佳 PEEP（best PEEP）或理想 PEEP（Optimal PEEP）的概念，指能最大限度地改善肺顺应性和肺顺应性曲线形状，使肺内分流小于心输出量的15%～20%，$PaO_2/FiO_2 \geqslant 300$ 的 PEEP 水平，SaO_2 达90%以上，而 FiO_2 降到安全限度的 PEEP 水平（一般为1.47kPa）。患者在维持有效血容量、保证组织灌注的条件下，PEEP 宜从低水平0.29～0.4kPa（3～5cmH$_2$O）开始，逐渐增加至适量的 PEEP。当病情稳定后，逐步降低 FiO_2 至50%以下，然后再降 PEEP 至≤0.4kPa（5cmH$_2$O），以巩固疗效。

②压力控制反比通气（IRV）：其作用是通过控制压力以降低气道峰压，延长吸气时间，使患者产生某种程度的"自动 PEEP"（allto PEEP），总的生理效应是气道峰压降低，平均气道压升高。IRV 可明显降低每分通气量，并降低峰气道压和 PEEP，轻微改善氧合，但因平均气道压升高，气胸发生的概率增加（6/31），总的病死率（77%）无明显改善。当产生严重的 CO_2 潴留，患者感觉不适时，可加用镇静剂或麻醉剂。

③低潮气量通气加适度 PEEP：有人试用低潮气量（7～10mL/kg）通气，加适度的 PEEP（5～18cmH$_2$O），其优点在控制性低 PIP 的情况下提供合适的通气，预防肺不张，还可改善心输出量和动脉氧合。只要保持氧合充分，就不至于引起严重的生理功能紊乱，因为恶性心律失常只有在酸中毒合并严重低氧血症时才发生。

④改良体外膜式氧合器（ECMO）：在 ARDS 经人工气道机械通气、氧疗效果差，且呼吸功能在短期内无法纠正的场合下，有人应用 ECMO 维持生命，采用静脉→膜肺→静脉的模式，将双侧大隐静脉根部用扩管扩张后，分别插入导管，深达下腔静脉。改良型 ECMO 用具有氧合和 CO_2 排除功能的中空纤维膜经导管从股静脉插至下腔静脉，配合机械通气，可以降低机械通气治疗的一些参数，减少机械通气的并发症。

3. 多环节减轻肺和全身损伤

（1）维持适宜的血容量：对于因外伤等诱因发病者，若失血过多，必须输血以减轻肺和全身损伤。输血宜输入新鲜血液，库存1周以上的血液必须加微过滤器，以防微型颗粒损害肺毛细血管内皮细胞。在保证血容量、维持血压稳定的前提下，要求出入液量轻度负平衡（-500～-1000mL/d）。在内皮细胞通透性增加时，胶体可渗至间质内，加重肺水肿，故在ARDS早期不宜给胶体液，但若有血清蛋白浓度降低时则应另当别论。

（2）糖皮质激素的应用：对多发性长骨和骨盆骨折所致的脂肪栓塞等非感染性引起的ARDS，主张应早期应用。地塞米松60～80mg/d，或氢化可的松1000～2000mg/d，每6小时1次，连用2天，有效者继续使用1～2天停药，无效者尽早停用。由于糖皮质激素可致感染的发生率增高，还有皮质激素的其他并发症，现不主张常规应用皮质激素以防治ARDS，尤其是ARDS伴有败血症或严重呼吸道感染者忌用激素。

（3）营养支持：由于ARDS患者处于高代谢状态，所以应及时补充热量和高蛋白、高脂肪的营养物质，还应尽早给予强有力的营养支持，鼻饲或静脉补给，保持总热量摄取为83.7～167KJ（20～40KCal/kg）。但是过度营养亦可导致脂肪肝、CO_2潴留、呼吸性酸中毒等不良后果。有人提出给予适量的镇静剂和肌松剂可降低代谢消耗，这仍需进一步探讨。

（四）中医专方选介

1. 大承气汤

大黄、厚朴、枳实、芒硝。随症加味，若口唇赤绀，血瘀征象明显者，加丹参、川芎、当归；若喘促甚者可加桑白皮、葶苈子以泻肺降逆。用本方治疗本病12例，存活10例，均为正常窦性心率，平均动脉压超过10.6kPa或收缩压保持在13.3kPa，尿量每小时30mL以上，$PaO_2 > 8.6$kPa，血pH值正常，耗氧量略高于正常，红细胞压积保持在25%～35%，血清电解质正常，肺血管阻力无明显增加，肺顺应性无显著下降。[刘福成.大承气汤治疗严重创伤呼吸窘迫综合征的实验与临床研究.中国中西医结合杂志.1992，12（9）：541]

2. 加味定喘汤：白果、苏子、制半夏、制南星、地龙、黄芩、鱼腥草、棉花根、杏仁、炙桑白皮、炙款冬花、炙麻黄、防风、生姜、大枣。水煎服。感染重者酌用抗生素和激素。结果：观察36例，显效（症状消失，X线检查复常）24例，有效10例，无效2例，总有效率为94.4%。[刘彦清.加味定喘汤治疗重症哮喘36例.湖北中医杂志.1997，19（2）：17]

3. 增液承气汤加减

玄参、生地黄、麦冬、大黄、枳实、郁李仁。水煎，口服或鼻饲。3 剂后改用二陈汤、小青龙汤、养阴清肺汤。对照组 30 例，均吸氧、抗感染、纠正水和电解质紊乱等。结果：两组分别显效（呼吸困难、中枢兴奋或抑制、紫绀、便秘等症状消失，$PaO_2 > 8kPa$、$PaCO_2 < 6.6kPa$）19 例、7 例，好转 14 例、10 例，无效 7 例、13 例，总有效率为 82.5%，56.7%（$P < 0.05$）。PaO_2、$PaCO_2$ 本组治疗前后及治疗后两组间比较有显著性差异，$P < 0.01$ 或 $P < 0.001$。[肖阳娥. 增液承气汤加减治疗 40 例慢性呼吸衰竭临床观察. 新中医. 1997，29（3）：18～19]

4. 三型分期治疗方

肺肾两虚兼外感方：外感风寒用桂枝、麻黄、五味子、细辛、射干、半夏、陈皮、前胡、紫菀、款冬花、杏仁；寒包火方：麻黄、桂枝、射干、紫菀、款冬花、半夏、陈皮、桑白皮、黄芩、生石膏；外感风热方：用连翘、桑叶、桑白皮、杏仁、射干、陈皮、半夏、紫菀、百部、栀子、麻黄、生大黄（后下）、金银花、鱼腥草。待症状消失后辨证施治。阳虚水泛、水气凌心型用制附子、麻黄、炒白术、桑白皮、大腹皮、陈皮、半夏、苏子、杏仁、川贝母、当归、赤芍、川芎、黄芩、党参、鱼腥草；痰热瘀结、蒙闭心窍型用胆南星、竹茹、陈皮、制半夏、黄芩、菖蒲、郁金、丹参、赤芍、连翘、金银花；元阳欲脱型用红参、制附片、麦冬、菖蒲、郁金、胆南星、橘红、制半夏、杏仁、麻黄、五味子。水煎，分 2～3 次口服或鼻饲，待病情稳定后 7～10 日，用 3～5 剂，维持 10～38 日。结果：好转 30 例，放弃治疗 1 例。[薛华. 辨证治疗慢性呼吸衰竭 31 例. 浙江中医杂志. 1996，31（10）：449～450]

第八章　肺结节病

　　肺结节病是指结节病侵犯于肺引起的临床症候群，是一种病因未明的肉芽性疾病。肺结节病约占结节病的 80% ~ 90%。临床以咳嗽、咯痰、发烧、胸闷、发绀为特征，同时伴有皮肤受损，如结节性红斑，晚期可合并肺气肿、支气管扩张、肺源性心脏病等。

　　中医文献对本病尚无记载，根据其临床过程及表现，可按"咳嗽""虚劳""痰证"等进行辨证论治。

一、临床诊断

（一）辨病诊断

1. 诊断条件

　　结节病的诊断应符合三个条件：①患者的临床表现和 X 线表现与结节病相符合；②活检证实有非干酪样坏死性类上皮结节；③除外其他原因引起的肉芽肿性病变。

　　建立诊断以后，还需要判断累及器官的范围、分期和活动性。活动性判断缺乏严格的标准。起病急、临床症状明显、病情进展较快、重要器官受累、血液生化指标异常（血清血管紧张素转换酶活性增高、高血钙、高尿钙症、血清 SIL – 2R 升高等），提示属于活动期。

2. 临床表现

　　①无症状但有 X 线胸片或其他实验室检查的异常；②有呼吸道症状；③累及其他系统而出现胸外或全身症状。

　　结节病缺乏特异性的临床表现，50% ~ 60% 无症状，在健康体检时做胸部 X 线检查时才被发现。北京协和医院 63 例结节病有 18 例（占 28.6%）是在健康体检时发现，患者本人无任何不适。有的在体检时发现肝功、血钙或尿钙等有改变，胸片多表现为 I 期结节病。

肺结节病缺乏特征性的表现，30% ~ 50% 有呼吸道症状，主诉有咳嗽、咯痰、胸痛等，其他还有血痰、喘息、自发气胸等。我院病例中常见的呼吸道症状：咳嗽占 90.6%，咯痰占 62.3%，胸闷、气短占 37.7%，胸痛占 32.1%，呼吸道症状一般较轻，干咳较多。

肺结节病的全身症状不典型，约 1/3 主诉为发热、疲乏无力、消瘦、盗汗等，北京协和医院所见发热占 39.7%，疲乏无力占 38.1%，消瘦占 36.5%。发热多为午后低热，少数伴盗汗，消瘦为轻度体重下降。

累及其他系统者可见眼部病变，如结膜炎、虹膜睫状体炎、视网膜炎、白内障等，表现为视物模糊、视力低下、畏光等。皮肤病变亦较常见，以皮下结节、结节性红斑等多见。浅表淋巴结肿大常是体检的重要发现，近年来心脏结节病也屡有报道，常是心律失常及猝死的重要病因。

3. 辅助检查

（1）胸部 X 线片：结果异常是肺结节病的首要发现，目前普通 X 线片对结节病的分期仍未统一。1961 年，Scandding 将结节病分为 4 期（Ⅰ ~ Ⅳ期），近年又将其分为五期（0 期，Ⅰ ~ Ⅳ期）。而目前较为常用的仍是 Scandding 分期，国内亦采用此分类方法，如表 8 - 1。

表 8 - 1　肺结节病胸片分期

分期	频率	胸片异常	鉴别
0	5% ~ 10%	无	
Ⅰ	>50%	双肺门淋巴结肿大	淋巴瘤肺炎、肺结核、肺癌
Ⅱ	25%	双肺门淋巴结肿大	淋巴瘤、肺结核、肺癌
Ⅲ	15%	伴肺间质浸润	IPF、肺结核、肺癌、胶原性肺表现
		肺门淋巴结无肿大	
		肺间质浸润或肺大泡	矽肺

根据胸片 X 线表现，主要分为三种：

①肺门及纵隔淋巴结肿大：结节病Ⅰ期、Ⅱ期均有这种病变。淋巴结增大首先累及支气管、肺淋巴结，其次为气管、支气管淋巴结和气管周围淋巴结。肺门淋巴结增大最常见的为双侧气管旁淋巴结增大，边缘清楚，典型者呈"扇贝样"或"土豆样"肺门肿块，也有 25% 的患者仅表现为右气管旁淋巴结增大。肺门淋巴结经反复发作后虽可缩小，但仍留有"重而模糊"的阴

影，且往往伴有肺间质的改变，这对诊断晚期结节病有一定的参考价值。

②肺内改变：早期为肺泡炎的表现，胸片上呈腺泡影或片状阴影，类似小叶性肺炎。中期则有肺间质浸润，表现为肺纹理粗乱，亦可有肺内多发结节，这些结节的特点是不超过叶间隙。晚期除结节样改变外，尚有肺间质纤维化，可见肺门回缩；蜂窝肺、肺大泡、囊状病变及其他纤维斑痕化表现，McLaod 借用国际劳动组织（ILO）对尘肺的分类方法，提出结节病普通胸片新的分类标准，能更确切地反映肺内病变的实质，既能定量，又能定性，便于科学研究。但此法只限于肺内病变，肺门及纵隔病变未列其中，有待补充。据观察，结节病小圆形影、线状影和混合影各占 1/3，这些影像与肺功能、病理等密切相关，并对预后有重要意义。结节病早期小圆形影多见，中期混合影多见，晚期线状影及混合影多见。Scandding 分期法只是结节病普通胸片的一种表现，而与临床、病理等无明显关系，因为结节病的发展并不是固定不变、由 I 期进入 II 期的，且每型均有自身的特点，所以，有必要对新的分类方法进行更多临床、X 线及病理的对比观察。

③胸膜等病变：发生率低，约占 5%，常表现为右侧或左侧胸腔积液，两侧积液罕见。积液可以是结节病的首先发现，亦可在疾病的任一阶段发生，多在 2 ~ 3 个月内消失，亦可遗有慢性胸膜肥厚。

其他少见的表现可有气胸（约占 2%）、肺内空洞、钙化或肺不张等。

北京协和医院所见的 63 例结节病，I 期 10 例（15.9%），II 期 46 例（73.0%），III 期 7 例（11.1%）。I、II 期除肺门淋巴结增大外，还有 23 例（41.1%）伴纵隔淋巴结肿大，双肺门淋巴结肿大占 78.6%，单纯右上纵隔淋巴结肿大占 21.4%。有 5 例伴肺大泡形成（占 7.9%），其中 1 例还伴有右侧气胸、右胸腔积液、右胸膜肥厚等，自发性气胸 4 例（占 6.3%），右中叶肺不张 2 例。

（2）胸部计算机体层扫描（CT）：胸部普通 X 线片对结节病诊断的正确率仅有 50%，甚至有 9.6% 胸片正常的人肺活检为结节病。因此，近年来 CT 已广泛应用于结节病的诊断。CT 能较为准确地估计结节病的类型、肺间质病变的程度和淋巴结肿大的情况。常规 CT 层距 10mm、层厚 8 ~ 10mm，病人仰卧，深吸气后屏气时扫描，结节病常见的 CT 表现为不规则线状影、叶间隔增厚和结节影（直径小于 5mm，可光滑或不规则，典型表现为围绕支气管血管、脏层胸膜下和叶间裂的淋巴管分布）。在肺泡炎的阶段，亦可表现为无玻璃影。近年高分辨薄层 CT（HRCT）对肺间质病变的诊断提供了更为精确的方法，其层厚为 1～2mm，层距为 2mm。一般多选三个层面做 HRCT，主动脉弓、气管隆嵴和膈上 1cm，这三个水平扫描可基本代表肺三个区的情况，亦有学者建议 HRCT 选五个水平扫描。结节病在 HRCT 可表现为 4 种类型：小叶中心型、小叶周围型、泛小叶型和无小叶型，常可见小叶间隙增宽、中间隔增厚、小叶中心型圆形阴影和大的支气管血管束增厚。经比较研究发现，常规 CT 对微小结节和间质浸润优于 HRCT，而对细支气管和间质纤维化，则用 HRCT 更好。常规 CT 能辨认 15% 的微小结节，而 HRCT 对小血管、细支气管断层易显示为伪结节影，可与微小结节混淆。因此，多数学者主张普通胸片、常规 CT 和 HRCT 应联合应用。胸部 X 线片和 CT 能显示整个肺部的病变，而对显示不清的病变则应加做 HRCT。CT 诊断的正确率为 77%，而 HRCT 的正确率可达 93%。HRCT 能显示 100～200μm 的室间病变。

CT 和 HRCT 还用于结节病的导向穿刺活检，为结节病的定性诊断提供更为可靠的方法。

（3）磁共振成像（MRI）：已被用于纵隔疾病的诊断，能清楚地显示淋巴结肿大及其与周围器官的关系，并有助于鉴别诊断。MRI 能显示直径为 10mm 的淋巴结肿大，10mm 以下者 80%～90% 为良性，15mm 以上者 70%～80% 为恶性，有助于结节病与其他纵隔恶性肿瘤的鉴别。目前这方面的报道尚少，有待继续观察。

（4）B 型超声波检查（B 超）：能显示纵隔病变的情况，有助于纵隔淋巴结肿大的诊断与鉴别诊断，并为导向穿刺诊断提供了极为有用、简便的方法。

（5）肺功能检查：肺结节病早期肺功能大多正常，亦可表现为阻塞性通气功能障碍，晚期则为限制性或混合性通气功能障碍，且多伴有弥散功能障碍。

病理学家早已证实结节病肉芽肿位于支气管、细支气管、静脉和胸膜中，因此可阻塞气流，使肺泡腔缩小并影响气体交换。肺功能表现为阻塞性或混合性通气功能障碍及小气道功能障碍。据 Hawimn 报道，107 例初诊为肺结节病而未治愈的患者，有 57% 表现为阻塞性通气功能障碍，且多数无吸烟史，但多伴有小气道功能障碍。多数患者 FEV_1/FVC 比值小于 75%，23.0% 的患者还有高峰流速下降，表明亦有大气道狭窄，阻塞性通气功能障碍可发生于任一时期。有学者报告，0 期结节病亦可有阻塞性通气功能障碍，而 I 期结节病的阻塞性通气功能障碍的发病率为 21%～33%，II、IV 期则分别达 53% 和 77%，但也有学者发现，肺结节病有 80% 表现为限制性通气功能障碍，10%

的阻塞性通气功能障碍可以逆转。北京协和医院有 63 例肺结节病，近半数患者肺功能正常，27.3% 为阻塞性通气功能障碍，15.2% 为限制性通气功能障碍，21.2% 有弥散功能障碍。

（6）支气管肺泡灌洗液（BALF）检查：1981 年，在第九次国际结节病会议上，Crystal 首先报告了 BALF 对结节病的诊断价值，此后有关报道日渐增多。BALF 是将纤维支气管镜嵌入远端气道，通常灌入 100～150mL，温度为 37℃ 的生理盐水后通过负压吸引收集回吸液，并分析其中的细胞成分，这对结节病的诊断有重要价值。正常 BALF 中巨噬细胞明显增高，且 $CD4^+$、$CD4^+/CD8^+$ 亦显著升高，若 Lyc > 28% 或 $CD4^+/CD8^+$ > 3，可作为结节病活动期（肺泡炎阶段）的指标，但与预后无关。有学者发现结节病肺功能的下降与 BALF 中多核白细胞的增加明显相关。亦有学者发现，BALF 中 HLA - DR 细胞增加，有助于结节病的诊断。结节病除 T 细胞功能增强外，B 细胞功能亦明显增强。研究发现，BALF 中的 IgG、IgA、白蛋白均显著升高，特别是 IgG_1 和 IgG_3 的升高更为突出，此与结节病高 γ - 球蛋白血症相吻合。

结节病肺纤维化往往预后不良，BALF 中可发现许多成纤维细胞活化的指标，Eklund 发现 BALF 中 Vn、Fn 和透明质酸（HA）等均明显升高，且 Vn 与 Fn、HA 呈显著正相关。但这些指标与疾病活动性、胸片分期等无明显相关，不能预示纤维化的进程。也有学者认为 Ⅲ 型前胶原肽（P Ⅲ P）能更好地反映成纤维细胞活化的程度。据观察，结节病 BALF 中 P Ⅲ P 显著升高，且与病程、活动性及胸片改变等明显相关，激素治疗后 P Ⅲ P 下降，若 P Ⅲ P 升高则预示病情恶化。有学者发现 Ⅱ 期肺结节病 P Ⅲ P 升高更为明显，但 Ⅰ、Ⅳ 期无显著差异。P Ⅲ P 升高与血清血管紧张素转化酶（SACE）呈正相关，BALF 中 Lyc 百分比与肺功能无关。因此认为，P Ⅲ P 与 SACE 相似，只是反映结节病肉芽肿浸润细胞的活性，对预后无明显价值。P Ⅲ P 升高亦无特异性，在其他间质性肺疾患中亦有升高，有人反对用 P Ⅲ P 作为结节病的预警指标。Lyrch 认为肿瘤坏死因子（TNF）能刺激成纤维细胞增生，TNF 升高亦可作为肺纤维化的预警指标，这些指标均无特异性，其临床价值均有待深入观察。

（7）活体组织检查：是诊断结节病的重要方法。如果皮肤和浅表淋巴结受累，则是首选的活检部位。胸内型结节病可以选择支气管黏膜和经纤维支气管镜肺活检，即使在直视下或 X 线胸片没有明确病变部位时取活检，阳性率也可以达到 70%～90%。摘取多处组织活检可提高诊断的阳性率。

（8）SACE：血管紧张素转化酶（ACE）能水解血管紧张素 Ⅰ 转化为血管紧张素 Ⅱ ，并灭活缓激肽，对调节体内血压有重要作用。正常人的 SACE 主要位于肺毛细血管上皮细胞和肾远曲小管上皮细胞。1974 年，Likberman 首先发现结节病患者 SACE 明显升高。此后，SACE 一直是诊断结节病的重要辅助指标。

SACE 是一种膜结合蛋白，在肺泡巨噬细胞和上皮细胞中亦存在。约60%的结节病患者 SACE 升高，Ⅱ期结节病的 SACE 明显高于Ⅰ期和Ⅲ期，肺外结节病的 SACE 亦升高。因此，有人认为 SACE 升高是全身"肉芽肿负荷"的表现，而非肺本身的特有变化。SACE 水平及其变化与临床及 Ga 扫描密切相关，而与肺功能无关。

近来 Prior 进一步研究发现，结节病 BALF 中 SACE 亦明显升高，并认为 SACE 可作用于局部血管紧张素I，引起血管收缩，从而影响血流灌注，使一氧化碳弥散量（DLCO）下降。临床上也发现治疗前 BALF 中 SACE 与 DLCO 呈明显负相关，治疗后局部 SACE 下降，而 DLCO 改善。因此，SACE 是判断结节病预后和恶化的一个良好指标，但 SACE 不是结节病的一个特异指标，在肺结核、甲状腺功能亢进、糖尿病中亦有升高，应结合临床判断其意义。

北京协和医院观察 63 例结节病 SACE 为 $58.66 \pm 2.18U/mL$（正常值为 $33 \pm 10U/mL$），超过40U/mL者占 92.5%，最高达94U/mL，约为正常值的 3 倍。SACE 的变化与临床、胸片的改变并不完全吻合。有些患者在激素治疗过程中虽有好转，但 SACE 仍时高时低，因此，SACE 并非判断病情是否好转的可靠指标。SACE 升高，提示结节病可能存在活动状态，SACE 正常，并不能排除结节病的可能。

（9）可溶性白介素 –2 受体（SIL –2R）：IL –2R 和 SIL –2R 的测定对结节病的诊断有较为重要的价值。IL –2R 的表达是机体免疫反应的关键环节，它不仅出现于细胞膜表面，亦可存在于细胞培养的上清液和血液中，后者称之为 SIL –2R，其在免疫调节中的确切机理尚不清楚，但已证明无论在结节病的血液中或 BALF 中均有升高。研究发现，Ⅰ期结节病 BALF 中不能测得 IL –2R，而Ⅱ、Ⅲ期中则可测得，且 SIL –2R 水平与 $CD4^+$ 明显相关，表明 SIL –2R 更能反映疾病的活动性。结节病患者血清中 SIL –2R 与 ^{67}Ga 肺显像扫描积分呈明显正相关。经激素治疗 6 周后，SIL –2R 下降约 4 倍，临床症状明显改善。据 Takaish 研究发现，双侧肺门淋巴结肿大的结节病患者血清 SIL –2R 明显提高。SIL –2R 的高低与有无眼病和结核菌素（PPD）的阴、阳性无关。血清 SIL –2R 还与

SACE 呈显著正相关，目前认为 SIL－2R 是反映结节病活动最敏感的指标之一，且操作简便、测定迅速，正日益受到人们的重视。但 SIL－2R 并不是结节病的特异指标，在肺癌或其他肺部疾病中，SIL－2R 亦有所升高，因此，应对 SIL－2R 在结节病中的诊断作用进行深入探讨。

（10）溶菌酶：血清溶菌酶（SL）是一种低分子量细菌溶解酶，主要存在于单核细胞吞噬系统中，结节病由于 AM 和 Lyc 的集聚及激活，使 SL 增高。Prior 发现结节病患者有 80%SL 升高，40%SACE 升高，于是认为 SL 比 SACE 更能敏感地反映结节病的活动性。同时还发现，BALF 的溶菌酶亦升高，且与 BALF 中的中性粒细胞和淋巴细胞呈正相关。治疗前 SL 的升高还与肺功能有关，治疗后 SL 下降，DLCO 亦有改善。SL 的分子量比 SACE 低 10 倍，这可能是 SL 比 SACE 高的原因之一。

（11）低代谢与内分泌功能的变化：结节病使代谢降低，内分泌功能减少，但有时也会引起较严重的并发症，如高血钙、高尿钙。高血钙是因为 1,25－二羟维生素 D 增加所致，后者由 AM 或肉芽组织分泌。结节病典型的钙代谢异常是小肠吸收钙增加，尿钙增加比血钙增加更为明显（血钙正常亦可有高尿钙），高血钙与 SACE 明显正相关。结节病神经系统受累占 16%，但脑垂体和下丘脑受累少见，表现为多尿和烦渴，还有个别患者表现为甲状腺功能低下、性功能减退和肾上腺皮质功能下降等。

大约有 1/3 的结节病患者血清催乳素升高，因此几乎各种内分泌腺均可受累，但发病率较低。

（12）其他：近来发现结节病患者血清 β_2－微球蛋白（β_2－MG）、血清腺苷脱氨酶（ADA）、纤维连接蛋白（Fn）及血清中 Cu/Zn 比值等均有所升高，但其临床意义均尚需做进一步研究。

（13）放射性核素显像

①[67]Ga 扫描：是目前诊断活动性结节病较为敏感的指标之一。[67]Ga 能被活化的巨噬细胞和 Lyc 摄取，因此其聚集程序能反映病变的活动性和范围，敏感性较高，对胸片表现不明显的肺野、肺门和纵隔淋巴结病变能有所显示。国内还未开展这方面的工作。[67]Ga 扫描的诊断价值与 SACE 相似，在发现病变部位、监测治疗等方面仍不失为一项有用的指标。

②血流灌注扫描：赤本等用[99m]Tc－MAA 肺血清灌注法研究结节病患者，发现 70% 的患者肺血清明显下降，Ⅱ期结节病比Ⅰ期结节病的血清指标（范围分数——ES，严重性分数——SS）明显下降。经 TBLB 研究发现，ES、SS

与肺泡炎的严重程度明显相关，ES 还与血管炎的严重程度相关。SS 与 BALF 中 $CD4^+/CD8^+$ 比值亦呈显著正相关。同时还发现肺通气/血流灌注不均匀。北京协和医院检测了一部分间质性肺疾病患者，绝大多数可发现肺通气或血流灌注扫描（或两者均有）有异常，但对确定疾病性质无特殊的诊断价值。

③肺泡上皮通透性测定：Mintinot 通过 TBLB 等发现，肺间质中有许多含免疫球蛋白的细胞，这些细胞的侵入能破坏血管床，影响气体交换，经激素治疗后 BALF 中 IgG 的 RCE 下降，而 DLCO 升高，表明气体交换好转。

$$RCE = \frac{BALF 中 IgG 含量/BALF 中的蛋白含量}{血清中 IgG 含量/血清中的蛋白含量}$$

Jordanu 亦证实结节病患者上皮通透性增加，北京协和医院用 $^{99m}Tc - MAA$ 测定几种间质性肺疾病，发现肺泡上皮细胞有破坏，但其鉴别诊断价值尚待探讨。

（二）辨证诊断

1. 肺气虚弱型

（1）临床表现：咳嗽气短，神疲乏力，语声低怯，兼有恶寒，发热等表证。舌质淡，苔薄白，脉弦缓。

（2）辨证要点：咳嗽，语声低怯。舌淡，苔薄白。

2. 肺脾气虚，痰湿阻肺型

（1）临床表现：咳嗽气喘，短气乏力，胸闷，纳差，时见眼睛畏光，白睛充血。舌淡，苔白腻，脉虚弱。

（2）辨证要点：咳嗽，短气。舌淡，苔白腻。

3. 气阴不足，血脉瘀阻型

（1）临床表现：咳嗽气短，咯痰色白，口干咽燥，颜面及四肢紫绀。舌暗红，边有齿痕，苔薄白，少津，脉弦细。

（2）辨证要点：咳嗽气短，口干咽燥。舌暗红。

4. 阴阳两虚，阳微欲绝型

（1）临床表现：咳嗽气短，短气不续，口干咽燥，五心烦热，潮热盗汗，畏寒肢冷，小便短少，下肢浮肿，心悸，怔忡，嗜睡或神昏。舌质暗红，苔少津亏，舌边有齿痕，脉微细。

（2）辨证要点：咳嗽气短，潮热盗汗，嗜睡或神昏。舌质暗红，苔少，脉微细。

二、鉴别诊断

本病应与霍奇金病、肺门淋巴结核、原发中心型肺癌及支气管转移癌、纵隔淋巴瘤相鉴别。

（一）霍奇金病

临床症状、X 线、免疫学改变多相似，但肺门淋巴结多为单侧或双侧不对称的肺门淋巴结肿大，霍奇金病肺门淋巴结常继发于肺浸润，结节病则先有肺门淋巴结肿大，过后才有肺浸润。霍奇金病骨损害为硬化性或溶骨性，见于脊柱、骨盆，结节病骨损害多见于指骨，为囊性改变。

（二）肺门淋巴结核

患者年龄多在 20 岁以下，多有不同程度的结核中毒症状，可累及胸及腹膜，结核菌素反应阴性，可见钙化灶，X 线肺门多呈单侧肿大，痰内易找到结核杆菌，皮肤 Kveim 试验阳性。

（三）原发中心型肺癌及支气管转移癌

无症状，肺门双侧对称性淋巴结肿大，在中心性肺癌及转移癌中极少见，原发性或继发性肺癌皆有相应的病史和症状，可通过气管分叉体层摄片、选择性支气管造影及纤维支气管镜活检和痰癌细胞检查而确诊。

（四）纵隔淋巴瘤

多见单侧肺门淋巴结肿大或不对称的肺门淋巴结肿大，与结节病相似，但淋巴瘤全身症状严重，常有高热，病情发展快，易于鉴别。

三、治疗

（一）提高临床疗效的思路提示

1. 病证多虚，注重补益

本病多由禀赋不足、脏腑虚弱、气血失调、肺气虚弱而变生诸症，病位在肺，可及肾、心，病程久，病情缠绵，故其治疗应以补益为基本原则。正如《素问·三部九候论篇》说："虚则补之。"《素问·阴阳应象大论篇》还具体指出："形不足者，温之以气；精不足者，补之以味。"在进行补益的时候，一是必须根据病理属性的不同，分别予益气、养血、滋阴、温阳的方药治疗；二是要密切结合本病的病位选用方药，以增强治疗的针对性。此外，由于脾为后天之本，是水谷、气血生化之源；肾为先天之本，寓元阴、元阳，是生命的本元，所以补益脾肾在本病的治疗中具有比较重要的意义。

2. 把握主证，注重祛痰

痰在本病中有着重要的病理意义，它既是病情发展的产物，又是致病因素，故一方面要注意痰的病理特点，另一方面要注重对其的治疗。

首先，要注意痰的色、质、量、味，咳而少痰的多属燥热、气火、阴虚；痰多的常属湿痰、痰热、虚寒；痰白而稀薄的属风属寒；痰黄而稠者属热；痰白质黏者属阴虚、燥热；痰清稀、透明、呈泡沫样者属虚属寒；咯吐血痰，多为肺热或阴虚；脓血相兼的，为痰热郁结成痈之候；有热腥味或腥臭气的为痰热；味甜者属痰湿；味咸者属肾虚。

对于痰的治疗，当以温化为原则。由于痰饮为阴邪，遇寒则聚，得温则行。故《金匮要略·痰饮咳嗽病》篇提出："病痰饮者，当以温药和之。"同时还当分清标本缓急，根据表里虚实的不同，采取相应的处理。水饮壅盛者祛饮治标，阳微气虚者温阳治本，在表者宜温散发汗，在里者宜温化利水，正虚者宜补，邪实当攻，如属邪实正虚，治当消补兼施，饮热夹杂者又当温凉并用。《医门法律·痰饮留伏论》提出虚实分治之法，临床可作为辨治饮病的要领，凡痰饮壅实者，分别治以攻逐、利水、发汗等法，因势利导以祛除痰饮之邪，阴虚饮微者，治以健脾温肾为主，阳气通则饮自化。即使实证，当饮邪基本消除后，如正气虚馁者，亦需继用健脾温肾之剂以固其本。

（二）中医治疗

1. 内治法

（1）肺气虚弱型

治法：补益肺气，止咳平喘。

方药：玉屏风散合止嗽散加减。

方中黄芪、党参、白术培土生金；橘红、半夏、紫菀、款冬花、前胡化痰止咳平喘；麻黄宣肺平喘；防风解表祛风；肝脾肿大者加丹参、龟板、三棱、莪术；口干咽燥者加百合、麦冬、生地黄；气短、胸闷者加瓜蒌、川厚朴。

（2）肺脾气虚，痰湿阻肺型

治法：补肺健脾，化痰定喘。

方药：六君子汤加减。

方中太子参、甘草健脾益气；白术、茯苓健脾渗湿；陈皮、半夏理气化痰。

可加胆星、炙麻黄、杏仁、枇杷叶、前胡宣肺化痰平喘；丹参、延胡索化瘀理气止痛。其他加减法同前。

（3）气阴不足，血脉瘀阻型

治法：益气养阴，活血化瘀。

方药：生脉散合四物汤加减。

方中生地黄、玄参、麦冬、五味子滋阴润肺；黄芪、太子参、白术、茯苓益气健脾；丹参、川芎、当归活血化瘀。

加减法同前。

（4）阴阳两虚，阳微欲绝型

治法：滋阴温阳救逆，宣肺定喘。

方药：金匮肾气丸合麻杏石甘汤加减。

方中六味地黄丸滋补肾阴；附子、肉桂温补肾阳；麻黄、杏仁宣肺定喘；石膏清泄肺热，并制约麻黄燥热之性。

可加独参汤益气固脱。

2. 外治法

（1）针刺治疗

处方：太渊、太溪、肺俞、膏肓、足三里、肾俞。

方义：肺原太渊，肾原太溪。针补二穴以充肺、肾之气。肺俞、膏肓调养肺气。取肾俞以纳肾气，取足三里调和胃气，胃气和则水谷精微上归于肺，肺气充沛则可固护皮毛，防御风寒。诸穴配伍，可充实肺、脾、肾之气，使元气固密，咳喘自趋平安。

配穴：痰多配丰隆，肾虚配关元。

方法：均用补法。太渊直刺 0.3～0.5 寸，太溪直刺 0.5～1.0 寸，肺俞斜刺 0.5～0.8 寸，膏肓向外斜刺 0.5～0.8 寸，足三里直刺 0.8～2.0 寸，肾俞直刺 1.0～1.35 寸。

（2）耳穴疗法

处方：肺、气管、交感、肾上腺、皮质下。

配穴：气虚加刺脾、胃；阳虚加刺肾、内分泌；阴虚加刺心、肾；喘甚加刺神门、枕；合并感染、痰多者，加刺大肠、耳尖。方法：咳喘发作时用毫针刺入，快速捻转，留针 1 ~ 4 小时。必要时可埋针 24 小时，每日 1 次，10 次为 1 疗程。喘甚加刺耳尖放血。

（3）灸疗法

处方：大椎、肺俞、孔最、脾俞、肾俞。

配穴：实喘加灸水分、丰隆；虚喘加灸关元；热喘加灸列缺、丰隆；寒喘加灸中脘、足三里、膏肓。

方法：哮喘发作期，每次选 3 ~ 5 个穴位，每穴灸 3 ~ 6 壮。

（4）穴位埋线疗法：将"0"号羊肠线 1.5 ~ 2cm，在 0.5% 洋金花注射液内浸泡 3 天，然后埋入背部八华穴或有压痛的背俞穴，每 10 天换穴埋线 1 次，一般埋 1 ~ 3 次。

方法：取羊肠线穿入 6 号注射针尖端，将 28 号毫针磨平，针尖代作尖芯，穿入 6 号注射针内，迅速刺入皮肤达肌层，得气后，边退针头边推针芯，将羊肠线埋入皮下。出针后盖消毒纱布，用胶布固定，保留 2 天。

（三）西医治疗

本病的治疗一直是人们争论的焦点，因其有自愈倾向，故很难确定一种有效的方案。治疗目的主要是为了控制其活动，保护重要脏器的功能。

1. 肾上腺皮质激素

目前仍是治疗结节病的首选药物，其作用机理不十分清楚。Baughman 发现用激素治疗后 AM 释放 TNF_a、ROS 等明显下降，SACE、SL 亦有降低，^{67}Ga 吸收好转，表明激素抑制了活动性肺泡炎向肉芽肿发展，但亦有学者经长期观察认为激素治疗有许多副作用，除抗炎作用外，其他作用并不肯定。

激素治疗的指征：

（1）生命或视力受到威胁，或脏器受累，如心脏中枢神经系统或眼部受累。

（2）持续性高钙血症，持续性肾功能不全，严重的肝功能障碍伴门脉高压或黄疸及胰腺肥大或脾功能亢进、严重乏力和消瘦、皮肤损害或慢性肌病。

供参考用的口服泼尼松方案：

初始 20 ~ 40mg/d，6 个月内逐渐减量为 <20mg/d，维持量为 5 ~ 10mg/d，治疗一年或更长。当剂量 <15mg/d，可能会复发，重新加至原先剂量（20 ~ 30mg/d）可能会达到治疗效果。

近来有报道用 Deflazacort（强的松的一种 Oxazoline 衍生物）治疗结节病，

已取得良好的临床效果，能降低 SACE，改善胸片和肺功能，副作用轻微，且对以前未用过泼尼松者效果更好，有待临床验证。

2. 其他免疫抑制剂

（1）环孢霉素：能抑制 Th 细胞，减少 IL－2 产生，抑制 T 细胞繁殖，可能有助于本病的治疗，但目前国外应用很少，有待观察。

（2）氨甲碟呤（MTX）：能抑制 AM 活性，有利于控制结节病活动，对肺泡累及的皮肤损害有效，常规剂量为每周 10～25mg，通常需要使用 6 个月以上，肾功能损害时不建议使用。

（3）硫唑嘌呤：2～3mg/（kg·d），最大剂量为 150mg/d。

3. 其他对症治疗

有报道用人 γ－球蛋白成功地治愈结节病伴严重血小板减少症，亦有学者建议用 SACE 抑制剂，如卡托普利和依那普利，疗效尚未肯定。

（四）中医专方选介

小柴胡汤

本组病例均经病理学确诊，共 6 例，其中累及眼、胸、肝、皮肤者 4 例。均用泼尼松 30～40mg/d，口服，剂量渐减，其中 5 例当泼尼松减量或停用时，用本方加减，疗程为 1 个月～42 个月；辅以芎芍丸（芎芍、荸荠、海蜇）9g/d，分 2 次；消肿片（乳香、没药、草乌、地龙、马钱子、松香子等），2～4粒/次，日 3 次，无芎芍丸时用消瘰疬丸（大黄、海藻、生地黄、浙贝母、夏枯草、白及、玄参），疗程 1～4 年。结果，痊愈 4 例，随访 1.5～29 年，均健在。［沈奋怡．小柴胡汤为主治疗结节病 6 例．中国中西医结合杂志．1994，14（8）：493～494］

第九章 结缔组织疾病的肺部表现

结缔组织病是一种侵犯全身结缔组织的多系统疾病，是在一定诱因作用下或机体免疫功能发生紊乱时，出现免疫活性细胞突变或组织抗原性改变，而对机体自身某些组织成分产生免疫反应。常可累及到含血管和结缔组织丰富的肺，呈间质纤维化表现。结缔组织病合并肺间质改变不只限于肺的结构，有时以胸膜受累更突出。女性多见，发病年龄多为 20 ~ 40 岁。最常见的结缔组织病为系统性红斑狼疮、类风湿性关节炎、进行性系统性硬皮病、皮肌炎和多发性肌炎、干燥综合征等。

临床上以肺炎、支气管扩张、胸膜炎、胸腔积液、肺纤维化等为主要特征。各个病因不同，临床表现亦各异。

本病病因复杂，中医难于归类，但根据临床特征，一般可归属于"虚劳""肺痿""痰饮"等病的范畴。

一、临床诊断

（一）辨病诊断

1. 症状与体征

（1）系统性红斑狼疮：本病多见于中、青年女性。根据不同的类型及程度，可有发热、咳嗽、咯痰、咯血、胸痛、呼吸困难等症状，有的伴有低氧血症、紫绀、肺部湿性啰音，胸膜有渗出时可听到胸膜摩擦音或积液时病变区叩诊发浊，呼吸音减弱或消失。皮肤受累时可出现皮疹，心脏受累时可出现心悸、气短，并有心脏扩大、心包摩擦音等体征，肝受累时有肝肿大。

一般临床上将系统性红斑狼疮累及肺与胸膜的病变分为胸膜炎（干性或渗出性）、肺不张、尿毒症性肺水肿、急性狼疮性肺炎、弥漫性间质疾病、膈肌功能障碍伴肺容量减少等。

①胸膜炎：是最多见的类型，50% ~ 70% 可出现胸膜受累，其中40%左

右有小至中等量的胸腔积液，多为双侧性，亦可单侧，临床出现发热、胸痛及呼吸困难。干性胸膜炎时可听到胸膜摩擦音，渗出性者可有积液体征，本型常易反复发生。

②狼疮性肺炎：发生率约为5%，临床表现有发热、咳嗽、胸痛、气短或呼吸困难，重者有明显低氧血症、紫绀，肺部可闻湿性啰音，部分病人有杵状指。

③肺间质纤维化：较少见，初期为间质性肺炎，继而发生纤维化，病人有咳嗽、咯痰、紫绀、进行性呼吸困难，肺功能呈限制性通气功能障碍及弥散障碍，查体肺部可有湿啰音，膈移动度减小。重者可发生呼吸衰竭。

④肺不张：由于胸膜受累，膈肌运动降低及肺部炎症，可继发产生肺不张，主要表现为小区域、节段性肺不张及盘状不张。病人有咳嗽、呼吸困难及紫绀等症状。

（2）类风湿性关节炎：本病在累及肺之前，常有关节疼痛、肿胀或变形等病史，少数在肺部病变以后才有全身症状。可有咳嗽、咯痰、发热、咯少量血痰的症状，部分病人气短、呼吸困难或胸痛。体征可见紫绀、杵状指（趾），肺部有湿性啰音，胸膜受侵时，渗出增加致胸腔积液，量多时可致呼吸困难及出现相应的体征，偶伴心包积液，病人感到心慌、气短。因本病有不同类型，故症状不一。

一般临床上将类风湿性关节炎累及肺及胸膜的疾病分为以下几型：

①胸膜病变：类风湿性关节炎合并肺疾病最多见的临床表现是胸膜受累。其胸膜病变及伴有的心包病变常无临床症状，或因其他原因摄X线胸片时偶然被发现。

类风湿性关节炎病人的胸水为滑液性渗出液，含有大量蛋白和乳酸脱氢酶，胸水中糖的含量降低，补体活性降低，胸膜和滑液内含有丰富的单核细胞和多形核白细胞，胸水中含有类风湿因子，其浓度明显高于血中的含量。胸膜活检仅呈非特异性炎症，然而，有时在类风湿结节内可见到肉芽肿性的炎症。

类风湿性关节炎的胸腔积液多长时间持续存在，也可自行吸收，亦可反复出现，多为单侧性，与狼疮性胸膜炎不同的是胸痛不明显。

②肺间质病变：多见于重症男性。多数病人在关节炎5～10年后发生。合并肺间质病变的类风湿性关节炎病人的肺功能呈限制性损害，肺容量和弥散功能降低，运动时有低氧血症，可有咳嗽、发热、胸痛、进行性呼吸困难

及紫绀，两肺中下部都可听到粗糙的细湿啰音，有杵状指（趾）。当病人合并支气管扩张时，可能同时有阻塞性肺疾患的表现。其肺间质改变多见于关节炎症状出现之后，但有些病例，也可在关节炎出现之前数月或数年内发生。

③胸膜-肺类风湿结节：本型较少见，多发生在有皮下结节、关节病变较严重、类风湿因子滴度很高的病人，又称渐进性坏死性结节。一般无明显症状，结节较大或继发感染时，可有咳嗽、胸痛，结节破裂时可出现少量咯血，无明显异常体征。

④类风湿尘肺：又称 Caplan 综合征。多发生于患有类风湿关节炎的煤矿工人中，病人肺部除有尘肺外，尚有多发性圆形结节影，结节直径为 0.5 ~ 5cm，其中含有坏死性胶原、矽尘和类风湿结节。此型亦见于其他可引起尘肺的职业，如翻砂、纺织、石棉工人等。多发生于尘肺 0 期 ~1 期，临床有尘肺所引起的咳嗽、进行性呼吸困难等症状。

上述类型可同时存在或先后发生。

（3）进行性系统性硬皮病：主要为皮肤和小血管的病变。其他器官如肺、食管、肾、心也常受累。肺病变是进行性系统性硬皮病最常见的表现之一。食管硬化引起吞咽困难，食后反流频繁亦可引起吸入性肺炎。所有结缔组织病中，以引起肺损害者最严重。随着对肾病治疗的改进，肺纤维化及肺动脉高压已成为进行性系统性硬皮病病人死亡的重要原因。CREST 综合征是系统性硬皮病的一种亚型，肺动脉高压但无明显肺纤维化是 CREST 综合征的常见表现。肺小动脉的病变主要在血管壁，病变最终引起管腔狭窄，甚至几近闭塞，还可引起肺动脉高压并可发展成肺心病。

另一种病变为肺纤维化。早期无任何症状，肺功能检测显示小气道弥散性功能障碍，以后逐渐发展，出现气短、咳嗽、反复感染。此时肺功能检查显示肺间质及肺泡纤维化，支气管周围纤维化，肺泡破裂导致小囊性改变。显示为气道限制性或阻塞性疾患。进行性系统性硬皮病并发肺间质病一般呈隐匿性、无痛性进展。本病除侵犯肺之外，也累犯呼吸肌。呼吸肌软弱使病人感到气短、咳嗽困难、气道分泌物清除不利，从而促使呼吸道感染加重。

（4）多发性肌炎和皮肌炎：病人常因肌损害，特别是呼吸肌或膈肌的损害而发生呼吸功能障碍、食管肌无力，引起误吸，继发肺炎并非罕见。

（5）干燥综合征：主要临床表现为口干、眼干、全身干燥和气道无分泌物，引起音哑、干咳和气管炎。约 3% 的干燥综合征的病人发生肺间质病。上、下呼吸道黏膜的淋巴细胞浸润和外分泌腺体萎缩是造成干燥综合征呼吸道损害的病理基础。尤其是细支气管病变可使管腔出现不同程度的狭窄阻塞，以致临床症状严重。肺部间质性病变除淋巴细胞浸润外，也可因局部血管炎引起。由于受损的部位和程度不同，干燥综合征的呼吸道症状也是轻重不一的。轻者因气管干燥症而有一些干咳症状，重者因纤维性肺泡炎而有咳嗽、呼吸困难、缺氧，甚至发热等。大部分Ⅰ度干燥综合征病人即使有呼吸道损害也无临床症状，仅表现为肺功能、肺Ⅹ线的异常。

有关报道显示，Ⅰ度干燥综合征中有与本病相关而表现为较明确呼吸道症状者约占 10%。有肺功能异常者约占 60%～70%，其中以小气道障碍为主，其次为弥散功能和限制性功能的异常。25%～50% 有肺功能异常者的肺Ⅹ线片仍为正常。40% 的干燥综合征出现Ⅹ线片异常，其中大部分为肺间质病变，少数（5%）严重者的肺间质呈网状，为纤维性肺泡炎。肺部病变的演变是逐渐的，有 1 例干燥综合征病人在 15 年的随诊时间内，其肺Ⅹ线片和肺功能由正常逐渐转变为虽无临床症状，但Ⅹ线片示有肺间质病变，随后肺Ⅹ线片间质病变加重，临床出现咳嗽、呼吸困难，进而出现两肺大泡。经用免疫抑制剂后症状得到控制，但肺大泡不消失。另一患者表现为纤维性肺泡炎反复发作、严重缺氧。此 2 例均死亡。

2. 辅助检查

（1）Ⅹ线检查

①系统性红斑狼疮：肺及胸膜的Ⅹ线征象无特征性，可多样化。胸膜炎可见胸膜增厚，肋膈角变钝或消失，或肺下部大片实变阴影，多为双侧性，可同时见心影扩大或心包积液征象；急性狼疮性肺炎则示肺部呈点片状或云絮状阴影，且有变化迅速及游走性的特点，或呈散在小结节状阴影，多在肺底及周边部，有的仅表现为肺纹理增粗、增多及模糊；狼疮性弥漫性肺间质纤维化示弥漫性、大小不等的结节状或小片状阴影，并有线条状或网状纹理交错其间，晚期出现蜂窝肺，膈肌抬高，肺体积缩小；狼疮性肺不张则多为肺基底部线条状不张，或小区域、节段性肺不张影。

②类风湿关节炎：表现亦可多样化。胸膜炎可见胸膜增厚、肋膈角变钝或肺下部有实变积液影，多为单侧，少数可伴纵隔及心包积液征象；弥漫性肺间质纤维化可见两肺中下部呈弥漫性结节及线条状和网状阴影，晚期表现为蜂窝肺，胸膜、肺类风湿结节，在肺外局部可见多发性结节，结节呈圆形，密度均匀，边缘清晰，直径为 0.5～7cm，有时可呈厚壁空洞，内壁光滑；类

风湿尘肺，有 0 期～Ⅰ 期尘肺征象，伴有多发性结节，也可为单发，结节可达 0.5～5cm，多在肺的外周部，半数可见空洞，结节可长期不变或钙化，也可反复消失及出现。上述 X 线征象可重叠出现。

③进行性系统性硬皮病：弥漫性肺间质纤维化，可见两侧弥漫性线条状、网状或网状结节阴影，晚期可出现蜂窝肺，多发生小囊性变，病变以两肺中下部为主，肺体积缩小，肺血管变化可见右心扩大，肺输出道和肺动脉干扩大，肺部无间质纤维化阴影。

④皮肌炎和多发性肌炎：弥漫性肺间质纤维化，可见肺部弥漫性线条状、网状、网状结节阴影等；吸入性肺炎可在两肺中下野同现散在的、密度较低的斑片状、模糊阴影；发生肺水肿时，两肺中带出现对称的蝶翼状、片状模糊阴影。

⑤干燥综合征：主要为间质性肺病的改变，如双侧下肺野呈弥漫性、网状、小结节状阴影等。

（2）实验室检查

①系统性红斑狼疮

A. 血细胞检查：部分病人有红细胞及血红蛋白减少，白细胞正常或稍低，血沉增快，有的可快至 100mm/h 以上。

B. 血液检查：γ 球蛋白升高，抗核抗体可阳性，血中狼疮细胞阳性，部分病人类风湿因子阳性。血补体 C3、C4 含量降低，病变活动期下降更显著。肝、肾受累时可有肝功能异常及尿素氮升高。

C. 胸腔积液检查：多为渗出液，蛋白含量 >30g/L，糖含量 >3.08mmol/L（55mg/dL），白细胞稍高，C3、C4 含量降低，胸水中查狼疮细胞可阳性。

②类风湿性关节炎

A. 血液检查：大多数病人有类风湿因子，滴定度增高，补体 C_3、C_4 降低，血沉增快，嗜酸性粒细胞增多。

B. 胸液检查：多为渗出液，蛋白含量增高，>30g/L，糖含量明显降低，<1.96mmol/L（35mg/dL），此乃其特征，白细胞（1～3）×10⁹/L，主要为 T 淋巴细胞，胸水中乳酸脱氢酶增高，类风湿因子滴定度增高，CH50、C3、C4 补体降低，抗核抗体阳性。

C. 肺功能检查：呈限制性通气功能障碍、间质纤维化型伴弥散障碍。

D. 血液气体分析：有进行性氧分压（PaO_2）降低，重者可呈Ⅰ型呼吸衰竭，$PaCO_2$ 可正常或稍低，后期可增高。

③进行性系统性硬皮病

A. 免疫学检查：以细胞株为底物，用间接免疫荧光法检测抗核抗体几乎均为阳性，一般抗体滴度均较高。核型多为粗颗粒或致密颗粒或核仁型。抗 Scl-70 抗体是该病的标记抗体，阳性率为 30%~50%，在硬皮病患者中约有 20%~30% 可出现抗 4-6SRNA 抗体及 U_3RNP 抗体。以上三种抗体均很少见于其他结缔组织病中。

B. 血液检查：丙种球蛋白增高，免疫球蛋白测定学显示 IgG 明显增高，也有 IgA 或 IgM 增高者，20%~30% 的病人类风湿因子阳性，应排除类风湿关节炎合并发生的可能。在活动期可血沉增快，C 反应蛋白增高。

④多发性肌炎和皮肤炎

A. 血清酶学检查：几乎所有病人在病程中都有血清骨骼肌纤维内正常酶类含量的增高，这一点虽非特异性，但具有一定的诊断和预后意义。丙谷转氨酶、门谷转氨酶、肌酸磷酸激酶、乳酸脱氢酶或者醛缩酶，都是肌肉损伤的敏感指标，各种酶的阳性率可达 66%~100%。由于上述各种酶类在血清中出现的早晚不一，临床上同时检测几种肌酶有助于提高阳性率，体内肌酸的主要浓度也来自骨骼肌，正常人尿中肌酸极少。异常增高的血清和尿肌酸也应视为肌病的重要证据。

B. 血清抗体检查：本病患者血清抗核抗体阳性率占 59%，其他较少出现的血清抗体包括类风湿因子、抗 ds-DNA 抗体及抗 ENA 抗体。抗 Jo-1 抗体见于占 25% 的皮肌炎和多发性肌炎患者，在多发性肌炎中比在皮肌炎中更多见。该抗体的出现与肺间质性纤维化密切相关。

C. 常规血液检查：血沉增快，血清 C-反应蛋白轻度增高。急性期可有白细胞增多，但贫血罕见。

D. 肌电图有助于确定皮肌炎和多发性肌炎的诊断。本病的肌电图特点有：自发性心房纤颤和锯齿状（尖锋形）正相电位；随意收缩时出现复合的、多相性、短时性电位，同时发生重复性、高频电位。

⑤干燥综合征

A. 抗核抗体检查：Ⅰ度干燥综合征血清内可测到多种抗核抗体，其抗核抗体谱与其他结缔组织病不同，以抗 SSA/Ro 和 SSB/La 抗体的阳性率最高，尤其是后者的特异性更高，对诊断起了重要作用。抗 SSA、抗 SSB 抗体亦见于系统性红斑狼疮、类风湿关节炎、系统性硬化等多种结缔组织病，但阳性率不如Ⅰ度干燥综合征时高，故有两种抗体出现时，应首先考虑干燥综合征的可能。

B. 血液检查：约半数的Ⅰ度干燥综合征的血清 IgM 型 RF 呈阳性，其滴度与类风湿关节炎的 RF 相差不多。

（3）活体组织检查

①系统性红斑狼疮：肺或胸膜活检出现典型的组织学改变，有助诊断，也可对病变的皮肤做活检。

②类风湿性关节炎：肺及胸膜活检见有典型的类风湿结节样病理改变时可诊断，亦可行皮下结节活检协助诊断。

③进行性系统性硬皮病：由于该病具有特征性的病理表现，表皮变薄，甚至消失，真皮内致密胶原纤维明显增多，皮肤伴萎缩，小动脉呈透明样变性及纤维化，真皮深层淋巴细胞浸润，故皮肤活检有助于临床诊断。

④多发性肌炎和皮肌炎：肌肉活检是诊断多发性肌炎和皮肌炎的重要依据。所选择的部位应该是肌力中等减弱但尚未完全萎缩的近端肌肉，股四头肌和三角肌往往是最好的选择。肌肉活检的阳性率为92％，对于阴性者也不能绝对排除本病。临床表现足以确定多发性肌炎和皮肌炎，在诊断时肌肉活检并非绝对必要。

（二）辨证诊断

本病病因错综复杂，表现各异，一般临床辨证分为以下几型。

1. 湿热内蕴型

（1）临床表现：肌肉酸痛，关节疼痛，活动不利，头昏，乏力，心悸，胸闷或低烧，口干，口苦，皮肤瘙痒，尿黄。舌红，苔黄腻，脉弦滑。

（2）辨证要点：全身酸痛，活动不利，头昏，心悸，胸闷或低热，口干，口苦，尿黄。舌红，苔黄腻，脉弦滑。

2. 肺肾阴虚型

（1）临床表现：五心烦热，口干唇燥，咳嗽无痰或痰少而黏，或带少量血液，喘促，盗汗，皮肤干燥、角化，眩晕，耳鸣，大便燥结。舌红，少津，少苔，脉细，虚数。

（2）辨证要点：口干唇燥，痰黏，喘促，盗汗，眩晕，耳鸣，大便燥结。舌红，少苔，脉细数。

3. 血瘀痰凝型

（1）临床表现：肢体关节疼痛时轻时重，关节肿大、强直、畸形、屈伸不利，皮下结节，胸痛，胁痛，胸水，或痰不易咳出。舌质色紫，或有瘀点、瘀斑，苔白腻，脉细涩。

（2）辨证要点：全身关节酸痛，且肿大、强直，皮下结节，胁痛。舌质色紫，苔白，脉细涩。

4. 阳虚久痹型

（1）临床表现：痹证日久不愈，骨节疼痛，肌肉、关节僵硬、变形、冷感明显，筋肉萎缩，面色淡白无华，形寒肢冷，腰膝酸软，咳嗽痰多，胸中隐痛，尿多，便溏。舌淡，苔白，脉沉弱。

（2）辨证要点：全身关节疼痛、僵硬、冷感明显，肌肉萎缩，咳嗽，胸痛，尿多，便溏。舌淡，苔白，脉细弱。

二、鉴别诊断

（一）系统性红斑狼疮

本病需与其他原因引起的肺、胸膜疾病鉴别，主要根据血或胸水中找到的狼疮细胞和 C_3、C_4 降低以及抗核抗体阳性等鉴别。

（二）类风湿性关节炎

本病需与其他原因引起的胸膜炎、肺间质纤维化、肺癌、肺转移癌等鉴别。

（三）进行性系统性硬化病

本病需与其他原因引起的肺纤维化、肺动脉高压等鉴别，主要根据抗 - Scl - To 抗体、抗 4 -6SRNA 抗体及 U_3RNP 抗体进行鉴定。

（四）多发性肌炎和皮肌炎

肌炎和硬化病之间的联系早在 21 世纪初就有描述。10% ~ 15% 的进行性系统性硬化病患者在病程中可伴皮肌炎，其临床表现、实验室所见和多发性肌炎相似。然而，这一型肌炎通常累及三角肌、胸肌和前臂肌群，症状比特发性、多发性肌炎轻，肌酶仅轻度升高，对泼尼松的治疗反应好，且停药后症状不易复发。

30% ~ 50% 的系统性红斑狼疮患者可出现肌痛、肌肉触痛和肌无力，其原因可能与各种并发症或药物有关，仅 5% 的系统性红斑狼疮患者出现的肌肉症状符合多发性肌炎的诊断标准。依据系统性红斑狼疮病人有蝶形红斑、盘状狼疮、多关节炎、多浆膜炎、肾炎及血清抗核抗体和抗 ds-DNA 抗体阳性，可将红斑狼疮并发的肌炎和特发性、多发性肌炎或皮肌炎加以区别。

（五）干燥综合征

本病在临床上常被误诊为其他病，主要是由于其临床表现多样，常累及多个系统。临床应当注意以下几点：

1. 本病可以出现多种自身抗体，如抗核抗体、类风湿因子、抗 RNP 抗体、抗 SSA 抗体、抗 SSB 抗体，以致被误诊为系统性红斑狼疮、类风湿关节炎等较熟悉的疾病。

2. 不少病人由于乏力明显，又测到因高球蛋白血症引起的絮状试验异常而被误诊为慢性肝炎。

3. 少数病人没有口干、眼干的自觉症状或其他症状，所以未引起患者、本人或医师的重视，以致长期误诊。

三、治疗

（一）中医治疗

1. 内治法

（1）湿热内蕴型

治法：清热除湿，祛风通络。

方药：五藤汤加减。

海风藤、鸡血藤、络石藤、红藤、忍冬藤、薏苡仁、赤芍、丹皮、白鲜皮、南天竹。

咳嗽可加陈皮、贝母、杏仁；咯血可加三七、白茅根、藕节；胸痛可加郁金、丝瓜络、延胡索等。

（2）肺肾阴虚型

治法：肺肾双补。

方药：八仙长寿丸。

熟地黄、山茱萸、山药、泽泻、茯苓、丹皮、麦冬、五味子。

若潮热、盗汗重，加银柴胡、白薇、知母、地骨皮；形体瘦削、肺肾虚损太甚者，加紫河车、人参、蛤蚧、海参、龟板、杜仲、燕窝；皮肤出现红斑，可加用丹皮、生地黄、地肤子、赤芍等。

（3）血瘀痰凝型

治法：化痰祛瘀，搜风通络。

方药：桃仁饮加减。

当归、川芎、桃仁、红花、威灵仙。

痰结不易咳出，加白芥子、胆南星；胸痛、肢痛可加全蝎、乌梢蛇等。

（4）阳虚久痹型

治法：壮阳通络，活血软坚。

方药：补阳壮骨丸加减。

仙茅、仙灵脾、丹参、当归、郁金、生地黄、熟地黄、鸡血藤、落得打。

气虚者加党参、黄芪；肢体疼痛者加威灵仙、防己；咳嗽者加杏仁、百部；食欲不振者加炒谷芽、鸡内金。

2. 外治法

（1）针灸疗法：取肺俞、太溪、太渊、鱼际为主穴，随症加减，或配合灸法，用平补平泻的手法。每日 1 次，10 次为 1 疗程，用于结缔组织疾病所致的肺部病变。

（2）推拿疗法：按摩胸部，用一手中指螺纹面沿锁骨下至肋间隙，自上而下，由内及外地按摩或拍胸，另一手虚掌，五指张开，用掌拍击胸部，约 10 次左右。用于结缔组织疾病所致的肺部损害，有宽胸理气之作用。

（3）气功疗法：可选用太极拳、八段锦、香功、马山气功、苏子功等，有利于增强体质和机体的抗病能力。

（4）敷贴疗法：肉桂、丁香、川乌、草乌、乳香、没药、当归、川芎、赤芍、红花、透骨草。诸药烘干，共研细末，过筛，装瓶备用。用时取适量，加凡士林调成膏，配成 10% ～20% 的药膏，外敷胸部、背部或阿是穴。2 日换药 1 次，5 次为 1 疗程。用于类风湿关节炎，系统性红斑狼疮，进行性系统性硬皮病所致的肺部迁延性炎症或纤维化。

（5）雾化吸入疗法：桑叶、杏仁、知母、前胡、白前、桔梗、甘草、金银花。用壶式雾化法，令患者将气雾吸入，每日 3～5 次，每次 30 分钟，7 天为 1 疗程，用于干燥综合征等各种结缔组织病伴发肺部感染者。

（6）电磁疗法：选肺俞、膻中、定喘、天突等胸、后背的穴位。将磁头置于穴位，打开治疗仪，每日 1 次，每次 15～30 分钟，15 次为 1 疗程。用于本病伴肺部感染、久咳不已者。

（二）西医治疗

1. 系统性红斑狼疮

本病并发肺间质病的机理尚不明了，至今未发现理想的治疗系统性红斑狼疮肺间质病的有效药物。

（1）一般治疗：卧床休息，加强营养。高热者给予物理降温、输液，咳嗽、咯痰者可用止咳祛痰药，胸痛时适当给予止痛剂，低氧血症时应予吸氧纠正。胸腔积液导致呼吸困难时，须胸腔穿刺抽水以减轻症状。

（2）药物治疗：主要采用肾上腺皮质激素治疗，可用泼尼松，40mg~60mg/d，分次或顿服，一般疗效较好，肺及胸膜病变可在2周内消退，根据病情逐渐减量，若有全身其他脏器受累，则疗程宜长，缓慢减至5mL/d的维持量，持续用一时期。治疗无效者，可加用免疫抑制剂，如环磷酰胺50mg，2次/天，口服或2~3mg/（kg·d），静脉注射，硫唑嘌呤50~100mg，2次/天，口服。

（3）其他治疗：大剂量免疫球蛋白冲击，血浆置换，适用于重症患者，常规治疗不能控制或不能耐受者。

（4）生活防护：避免日光或紫外线照射，避免接触或服用引起过敏的药物。

2. 类风湿性关节炎

（1）一般治疗：即加强营养及全身支持治疗。①对症治疗，有咳嗽、咯痰时给予止咳、祛痰药，胸痛明显时可适当用止痛剂。②有低氧血症、紫绀者应予吸氧纠正。③胸水量多，引起气短、呼吸困难者可胸腔穿刺抽水以减轻症状。

（2）药物治疗：主要选用肾上腺皮质激素，对急性肺浸润、早期间质纤维化及胸腔积液效果较好。一般用泼尼松30~40mg/d，或地塞米松1.5mg/d，出现疗效后需继续较长时间后再减量；疗效欠佳时可加用环磷酰胺50mg，2次/天，口服，或硫唑嘌呤50~100mg，2次/天，口服。D-青霉胺，可通过抑制胶原的生物合成、降低类风湿因子及免疫复合体水平达到治疗效果。用法：0.3g/d，口服，渐增量至1g/d，共用3~6个月。全身关节疼痛明显者，可用水杨酸制剂、布洛芬、吲哚美辛等。

3. 进行性系统性硬皮病

目前对于本病的病程认识还不清楚。一般讲患者在早期临床表现不一，变化较多，晚期的临床表现则比较一致。本病的皮肤硬化现象常可自行缓解，而内脏损害则持续较长时间，很少自然缓解。有一些硬皮病的病情进展缓慢，1~2 年内看不出病情的变化。所以，这对判断药物对本病的疗效带来一定的困难。一般认为，早期弥漫性硬皮病治疗 1~3 年后，有助于防止新的皮肤及内脏损害。

由于本病的病因尚不清楚，故主要为对症治疗。同时，由于本病的病理基础主要是胶原纤维增生，最终形成纤维化，所以抑制结缔组织生成可能对本病的治疗会有帮助。

激素疗法中常用肾上腺皮质激素，免疫抑制剂常用环磷酰胺、硫唑嘌呤、苯丁酸氮芥、甲氨蝶呤等，但对本病几乎没有明显效果。

4. 多发性肌炎和皮肌炎

目前对本病的治疗尚属满意。基于本病是一种免疫性疾病的观点，治疗上首选泼尼松，成人剂量为每日 40~60mg。分 2~3 次口服，或早上顿服。

5. 干燥综合征

目前尚无治疗干燥综合征的理想药物。一般考虑用肾上腺皮质激素，剂量与其他结缔组织病相同。免疫抑制剂，如硫唑嘌呤、环磷酰胺虽副作用多，但对病情进展迅速者亦宜与肾上腺皮质激素合并应用，也有试用氯喹及环孢霉素 A 进行试验性治疗者，未见明显疗效。

本病可发展为低度恶性淋巴瘤。若出现恶性淋巴瘤者，宜积极、及时地开展抗淋巴瘤的联合化学疗法。

第十章 肺部免疫性和变态反应性疾病

第一节 肺嗜酸性粒细胞浸润症

肺嗜酸性粒细胞浸润症又称肺嗜酸性粒细胞增多症，系指一组疾病。病源可能很多，不同的病源可引起机体相似的过敏反应，常见的病源有各种寄生虫感染，如蛔虫病、绦虫病、溶组织阿米巴原虫病、姜片虫病、日本血吸虫病、华支睾吸虫病和鞭虫感染、丝虫感染等，以蛔虫感染最为常见。肺嗜酸性粒细胞浸润症也可由对药物的过敏引起，如对氨水杨酸、阿司匹林、青霉素、呋喃妥因、磺胺等。此外，吸入花粉或对霉菌孢子过敏也可导致本病的发生。其特点为肺部嗜酸性粒细胞增多性浸润，血嗜酸粒细胞增多，有咳嗽、气短、胸闷或哮喘、咳血等呼吸道症状和肺部浸润性阴影，是一组较常见的肺部变态反应性疾病。根据其症状和发病区域的不同，又可分为单纯性嗜酸性粒细胞浸润症、慢性肺嗜酸性粒细胞浸润症、哮喘性嗜酸性粒细胞浸润症、热带嗜酸性粒细胞浸润症等。

肺嗜酸性粒细胞浸润症属中医学的"咳嗽""哮证""喘证"等病的范畴。

一、临床诊断

不少病人有哮喘、鼻炎、鼻息肉、荨麻疹及偏头痛等过敏病史，其中热带嗜酸性粒细胞增多症患者有去过丝虫流行区域的病史。

（一）辨病诊断

1. 症状与体征

（1）单纯性肺嗜酸性粒细胞增多症：肺部症状轻微，病人可无任何症状，仅在 X 线检查时偶然被发现，多数病人有轻微症状，如干咳或有少量痰液，有少数病人出现发热、头痛、咳血痰及胸闷等症状。病程呈自限性，常于 3 ~ 4 周内自行痊愈。

（2）慢性肺嗜酸性粒细胞增多症：起病缓慢，有发热，咳嗽、体重减轻等症状。体温常在 38℃ ~ 40℃，多为干咳，偶有痰中带血，体重减轻明显，且与发热程度相关，病后 1 ~ 2 月体重可下降 5 ~ 10kg。但病人一般状况尚好。肺部可闻及细湿啰音，部分病人有胸腔积液及皮肤局部坏死，也可见到肝、脾肿大及心肌受累的病例。

（3）哮喘性嗜酸性粒细胞增多症：主要症状为反复发作的顽固性哮喘。急性发作时可有发热、咳嗽、周身不适、咯出黏栓后喘息与发热等症状有所减轻，但常反复发作，黏栓填塞支气管可造成远端肺不张及阻塞性炎症。发作时主要体征为肺部哮鸣音，少数病人可出现紫绀、胸腔积液、心包积液、肝脾肿大、多发性关节炎、荨麻疹等征象。

（4）热带嗜酸性粒细胞增多症：起病缓慢，有发热、乏力、气短和阵发性、痉挛性咳嗽，常伴有哮喘样发作。部分病人有腹痛、腹泻症状。肺部可有哮鸣音及湿啰音，部分病人心律不齐，少数病人有淋巴结肿大及肝、脾轻度肿大。

2. 辅助检查

（1）实验室检查

①血液检查：血白细胞计数常增高，嗜酸性粒细胞比例增高。

②痰液检查：可见大量的嗜酸性粒细胞。

（2）影像学检查

①单纯性肺嗜酸性粒细胞浸润症：胸部 X 线片呈肺实质浸润，呈大片状、游走性，1 ~ 2 周消散。

②慢性肺嗜酸性粒细胞浸润症：胸部 X 线片呈不规则的片状阴影，可分布于两肺，与肺段无关，有时呈游走性，也可在同一部位反复出现。数年后可逐渐出现肺纤维化及蜂窝样改变。

③哮喘性嗜酸性粒细胞浸润症：见肺部片状阴影，多为双侧性，可有支气管变形或支气管扩张的影像。

④热带嗜酸性粒细胞浸润症：两肺纹理明显增强，以中、下野为显著，并有散在、斑点状的细小阴影，密度较淡，边缘模糊，有的融合成片，慢性病人有肺纤维化及胸膜增厚的表现。

（二）辨证诊断

1. 风热犯肺型

（1）临床表现：低热，汗出，喉痒，咽痛，胸闷气急，干咳，或痰黏难咯，入暮为剧。舌红，苔黄，脉浮数。

（2）辨证要点：汗出，喉痒，干咳，或痰黏难咯。舌红，苔黄，脉浮数。

2. 风寒袭肺型

（1）临床表现：但寒无热，或恶寒重，发热轻，咽痒，胸闷，气急，咳嗽或哮喘，咳声重浊，痰少，色白难咯。舌淡，苔白，脉浮紧或浮缓。

（2）辨证要点：恶寒重，发热轻，咳声重浊，痰少，色白。脉浮紧。

3. 肺热壅盛型

（1）临床表现：高热，汗出，或自觉烦热，咽痒，胸闷如塞，咳喘，痰黄难咯，或喉中哮鸣如吼，常伴口干，口苦，便秘，溲赤。舌红，苔黄，脉洪数或滑数。

（2）辨证要点：高热，汗出，胸闷如塞，咳喘，痰黄难咯，伴口干，口苦，便秘。脉洪数或滑数。

4. 脾虚痰湿型

（1）临床表现：咽痒，咳嗽气急，痰少，色白难咯，或有哮鸣声，常伴有胸脘痞闷，呕吐清涎白沫，口淡，纳呆，四肢无力，大便溏薄。舌淡，苔白腻或滑，脉濡或虚缓。

（2）辨证要点：咳嗽，痰少色白，伴胸脘痞闷，呕吐清涎白沫，口淡，纳呆，乏力。脉濡。

5. 肺虚失降型

（1）临床表现：咽痒咳逆，短气喘促，咳声低微，痰稠难咯。偏气虚者，常有恶风，自汗，懒言，乏力，舌淡，苔白，脉细弱；偏阴虚者，多伴呛咳，痰黄，口干，咽燥，午后低热或五心烦热，盗汗，舌红，苔少，脉细数。

（2）辨证要点：咽痒咳逆，短气喘促，咳声低微，恶风自汗或口干咽燥，午后低热。

6. 肾不纳气型

（1）临床表现：胸闷咳喘，咳引腰痛及遗尿，伴见头晕，耳鸣，腰腿酸软。偏阳虚者，精神萎靡，形寒畏冷，面色紫暗，舌胖嫩或紫暗，苔薄滑，脉沉弱；偏阴虚者，面红，口干，烦热盗汗，舌暗红，少苔，脉细数。

（2）辨证要点：咳引腰痛及遗尿，伴头晕耳鸣，腰腿酸软，形寒畏冷或烦热盗汗。

7. 上实下虚型

（1）临床表现：咽痒，胸闷如塞，咳喘或喉中哮鸣有声，痰色灰白，黏稠难咯，面色紫暗，腰腿酸软。舌暗，苔白，脉沉滑。

（2）辨证要点：咳喘或喉中哮鸣有声，腰腿酸软。

二、鉴别诊断

（一）单纯性肺嗜酸性粒细胞浸润症

本病应与支原体肺炎、浸润型肺结核、早期肺炎相鉴别。本病肺内病变有游走性，血嗜酸性粒细胞增多，症状轻微且病程短，根据以上特点可进行鉴别。

（二）慢性肺嗜酸性粒细胞浸润症

本病应与肺结核、肺霍奇金病等相鉴别。肺结核虽有发热、咳嗽及体重下降等症状，但痰内无大量嗜酸性粒细胞，有时可见结核杆菌，X线示病灶无游走性，无反复出现的特点。肺部霍奇金病可有发热及周围血嗜酸性粒细胞增多，但多有浅表淋巴结肿大，也可有肺门、纵隔淋巴结肿大，通过淋巴结活检可确诊。

（三）哮喘性嗜酸性粒细胞浸润症

本病由于发作性喘息、血中嗜酸性粒细胞轻度增高等特点均与支气管哮喘相似，故二者应注意鉴别。主要根据曲霉菌抗原皮肤试验阳性、血清内找到曲菌的沉淀抗体、血清中IgE增高来诊断本病。

（四）热带嗜酸性粒细胞浸润症

本症有发作性喘息，血中白细胞计数及嗜酸性粒细胞比例增高，易与支气管哮喘及哮喘性嗜酸性粒细胞增多症相混淆，主要通过丝虫补体结合试验阳性及用枸橼酸乙胺嗪治疗后效果显著确诊本病。

三、治疗

（一）提高临床疗效的思路提示

1. 急则治其标，缓则治其本

肺嗜酸性粒细胞浸润症总属邪实正虚，已发作的以邪实为主，未发作的以正虚为主。从现代医学观点来看，肺嗜酸性粒细胞浸润症属变态反应性疾病，机体平时即处于易过敏的状态（正虚），一旦变应原（外邪）侵入则发病。因而治疗当根据"发时治标，平时治本"的原则，发时攻邪治标，祛痰利气。反复日久，发时正虚邪实者，又当兼顾补虚，不可单纯拘泥于攻邪。平时应扶正治本，分别采取补肺、健脾、益肾等法，以冀减轻症状，减少或控制其发作。

2. 中西合璧，各取所长

目前对于肺嗜酸性粒细胞浸润症西药的治疗主要以激素为主，激素虽可通过多个环节抑制免疫应答和变态反应，但也存在着降低机体抵抗力、诱发和加重感染等缺点，而一些中药，如黄芩、白果、前胡、石斛、百部等既具有抗过敏和抗炎的作用，又没有激素的诸多副作用，因而治疗时应中西医结合，发挥各自的优势。

（二）中医治疗

1. 内治法

（1）风热犯肺型

治法：疏风清热，宣肺降逆。

方药：桑杏蒺藜汤加减。

桑叶、牛蒡子、苏子、前胡、连翘、蒺藜、芋环干、杏仁、蝉衣、甘草。热甚者加黄芩。

（2）风寒袭肺型

治法：疏风散寒，宣肺降逆。

方药：麻杏蒺藜汤加减。

麻黄、桂枝、杏仁、防风、苏子、紫菀、五味子、蒺藜、甘草。

咽痒气逆重者加苍耳子，重用蒺藜；若夹痰湿，胸脘痞满，苔腻者可加茯苓、川厚朴。

（3）肺热壅盛型

治法：清肺泻热，化痰定喘。

方药：麻杏石甘汤合定喘汤加减。

麻黄、杏仁、石膏、桑白皮、黄芩、苏子、前胡、青蒿、蒺藜、甘草。

若内热壅盛，便秘可加大黄、瓜蒌；若痰黄稠难咯可加川贝母、竹沥；若丝虫致病者，重用青蒿，加马鞭草。

（4）脾虚痰湿型

治法：健脾化痰，宣肺降逆。

方药：加味麻杏六君汤。

麻黄、桂枝、杏仁、陈皮、半夏、党参、苏子、茯苓、蒺藜、紫菀、甘草。

若寒甚者可加白芥子、干姜；若喘逆严重者可加葶苈子。

（5）肺虚失降型

治法：偏气虚者宜益肺固表，降逆止咳；偏阴虚者宜滋阴润肺，降逆止咳。

方药：气虚者方取补肺汤合玉屏风散加减：党参、黄芪、苏子、蒺藜、熟地黄、防风、白术、五味子、甘草、紫菀。阴虚者方取沙参麦冬汤加味：沙参、麦冬、玉竹、桑白皮、乌梅、蒺藜、茯苓、百合、五味子、川贝母、甘草。

（6）肾不纳气型

治法：偏阳虚者宜补肾纳气，温肺止咳；偏阴虚者宜益肾填精，纳气止咳。

方药：阳虚者投补肾纳气汤：熟地黄、吴茱萸、鹅管石、蒺藜、紫菀、苏子、款冬花、沉香、肉桂、甘草。阴虚者方投麦味地黄汤加减：熟地黄、玄参、山茱萸、紫河车、乌梅、蒺藜、麦冬、百合、川贝母、五味子、甘草。

（7）上实下虚型

治法：宣肺降逆为主，佐以温肾纳气。

方药：苏子降气汤加减。

麻黄、前胡、杏仁、当归、甘草、党参、苏子、蒺藜、沉香、肉桂。

2. 外治法

（1）针刺疗法：常用穴位有大椎、风门、肺俞、丰隆、膻中、曲池、合谷、外关、商阳、鱼际等，行平补平泻手法，适用于哮喘以实证为主者。

（2）敷贴疗法

①白芥子敷贴：白芥子、延胡索、甘遂、细辛。共为末，加麝香，和匀，在夏季三伏时，每次以姜汁调敷肺俞、膏肓、百劳等穴，约1~2小时去之，每10日敷1次。适用于哮喘型。

②大蒜泥敷贴：大蒜，捣烂为泥，置于伤湿止痛膏的中心，晚上洗脚后贴在双脚涌泉穴，第2天早晨揭去，连贴3~5次。适用于本症新感者，风、寒、燥咳均有效。

③潜阳膏敷贴：生地黄、咸附子。烘干，共研为细末，过筛，用醋或盐水调成膏，敷于双脚涌泉穴。用于本症干咳阳亢火升、带血者。

④宽胸化痰膏敷贴：大瓜蒌、贝母、青黛、蜂蜜。先将贝母、青黛混合，碾为细末，再将瓜蒌捣融（如系干瓜蒌亦可碾为细末），放蜂蜜于锅内加热，炼去浮沫，入以上3味药，调和为膏。同时取药膏分别摊贴于肺俞、大杼、后溪穴，盖以纱布，胶布固定，1日一换或2日一换。适用于本症热咳、干咳、虚咳的患者。

（3）雾化吸入疗法：以祛痰灵口服液或蛇胆川贝液为药液，采用超声雾化器雾化，嘱病人吸入。每次用药液1~2支，日3次。适用于本症风热、痰热咳嗽者。

（三）西医治疗

1. 单纯性肺嗜酸性粒细胞浸润

本病一般可自愈，不需治疗，症状明显或反复发作者，可用肾上腺皮质激素治疗。此外，应积极寻找并去除病因，如驱虫、停用过敏药物等。

2. 慢性肺嗜酸性粒细胞浸润症

本病用肾上腺皮质激素治疗有效，常用泼尼松30~40mg/d，发热，咳嗽等症状好转后可逐渐减量，病灶常在2~4周消失，但治疗时间需要4~6个月，甚至更长，以防止复发。

3. 哮喘性嗜酸性粒细胞浸润症

本病发作时可用沙丁胺醇、氨茶碱等解痉平喘；激素治疗有效，一般用泼尼松20~30mg/d，直至哮喘缓解及肺部阴影消失后逐渐减量，由于本病易复发，故主张长期服用激素，以7.5mg/d的泼尼松维持治疗一段时间。证实有曲霉菌感染者，可用两性霉素B雾化吸入治疗。

4. 热带嗜酸性粒细胞浸润症

枸橼酸乙胺嗪为治疗本病的首选药。8～12mg/（kg·d），2周后症状改善。病情复发者需重复治疗，也可用卡巴砷 400～600mg/d，分 2～3 次口服，每疗程 10 天。

第二节　外源性变应性肺泡炎

外源性变应性肺泡炎又称外源性过敏性肺泡炎，是机体吸入有机抗原后表现出一种免疫性的超敏反应，累犯肺泡壁和终末细支气管，引起急性间质性肺病变，肺组织及周围血象中沉淀素和特种抗原可引起 T 淋巴细胞的出现。本病多因长期或大量吸入嗜热放线菌、霉菌孢子、动植物蛋白、细菌及其产物和昆虫等抗原的粉尘而发病，粉尘颗粒直径＜5μm。本组疾病近年来不断增加，如农民肺（吸入发霉的干草、谷物）、蘑菇肺、甘蔗渣肺、饲鸽（鸟）肺、空调机肺（如嗜热放线菌）、皮毛工人肺、咖啡工人肺及化学工人肺等。

本病的临床特征是发作性的胸闷、气短、咳嗽、发冷、发热、头痛、肺功能障碍。按其临床表现，可归入中医学的"咳喘""喘证""哮证"等病的范畴。

一、临床诊断

（一）辨病诊断

1. 症状与体征

（1）从事引起发病的职业及有接触抗原粉尘的病史。

（2）急性型多因短期吸入大量抗原引起，常在接触抗原 4～8 小时发病，出现干咳、胸闷、寒战、发热、头痛、四肢酸痛及全身不适感，可有呼吸困难，少数病人出现哮喘样症状，上述症状在病人脱离致病环境后数日即可消失。

（3）急性型病人两肺可闻及细湿啰音或捻发音，以肺底部尤为明显，偶尔可闻及哮鸣音，常伴心率增快。

（4）慢性型多因反复或长期接触抗原引起，起病隐袭，主要表现为呼吸困难，并呈进行性加重，严重者在静息时可有呼吸困难，甚至呼吸衰竭。慢性型可导致不可逆的肺纤维化。

2. 辅助检查

（1）实验室检查

①血液检查：血白细胞计数偏高，中性粒细胞比例增加，少数病例嗜酸性粒细胞增多，红细胞增加，血沉增快。

②痰液检查：部分病例可检出霉菌。

③血清免疫学检查：血清沉淀抗体（包括 IgG 及亚型 IgG_1、IgG_2、IgG_3）测定，急性期病人阳性率可达 90% 以上（无症状者亦可有 18% ~ 40% 为阳性），有一定的诊断价值。

④BAL 异常表现：淋巴细胞增高；肥大细胞增多，巨噬细胞胞浆呈泡沫样改变；CD4/CD8 降低。

（2）其他检查

①皮肤试验：用致病抗原进行皮肤试验，注射后 4 ~ 12 小时出现阳性反应，对饲鸽者肺泡炎的诊断有一定价值。

②肺功能检查：急性型表现为限制性通气功能障碍，肺活量、肺总量、第一秒用力呼气量减少。慢性型则除以上改变外，尚有弥散功能障碍，一氧化碳弥散量减低，动脉血氧分压下降，肺顺应性减低，并呈不可逆的改变。

③胸部 X 线检查：早期或轻症病例可无异常发现。急性期常见的 X 线征象为：肺部有散在的小结节状阴影，边缘模糊，对称分布于两肺的中下肺野，但肺尖、肺底较少；条索状或小片状间质浸润阴影，密度较低，呈弥漫性分布。慢性期主要为广泛纤维化和网状、结节状阴影，伴多发性、小囊性透光区，呈蜂窝状。

④胸部 CT 表现：广泛分布的结节；磨玻璃样或实变以上可出现异常。

⑤激发试验：吸入特异性抗原溶液（雾化）4 ~ 6 小时后可出现外源性变应性肺泡炎的症状、体征和肺功能改变，少数出现哮喘样反应，均有助于诊断。

⑥肺活检：必要时可行肺活检，如发现间质性炎症和肉芽肿同时存在可有助于诊断。

（二）辨证诊断

1. 风热夹温犯肺型

（1）临床表现：咳嗽，胸闷，发热，恶寒，汗出，周身不适，肌肉酸痛，纳差，恶心，头痛。舌红，苔黄，脉濡数。本证多见于急性期患者。

（2）辨证要点：咳嗽，发热，汗出，恶心，周身不适。舌红，苔黄，脉濡数。

2. 痰浊阻肺型

（1）临床表现：喘促，胸闷，甚则胸盈仰息，咳嗽，痰多，黏腻，色白，乏力，食欲不振。苔白厚腻，脉滑。本证多见于亚急性期病情较轻的患者。

（2）辨证要点：喘咳，痰多，黏腻，色白。苔白厚腻，脉滑。

3. 痰热郁肺型

（1）临床表现：喘促，咳嗽，痰多，色黄，伴有胸中烦热，发热，口干。舌苔黄或腻，脉滑数。本证多见于合并肺部感染者。

（2）辨证要点：喘咳，痰多，色黄。舌苔黄或腻，脉滑数。

4. 肺肾气虚型

（1）临床表现：动则气促，气不得续，呼多吸少，身体消瘦，自汗，畏风，咳嗽声低弱，痰质稀薄，面青，唇紫。舌质红，少津，脉细数。本证多见于慢性期患者。

（2）辨证要点：动则气促，呼多吸少，自汗，畏风。

二、鉴别诊断

外源性变应性肺泡炎很易被漏诊或误诊，需要与以下疾病鉴别。

（一）其他病因所致的肺部粟粒型阴影

肺部粟粒型阴影可由多种原因引起，如矽肺、肺泡癌、粟粒型肺结核、结节病等，可根据病史、痰癌细胞、结核菌的检查，以及纤维支气管镜检查来明确诊断。本病与结节病的鉴别点在于后者常有肺门纵隔淋巴结肿大；肺活检时，肺间质内仅有粟粒性结节而无明显的炎症改变。

（二）隐源性致纤维性肺泡炎所引起的慢性呼吸衰竭和蜂窝肺

外源性变应性肺泡炎与本病的慢性型很相似，但本病缺乏前者常有的自身免疫现象。

（三）过敏性肺炎

本病肺部阴影呈游走性，消失快，嗜酸性粒细胞增高，起病缓慢，易复发，病因是寄生虫、药物过敏、过敏性肉芽肿性血管炎等。而过敏性肺泡炎起病急骤，与抗原脱离接触后，肺部阴影一般可消失，激发试验又可引起复发。

（四）支气管哮喘

有些变应性肺泡炎病人有哮喘样症状时应予以鉴别，哮喘病人 X 线检查肺部正常或充气过度，呈阻塞性通气功能障碍，血清可见沉淀，提示抗体阴性。

（五）某些药物所引起的肺纤维化

如白消安、博来霉素、盐酸美卡拉明、甲基麦角酰胺等引起的肺纤维化，也需与本病鉴别，但它们一般原先无过敏反应。

（六）肺霉菌中毒症

大量吸入发霉食物后数小时内出现寒战、发热、咳嗽、肺弥漫性浸润阴影，可持续数天至 1 周。肺活检示渗出性细支气管炎和肺泡炎，并可见大量霉菌。痰培养有新月菌、青霉菌等五种霉菌。患者血清内无沉淀素，其发病主要是由于对霉菌毒素的非特异性反应，这是和外源性变应性肺泡炎的不同点。

三、治疗

（一）提高临床疗效的思路提示

1. 权衡标本，首审虚实

外源性变应性肺泡炎以邪实为标，正虚为本，病理性质有虚实之分，实则在肺，为风热痰湿之邪壅塞肺气，宣降不利；虚则责之肺、肾两脏，为精气不足，肺、肾出纳失常，因而临证时首应权衡标本，审其虚实。标实者其治主要在肺，治以驱邪利气；本虚者其治在肺、肾，而尤以肾为主，治以培补摄纳。

2. 中西合璧，双管齐下

外源性变应性肺泡炎肺损伤主要是由变应原引起的Ⅲ、Ⅳ型变态反应所导致的，故其治疗的关键在于调节和改善机体的免疫状态，西药的免疫抑制剂和糖皮质激素等虽有一定的疗效，但副作用较多，而中医药在这方面的应用却显出独特的优势，在应用激素的同时，选择一些具有抗炎、抗过敏作用的中药，疗效会更佳。

（二）中医治疗

1. 风热夹温犯肺型

治法：清热祛湿，肃肺止咳。

方药：桑菊饮合新加香薷饮加减。

杏仁、桑叶、菊花、桔梗、连翘、金银花、香薷、厚朴、芦根、甘草、薄荷。

高热、寒战者加石膏、山栀以清热解毒；恶心、纳差等湿热中阻者，加苍术、白豆蔻、法半夏、陈皮以和中化湿；小便短赤者，加六一散（滑石、甘草）以清热利湿。

2. 痰浊阻肺型

治法：化痰止咳，降气平喘。

方药：二陈汤合三子养亲汤。

法半夏、陈皮、茯苓、苏子、莱菔子、白芥子、甘草。

若痰量多，纳食少，湿邪重者，可加苍术、厚朴以燥湿理脾行气，可助化湿。

3. 痰热郁肺型

治法：清肺化痰，降逆平喘。

方药：桑白皮汤加减。

桑白皮、法半夏、苏子、杏仁、贝母、黄芩、黄连、山栀。

痰多黏稠者，加海蛤粉；口渴咽干者，加天花粉；痰有腥味者，加鱼腥草、冬瓜仁。

4. 肺肾气虚型

治法：补肺纳肾。

方药：生脉饮合金匮肾气丸加减。

熟地黄、麦冬、党参、山药、山茱萸、茯苓、泽泻、丹皮、五味子、桂枝、附片。

若紫绀明显者，加丹参、红花以活血化瘀。

（三）西医治疗

医生应尽可能快地仔细观察病人的职业史、生活环境，转移病人脱离致敏原。

1. 糖皮质激素的应用

激素的使用一般限于亚急性肺泡炎伴明显症状和生理损害的患者，泼尼松剂量为 1mg/（kg·d），用 7～14 天，若病人的临床症状改善，可逐渐减量，总疗程为 3~6 个月。急性或复发的病人一般不需激素治疗，随着环境的改善和致敏原的脱离，病情不再进展。

2. 对症处理

呼吸困难者给予氧疗，有哮喘发作者予平喘药，并发感染者予抗生素。有并发症时进行相应的治疗。

第十一章　肺出血肾炎综合征

肺出血肾炎综合征亦称 Good－Pasture 综合征。本综合征以肺弥散性出血、肺泡内纤维素沉着和肾小球肾炎为特征。病因不明，多数人认为可能在遗传基础上与接受病毒或化学物质刺激有关。肾小球基底膜和肺泡毛细血管基底膜有交叉抗原性。由于病毒感染、吸入化学物质（烃或一氧化碳）等因素，引发机体产生抗肾小球基底膜抗体和抗肺泡毛细血管基底膜抗体。通过自身免疫机制损伤肾小球和肺泡毛细血管基底膜，引发肺出血和肾炎。肺出血的程度轻重不一，轻者不被病人重视，重者可以致命，常伴缺铁性贫血。肾受累后，病变迅速进展，于数周或数月发生少尿或无尿、肾功能衰竭。

肺出血肾炎综合征临床以咳血（或无）和呼吸短促为主要症状，多数病人可在咳血后数周或数月出现浮肿、血尿、少尿、无尿、高血压等。中医学虽无肺出血肾炎综合征的病名，但按其不同的病理阶段和主要临床表现，可分别归入"血证""咳嗽""水肿""癃闭"等范畴。

一、临床诊断

（一）辨病诊断

1. 症状与体征

（1）多数病人以咯血为首发症状，咯血程度不等。

（2）从痰中带血到大咯血，甚至窒息，常呈间断、反复发作。伴有咳嗽、气短、胸痛、苍白无力、全身不适。

（3）在肺出血后数周或数月出现与肾小球肾炎相似的症状，也有肾病表现发生在咯血之前的患者。

（4）多数为两个脏器同时受累。

（5）病情常迅速进展，出现进行性肾功能不全，多死于尿毒症。

（6）有贫血、浮肿。肺部可听到干、湿性啰音。

2. 辅助检查

（1）血常规：血色素、红细胞减少，为小细胞低色素性贫血，血清铁可能很低，血沉增快。

（2）尿常规：有红细胞、颗粒管型、红细胞管型、蛋白尿。

（3）痰和胃液检查：涂片能检出含铁血黄素吞噬细胞。

（4）肺功能检查：早期肺通气功能正常。反复肺泡出血和肺纤维组织增生，肺功能呈限制性通气障碍，弥散功能减退，动脉血氧分压降低，二氧化碳分压因有过度通气而降低。

（5）胸部 X 线检查：双侧肺门及中下肺野有弥漫性结节状或融合成斑片状的阴影。咯血发作期阴影增多，间歇期可以部分吸收，反复出血晚期则形成肺间质纤维化。

（6）免疫学诊断：①循环抗体存在。②肾小球基底膜免疫球蛋白呈线形沉积。③循环抗体（或来自病肾洗提液的抗体）是特异的，为抗肾小球基底膜抗体。④特异抗体伴（或不伴）C_3 沿肾小球基底膜或肺泡间隔呈线状沉积。通过支气管镜肺活检得到肺组织，使用免疫荧光方法检测可以确定诊断。

（二）辨证诊断

根据本病的临床表现及病情发展的不同阶段，可分为以出血、水肿、少尿为主症的三个方面，现从这三个方面进行辨证诊断。

1. 以出血为主症的辨证

（1）燥热灼肺型

①临床表现：喉痒咳嗽，痰中带血，口干鼻燥，或有身热，舌红，少津。苔薄黄，脉数。

②辨证要点：痰中带血，口干鼻燥。舌红，少津，脉数。

（2）热灼肺络型

①临床表现：嗽嗽阵阵，痰中带血或纯血鲜红，量多，口干，口苦。舌质红，苔薄黄，脉弦数。

②辨证要点：咳痰带血或纯血鲜红，口干，心烦。舌质红，苔薄黄，脉数。

（3）下焦热盛型

①临床表现：小便灼热，尿血鲜红，面赤，口干，心烦。舌质红，苔薄黄，脉数。

②辨证要点：尿血鲜红，小便灼热。舌质红，苔薄黄，脉数。

2. 以水肿为主症的辨证

（1）风水泛滥型

①临床表现：眼睑水肿，继则四肢及全身皆肿，多兼有恶寒，发热，肢节酸楚等表证。偏于风寒者，恶寒重，咳喘，舌苔薄白，脉浮滑或紧。偏于风热者，发热重，咽喉红肿疼痛，舌质红，苔薄黄，脉浮滑数。

②辨证要点：眼睑水肿，继之全身皆肿，伴恶寒、发热、肢节酸楚。

（2）水湿浸渍型

①临床表现：全身水肿，按之没指，小便短少，身体困重，胸闷，纳食少，恶心。苔白腻，脉沉缓。

②辨证要点：全身水肿，身体困重，胸闷，纳食少，恶心。苔白腻，脉沉缓。

（3）湿热壅盛型

①临床表现：遍身浮肿，皮肤绷紧光亮，胸脘痞闷，烦热口渴，小便短赤，或大便干结。舌苔黄腻，脉沉数或濡数。

②辨证要点：遍身浮肿，胸脘痞闷，烦热口渴。舌苔黄腻，脉沉数或濡数。

（4）肾阳虚衰型

①临床表现：身肿，腰以下为甚，按之凹陷不起，心悸，腰部冷痛酸重，尿量少或增多，四肢厥冷，怯寒神疲，面色灰滞或㿠白。舌质淡胖，苔白，脉沉细或沉迟无力。

②辨证要点：身肿，腰以下为甚，凹陷不起，腰部冷痛酸重。舌淡胖，苔白，脉沉细或沉迟无力。

3. 以少尿、无尿为主症的辨证

（1）膀胱实热型

①临床表现：小便点滴不通，或量极少，或短少灼热，口苦，口黏，或口渴不欲饮，或大便不畅，小腹胀满。舌红，苔黄腻，脉数。

②辨证要点：小便点滴不通，口苦，口黏，大便不畅。舌红，苔黄腻，脉数。

（2）肺热壅盛型

①临床表现：小便滴沥不通，咽干，咳嗽，呼吸短促。苔薄黄，脉数。

②辨证要点：小便滴沥不通，咳嗽气促。苔薄黄，脉数。

（3）瘀血阻塞型

①临床表现：小便少，甚则阻塞不通，小腹胀满痛，或小便带血。舌质紫暗，或有瘀点，脉细涩。

②辨证要点：小便少，甚至阻塞不通。舌质紫暗，或有瘀点，脉细涩。

（4）中气不足型

①临床表现：小便量少，小腹坠胀，精神疲乏，气短，语声低弱，纳食少。舌质淡，苔薄白，脉细数。

②辨证要点：小便量少，小腹坠胀，气短，声低。舌质淡，苔白，脉细弱。

（5）肾阳衰惫型

①临床表现：小便不通或点滴不爽，面色㿠白，神气怯弱，腰膝冷而酸软无力。舌质淡或胖大有齿痕，苔白，脉沉细弱。

②辨证要点：小便不通，面色㿠白，腰膝冷而酸软无力。舌质淡或胖大有齿痕，苔白，脉沉细弱。

二、鉴别诊断

本病临床表现呈多样性，如轻度、非持续性肺出血的患者，可表现为多年的反复发作性咯血，亦有患者仅表现为尿沉渣的轻度异常，如血尿或非肾病性蛋白尿，最后通过测定抗基膜抗体而诊断。相反，亦有患者一开始即表现严重，为突发性的肺出血或急进性肾炎，或两者均存在，因而这些病易与其他全身性疾病如系统性红斑狼疮、结节性多动脉炎、Wegener 肉芽肿、冷免疫球蛋白血症或过敏性紫癜伴肾功能衰竭、肺出血的患者相混淆。此外，肾静脉血栓所致的肺栓塞，终末期肾脏病所致的充血性心力衰竭也可发生咯血。上述疾病与本病的鉴别并不困难，其各自具有特征性的肺外表现和典型的血清学改变，以反复咯血为主要表现，痰内找到含铁血黄素巨噬细胞的患者，诊断上应与特发性肺含铁血黄素沉着相鉴别。

三、治疗

（一）提高临床疗效的思路提示

1. 把握时机，及时施治

因肺－肾出血综合征病情危重，发展迅速，常可致命。因而早期确诊、及时施治是提高存活率的关键。治疗以西医处理为主，同时配合中医药疗法，因肺 - 肾出血综合征属自身免疫性疾病，从免疫机制出发，应以免疫抑制疗法为主。一般认为早期应用激素可以缓解肺和肾病变的进展。部分中药单味药和复方可改善机体的免疫状态、对抗肺与肾的免疫损伤，治疗时可根据证型的不同，分别施用止血、利尿、消肿之法。

2. 阴阳为纲，注意病机转化

对于肺、肾出血综合征以水肿为主症者，临床辨证当以阴阳为纲，并注意阴阳、寒热、虚实之间的错杂与转化。表现为表证、热证、实证者，多按阳水论治；表现为里虚寒证者，多从阴水论治。治疗上，除用发汗、利尿、攻逐等法外，还有健脾、温肾等法。如经一般常法治疗不应，或有瘀血征象者，可用活血化瘀法。以上诸法，或单用，或合用，均视病情需要而选择。

（二）中医治疗

1. 内治法

（1）燥热灼肺型

治法：清热润肺，宁络止血。

方药：桑杏汤加减。

桑叶、杏仁、浙贝母、沙参、山豆豉、山栀、梨皮。

可加白茅根、藕节、茜草、侧柏叶以凉血止血。

（2）热灼肺络型

治法：清肺凉血止血。

方药：泻白散合十灰散加减。

桑白皮、白茅根、侧柏叶、地骨皮、丹皮、杏仁、山栀、大蓟、小蓟、黄芩、大黄、甘草。

若咳血多者，可用犀角地黄汤加三七粉冲服以清热泻火，凉血止血。

（3）下焦热盛型

治法：清热泻火，凉血止血。

方药：小蓟饮子加减。

生地黄、滑石、小蓟、炒蒲黄、藕节、当归、山栀、竹叶、甘草。

若有水肿者，加茯苓、泽泻、益母草以清热利湿。

（4）风水泛滥型

治法：散风清热，宣肺行水。

方药：越婢加术汤加减。

生石膏、麻黄、白术、泽泻、茯苓、益母草、大枣、甘草。

若咽喉肿痛，可加连翘、桔梗、板蓝根、野菊花、紫花地丁以清咽散结解毒；若有咳血、尿血者，可加丹皮、小蓟、白茅根、侧柏叶以凉血止血；若风寒偏盛者，上方去石膏，加防风、苏叶以辛温解表。

（5）水湿浸渍型

治法：健脾化湿。

方药：五皮散加减。

桑白皮、陈皮、大腹皮、茯苓皮、怀牛膝、白术、生姜皮、甘草。

有咳血或尿血者，加小蓟、益母草、白茅根、丹皮、藕节以凉血止血；若纳食少者，可加党参、山楂以健脾开胃。

（6）湿热壅盛型

治法：清热利湿。

方药：五味消毒饮合五皮饮加减。

金银花、桑白皮、大腹皮、茯苓皮、蒲公英、紫花地丁、野菊花、天葵子、陈皮、枳壳、生姜皮。

有尿血者，加小蓟、生地黄、淡竹叶、丹皮、滑石、生甘草；若水肿严重，出现胸水者，用五苓散合葶苈大枣泻肺汤加减：葶苈子、桑白皮、大腹皮、茯苓、泽泻、白术、陈皮、怀牛膝、大枣以清热泻肺利水。

（7）肾阳虚衰型

治法：温肾助阳，化气行水。

方药：济生肾气丸合真武汤加减。

炮附子、桂枝、熟地黄、山茱萸、丹皮、茯苓、泽泻、白芍、白术、车前子、怀牛膝、山药、生姜。

若出现尿血者，改熟地黄为生地黄，加丹参；若阳虚及阴，致肾阴亏虚者，加枸杞子、菟丝子、阿胶、当归；若肾气虚极，中阳衰败，症见神倦欲睡，泛恶，甚至口中有尿味，用制附子、大黄、黄连、法半夏、吴茱萸以解毒降浊。

（8）膀胱实热型

治法：清热利浊，通利小便。

方药：八正散加减。

车前子、滑石、萹蓄、瞿麦、山栀、茯苓、淡竹叶、生地黄、甘草梢。

大便干结者，加生大黄，芒硝；大便干并有咳血、尿血者，用桃仁承气汤，上方加桃仁、生地黄、丹皮、泽兰；兼口干咽燥，潮热盗汗，手足心热等阴虚内热证者，加生地黄、牛膝、地骨皮。

（9）肺热壅盛型

治法：清肺热，利小便。

方药：清肺饮加减。

桑白皮、车前子、杏仁、黄芩、麦冬、山栀、茯苓、益母草。

有咳血、尿血者，加白茅根、茜草、小蓟、侧柏叶；若咳嗽重，痰黄或白而黏稠者，加海蛤粉、地骨皮、桔梗、薏苡仁。

（10）瘀血阻塞型

治法：行气活血。

方药：六磨汤合抵当汤加减。

王不留行、川牛膝、广木香、沉香、槟榔、乌药、枳实、生大黄、当归、炮山甲、桃仁。

见血尿者，加三七粉冲服；若气血虚者，见面色无华、乏力、倦怠，加黄芪、丹参、阿胶。

（11）中气不足型

治法：补脾益气行水。

方药：补中益气汤加减。

黄芪、党参、白术、当归、陈皮、茯苓、泽泻、猪苓、甘草、升麻。

（12）肾阳衰惫型

治法：温阳益气，补肾利尿。

方药：济生肾气丸。

怀牛膝、车前子、制附子、肉桂、山茱萸、熟地黄、茯苓、泽泻、丹皮、山药。

若无尿、呕吐、烦躁、神昏者，用吴茱萸汤合千金温脾汤加减：吴茱萸、制附子、党参、大黄、干姜、大枣、甘草。

（三）西医治疗

近年来由于治疗措施的改进，本病的治疗有了很大的进展，存活率显著提高。治疗的关键在于早期确诊，及时施以有效的治疗。

1. 肾上腺皮质激素和免疫抑制剂的应用

两者联合应用，能有效地抑制抗基膜抗体的形成，可迅速减轻肺出血的严重性和控制威胁生命的大咯血，一般可用甲基泼尼松冲击治疗，同时加用免疫抑制剂，如环磷酰胺或硫唑嘌呤，亦可一开始即口服泼尼松，加用免疫抑制剂如环磷酰胺或硫唑嘌呤，病情控制后，可停用免疫抑制剂，甲泼尼龙缓慢减至维持量 5～15mg/d，继续治疗。

2. 血浆置换疗法

积极的血浆置换治疗，联合应用免疫抑制剂和中等剂量的皮质激素疗法可有效地制止肺出血和改善肾功能。对于急进性的患者，如能在尚未发生少尿，血肌酐＜530.4μmol/L（6mg/dL）之前进行，则疗效更佳，如已进入终末期肾病，血肌酐高于 530.4μmol/L 或需要透析治疗维持生命者，则疗效欠佳。置换血浆 2～4L/h，血浆置换的持续时间和频率可根据循环抗基膜抗体的水平而定。一般每天或隔天 1 次，连续 2～4 周再加上口服剂量的泼尼松（60mg/d）和免疫抑制剂，80% 的患者有肾功能的改善。对于曾予以冲击治疗而难以控制病情的肺出血患者，经血浆置换后，无论其肾功能的情况改善如何，肺出血均有不同程度的缓解。

3. 肾脏替代治疗

对于常规治疗无效或治疗较迟而进入终末期肾脏病的患者，应予以血透或腹透以维持生命。如病情稳定，血中循环抗基膜抗体降低至测不出者，可考虑肾移植治疗。

4. 其他

确诊为本病的患者，如肾活检证明其为非可逆性损害，大剂量激素冲击疗法和血浆置换术也难以控制，可考虑双侧肾切除。此外，应加强支持疗法和防止感染。

第十二章　弥漫性肺间质纤维化

　　弥漫性肺间质纤维化是指多种原因引起的急性或慢性、广泛性肺间质组织增生性疾病，具有相似的病理变化，表现为 X 线变化以及呼吸功能改变。1944 年 Hamman 和 Rich 最早报告，故有以他们命名的 Hamman–Rich 综合征。现代按病程有急性、亚急性和慢性之分，Hamman–Rich 综合征属急性型，临床更为多见的则是亚急性和慢性型。弥漫性肺间质纤维化包括间质性肺炎、特发性肺纤维化、Hamman–Rich 综合征以及继发于全身疾病的弥漫性肺间质疾病等。本病发病年龄多在40~50 岁，男性稍多于女性，散发于世界各地，近十年来发病率和病死率皆升高。近年来多数学者认为其属自身免疫性疾病，可能与遗传因素有关，预后不良，早期病例对激素治疗有反应，生存期一般为 5 年。

　　本组疾病虽然类型不一，但其临床症状和胸部 X 线有相似的表现，均可见到咳嗽、乏力、消瘦、杵状指（趾）、紫绀，最后多死于呼吸衰竭。中医学对本病没有提出特定的病名，根据疾病的不同发展阶段，可见于"咳嗽""哮证""肺痿"等。

一、临床诊断

（一）辨病诊断

1. 症状与体征

　　弥漫性肺间质纤维化虽然有多种致病因素和不同的临床症状，但现在一致认为应具备以下症状：有逐渐加重的憋喘、呼吸困难，肺部听诊有 Velcro 啰音。

2. 辅助检查

　　（1）胸片示间质性肺疾病的征象，有肺野外带渐向肺门扩展的网格影及颗粒状肺泡病变。

　　（2）高分辨薄层 CT（HRCT）的影像学表现包括弥漫性结节影、磨玻璃样变、肺泡实变、小叶间隔增厚、胸膜下线、网格状改变、囊腔形成或蜂窝状改变，常伴牵拉性支气管扩张或肺结构变形。

（3）肺功能检查呈逐渐加重的限制性通气功能、弥漫功能障碍和低氧血症。

（4）具体疾病的诊断除按提供的病因作参考外，还可按病情做相应的检查，如 BAL 液或血液、骨髓液、病变组织的细胞学、免疫学、病原学检查，以及肺活检的病理学检查。

（5）中晚期可出现低氧血症和低碳酸血症。

（二）辨证诊断

1. 肺气虚冷型

（1）临床表现：咳嗽，咳喘声怯，神疲乏力，自汗畏风，易感冒，咳痰淡白。舌淡，苔白，脉弱或弦细。

（2）辨证要点：常与咳嗽之外感风寒型相混淆，但咳嗽、呼吸不爽呈渐进性加重。

2. 气阴两虚型

（1）临床表现：咳嗽，干咳无痰或少痰，甚则咳血，伴自汗乏力，烦热，自觉口干咽燥，食少，胃中嘈杂。舌红，少津，脉细数。

（2）辨证要点：进行性加重的气急，干咳，胸痛，少有咯血。

3. 脾肾阳虚，气血凝滞型

（1）临床表现：咳嗽，气急，喘息无力，动则愈甚，呼多吸少，形瘦食少，下肢或全身浮肿，畏寒肢冷，小便清长，肝大。舌质淡胖，苔薄白，脉沉细无力。

（2）辨证要点：咳嗽，喘息无力，畏寒，肝大，下肢水肿。

4. 阴阳两虚，血脉瘀阻型

（1）临床表现：咳嗽，胸闷，胸痛，呼吸困难，口干咽燥，五心烦热，或面白无力，或面色晦暗，全身或唇舌、四肢紫绀，神昏，嗜睡。舌质紫暗，苔少，脉弦细弱或脉微欲绝。

（2）辨证要点：咳嗽，胸闷痛，呼吸困难，口干咽燥，面白或晦暗，或紫绀。舌质紫暗，苔少，脉弦细或脉微欲绝。

二、鉴别诊断

可引起肺间质纤维化的间质性肺病（ILD），包括一大组病因已明或未明的疾病，但临床表现和 X 线特征相仿，病理变化是均可引起肺间质纤维化。由于绝大多数的 ILD 病因未明，目前尚缺乏统一的、较为满意的分类，当临床 X 线表现提示有肺间质病变时，在查找病因或明确病变性质的同时，可按照以下步骤做出鉴别诊断：

（一）环境或职业因素引起的肺间质疾病

环境或职业因素引起的肺间质疾病，如外源性肺泡炎：有机粉尘（包括农民肺、空调肺、饲鸟人肺、蔗渣尘肺）、无机粉尘（包括矽肺、铍肺、煤矿工人呼吸病、石棉肺）、气体、烟雾、蒸汤（NO、SO_2、金属氧化物、烃、热固树脂）。

（二）药物或某些治疗引起的肺间质疾病

药物或某些治疗引起的肺间质疾病，如抗生素、抗炎剂、抗肿瘤药、心血管药、口服降糖药、氧疗、放射治疗及吸毒。起病方式差异很少，可表现为用药数天、数周后即有明显临床表现的急性或亚急性起病，也可以呈慢性、隐匿性起病，发现时已为不可逆转的阶段，逐步发展为呼吸衰竭。

（三）风湿病伴 ILD

风湿病伴 ILD，如风湿性关节炎、系统性红斑狼疮、硬皮病、多发性肌炎、皮肌炎、sjogren 综合征、混合性结缔组织病、硬化性脊柱炎等。

（四）肺泡充盈性疾病

肺泡充盈性疾病，如弥漫性肺泡出血、Good – Pasture 综合征、特发性肺含铁血黄素沉积症、肺泡蛋白沉着症、慢性嗜酸性肺炎。

（五）肺血管病伴 ILD

肺血管病伴 ILD，如 Wegener 肉芽肿病、Churg – Strauss 综合征、过敏性血管炎、坏死性结节样肉芽肿病。

（六）遗传性疾病

遗传性疾病，如家族性特发性肺纤维化、神经纤维疾病、结节硬化症、Gaucher 病、Niemann – Pick 病、Hermansky – Pudlak 综合征等。

（七）原发性间质性肺疾病

原发性间质性肺疾病，如特发性肺间质纤维化（IPF）、普通性间质性肺炎、剥脱性间质性肺炎、结节病、阻塞性细支气管炎伴机化性肺炎、淋巴细胞性间质性肺炎、组织细胞病、淋巴血管平滑肌瘤病等。

（八）其他类

其他还包括以上未谈及的肺间质疾病。另外，对于心肾功能不全所致的肺泡间质病变及微生物感染（如病毒、支原体、衣原体、霉菌、原虫）、淋巴管癌症及肿瘤引起的肺病变等，均应做出鉴别诊断，以防混淆。

三、治疗

（一）提高临床疗效的思路提示

1. 见微知著，及早防变

本病初始阶段常只见到轻微咳嗽，或干咳少痰，随着疾病的发展，咳嗽逐渐加重，胸痛，呼吸急促，直至呼吸衰竭，所以当及早、正确治疗，才能对疾病的预后有积极作用。在初始咳嗽阶段，除根据辨证施以发散风寒或清散风热之药物外，还应当根据患者体质，判断有无其他脏腑的虚损或阴阳气血的亏虚，酌加益肾健脾、养阴扶正之品以增强患者体质、鼓舞正气、驱邪外出。若病情迁延日久，咳嗽反复，则应当以扶正为本，酌加活血祛瘀之品，以调整机体的气血阴阳，助长正气。

2. 中西合璧，正确诊断

由于本病是由一大组疾病组成的症候群，除根据中医辨证诊断外，还需利用现代医学的诊断方式和手段，为正确治疗提供依据。近年来，对肺功能的测定和支气管肺泡灌洗液物质的测定，给本病的诊断提供了帮助。

（1）肺功能测定：肺间质疾病最为显著的肺功能变化莫过于通气功能的异常和交换功能的降低。通气功能是以限制性通气障碍为主，肺活量减少，残气量随病情的进展而减少，随之肺总容量也减少。最为明显的变化为努力肺活量（FVC）与第一秒肺活量（FEV_1）之比，即一秒率（$FEV_1\% = FEV_1/FVC$）出现最高值，如已达到90%，则支持肺间质疾病的诊断。在残气量降低的情况下，再发生最大呼气流速容量曲线（MEFV）的最大峰值及 V_{50}、V_{25}均有增大时，对肺间质疾病的诊断和鉴别其他阻塞性通气障碍的小气道功能变化是非常有用的。肺间质疾病早期可见 V_{50}、V_{25} 均有低下的小气道障碍，而当肺间质纤维化形成后则出现 V_{50}、V_{25}增加。气体交换功能障碍往往在肺间质疾病早期即出现，如弥散功能 DL（CO）较早期即有降低表现，一旦 X线发现肺间质性改变时，DLVO 已降到50%以下。此外，DLCO 与肺泡通气量

（VA）之比值（即气体转换因子）亦可降低。

间质性肺病有多达 200 余种病因，共同特点是肺损伤、局部炎症和最终纤维化，很多疾病都可能表现出肺内弥漫性间质或实质病变，单纯依靠 X 线做诊断和鉴别诊断比较困难，然而肺功能检测对早期诊断的意义是公认的。

（2）支气管肺泡灌洗检查（BAL）：对某些病因已明者，如肺肿瘤、淋巴瘤、白血病或微生物病原可提供病原学诊断或具有特征性的提示诊断价值，可免于开胸肺活检（OLB）。

特发性肺纤维化（IPF）：以巨噬细胞、中性粒细胞增多为代表的疾病，如 IPF、家族性肺纤维化、胶原血管病伴 ILD、石棉肺等，细胞学所见虽无诊断的特异性，然而近年来通过对 BAL 液中糖胺多糖（GAGs）、谷胱甘肽（GSH）、透明质酸（HA）等的测定，对辅助诊断间质性肺疾病的纤维化程度的判断及活动性评价、判定肺泡炎的程度有一定意义。有学者对比 IPF 患者 BAL 液中纤维连接素、透明质酸和Ⅲ型胶原水平高于外周血象和正常人。

肺结节病：BAL 液中以巨噬细胞、淋巴细胞增多为代表的疾病，可见于外源性肺泡炎、矽肺、药物性肺炎、胶原血管病伴 ILD 和艾滋病等。

微生物病原诊断：适用于对宿主免疫功能严重低下者，诸如器官移植、肿瘤化疗、自身免疫病应用皮质激素或免疫抑制剂以及 HIV（人类免疫缺陷病毒）阳性并发感染等。病毒以单纯疱疹病毒和巨细胞病毒为可靠。霉菌以组织胞浆菌和曲霉为可靠。BAL 具有低创伤性，既可减少 TBLB 的出血和气胸并发症，又有对原虫、病毒和军团菌具有特异性和阴检率高的优点。

3. 谨守病机，注重补益扶正

虽然本病病因不明且有多种可能，但其基本病机为正气不足、外邪侵袭、肺不耐邪而致脏腑功能失调，因此，注重补益扶正对提高本病疗效有重要意义。现代研究也表明，本组疾病的多种疾病，如 IPF、肺结节病、结缔组织病伴 ILD 等，其发病原因和机制与自身免疫能力缺陷有关。这恰好印证了中医之正气与现代机体免疫能力概念相合的说法。中医、中药对提高机体正气、平衡脏腑功能有着确切和独特的作用。就本病来说，在初始阶段，除针对临床症状治疗外，可加用益气固表之品，如党参、黄芪等；随着病情的发展，辨证施以养阴、益气的方药，如金匮肾气丸、沙参麦冬汤、六味地黄汤等，对于患者延长生存时间、提高生存质量有着肯定的作用。

（二）中医治疗

1. 内治法

（1）肺气虚冷型

治法：补益肺气，宣肺止咳。

方药：玉屏风散合止嗽散加减。

黄芪、白术、桔梗、陈皮、紫菀、防风、荆芥、白前、甘草。

气虚甚者可加党参、太子参；风寒盛者可加麻黄、杏仁等。

（2）气阴两虚型

治法：益气养阴，宣肺定喘。

方药：生脉散和冷哮丸加减。

人参、麦冬、五味子、半夏、杏仁、胆星、款冬花、紫菀、麻黄、川乌、细辛、蜀椒。

阴虚潮热盗汗者，可酌加沙参、玄参以养阴润肺；气虚自汗乏力显著者，可重用人参，加用黄芪、太子参以益气健脾；临证见因虚致瘀征象时，可加入活血化瘀之丹参、红花、三棱、莪术等以求标本兼治。

（3）脾肾阳虚，气血凝滞型

治法：健脾益肾，活血化瘀，宣肺定喘。

方药：金匮肾气丸合桃红四物汤加减。

熟地黄、山茱萸、山药、丹皮、泽泻、茯苓、当归、白芍、川芎、红花、桃仁、桔梗、陈皮。

咳嗽、喘甚者可加用紫菀、款冬花、白果以宣肺定喘；脾肾虚者，可酌减活血之桃仁、红花、川芎，加人参、黄芪、五味子等健脾益肾之品。

（4）阴阳俱虚，血脉瘀阻型

治法：养阴扶阳，宣肺定喘，活血通脉。

方药：都气丸加减。

地黄、山药、山茱萸、熟附片、补骨脂，丹皮、泽泻、茯苓、五味子、前胡、紫菀、款冬花、丹参、川芎、赤芍、麻黄、金银花、虎杖。

若有水肿者，加大茯苓用量，酌加黄芪、水蛭；呼吸困难、喘促不能平卧者，加白果、苏子以镇肺定喘。

2. 外治法

（1）针刺治疗：取肺俞、合谷、脾俞、肾俞，胸中憋闷者可配刺内关、膻中。适用于疾病起始阶段。或取大椎、肺俞、足三里、肾俞、关元、脾俞、中脘等穴，每次选用 2~3 个腧穴，用轻刺激，间日治疗 1 次。适用于疾病缓慢进展，见呼吸短促者。

（2）穴位注射疗法：对于咳嗽初起，未见胸痛、气短者，可选用肺俞、脾俞、肾俞、合谷等穴，用 5% 穿心莲注射液穴位注射或 5% 当归注射液穴位注射，每穴注射 0.5~1mL，每日 1 次。对于咳嗽加重、气急、呼吸困难者，可用无水酒精（或 95% 酒精）90mL，加入 10% 普鲁卡因 10mL（或 95% 的酒精加入普鲁卡因结晶粉 2g）过滤，密封。选用肺俞、厥阴俞、心俞做穴位注射。每穴注入 0.3~0.5mL，病情严重者加膈俞，隔日 1 次，2~4 次为 1 疗程。

（3）拔罐疗法：先用梅花针轻刺 1~8 脊椎旁，后在肺俞、脾俞穴拔罐，或取肺俞、膈俞、肾俞等穴，双侧拔罐，每次 10~20 分钟，每 5 天拔罐 1 次，20 天为 1 疗程，对于风寒犯肺、肺气虚冷者效果较好。

（4）贴敷法

①止嗽温肺膏：芫花、皂角、细辛、肉桂、麻黄、木鳖子、甘遂、川乌、蓖麻子、白芥子、鹅不食草、川椒、巴豆。（市场有售成药）取穴：第一组取天突、大椎、肺俞（双）；第二组取人迎（双）、中府（双）。两组交替贴用，每次贴 4 块膏药，3 天换贴 1 次，10 天为 1 疗程。

②补骨脂、小茴香贴敷法：取补骨脂、小茴香，共研极细粉末，用药适量，纳入脐孔，外以纱布覆盖，胶布固定，2 天换药 1 次，10 天为 1 疗程。

（5）耳针治疗：取肺、脾、肾、内分泌、神门、交感，用毫针或药籽按压，每日或隔日 1 次，两耳交替使用，或在穴位上注入稀释的链霉素，每穴注药 0.01g，每日 3~4 次，10 次为 1 疗程。

（三）西医治疗

1. 病因已知的肺间质性疾病

对病因已知的肺间质性疾病，应当首先去除病因，如为药物所致者先让患者不再服用有关药物；若因工作环境而致者应离开相应的有害污染环境，若仍然未见效果者，应按未明原因方案进行治疗。

2. 不明原因的肺间质性疾病

（1）糖皮质激素：首选泼尼松，1mg/（kg·d），日 1 次，维持 6~8 周，然后每隔 1~2 周减少 5mg，直至维持量〔0.25mg/（kg·d）〕，同时仍需定期随访，检查 X 线胸片和肺功能，待 X 线胸片和肺功能稳定后逐渐撤离激素。

（2）免疫抑制剂：对于不能耐受激素治疗或使用激素后病情仍进展者可使用细胞毒性免疫抑制剂，如环磷酰胺和硫唑嘌呤等。

（3）抗氧化治疗：N－2 酰半胱氯酸，600mg/d。

（4）吡啡尼酮：有抗肺纤维化的作用。

3. 有并发症者

有并发症者应当积极治疗并发症。低氧血症患者当 $PaO_2 < 7.33kPa$（55mmHg）时应进行家庭氧疗。晚期合并肺心病右心衰竭时，按心功能不全治疗。反复发生气胸者，可做胸膜粘连术。

4. 药物治疗无效的弥漫性肺间质肺病晚期的患者

对于药物治疗无效的弥漫性肺间质肺病晚期的患者，可考虑肺移植。一般做单侧肺移植，生存时间延长不显著。

（四）中医专方选介

1. 利肺合剂

当归、川芎、青皮、陈皮、茯苓、甘草、川贝母、杏仁、桑白皮、半夏、五味子、冰糖。阴虚加沙参、麦冬、百合、玉竹；阳虚加附子、肉桂、沉香；气阴两虚加黄芪、党参、沙参、麦冬；咳血痰黏加海浮石、海蛤壳、白及。日 1 剂，水煎取液，加冰糖，睡前 30 分钟内频服。小儿减量。结果：观察 57 例咳喘患者，治愈 53 例，无效 4 例。［王宁. 利肺合剂治疗咳喘 57 例. 陕西中医. 1997，18（6）：256］

2. 咳喘方

冬瓜仁、杏仁、前胡、百部、贝母、瓜蒌、金银花、蒲公英、炙枇杷叶、炙麻黄。随症加减，日 1 剂，水煎服。配合针刺和贴敷。对照组用抗生素和平喘、化痰等西药。结果：治疗组 286 例，对照组 62 例，分别显效（症状消失，呼吸音清晰，实验室指标复常）184、22 例，好转 77、15 例，无效各 25 例，总有效率为 91.2%、59.7%（$P < 0.001$）。［陈鼎祺. 中西药对比治疗咳喘 348 例疗效观察. 实验中医内科杂志. 1997，11（1）：4~5］

3. 增液承气汤加减

玄参、生地黄、麦冬、大黄、枳实、郁李仁。日 1 剂，水煎，口服或鼻饲。3 剂后改用二陈汤、小青龙汤、养阴清肺汤。对照组 30 例，均吸氧、抗感染、纠正水和电解质紊乱等。结果：两组分别显效（呼吸困难、中枢兴奋或抑制、紫绀、便秘等症状消失，$PaO_2 > 8kPa$，$PaCO_2 < 6.6kPa$）19、7例，好转14、10例，无效7、13例，总有效率为82.5%、56.7%（$P < 0.05$）。PaO_2、$PaCO_2$本组治疗前后及治疗后组间比较均有显著性差异（$P < 0.01$或$P < 0.001$）。[肖阳娥. 增液承气汤加减救治40例慢性呼吸衰竭临床观察. 新中医. 1997，29（3）：18～19]

4. 加味止嗽散

桔梗、炙麻黄、白前（或前胡）、荆芥、陈皮、杏仁、炙紫菀、蒸百部、木蝴蝶、炙甘草。病程长，咽干口燥者去麻黄，加北沙参、麦冬、五味子；咳嗽夜甚加当归；声嘶加蝉蜕；病程短、咳剧、咽充血加金银花；痉咳加白僵蚕；痰多黄稠加浙贝母、冬瓜子、瓜蒌等。日1剂，水煎服。忌生冷、油腻荤腥。结果：观察240例，痊愈229例（占95.4%），无效11例。[丁其联. 加味止嗽散治疗难治性干咳240例. 中国乡村医生. 1996，12（11）：36～37]

5. 清热润肺汤

石膏、麦冬、沙参、玄参、生地黄、百合、竹叶、款冬花、桔梗、当归、枇杷。虚热甚加知母；口干欲饮加天花粉、石斛；潮热加地骨皮、银柴胡；脾虚加党参、白术。日1剂，水煎服。1个月为1疗程。结果：观察35例，临床控制23例，好转12例。[张丽玲. 清热润肺汤治疗虚热肺痿35例. 江西中医药. 1996，27（1）：31]

6. 三型分治方

痰热恋肺型用泻白散合止嗽散加减，肺脾气虚型用六君子汤加减，气阴两虚型用沙参麦冬汤加减。日1剂，水煎，分3次服。对照组14例，均用抗生素及西药对症处理。结果：两组分别痊愈16、3例，好转5、6例，未愈2、5例，总有效率为91.3%、64.2%（$P < 0.05$）。[张俊雄. 中西医结合治疗间质性肺炎23例. 云南中医中药杂志. 1996，17（2）：5～7]

7. 血府逐瘀汤加减

本方含当归、地龙、桃仁、枳壳、川芎、全蝎、土茯苓、赤芍、浙贝母、椒目、炮山甲。风寒加苏叶、桂枝；喘甚加葶苈子、苏子；咳剧加钩藤、僵蚕；肺阴虚加沙参、五味子；肺气虚加黄芪、白术。日1剂，水煎服。15日为1疗程。停用其他药。治疗2～3个疗程，结果：治愈28例，显效14例，无效4例。[仝润芍. 血府逐瘀汤加减治疗弥漫性间质性肺炎. 河南中医. 1996，16（4）：233]

第十三章　药物所致的肺部疾病

药物所致的肺部疾病是指药物或其代谢产物对胸肺产生的直接毒性作用及间接影响所产生的炎症或免疫损害。目前所知大约有 300 余种药物对肺实质、胸膜、气道等有不同程度的损害。本病在临床上较为常见，但易被临床医生忽视。

本病在临床常以弥漫性肺泡炎、肺小叶、间质性肺炎、间质纤维化、嗜酸细胞浸润、肺钙化及肺动脉高压、过敏性血管炎、胸腔积液和胸膜增厚等为特征。中医学对于药物所致的肺部疾病目前尚无系统的认识及描述，但对其症状，可以辨证治疗。根据其临床表现，中医把本病归属于"悬饮""咳喘""胸痛"等病的范畴。

一、临床诊断

（一）辨病诊断

1. 症状与体征

（1）所有抗肿瘤药引起肺损害的临床表现：活动后呼吸困难、干咳、疲劳、发热等，且多在用药后逐渐出现，有时可达数日或数年才出现。肺病变主要是慢性肺炎、肺纤维化、急性过敏性肺疾患、非心源性肺水肿等。

（2）非细胞毒性药物引起肺损害的临床表现：急性反应指服药 1 个月内（2～10 天）出现呼吸困难、干咳、发热等，少数病人有支气管痉挛、喘鸣等。体征有肺啰音。慢性毒性作用多在用药后 2 个月，甚至 5 年后出现，可有进行性呼吸困难、咳嗽或干咳、胸痛，偶有发烧。病情进展期的患者可出现呼吸急促和心动过速。

2. 肺功能

细胞毒性药物和部分非细胞毒性药物（如呋喃妥因、金盐、胺碘酮）可引起混合性通气障碍和弥散功能障碍。

3. X 线检查

（1）细胞毒性药物为进行性肺纤维化，表现为弥漫性网状结节状阴影。

（2）非细胞毒性药物如呋喃妥因，表现为间质性或肺泡型或混合型，两肺底明显不对称，部分出现胸腔积液。两性霉素 B 表现为弥漫性间质性浸润。碘酮表现为弥漫性间质改变或斑片分布的肺泡浸润，少数病人有双侧胸腔积液。苯妥英钠可见两肺网状结节状阴影或腺泡浸润，少数病人有肺门淋巴结肿大。氨甲酰氮芥表现为弥漫性网状结节状浸润。

4. 血液细胞学检查

部分细胞毒性药物和非细胞毒性药物可使周围血嗜酸细胞增多，血沉加快。

5. 肺活检

（1）细胞毒性药物如丝裂霉素常引起肺微小血管变化和小动脉内膜增生；新制癌菌素可引起血管改变，如内皮水肿、内皮细胞增生、血管壁增厚等；阿糖胞苷主要引起肺泡内贮积蛋白质物质，肺实质改变较轻；盐酸丙卡巴肼可见单核细胞浸润和散在的嗜酸细胞灶。

（2）非细胞毒性药物如呋喃妥因可引起肺淋巴浆细胞浸润、成纤维细胞增生，偶可见肺泡脱屑细胞；两性霉素 B 可引起弥漫性肺泡出血和水肿；磺胺类药物可引起嗜酸性肺泡炎；金盐则可引起淋巴细胞和浆细胞浸润，病灶处Ⅱ型肺细胞增生，还有散在的纤维化；秋水仙碱可致肺泡和间质水肿，伴间质多形核细胞浸润；胺碘酮能引起肺实质细胞和肺泡巨噬细胞内泡沫样变或层次包涵体、Ⅱ型肺泡细胞增生、肺泡间隔增宽等。

（二）辨证诊断

1. 肺热痰壅型

（1）临床表现：气急喘咳，以干咳为主，或有咯痰不爽，发热，甚至呼吸困难，或有紫绀、胸痛。苔薄白，脉浮数。

（2）辨证要点：气急喘咳，以干咳为主。苔薄白，脉浮数。

2. 阴虚肺燥型

（1）临床表现：咳嗽，或伴有咯血，进行性呼吸困难，疲劳，乏力，面色白。舌红，苔薄，脉虚弱。

（2）辨证要点：咳嗽，进行性呼吸困难，疲劳，乏力。舌红，苔薄，脉虚弱。

3. 脾虚湿阻型

（1）临床表现：突发心悸，气急，喘息，咳白色泡沫样痰，有时带血丝，伴紫绀。舌紫暗，脉数。

（2）辨证要点：突发心悸，气急，喘息，咳白色泡沫样痰，紫绀。舌紫暗。

二、鉴别诊断

与细菌性肺炎相鉴别：细菌性肺炎常突然发病，出现高热和咯脓性黏痰，并可出现脓胸、心包炎、末梢循环衰竭、败血病等多种并发症，而药物性肺病在发病前有明显的使用药物治疗的病史，且有明显的肺损害，再加上现代仪器检查，两者不难鉴别。

三、治疗

（一）中医治疗

1. 内治法

（1）肺热痰壅型

治法：清肺化痰。

方药：清金化痰汤。

柴胡、黄芩、黄连、瓜蒌、法半夏、连翘、金银花、枳壳、甘草。

（2）阴虚肺燥型

治法：养阴润肺，止咳祛痰。

方药：补肺止咳煎。

山栀、海浮石、生地黄、北沙参、麦冬、桔梗、瓜蒌皮、贝母、白花蛇舌草。

病重者，可加用金荞麦、鱼腥草以扶正，气短加人参、麦冬、五味子以补气，气急加葶苈子。

（3）脾虚湿阻型

治法：健脾益气，祛湿平喘。

方药：扶脾平喘汤。

党参、当归、白芍、麦门冬、炙甘草、紫菀、茯苓、泽泻、五味子、黄芪、人参粉（冲）。

2. 外治法

（1）针刺：选中府、尺泽、足三里、列缺、太渊、云门、侠白、肺俞等穴。适用于咳嗽、气喘、胸痛、虚劳者。

（2）推拿按摩：用宽胸理气法和疏理法进行按摩。

（3）气功疗法：用大雁功、苏子理气功、太极拳、八段锦等疗法。

（二）西医治疗

1. 抗菌药物所致肺部疾病的治疗

（1）呋喃妥因肺病：对急性毒性作用，首先停用前药；慢性期，酌情用皮质激素治疗。

（2）柳氮磺胺吡啶肺病：选用皮质激素，加快病变的吸收。

（3）两性霉素B、磺胺类肺病：停前药，用皮质激素加快病变的吸收。

2. 抗炎药所致肺部疾病的治疗

（1）阿司匹林肺病：严重者插管和血液透析。

（2）金盐肺病：停药。

（3）青霉胺肺病：酌选免疫抑制剂以及血浆疗法、血液透析。

3. 心血管药所致肺部疾病的治疗

（1）肺病胺碘酮：用皮质激素治疗。

（2）利多卡因肺病：停前药，用皮质激素治疗。

4. 其他药物所致肺病的治疗

（1）拟交感神经药肺病：停前药，或给氧和利尿药治疗。

（2）阿片类肺病：辅助通气并予阿片拮抗剂（如烯丙吗啡）。

（3）抗惊厥类药肺病：停前药，用皮质激素。

（4）安定类药肺病：支持疗法，或用丹曲林和溴隐亭等。

第十四章　胸膜炎

胸膜炎是多种原因引起的胸腔脏层胸膜与壁层胸膜之间的一种炎症性病变，大多是由胸部器官病变继发所致，当肺部发生炎症时，往往牵涉附近的胸膜受伤，最常见的就是结核性胸膜炎。少数也可因肿瘤、胸膜变态反应及理化因素引起或通过血行感染而引发。

胸膜炎患者临床上多以发热、咳嗽气促，甚则胸闷不能平卧、胸痛等为主要症状。中医学中虽无胸膜炎的病名，但根据其临床表现可归入"悬饮""胁痛""咳嗽"等病的范畴。

一、临床诊断

（一）辨病诊断

1. 症状

干性胸膜炎往往起病较急，以胸痛为主要症状，呈剧烈尖锐的针刺样疼痛，咳嗽及深呼吸时加重，患侧卧位可减轻。由于病变部位可变，胸痛部位及性质也相应地改变，但多在腋下即胸廓扩张度最大处较为明显。胸痛可放射至同侧肩部或上腹部。渗出性胸膜炎有发热、盗汗、乏力、消瘦等全身结核中毒症状。初起时胸液少，刺激胸膜可引起干咳，胸痛较明显，随着胸液增多，脏层与壁层胸膜分开而胸痛逐渐减轻。胸液量大时可压迫心、肺等器官，出现呼吸困难，急性大量积液渗出时可有端坐呼吸、紫绀。

2. 体征

干性胸膜炎胸部局限性压痛，患侧呼吸运动受限，听诊呼吸音下降，胸侧及腋下都可闻及局限、恒定的胸膜摩擦音，吸气与呼气时均可听到，咳嗽后不消失。渗出性胸膜炎的体征与积液量多少，积聚部位有关。积液量在400mL以下或位于叶间胸膜时可无明显体征。积液量多时，出现患侧呼吸运动受限，甚至出现强迫体位，患侧胸廓饱满，肋间隙消失，纵隔、气管及心脏浊音界向健侧移动，语音震颤减弱，叩诊呈浊音或实音，横膈下降，听诊呼吸音减弱或消失，靠近胸腔积液上界的肺脏，可听到增强的支气管呼吸音。积液吸收后，胸膜粘连增厚时可见患侧呼吸受限，胸廓下陷，语音震颤增强，叩诊轻度浊音，呼吸音减弱。

3. 实验室检查

（1）血常规：初期血白细胞计数可增高或正常，以中性粒细胞百分比稍增高为主；而后白细胞计数正常，淋巴细胞计数增高，血沉增快。

（2）胸液检查：一般呈草黄色、透明，少数呈淡红或深褐色的血性、混浊、含大量纤维蛋白、易形成胶原冻样的凝块。比重多在 1.015 ~ 1.018，蛋白含量在 2.5% ~ 2.8%，糖含量通常低于 0.5g/L，利凡他试验阳性。pH 值为 7.0 ~ 7.3，白细胞计数为（500 ~ 2000）×10^6/L，急性期胸液中中性粒细胞占多数，慢性期则淋巴细胞占优势，蛋白定量在 30g/L 以上，乳酸脱氢酶 > 200IU/L，腺苷脱氨酶 > 45IU/L，溶菌酶 > 60mg/L。胸液经涂片或集菌较难查到结核菌，结核菌培养阳性率为 30% ~ 60%，用 PcR 技术检测，可提高阳性率。

4. 影像学检查

（1）X 线检查：干性胸膜炎早期或胸膜病变局限者，可无明显改变。当胸膜表面有广泛纤维蛋白渗出，厚度达 2 ~ 3mm 时，可显示患侧肺野透光度降低。渗出性胸膜炎当胸腔积液在 300 ~ 500mL 时，可见患侧肋膈角变钝，若仰卧位透视观察，可见局部液体散开，锐利的肋膈角复现；中等量积液时，中下部肺野可见均匀的密度增高的阴影，膈影被遮盖，积液上界自腋下向内下方呈外侧高、内侧低的弧线状，仰卧透视则见整个肺野透亮度减低；大量胸腔积液时，患侧大部分呈均匀的浓密阴影，膈影被遮盖，纵隔被推向健侧。包裹性积液局限于叶间或肺与膈之间，不随体位改变而移动，X 线呈卵圆形或半月形密度增高的阴影，阴影边缘光滑饱满，与胸壁呈钝角。叶间裂积液表现为边缘锐利的梭形阴影或圆形阴影。

（2）超声波检查：超声波探测胸腔积液较为灵敏、可靠且定位准确，对少量积液或包裹性积液可准确提示穿刺部位、深度和范围。B 超仪上显示透声良好的液性暗区。若局部胸膜发生肥厚、粘连则出现光斑，且暗区透声较差。

（3）胸膜穿刺活检：在 X 线或 B 超定位下做针刺活检或肠膜活检，也可在胸腔镜下取胸膜组织进行细胞学、组织学或组织培养检查。当胸膜积液时，活检可发现结核病变及干酪样物质以助确诊，但脓胸及有出血倾向者不宜做此检查。

5. 其他检查

结核菌素试验（OT）：以 OT 1∶10000 稀释度，含结核素 1 单位（IU），开始如无反应则继以 5IU 皮内注射。在 48～72 小时内局部常可获阳性反应。若无反应则在 2 周内再重复一次，往往可获得阳性结果。

（二）辨证诊断

1. 邪伏少阳型

（1）临床表现：恶寒发热，或寒热往来而热起伏不退，无汗或有汗，胸胁满痛，呼吸、转侧时疼痛加重，咳嗽痰少，气促，口苦咽干，干呕纳呆，舌苔薄白或黄，脉浮数或弦数。此证可见于干性胸膜炎、渗出性胸膜炎早期积液尚未大量形成者。

（2）辨证要点：恶寒发热，胸胁满痛，口苦，纳呆。脉弦数。

2. 饮停胸胁型

（1）临床表现：胸胁胀满疼痛，以胁下为主，但较初期减轻，胸闷，咳嗽，甚至气喘不能平卧，或呼吸转侧引痛，或仅能偏卧一侧，胸胁饱满隆起，头昏眩晕，欲食不能。舌苔白滑，脉沉弦或弦滑。本证见于渗出性胸膜炎积液大量形成者。

（2）辨证要点：胸胁满痛减轻，咳嗽气喘，不能平卧，肋间隆起。舌苔白滑。

3. 痰瘀互结型

（1）临床表现：胸胁疼痛如灼或如针刺，胸闷不舒且胀，呼吸不利，间有闷咳，迁延经久不已，天阴时加重，患侧胸部变形，或有潮热。舌质紫暗或有瘀点，苔薄白，脉弦。可见于干性胸膜炎，或渗出性胸膜炎后期胸膜肥厚者。

（2）辨证要点：胸胁疼痛，呼吸不利，间有闷咳，经久不愈，胸廓变形，舌质紫暗或有瘀点，脉弦。

4. 阴虚内热型

（1）临床表现：干咳，吐少量黏液兼痰，胸胁闷痛，咽干口燥，或午后潮热，颧红，五心烦热，盗汗少寐，形体消瘦。舌红，少苔，脉细数。见于胸膜炎后期，伴活动性结核者。

（2）辨证要点：干咳少痰，五心烦热，胸胁闷痛，消瘦。舌质红，少苔，脉细而数。

二、鉴别诊断

（一）干性胸膜炎

干性胸膜炎应与以下几种易混淆的疾病进行鉴别：

肋间神经痛：其病痛与胸膜炎的胸痛较为相似，但分布沿神经走向，且一般无干咳、发热，听诊无胸膜摩擦音，实验室及 X 线检查均无异常。

流行性胸膜痛：由柯萨奇 B 组病毒感染所引起。常于夏秋季发生，呈小流行性。起病急骤，发热，阵发性胸痛，咽痛，胸部肌肉有压痛，听诊无胸膜摩擦音。胸部 X 线检查除肋膈角变钝外，无异常发现。1 周左右能自愈。咽拭子或粪便中病毒分离以及有关血清学检查即可证实。

肋间肌痛：胸痛部位多不定，无发热、干咳等症状，无胸膜摩擦音，实验室及 X 线检查均未见异常。

（二）渗出性胸膜炎

本病根据病史与临床表现，如中毒发热，初起胸痛，以后减轻，呼吸困难，X 线检查等可确诊，在少数情况下需与下列疾病相鉴别：

细菌性胸膜炎常发生在细菌性肺炎伴有胸腔渗出液者。一般积液量较少，胸水白细胞数 $>5 \times 10^9$/L，其中中性粒细胞占优势，培养有致病菌生长。

癌性胸膜炎有肺部恶性肿瘤、淋巴瘤及其他癌细胞的胸膜转移、胸膜间皮瘤等都能产生大量胸腔渗出液，尤以肺部恶性肿瘤伴胸腔积液为多见。患者年龄一般较大，起病缓慢，多有血痰史，呈进行性消瘦，无发热而有持续性胸痛，经抗结核治疗无效。胸腔积液增长迅速，多为血性。胸水葡萄糖浓度很少，低于环境，为 0.69/L，红细胞多在 0.1×10^{12}/L 以上，pH 值 >7.30，乳酸脱氢酶 >500IU/L，染色体检查发现非三倍体细胞及明显的染色体异常，胸膜活检及痰液中查出癌细胞可助诊断。

三、治疗

（一）提高临床疗效的思路提示

1. 谨守病机，分期施治

胸膜炎在中医学中主要归属于"悬饮"的范畴，其病机多为外感寒湿、脾胃受损、水停不运、气机不利、痰瘀阻络所引起，属本虚标实之证。初期多为饮、痰、瘀内停的实证，根据"急则治其标"的原则，多以逐饮通络，降逆化瘀为用药依据。后期因荡涤水邪之后必然伤及正气，出现正气不足之证，治疗时必须"治病求本"，或健脾益气，或养阴润燥，或补肺益气以扶正固本，巩固疗效。《中医内科杂病证治新义》中曰："痰饮流于胸胁作痛，自当以驱饮逐水为法，但分表邪之有无以辨证，若恶寒、发热、无汗、咳喘引胸胁痛者，为兼有表证，宜发汗驱邪，小青龙汤、小青龙加石膏汤治之。若无寒热，咳喘引胸胁痛者为里证，可攻下逐饮，大陷胸汤、大枣汤治之。"

2. 辨证用药，注重温化

由于痰饮归属于阴虚阳盛之证，水饮为阴邪，非阳不运，其性遇寒则聚，得温则行。故《金匮要略·痰饮咳嗽病》篇中提出："病痰饮者，当以温药和之。"临床上多选用性温之药，助脾肾之阳，运化水液，使水湿得化，饮邪得去。同时还应根据表里虚实的不同，采用相应的处理，水饮壅盛者祛饮治标，阳微气虚者温阳治本，在表者宜温散发汗，在里者宜温化利水，正虚者宜补，邪实者当攻，如属邪实正虚，治当清补兼施，饮热相杂者又当温凉并用。《类证治裁》中还提出："若夫肾阳虚，水不制之，水泛为痰，为邪逆上攻，故清而澈，治宜通阳泄湿，忌用腻品助阴，肾阴虚，火必铄金，火结为痰，为痰饮上升，故稠而浊，治宜滋阴清润，忌用温品助燥。"

3. 中西合璧，内外并用

结核性胸膜炎主要是由于感染结核病菌，甚至产生胸腔积液所引起，故其治疗原则一是消除结核病菌，增强机体免疫力；二是清除胸腔积液。多采用异烟肼、利福平等抗结核药联合治疗，其疗效较为显著。而中药在巩固疗效、增强体质方面更有独特的优势，具有扶助正气、调整阴阳作用的中草药主要是通过增强宿主的免疫调节功能而起到消灭病菌作用的。对胸液量较多者，除内服中药攻逐水饮外，还可配合胸腔穿刺术抽去积液，以减轻症状，协助治疗。

4. 未病先防，防微杜渐

平时应做好预防工作，注意个人卫生，增强机体免疫能力，一旦出现胸痛、发热、乏力、盗汗等症状时，应立即到医院进行检查，对症用药，控制病情发展。

（二）中医治疗

1. 内治法

（1）邪伏少阳型

治法：和解宣利，舒络止痛。

方药：柴枳半夏汤加减。

北柴胡、黄芩、法半夏、赤芍、瓜蒌皮、苦桔梗、冬瓜子、丝瓜络、甘草。

热盛气粗，舌红，脉数者，去麻黄，加生石膏、杏仁以宣肺泄热；胸胁痛甚者，加川楝子、延胡索、桃仁以理气活络；胸闷、苔浊腻者，加薤白；咳嗽气急剧烈，加桑白皮、杏仁、葶苈子泻肺平喘；口苦心烦、心下痞者，加黄连。

（2）饮停胸胁型

治法：泻肺逐饮。

方药：椒目瓜蒌汤加减，酌情配控涎丹或十枣汤。

川椒目、瓜蒌仁、葶苈子、苏子、桑白皮、茯苓、法半夏、橘红、白蒺藜、车前子、白术。

胸部满闷可加薤白、枳壳；咳嗽气促，积液量多而正气尚足者，可配控涎丹或十枣汤，初用 1.8~2.4g，渐加至 4.5g，红枣 10 枚，煎汤，空腹送服，连服 3~5 日，停 2~3 日后再服，如出现严重腹痛、腹泻，宜减量或停服，并饮米汤一碗以缓解症状。

（3）痰瘀互结型

治法：理气化痰，通络止痛。

方药：香附旋覆花汤加减。

制香附、旋覆花、郁金、延胡索、枳壳、瓜蒌、半夏、橘红、赤芍、桑白皮。

胸痛明显加川楝子、桃仁、红花、乳香、没药活血通络止痛；腹满者加厚朴以宽中除满；咳嗽较甚加杏仁、枇杷叶、紫菀、贝母；水饮停蓄而正气未衰加茯苓、甘遂、芫花、葶苈子等；抗痨可加榉柳、百部、夏枯草。

（4）阴虚内热型

治法：滋阴清热，理气化饮。

方药：沙参麦冬汤。

北沙参、麦冬、天花粉、玉竹、桑白皮、白芍、桑叶、生甘草。

潮热甚者，加青蒿、鳖甲、银柴胡、胡黄连以清虚热，退骨蒸；咳甚加贝母、杏仁、百部宣肺利气；久痛、神疲乏力、气阴两亏者，加炙黄芪、太子参、五味子、麦冬以益气滋阴；胸胁闷痛者，酌加郁金、枳壳、川楝子宽胸理气解郁。

2. 外治法

（1）针刺疗法：①取大椎、肺俞、膻中、足三里，用泄法中强度刺激，每日 1 次。纳少可配肺俞、中脘；潮热配大椎、太溪；胸痛可针刺支沟、外关等。②依据肺与大肠相表里，循经取穴，取中府、列缺、曲池、合谷、肺俞、期门、支沟、内关，另辨证取大椎、膈俞、膏肓、丰隆、足三里等配穴。操作以捻针为主。进针深浅及手法轻重可根据病情及患者体质而定，每次留针 15 ~ 25 分钟。不发热者可加用温和灸法，灸至皮肤微红及有灼热感为止，每次 5 ~ 10 分钟，每日 1 次，连续 6 日，停 1 日。

（2）按摩疗法：干性胸膜炎或抽吸胸水后引起胸膜粘连而疼痛者，可用按摩来治疗。常见方法为：患者取坐位，医生立于患侧，一手固定肩部，一手以食、中、无名指沿着肋间隙从背部向胸骨方向抹擦 2 分钟，然后用摩法 1 ~ 3 分钟，在患侧脊柱间施以滚法，且按摩期门、膈俞、肾俞及阿是穴各 1 分钟，点按足三里、搓揉膻中穴、提拿肩井穴各 1 分钟。

（3）外敷药物：法半夏、陈皮、厚朴、苍术、白术、甘遂、大戟、白芥子。炒热，以布包，熨背部。

（4）气功疗法：有宽胸理气法、太极拳、苏子术等。如苏子气功中的独享天福，静坐于床沿或石凳上，眼半闭，大脑入静，思想集中，深、长、细、匀、稳、悠地调息，每分钟 10 次以下为宜，以感觉到舒适、自然为要。

（5）穴位埋植羊肠线法：取结核穴、厥阴穴、肺俞、膏肓、云门等穴，交替埋植羊肠线，间隔 20 ~ 30 天。痰多时加丰隆，咳血加孔最，发热加曲池。

（三）西医治疗

1. 一般治疗

在使用抗结核药物之前应注意加强营养、充分休息，有发热（在 38℃ 以上）等结核中毒症状时需严格卧床休息，一般患者可适当起床活动，同时给予高蛋白、高热量及富含维生素之营养物质，可促进胸水的吸收。

2. 抗结核药物治疗

（1）标准化疗法：一般采用异烟肼 0.3g/d，一次顿服，连续服用 1 ~ 1.5

年。链霉素每日 0.75～1g，肌肉注射，一个月后胸液已完全吸收，可改为每周 2～3g，或利福平 0.45g/d，空腹顿服，共 2～3 个月。如无不良反应，以后用乙胺丁醇 0.75～1.0g/d，分次口服，或对氨水杨酸，每次 2g，每月 4 次，口服，连用 8～10 个月。随访 2 年。

（2）短程疗法：初治者选异烟肼、链霉素、利福平、吡嗪酰胺。开始 2 个月为强化期，每天用药，异烟肼每天 0.3g，1 次顿服；链霉素每日 1g，分 2 次肌肉注射；利福平每天 0.45mg，1 次顿服，或吡嗪酰胺 1.5g/d。后 7 个月为巩固治疗期，每周用药 2 次，异烟肼，每次 0.6g，1 次顿服；利福平 0.6g/d，1 次顿服，或吡嗪酰胺，每次 2g，口服。疗程以 9 个月为宜。

渗出性胸膜炎患者同时有肺内或肺外结核，治疗期限应根据肺内或肺外结核病灶的转变情况而定。经治疗胸液很快吸收，体温下降，但往往 2～5 年内又发生肺内或肺外结核，所以切忌过早停药，必须考虑远期后果，以免发生肺及他脏转移。在胸液吸收后，及经足量、联合、规则、全程抗结核药物治疗后，每年做 X 线检查 1 次，随访 4～5 年。

3. 胸腔穿刺抽液

少量胸液一般不需抽取，对中等量以上的胸腔积液患者，无论有无呼吸困难，均须多次抽取。抽液可减轻中毒症状，加速退热，更重要的是可防止纤维蛋白沉着引起的胸膜粘连、肥厚，可保护肺功能，还可解除胸液对肺、心及血管的压迫，改善呼吸及循环功能。大量胸液时一般每周抽 2～3 次，直至完全吸收、消失。首次抽液不要超过 700mL，避免一次抽液过多、过快而使胸腔内压力骤降引发复张性肺水肿及循环障碍。一般情况下，不做胸腔内药物注入。若有头晕、心悸、面色苍白、汗出肢冷等胸膜反应的发生，应立即停止抽液，让患者平卧。必要时可肌肉注射 0.1% 肾上腺素 0.5mL 以防休克。胸穿的相对禁忌证有：出血体质、抗凝血患者、机械通气患者。并发症可见穿刺部位疼痛、胸膜腔内出血、局部出血、气胸、脓腔等，尤以气胸最为多见。

4. 肾上腺皮质激素

在急性渗出性结核胸膜炎出现中毒症状后，胸液渗出较多，抽液后反复渗出或有形成包裹性积液的趋向，除用抗结核药物充分控制外，还可加用糖皮质激素治疗，具有抗变态反应、抗炎、抗肉芽组织形成、抗纤维蛋白沉着作用，能减轻全身结核中毒症状，促进胸液吸收，减少胸膜肥厚粘连。一般用泼尼松，每日 15～30mg，分 3 次口服，或泼尼松龙 5mg，每日 4 次，2～3

周后体温恢复正常，中毒症状消失，胸液明显减少时可逐渐减量。停药速度不宜过快，以防发生反跳现象，也可在每次抽液后于胸腔内注入氢化可的松混悬液 75～125mg，或泼尼松龙混悬液 25mg 以减轻局部反应，抑制胸水产生，并阻止纤维蛋白沉着。但在使用中也可引起副作用，因此要掌握适应证，严密观察，防止结核病变的传播。

5. 对症处理

（1）疼痛剧烈：可用可待因 30 毫克/次，或索米痛片 1～2 片/次，口服。

（2）咳嗽：喷托维林，每次 25mg，每日 3 次，口服。

（四）中医专方选介

1. 健脾化痰汤

香附、旋覆花、苏子、陈皮、姜半夏、苍术、薏苡仁。痰热蕴结者加柴胡、黄芩、全瓜蒌、桑白皮、牵牛子；阴虚邪恋者加青蒿、百部、知母、地骨皮。水煎，每次 1 剂，早晚分服。西药用链霉素 0.75g/d，1 次肌注，对氨基水杨酸钠 2g/d，分 3 次口服。适用于渗出性胸膜炎。黄氏观察病人 50 例，治愈 46 例，好转 4 例，治愈率为 92%。［陈主文.中西医结合治疗渗出性胸膜炎 50 例临床观察.江西中医药.1992（2）：40］

2. 消水实脾饮

茯苓、白术、大腹皮、厚朴、葶苈子、桑白皮、防己、泽兰、桃仁、木香、桂枝。寒热往来加柴胡、黄芩；胸水多者重用葶苈子、桑白皮；咳嗽甚者加杏仁、桔梗、百部；肢冷便溏者加干姜、肉桂；阴虚明显者加沙参、地骨皮、麦冬；气虚者加炙黄芪、党参。本方温中健脾，行气利水，活血通络，适用于渗出性胸膜炎，能促进胸水的吸收和消除，对病灶有消炎、促进组织恢复与新生的作用，并能防治胸膜肥厚、粘连，疗效稳定确实，无毒副作用。临床治疗 35 例，痊愈 33 例，2 例病情反复，积液在约 3 周内消除。［宋武三.消水实脾饮治疗渗出性胸膜炎.实用中医内科杂志.1998（1）：30］

3. 小青龙汤加减

桂枝、细辛、甘草、白芍、麻黄、干姜、法半夏、五味子、葶苈子。胸痛加瓜蒌仁、薤白、延胡索；胸闷气促加杏仁、桑白皮，厚朴；持续低热加银柴胡、地骨皮；中等或高热者将干姜减少，加桑白皮、生石膏；食欲不振加厚朴、莱菔子、麦芽。水煎，每日 1 剂，早晚分服。观察结核性渗出性胸膜炎 35 例。服药 12 剂后，胸水完全消失者 30 例，胸水消失 75% 者 5 例，治愈率为 85.7%。[梁健春，等．小青龙汤加味治疗渗出性胸膜炎 35 例．广西中医药．1992（3）：13]

4. 胸渗丸

陈大戟、陈甘遂、葶苈子、薤白、浙贝母、桔梗、白芥子、丹参、三七参。上药不用任何炮制，拣净杂质，筛净泥土，碾细粉过筛，水泛为丸如梧桐子大，晒干，每日服 2 次，每次服 3g，1 周为 1 疗程。如患者面色白，易汗出，脉虚无力或治疗中胸水吸收不快，为正气亏虚，宜用黄芪煎汁送服，可提高疗效。本方利水消肿逐饮，降逆化瘀，适用于中等量到大量胸腔积液。治渗出性胸膜炎 8 例，全部治愈。[冯云．中华名医名方新传．呼吸病．郑州：河南医科大学出版社，1997：236]

5. 葶苈陷胸肠

本方以小陷胸汤加葶苈子为基本方。恶寒发热加柴胡、黄芩；胸胁痛加枳壳；积液多而体质壮者加甘遂；咳甚加桑白皮、桔梗；苔白腻去黄连，加厚朴、白术、茯苓；积液吸收后，胸痛隐隐者去葶苈子、黄连，加当归、白芍、郁金、川楝子、延胡索、制乳香、制没药、丝瓜络等；阴虚用一贯煎加减；日久伤脾用参苓白术散加减。水煎，日 1 剂，早晚分服，其方适用于渗出性胸膜炎。治 21 例，在服药 9～38 剂后，全部治愈。[高波．葶苈陷胸汤加减治疗渗出性胸膜炎 21 例．安徽中医学院学报．1987（6）：36]

6. 胸膜炎汤 1 号

旋覆花（布包）、代赭石（布包）、陈皮、枳壳、桔梗、全瓜蒌、薤白、郁金、青橘叶、苇根、连翘、杏仁。水煎，每日 1 剂。本方通阳行气，解郁止痛，适用于干性胸膜炎。[孙一民．中华名医名方新传．呼吸病．郑州：河南医科大学出版社，1997：240]

第十五章 纵隔疾病

纵隔是两侧肺中间的器官和结缔组织的总称。主要包括胸腺（幼儿）和胸腺残迹（成人）、心包和心脏、大血管、神经、气管、胸导管、食管等器官及淋巴结和它们周围的结缔组织。自胸骨柄下端和第4胸椎连线的上部为上纵隔，其下为下纵隔。下纵隔又分前、中、后纵隔。纵隔内的器官组织，可发生原发或经淋巴、血行转移而来的继发肿瘤。遭感染后可引起纵隔炎症、气管、食管或胸部的创伤与病变，空气可进入纵隔形成纵隔气肿，也可因胚胎时发育异常发生支气管、胸膜、心包和胃肠囊肿等疾病。本章着重论述纵隔炎症性疾病，纵隔疝和纵隔的肿瘤可参见有关章节。

急、慢性纵隔炎的临床表现不同：可有高热、畏寒、气短、胸闷、头痛、胸痛或早期症状不明显，晚期则出现喘促、张口抬肩、唇肢青紫等。根据以上表现，可归为中医学的"肺痈"或"胸痛""喘促"的范畴。

第一节 急性纵隔炎

急性纵隔炎系指手术、外伤和感染引起的急性纵隔结缔组织化脓性炎症，多为继发性，临床罕见，其中大多由食管穿孔引起，亦可由于食管癌侵蚀、异物或食管镜检查不慎伤及管壁、吻合术后的食管瘘，甚至剧烈咳嗽使食管下端、后壁破裂所致。口腔、颈部的化脓性感染沿颈深部筋膜间隔向下蔓延至纵隔亦可发病。邻近的组织，如肺、胸膜、淋巴结、心包等化脓性感染或腹膜后感染向上扩散至纵隔；气管插管或支气管镜检查时管壁损伤穿孔；其他部位感染灶血行扩散以及胸部贯穿伤等，均可导致急性纵隔炎。

由于纵隔有丰富的脂肪、淋巴和疏松的结缔组织，遭受感染后，极易扩散。食管穿孔可引起纵隔炎，常并发胸腔积液，以左侧为多见，并可迅速发展成脓胸。若同时有空气进入纵隔可并发纵隔气肿或脓气胸。纵隔脓肿亦能直接破入食管、支气管或胸膜腔。

一、临床诊断

（一）辨病诊断

1. 临床诊断

（1）发病急骤，突起寒战、高热、头痛、气短等，常伴吞咽困难、胸骨后疼痛，并向颈部放射或引起耳痛。患者烦躁不安。

（2）如有食管、气管穿孔，可有患侧颈部肿痛、纵隔气肿及皮下气肿。

（3）感染向下蔓延时，可有上腹痛、黄疸。

（4）若脓肿形成，压迫气管，可产生高音调性质的咳嗽、呼吸困难、心动过速和紫绀，严重时出现休克，可危及生命。

（5）体检胸骨有触痛，纵隔浊音界扩大，颈部肿胀和扪及皮下气肿。周围血象：白细胞和中性粒细胞明显增多。

2. 辅助检查

除病史外，必须结合 X 线检查。X 线表现为两侧纵隔阴影增宽，以上纵隔为明显，由于炎症累及周围胸膜，致使两侧轮廓较模糊。侧位胸片胸骨后密度增加，气管、主动脉弓的轮廓模糊。形成脓肿，可于纵隔的一侧或双侧见突出的脓肿阴影，气管、食管受压移位。亦可出现纵隔气肿、脓肿和液平、胸腔积液、胸腔液气胸等征象。如有食管或气管破裂，可行 40% 无菌碘油造影，在纵隔区和颈部软组织内可见气体，有时合并气胸或液气胸，以左侧多见。

（二）辨证诊断

本病与肺痈之成痈期表现相似，可见发烧，咳嗽，痰黏，不易咯出，有时呈脓血状，咳引右胸疼痛，身热灼手，口干。舌边红，苔薄黄，脉滑。

二、鉴别诊断

（一）结核性胸膜炎

二者均有起病急、发热、畏寒等特点，并兼有胸痛、气短。血的白细胞总数均增高，分类的中性白细胞比值也均占优势。但 X 线检查不同，结核病灶靠近胸膜，可引起局部胸膜炎，其部位常见于肺尖或上肺区，X 线检查可发现这类患者的上肺外周增厚，还有胸膜影、中等量胸液，在下胸部可见密度增加的阴影，阴影的上缘自腋下向内下方呈弧形分布。胸膜若原有粘连，可形成包裹性积液。

（二）胸腺瘤

胸腺瘤是上、前纵隔较常见的肿瘤，多位于上纵隔，少数在胚胎发育时随膈肌下降而带至前纵隔。当肿瘤体积较小时多无临床症状，若肿瘤体积较大、生长速度快时，可因压迫气管、食管及纵隔内血管引起咳嗽、胸闷、胸痛、气短、吞咽困难等症状，严重者可出现上腔静脉综合征。但多无发热、畏寒等前驱症状，进一步做 X 线、免疫学检查可鉴别。

三、治疗

（一）提高临床疗效的思路提示

1. 寻求病因，对症处理

急性化脓性纵隔炎的治疗，主要是处理发生原因，如因误吞枣核、菱角等异物引起的，须取出异物，并同时引流方能控制感染。如异物已进入胸膜腔内，或形成一侧脓胸，则须开胸取出异物，同时引流。如系贯通性外伤或手术后引起的，则须根据伤情、病情进行具体处理。若为腹膜后感染向上蔓延，或口腔颈部化脓性感染向下蔓延，则应同时积极治疗原发病。

2. 注重辨证，不拘病位

本病的主要症状可见于多个疾病中，如肺痈、脓胸等，中医学认为抓住病症的主要表现以及病机，采取相应的治疗措施，而非拘泥于"头痛医头，脚痛医脚"，这是中医学论治的精华之一。因此，在临证时要注重辨证而不拘病位。若症见胸胁疼痛、胸闷、气急、肋间胀满、胸廓隆起、咳嗽，或咯痰黄稠、身热、口干频饮，则为饮留胸膈，郁而化热，治以行气祛饮，清热化痰为主；若由于热毒炽盛，而出现寒战、高热、胸胁胀痛、气促、咯脓性痰液，大便秘结等症，则以排脓解毒，清热祛痰为主；若身热下降，低热为主，咳嗽、咳痰减少，全身乏力，气短，自汗，口干咽燥，舌红，少苔，脉细数，要以益气生津、排脓祛痰为治则；若见咳嗽、喘促气短，张口抬肩，端坐呼吸，不能平卧，心悸怔忡，精神萎靡，嗜睡，小便不利，四肢浮肿，唇甲面色青紫，肢冷，舌紫暗，苔白滑，脉沉数，为心肾阳衰，治宜温肾纳气，振奋心阳。

（二）中医治疗

本病属热毒蕴蒸纵隔，血败肉腐致溃疡。

治法：清热解毒排脓。

方药：千金苇茎汤合犀黄消火汤加减。

金银花、连翘、冬瓜子、薏苡仁、鱼腥草、红藤、败酱草、野芥麦、芦根、桃仁。水煎服。渴甚者加石膏、知母、天花粉清热保津；胸痛甚者可加乳香、没药、郁金、赤芍。

（三）西医治疗

感染的引流和维持营养是治疗的两个主要环节。

1. 大量抗生素控制感染。青霉素 G240 万～480 万单位，每 6 小时静脉滴注 1 次。病情危重或有并发症者可加至每日 1000 万～3000 万单位，分为 4 次静脉滴注（每次量尽可能在 1 小时内滴完），可加链霉素，每日 1g，分 2 次肌注，或氯霉素，每日 1g，加入液体内静滴，疗程为 5～7 天，或退热后 3 天停药。

2. 对青霉素过敏者可用利菌沙（琥乙红霉素），每次口服 0.3～0.5g，每日 3～4 次；醋酸麦迪霉素干糖浆，成人每日 600～1200mg，分 3～4 次用水冲服或含服；诺氟沙星 0.2g，每日 3～4 次，口服。红霉素、林可霉素、多西环素、交沙霉素或先锋霉素 V 等先锋族类亦可应用。

3. 输血、输液治疗休克，营养支持，氧气吸入，物理或药物降低体温以减少患者消耗，以上均为重要措施。

4. 若为食管穿孔，禁食是伤口愈合的必要条件。为了维持营养，需通过经口以外的途径来供给营养，如胃或空肠造瘘术、胃肠道营养，或锁骨下静脉穿刺，简单的静脉输液往往不能促进愈合。

第二节　慢性纵隔炎

慢性纵隔炎又称特发性纵隔纤维化，病因较为复杂，已知结核、梅毒、组织胞浆菌病、放线菌、结节病、外伤后纵隔出血以及药物中毒等，均可引起纵隔纤维化，此病亦可能与自身免疫有关。部分患者原因不明。其临床表现有：静脉压增高，头面及颈部、上肢水肿，头痛，头昏，呼吸困难，紫绀等。

一、临床诊断

（一）辨病诊断

1. 临床诊断

（1）本病早期常无症状，但可逐渐出现纵隔器官粘连或受压的症状，主要为上腔静脉梗阻综合征，出现静脉压增高，头面部、颈部及上肢水肿、颈静脉充盈，胸壁上侧支循环静脉扩张。

（2）患者有头痛、头昏、呼吸困难、紫绀等症状。

（3）由于侧支循环的建立，梗阻一般可逐渐减轻，症状亦可改善或消失。

（4）病变累及其他器官则引起各器官梗阻的相应症状。如吞咽困难、咳嗽、气促、肺动脉压增高。累及肺静脉可导致肺血管瘀血，出现咯血，偶尔压迫膈神经引起膈肌麻痹，压迫喉返神经出现声音嘶哑等。

2. 辅助检查

（1）X 线胸片多表现为纵隔阴影增宽或/和出现块影，右侧多见。某些病侧可发现钙化灶以及肺实质病变及支气管淋巴结肿大。

（2）CT 检查亦有诊断价值。

（3）有时需通过纵隔镜或开胸探查、组织活检才能确定。

（二）辨证诊断

1. 瘀血阻肺型

（1）临床表现：呼吸困难，口唇紫绀，头痛、头晕、乏力，潮热，口渴夜甚。舌质暗，边有瘀点，脉弦涩。

（2）辨证要点：呼吸困难，口唇紫绀。舌有瘀点，脉弦涩。

2. 热毒蕴肺型

（1）临床表现：高热，或发热持续不断，咳嗽，咯黄痰，呼多吸少，甚则口唇青紫，小便黄赤，大便燥结。舌红，苔黄，脉数。

（2）辨证要点：呼多吸少，甚则口唇青紫，发热，咯黄痰。舌红，脉数。

3. 水湿壅滞型

（1）临床表现：气促，胸闷，胸胀，颈及上肢水肿，以早晨为重，活动后可减轻，头晕，头重，视物昏蒙。舌苔白腻，舌淡胖，脉滑。

（2）辨证要点：气促，胸闷，颈及上肢水肿明显。舌淡胖，苔白腻，脉滑。

二、鉴别诊断

（一）与中心型或纵隔型肺癌以及恶性纵隔肿瘤相鉴别

在肿瘤明显时，鉴别的困难不大，但在早期易混淆，应注意鉴别，必要时通过纵隔镜或开胸探查可做出正确诊断。

（二）与过敏反应相鉴别

过敏反应时也可出现呼气困难，口唇青紫，甚则水肿的症状，但过敏反应有一定的过敏原，撤除过敏原则症状逐渐消失。多次接触过敏原者可有反复发作史。

（三）与血管神经性水肿相鉴别

血管神经性水肿的胸闷、胸痛症状较轻，X线检查可做出鉴别。

（四）与右心衰竭相鉴别

右心衰竭时因心功能受损，损伤肺循环，亦可出现类似慢性纵隔炎的症状，但右心衰竭可先有心衰征象，故不难做出鉴别。

三、治疗

（一）提高临床疗效的思路提示

1. 扶正为本

虽然本病表现多有危急症状，涉及瘀血、热毒、水湿等病理机制，但总因正气不足，外邪侵犯，致形成标实的危状。现代医学也证实，本病多原因不明或与自身免疫缺陷有关。所以在对本病治疗时，除针对不同证型以祛瘀、解毒、祛湿、利水外，还应酌加扶正固本之品，以助调解阴阳，培补正气，驱邪外出。

2. 辨清证型

呼吸困难、口唇紫绀以及水肿是本病各证型共有的症状，在临证时应注意搜集患者所特有的症状，加以辨证。如血瘀重时，可见低热，口渴不欲饮，咳痰少，舌有瘀斑、瘀点，脉弦涩等，这是由于瘀血阻肺，肺气闭塞，气道不利，升降出入失司而呼吸困难，肺失治节，肺气失畅，必致心血运行失常，百脉为之瘀滞而见口唇青紫，舌有瘀斑、瘀点；瘀血阻滞致水饮不化，津液不能上承，则口渴不欲饮；瘀血停积于体内，使气血不通，营卫壅遏，则引起发热。因此，在治疗上若采用宣肺祛瘀之法，则可事半功倍。同样，对其他各型也应审慎辨证处理。

（二）中医治疗

1. 瘀血阻肺型

治法：宣肺祛瘀。

方药：宣肺祛瘀汤。

杏仁、桂枝、葶苈子、丹参、当归、赤芍、桑白皮、郁金。

水煎服。气短甚者可加黄芪、白术；胸痛、紫绀甚者可加乳香、没药。

2. 热毒蕴肺型

治法：清肺解毒。

方药：加味桔梗汤。

桔梗、葶苈子、薏苡仁、鱼腥草、川贝母、金荞麦根、黄芩、陈皮、丹皮。

热甚者加黄连、石膏、知母；痰稠难咯者加桑白皮、瓜蒌仁；口渴明显者加麦冬、沙参、天花粉。

3. 水湿壅滞型

治法：温肺逐饮。

方药：真武汤合五苓散加减。

桂枝、生姜、丹参、白术、茯苓、泽泻、车前子、赤芍、黄芪、鱼腥草、金银花。若小便清长量多，去泽泻、车前子，加菟丝子、补骨脂以温固下元；若喘促、汗出，脉虚浮而数，是水邪凌肺，肾不纳气，宜重用人参、蛤蚧、五味子，或吞服黑锡丹以防喘脱之变。

（三）西医治疗

1. 主要针对上腔静脉阻塞综合征之症状明显者，可用抗生素、激素、利尿剂治疗。

2. 纵隔纤维化病变局限时，可行外科切除术以解除器官压迫，并可施行上腔静脉旁路移植手术以减轻上腔静脉的阻塞。

第十六章　职业性肺部疾病

第一节　矽肺

矽肺是由于在生产过程中长期吸入大量含有较高浓度的游离二氧化硅粉尘所引起的、以肺部弥漫性纤维化改变为主的疾病。是尘肺中最为严重的一种类型。本病主要发生于从事金属矿山开采、开山、开凿隧道、耐火材料、玻璃、陶瓷等工种的工人，起病较缓，发病工龄少于 6 年者，称急进型矽肺，多于 12 年者称为慢性矽肺，部分患者在脱离粉尘接触若干年后才发病，称晚发型矽肺。

矽肺在临床上以咳嗽、咯痰、气喘、气短、胸闷、胸痛为主要症状。一般在早期可无症状或症状不明显。全身症状常有头昏、乏力、食欲减退。本病在中医学中虽无原名出现，但可散见于"肺痿""肺痹""虚劳""喘证""咳嗽"等疾病。

一、临床诊断

（一）辨病诊断

矽肺的诊断结合患者的职业史、临床症状、呼吸系统检查、体征等几个方面不难得出。病史是诊断矽肺的前提。包括工作单位、工种、工龄以及生产场所的粉尘情况和防尘措施等，应考虑同工种工人既往和目前的发病情况。

1. 临床诊断

（1）症状：一般在早期可无症状或症状不明显，随着病变的发展，症状渐多。慢性咳嗽、咳痰、偶带血痰、前胸针刺样疼痛或胸闷、气短为最早症状，并随病情的进展而进行性加重，严重时出现呼吸困难。全身症状可见头昏、乏力、失眠、心悸、胃纳不佳等症状。

（2）体征：早期矽肺无阳性体征；二、三期矽肺多有肺气肿体征，三期矽肺由于大块纤维化使肺组织收缩时有气管移位和肺实变体征，合并感染时肺部可听到干、湿性啰音；晚期并发肺心病时可有肝肿大、颈静脉怒张和下肢浮肿等心衰的体征。

2. 辅助检查

（1）呼吸功能检查：早期患者因肺组织代偿能力强而肺功能损害不明显。随着肺纤维化增多，肺弹性减退，可见限制性通气改变，如肺活量、肺总量和残气量均降低，但用力肺活量和最大通气量尚属正常。若伴阻塞性通气时，肺活量、用力肺活量和最大通气量均减少，而残气量及其占肺总量的百分比增加。弥漫性功能障碍严重时，可有低氧血症和（或）二氧化碳潴留。本项对病人劳动力的鉴定和预后估计有重要的参考价值，而在诊断上意义不大。

（2）胸部 X 线检查：是诊断矽肺的主要依据。主要表现有：①结节阴影，开始多见于中、下肺野的局限部位，随病变进展可遍及全肺；②肺野外带出现大小不等的网织阴影；③结节融合成团块阴影。次要表现有肺门淋巴结肿大，蛋壳样钙化或胸膜肥厚。

根据国家 2007 年 10 月 11 日修订的《尘肺 X 线诊断标准及处理原则》，可分为无尘型（代号 0）、一期尘肺（代号Ⅰ）、二期尘肺（代号Ⅱ）、三期尘期（代号Ⅲ）。

（3）血气分析：早期可有不同程度的 PaO_2 下降，晚期则有 $PaCO_2$ 增高。

（二）辨证诊断

1. 肺气不宣型

（1）临床表现：金石邪毒，侵犯伤正，肺气受阻，失于宣散，故见咳嗽，痰少或干咳无痰，胸闷。舌红，苔白，脉浮。该型为本病的首见证型。

（2）辨证要点：咳嗽，胸闷，脉浮。

2. 肺蕴痰热型

（1）临床表现：在肺气失宣的基础上，肺之正气不足，易感外邪，肺失宣发肃降，水津郁滞为痰，故症见：咯吐黄痰，咯出较难，咳嗽，口干渴，便干，尿黄，身热，胸闷。舌质偏红，苔黄，脉滑数。

（2）辨证要点：咯吐黄稠痰，咳嗽，口干渴，便干，尿黄。舌质红，苔黄，脉滑数。

3. 阴虚肺热型

（1）临床表现：肺受金石之灼，津伤及液，血虚及阴，阴液虚亏，易致虚火偏亢，肺燥火盛，阴虚致内热，故症见：咳嗽不已，气急，咽喉燥痛，咯少量黏痰或痰中见血，面部潮红，口干欲饮，潮热盗汗。舌红，苔少，脉细数。

（2）辨证要点：咳嗽不已，咽喉干痛，或咯痰中带有血丝，潮热盗汗。舌红，少苔，脉细数。

4. 胸阳痹阻型

（1）临床表现：邪毒伤肺，气机不畅，胸阳痹阻，痰湿内生，湿性黏滞，不通则痛，故症见：胸闷，胸痛，痛有定位，天阴尤甚，甚则胸痛彻背，喘促气短，咳嗽有痰。舌质淡，苔白，脉沉细。

（2）辨证要点：胸闷，胸痛，且有定位。苔白，脉沉细。

5. 脾肺痰湿型

（1）临床表现：金石伤肺，阻碍气机，不能宣发肃降，痰湿内生，肺病及脾，脾失健运，水湿停积生痰，故症见：咳嗽痰多，纳差便溏，气短，气急，面目虚浮。舌质淡红，苔白厚，脉濡或滑。

（2）辨证要点：咳嗽痰多，纳差便溏。苔白厚。

6. 肺肾两虚型

（1）临床表现：肺虚及肾，肺不降气，肾不纳气，故症见：咳嗽气喘，动则气短，形寒肢冷，神疲乏力，腰膝酸软，夜尿多。舌质淡红而暗，苔少，脉沉细而弱。

（2）辨证要点：咳嗽气喘，形寒，乏力，腰膝酸软。

二、鉴别诊断

矽肺的现代医学诊断的主要依据是结合患者的职业史、临床症状、呼吸系统检查、体征及现代仪器检查等。在进行鉴别诊断时也一定要依据以上材料，特别是职业史的有无、长短及 X 线检查结果。

矽肺应与粟粒性肺结核、细支气管肺泡癌、肺含铁血黄素沉着症及肺泡微结石症相鉴别。

（一）急性粟粒性肺结核与 II 期矽肺

急性粟粒性肺结核与 II 期矽肺，前者无矽尘接触史，后者必有；前者有明显的全身中毒症状，后者基本没有；前者 X 线胸片显示两肺粟粒病灶阴影致密、大小一致，两个肺尖更为密集，无网状及肺纹理改变，后者 X 线则不同（详见本章的"辅助检查"）；前者服用抗结核药物有效，后者无效。

（二）细支气管肺泡癌与Ⅱ、Ⅲ期矽肺

细支气管肺泡癌与Ⅱ、Ⅲ期矽肺，前者无矽尘接触史，后者有；前者 X 线表现为结节性或浸润性病变，分布不均，大小不等，不成团块或大片融合，很少有网织阴影和肺气肿，后者 X 线则不同（详见本章的"辅助检查"）；前者病变和病情进展快，痰中可查出有癌细胞存在，后者为慢性病，无癌细胞可查出。

（三）肺含铁血黄素沉着症与Ⅱ期矽肺

肺含铁血黄素沉着症与Ⅱ期矽肺，前者无矽尘接触史，后者有；前者常见于二尖瓣狭窄的风湿性心脏病、反复发作心力衰竭的患者，后者一般不是；尽管两者的 X 线均有两肺弥漫性小结节阴影，有相似之处，但前者近肺门处阴影较密，中外带变稀，且心影示左心房扩大。

（四）肺泡微结石症与矽肺

肺泡微结石症与矽肺，前者往往有家族史，但无矽尘接触史，而后者恰相反；前者病程较后者更为缓慢，可达数十年；前者 X 线胸片示两肺满布细沙粒状结节阴影，大小 1mm 左右，边缘清楚，肺门阴影不大，无肺纹理改变。

三、治疗

（一）提高临床疗效的思路提示

1. 遣方用药，忌用温燥之品

石末伤肺是矽肺发病的主要原因。由于石末质重性燥，最易耗伤阴津，故矽肺中期常见肺阴虚的一系列症状，这是本病的一个特点。因此，在遣方用药时要忌用温燥之品，以免助燥生热，更伤阴津，而宜用甘凉养阴润肺之药。

2. 谨守病机，注重活血化瘀

矽肺的基本病变是形成矽结节和肺间质广泛纤维化，从而影响肺的通气和血流，产生诸多临床症状。因此，如何消除矽结节，控制肺间质纤维化的进一步发展是治疗本病的主要环节。中医认为石末入肺之后，导致气血不和、痰瘀交阻，这是形成矽结节和肺间质纤维化的主要病机，活血化瘀、行气化

痰是治疗矽肺的重要方法，特别是在肺间质广泛纤维化之后，血管受到挤压变形，导致血流变化，瘀血形成，循环障碍，此时用活血化瘀法，可促使瘀血消散，改善血液循环，抑制纤维组织增生，制止肺间质纤维化的进一步发展，从而缓解症状、阻遏病势发展，因此活血化瘀法用于矽肺的治疗有其重要价值，当然在具体运用时，还应考虑到"气行则血行，气滞则血瘀"，兼用行气之药，从而更好地发挥活血化瘀之功。

3. 中西结合，权衡扶正祛邪

矽肺的临床病变往往表现为正虚与邪实两个方面，而尤以虚实夹杂为多见，因此在治疗时，应注意扶正与祛邪的关系，祛邪不忘扶正，扶正兼以祛邪。目前，西医治疗本病尚无明确的特效药物，且临床上使用的药物长期服用皆有一定的副作用，而中医药物在扶助正气、改善症状、减轻西药毒副作用、延缓病情发展方面有独特的优势，因此，在研制新的抗矽药物的同时，亦应注重中医药的研制开发。要中西医结合，各用其长，可能会取得更满意的疗效。

4. 知病防变，更宜未病先防

由于矽肺发病机理复杂、环节众多，多年来我国对本病的治疗及用药进行了大量的研究，虽取得了一定疗效，但仍不能满足临床的需要。因此根据矽尘的吸入是造成本病的主要原因这一发病特点，在防治矽肺时，首先应按照"不治已病治未病"的原则，采取积极预防为主的措施，做到"未病先防"；一旦发病，则应"既病防变"，采取措施积极治疗，防止传变，延缓或杜绝并发症的产生。

（二）中医治疗

1. 内治法

（1）肺气不宣型

治法：宣肺止咳，调理气机。

方药：参苏理肺丸化裁。

党参、葛根、前胡、苏叶、法半夏、茯苓、枳壳、陈皮、桔梗、杏仁、甘草。

若干咳少痰加沙参、麦冬；若胸痛甚者，可加橘络、丝瓜络。

（2）肺蕴痰热型

治法：清热化痰，宣肺止咳。

方药：二母宁嗽汤加减。

知母、浙贝母、黄芩、生石膏、瓜蒌仁、金银花、杏仁、枇杷叶。

发热者，加连翘、竹叶以清心泄热；痰臭者，加金荞麦、鱼腥草以清热解毒；痰中带血者，可加藕节、白茅根以凉血止血。

（3）阴虚肺热型

治法：养阴清肺。

方药：沙参麦冬汤合百合固金汤化裁。

沙参、麦冬、生地黄、百部、丹参、百合、玉竹、夏枯草、天花粉、知母、贝母。

肺热甚者，咯痰黄稠，苔黄，选加黄芩、桑白皮、海蛤粉等；潮热盗汗，酌加柴胡、白薇、地骨皮等；咳血加白及、白茅根、侧柏炭等，并加服三七粉或白及粉。

（4）胸阳痹阻型

治法：通阳开痹。

方药：瓜蒌薤白半夏汤合苓桂术甘汤加减。

瓜蒌、薤白、清半夏、干姜、陈皮、炙甘草、茯苓、白术、白豆蔻、桂枝。

胸痛甚者，可加制乳香、制没药以活血止痛；痰多者，可加胆南星、白芥子以祛痰；胁下气逆冲胸者，可加枳实、厚朴以泄满降逆。

（5）脾肺痰湿型

治法：健脾化湿，利肺化痰。

方药：补肺汤合参苓白术散化裁。

党参、黄芪、砂仁、款冬花、炙紫菀、茯苓、白术、怀山药、陈皮、薏苡仁。

清气下陷，便溏不止者，加升麻、柴胡以升阳益胃；中阳不足，气虚有寒而腹痛里急者，加芍药、桂枝、干姜、饴糖以缓中止痛；易感冒者，加少量防风；痰多者，加胆星、半夏以祛痰湿；气短甚者，加补骨脂、五味子以纳气。

（6）肺肾两虚型

治法：温补肺肾。

方药：生脉散合人参胡桃汤加减。

党参、麦冬、胡桃肉、五味子、补骨脂、山茱萸、紫石英、茯苓。

偏于肾阳虚，症见轻度浮肿者，可加仙茅、车前子、制附片等；偏于肾阴虚者，加生地黄、熟地黄、枸杞子、何首乌、北沙参、黑大豆等。

2. 外治法

（1）针刺治疗：①取手太阴、足太阴两经之穴为主，穴选肺俞、太渊、章门、太白、丰隆、血海等，用平补平泻法。适用于痰湿较重者。②取手太阴经穴及背部俞穴为主，穴选尺泽、肺俞、膏肓、足三里，针刺用平补平泻法，适用于肺热者。③穴选膏肓、气海、肾俞、足三里、太渊、太溪，用补法，以调补肺肾之气为主，适用于肺肾两虚者。

（2）灸法治疗：①痰多取肺俞、太渊、丰隆、足三里、泽前、血海。②气喘取定喘、膻中、风门等穴。③咳嗽取合谷、手三里、尺泽、风府、肺俞等穴。

（3）穴位注射疗法：选用大杼、风门、肺俞、定喘，采用维生素 B_1 100mg 注射，或当归注射液，每次取穴 1 对，注射 0.5mL，由上而下依次轮换取穴。2 日 1 次，1 疗程 20 次。

（4）推拿疗法：从 1～7 胸椎双肩胛骨内侧缘找准明显压痛点或反应物，运用弹拨、顺理、镇定、松解等手法，每日 1 次，1 个月为 1 疗程。

（5）气功疗法：①功法可选"鹤翔庄气功"，练功 1～2 年。②可选用钱慧光气功师专为矽肺设计的功法。③以静功为主，以内养功或放松功为好。

（6）雾化吸入疗法：选取硝石、枇杷叶、穿山甲珠、砂仁、鸡内金、五味子、桔梗、乌梅、贯众、甘草等药物，加水 400mL，浓煎成 100mL，每次用 20mL，配入 20mL 注射用水或 10% 糖盐水中，装入超声雾化器，做超声雾化吸入，每日 2 次。

（7）贴敷药：曾立昆治疗虚热型矽肺，内服黄及散（黄精、白及、百部、夏枯草、麦冬、杏仁、玄参、沙参、甘草）；外用攻矽 5 号药粉（曼陀罗花、白芥子、麻绒、生石膏、冰片，共研细末，过筛），加适量甘油、酒精调糊，用纱布贴于双侧的肺俞、喘息、中府。

（三）西医治疗

1. 一般治疗

对于矽肺患者首先应调离粉尘作业的岗位，加强营养，坚持康复锻炼，采取综合措施，增强机体抗御能力，预防呼吸道感染和并发症的发生。

2. 药物治疗

（1）克矽平（聚乙-乙烯吡啶氮氧化物，简称 P_{204}），实验证明它具有阻止或延缓矽肺进展的作用，且毒性较微，现已广泛试用于临床，主要试用于Ⅰ、Ⅱ期矽肺。用法：用含克矽平 4% 的水溶液 8mL 雾化吸入，每周 6 次，3 个月为 1 疗程，每疗程间隔 1~2 个月，可用 2~3 年，或用含克矽平 4% 的水溶液 4mL，肌肉注射，每周 2 次，3 个月为 1 疗程。若病人用药期间有明显肝毒性，应慎用。

（2）其他药物如粉防己碱铝制剂（柠檬酸铝、山梨醇铝），哌喹类、粉防己碱、黄根制剂等，总的来看，可以改善患者的主观症状，对延缓病情进展有一定作用，但胸片示病变好转不明显，故需进一步观察确定疗法。

近年来，在大鼠实验性治疗研究中，两种抗矽肺药物的联合应用，无论其作用机理是否相同，其疗效显示有相加作用，显著优于单一用药。在临床实验中也肯定了联合用药有疗效增强的作用，因降低了剂量，毒副作用也明显低于单一用药，为矽肺病的治疗研制出一组可供选择的新治疗方案。

3. 对症治疗

矽肺患者，若伴有支气管痉挛所致的气喘和呼吸困难，可用支气管扩张剂或支气管解痉剂，如氨茶碱，麻黄素等；若胸痛明显或持续不解，可服用阿司匹林等止痛剂；顽固性胸痛可用普鲁卡因封闭疗法；若病人有严重咯血症状时，可予垂体后叶素静脉注射，同时可应用卡巴克洛，6-氨基己酸等止血剂。

4. 并发症治疗

对于并发结核者应积极抗结核治疗，加强抗结核药物的治疗作用应延长应用时间，至少连用 2 年，用药 2 年后，对有空洞者还需适当延长治疗时间。近年来，有些地区采用药物预防矽肺结核的措施。方法是给单纯矽肺患者用异烟肼 200~300mg，每日 1 次或分 2 次口服，持续半年至 1 年，能减少并发肺结核的概率。此外，对于合并呼吸道感染者，应积极抗感染治疗。

5. 预防措施

患者都有密切的矽尘接触史及详细的职业史，引起矽肺的工种很多，如长期接触各种金属、煤粉、耐火材料、石粉、水泥、玻璃、陶瓷等的工人。

（1）控制或减少矽肺发病，关键在于防尘。工矿企业应采取改革生产工艺、湿式作业、密闭尘源、通风除尘、设备维护检修等综合性防尘措施。

（2）加强个人防护，遵守防尘操作规程。对生产环境定期监测空气中的粉尘浓度，并加强宣传教育。做好就业前体格检查，包括 X 线胸片。

（3）凡有活动性肺内外结核以及各种呼吸道疾病患者，都不宜参加矽尘工作。加强矽尘工人的定期体检，包括 X 线胸片，检查间隔时间根据接触二氧化硅含量和空气粉尘浓度而定。

（4）加强工矿区结核病的防治工作。对结核菌素试验阴性者应接种卡介苗；阳性者进行预防性抗结核化疗，以降低矽肺合并结核的发病。

（5）对矽肺患者应采取综合性治疗措施，包括脱离粉尘作业，另行安排适当工作，加强营养和妥善的康复锻炼，以增强体质，预防呼吸道感染和并发症的发生。

（四）中医专方选介

1. 止咳化矽糖浆合抗矽 14

"止咳化矽糖浆"（党参、沙参、百合、白及、夜交藤、金荞麦、白花蛇舌草、金钱草、合欢皮、石韦、甘草熬制为糖浆）30～50mL，每日 2 次，配合"抗矽 14"，连服 4 个月为 1 疗程，治疗矽肺 14 例，结果：症状普遍改善，除Ⅲ期矽肺外，Ⅰ、Ⅱ期患者服药后血清铜蓝蛋白均有不同程度降低，说明此法能延缓肺部纤维化，对矽肺有一定疗效，但胸片无明显改变。[朱良春."止咳化矽糖浆"配合"抗矽 14"治疗矽肺疗效观察.江苏中医杂志.1981（2）：22]

2. 克矽汤

木贼草、鸡内金、薏苡仁、菟丝子、海浮石、紫丹参。每日 1 剂，水煎服，2 个月为 1 疗程。Ⅰ期或Ⅱ期单纯性矽肺，用上方加桃仁、红花、三棱、莪术、海金沙等，同时重用木贼草，每日可用 100g。矽肺合并结核的病人，常伴有肺阴虚的症状，加北沙参、百合、黄精、蜂蜜等；内热现象明显者加地骨皮、黄芩等；咯血加白及、侧柏炭等。Ⅲ期矽肺，由于病例到晚期，绝大多数出现肺、脾、肾皆虚的症状，加人参、蛤蚧、冬虫夏草等；痰多加半夏、陈皮等。经治疗矽肺 427 例，其中Ⅰ期矽肺 271 例，Ⅱ期 104 例，Ⅲ期 52 例，经 1 个疗程的治疗，显效 231 例，好转 196 例，好转患者继服 2～3 个疗程后，有 137 例临床症状消失。[戴如生.克矽汤治疗矽肺 427 例临床总结.安徽中医学院学报.1996，15（5）：20]

3. 参牡汤

党参、牡蛎、乌梅、瓜蒌、马齿苋、禹余粮、薤白、茯苓、杏仁、桔梗、枳壳、生姜。随症加减，治疗 18 例，经治 3 个月后，血清铜蓝蛋白较治前明显降低，肺功能明显改善，X 线胸片绝大多数处于稳定状态，常见症状均有显著缓解。[陈国瑞.“参牡汤”治疗矽肺 18 例临床观察. 福建中医药. 1982（2）：41]

4. 克矽风药酒

人参、天麻、丹参、当归、独活、麻黄等。每次服 20～40mL，每日 2～3 次。3 个月为 1 疗程。治疗 41 例。结果，在改善症状方面起效快，一般服药 1 周即可有不同程度的减轻，服药 3 个月后，各种症状明显好转。对 39 例做 X 线胸片对比，显效 3 例，占 7.7%；有效 11 例，占 28.2%；稳定 25 例，占 64.1%。[李巧云. 辽宁中医杂志. 1998，25（3）：122]

第二节　石棉肺

石棉肺是长期吸入大量石棉粉尘引起的尘肺，其主要病变是肺部广泛的间质纤维化及胸膜增厚，严重损害患者的肺功能，并使肺、胸膜恶性肿瘤的发生率显著提高。

石棉肺临床以气短、气急、咳嗽、呼吸困难、胸痛等为主要症状，合并感染时还可出现发热、脓痰等。中医学虽无石棉肺的病名，但按其不同的病理阶段及主要临床表现，可列入“咳嗽”“喘证”“肺痿”等病的范畴。

一、临床诊断

（一）辨病诊断

石棉肺的诊断需结合患者的职业史、症状、体征、实验室检查、辅助检查（胸部 X 线检查为主）等几个方面。病史：有长期的石棉接触史，发病者工龄一般在 10 年左右。由于工种和作业环境的粉尘浓度不同，石棉肺的患病率也不同，此外，还应注意非职业性的间接接触史。

1. 临床诊断

（1）症状：石棉肺往往早期就出现症状，无症状者甚少。因呼吸功能受累较早，故气短出现较早，甚至在胸片改变还很轻时就有气短，最初为活动后气短，以后逐渐加重。由于病变在细支气管，故呼吸困难，咳嗽，咳痰症状较矽肺严重，合并感染时有发热、脓痰，此外，石棉肺患者还常有轻度的胸部钝痛。

（2）体征：早期可能无异常，稍晚肺部呼吸运动受限，并可能出现轻度肺气肿的体征。石棉肺的典型体征是肺基底部吸气末期可听到捻发音，随着病情的发展，分布范围扩大，占据吸气期的大部分。由于胸膜受累，偶尔可听到摩擦音，干湿性啰音少见。杵状指较常见。石棉纤维进入皮肤，引起局部慢性增生性改变，致皮肤有疣状赘生物形成（石棉疣），针头至绿豆大小，表面粗糙，轻度压痛，多见于手指屈面、手掌及足底处。

2. 辅助检查

（1）肺功能检查：早期出现弥散功能障碍，限制性通气功能障碍，FVC、FEV_1、MVV 均减低。

（2）血气分析：晚期可有 PaO_2 及 SaO_2 下降，P（A－a）O_2 增高。

（3）痰液镜检：痰液反复检查，约 1/3 的病例可查到石棉小体，对确定患者有石棉接触史很有帮助，但不能作为诊断石棉肺的依据。

（4）胸部 X 线检查：石棉肺的初期改变是细网状纹理增多，多见于中、下肺野的内、中带，以后网格增厚，网眼增大，形成粗网，遍及全肺，使肺野透明度降低，形成毛玻璃状外观，并可见小点状阴影。诊断时主要根据网状纹理增多的范围和程度来分期。仅在一侧或两侧下肺野有轻度网影增多时，可列为可疑病例或观察对象；网影占下肺野大部分，甚至有少量波及中肺野，诊为 I 期；网影占中、下肺野的大部分，且较显著，即够 II 期；累及上、中、下各肺野时，即列为 III 期石棉肺。肺门改变一般较轻，少数病例可见肺门增大、增密或结构不清。胸膜改变很常见，以胸膜粘连、肺尖胸膜帽、侧胸壁胸膜增厚、肋膈角模糊、叶间胸膜增厚和胸膜斑等形式出现，且往往见到钙化斑。胸膜病变的出现，对石棉肺的诊断很有帮助，尤其是钙化斑，对石棉接触所致的疾病相对是特异性的。其 X 线诊断及分期原则参照 2007 年国家修订的《尘肺 X 线诊断标准》。

（二）辨证诊断

1. 肺气失宣型

（1）临床表现：气急，气短，咳嗽，胸痛，乏力。舌淡，苔白，脉浮缓。

（2）辨证要点：咳嗽，气急，气短。脉浮。

2. 肺阴亏耗型

（1）临床表现：气急，干咳，咽喉燥痒，胸痛，面部潮红，潮热，盗汗。舌红，苔少，脉细数。

（2）辨证要点：气急，干咳，潮热，盗汗。舌红，苔少，脉细数。

3. 肺蕴痰热型

（1）临床表现：发热，咳嗽，胸闷，胸痛，咯吐泡沫状或黏液性脓痰，口干咽燥，便秘，尿短赤。舌红，苔黄，脉滑数。

（2）辨证要点：咳嗽，咯吐脓痰，便干，尿赤。舌红，苔黄，脉滑数。

二、鉴别诊断

本病之鉴别诊断可参矽肺章，同时应据职业史、临床症状及 X 线检查与矽肺、煤工尘肺等其他尘肺相鉴别。

三、治疗

（一）提高临床疗效的思路提示

1. 针对病因，改善环境

石棉粉尘长期侵袭人体是造成石棉肺发生的主要原因，因此改善患者周围环境，避免其继续受石棉粉尘的侵害对于本病的治疗具有较大的意义。

2. 用药忌用温燥之品

石棉质重性燥，为金石之品，易耗伤阴津，因此在施治时，要忌用或慎用辛温燥烈之品，以免助燥生热，更伤阴津。

3. 知病防变，积极治疗

石棉肺发生后，其并发症对患者的预后影响很大，因此石棉肺一旦被确诊，应积极及时治疗，尤其对于并发症，更应重视，早期治疗，以防造成更大的危害。

（二）中医治疗

1. 内治法

（1）肺气失宣型

治法：宣肺止咳，宽胸理气。

方药：三拗汤加味。

炙麻黄、桔梗、杏仁、枳壳、陈皮、白前、甘草、全瓜蒌、五味子。

气急加射干、苏梗利咽宽胸；胸痛加郁金、橘络活络止痛。

（2）肺阴亏耗型

治法：润肺养阴。

方药：沙参麦冬汤化裁。

沙参、麦冬、玉竹、天花粉、桔梗、五味子、白芍、贝母、杏仁、陈皮、甘草。

咳甚可酌加乌梅。

（3）肺蕴痰热型

治法：清热解毒，宣肺涤痰。

方药：桔梗汤合千金苇茎汤加减。

桔梗、薏苡仁、冬瓜仁、杏仁、桃仁、苇茎、黄芩、金银花、甘草。

2. 外治法

（1）针刺疗法：①肺气失宣者，取手太阴经穴为主，选取肺俞、尺泽、列缺、合谷，浅刺，用泻法。②肺阴亏耗者，选用尺泽、足三里、肺俞、太溪，用补法。③肺蕴痰热者，选取肺俞、太渊、尺泽、丰隆，用泻法。

（2）其他外治法：可参照"矽肺"及"煤工尘肺"章。

（三）西医治疗

综合性对症处理，与"矽肺"相同。注意加强其并发症的积极治疗。

（四）中医专方选介

活血化痰、软坚散结方

桑寄生、夏枯草、丹参、赤芍、郁金、莪术、地骷髅、鹅管石、海蛤壳、陈皮等药，日1剂，制成糖浆，30mL/d，日3次，3个月为1疗程。治疗石棉肺24例，结果：显效13例，好转8例，无效3例，有效率为87.5%。血液黏度、红细胞电泳时间、纤维蛋白原、血清铜蓝蛋白、尿羟脯氨酸、甲皱微循环及肺血流图等均有明显改善（$P < 0.05$）。［陈同钧. 活血化瘀法治疗石棉肺24例临床观察. 中西医结合杂志. 1983（4）：216］

第三节　煤工尘肺

煤工尘肺是指煤矿工人长期吸入大量矽尘和煤尘所引起的以肺部弥漫性

纤维性病变为主的尘肺。由于接触粉尘的种类不同，又分为煤肺、矽煤和煤矽肺，以煤矽肺多见。单纯由煤粉尘所致的为煤肺，占 10%，发病工龄约 15 年；吸入矽尘所致的为矽煤肺，占 10% 以下，发病工龄 10～30 年；吸入煤尘和矽尘等混合性粉尘所致的称煤矽肺，占 80% 强，发病工龄 15～30 年。煤工尘肺主要发生于煤矿工人中。

煤工尘肺在临床上以咳嗽、咯痰、气短、呼吸困难为中、晚期的主要症状，症状的轻重与其有无吸烟习惯明显相关。本病在中医学中无原名记载，但其症状多与中医的"咳嗽""喘证""肺胀""肺痿"等相似，故当属其范畴。

一、临床诊断

（一）辨病诊断

煤工尘肺的临床诊断应结合病人的病史、临床症状、体征及肺功能检查等方面而得出。病史：为本病确诊的前提依据，包括长期煤尘接触史，接触粉尘的浓度，作业工龄及流行病学等。有吸烟史者更易患病。

1. 临床诊断

（1）症状：患者得病后病情进展缓慢，早期几乎无症状，病情进展初期常有不同程度的胸闷或胸部隐痛，在劳动后或阴雨天明显。并发呼吸道感染和慢性阻塞性肺部疾患时，有较明显的咳嗽、咯痰和呼吸困难，症状轻重与吸烟习惯有关。有大块纤维化时，一般咯少量痰；有呼吸道感染时，则见咳出大量黏液样灰白色痰，很少咯血；Caplan 综合征者偶有少量痰血；部分病人有阵发性咳嗽，咳出较多含煤尘和胆固醇结晶的黏痰。

（2）体征：肺部多无异常体征，偶可闻及呼吸音粗糙或（和）干啰音。伴阻塞性支气管炎时，啰音较多，大块纤维组织收缩，使气管偏向患侧，在吸气及呼气时可闻及哮鸣音。

2. 辅助检查

（1）胸部 X 线检查：是该病确诊的主要手段。主要表现有肺纹理增重、紊乱，粗网状阴影增加，夹杂结节状阴影，直径多在 1.5～3mm。随病情进展，结节阴影增大、增多、融合，出现致密团块影（煤肺少有）。肺门淋巴结很少肿大，肺气肿 X 线征象较明显。

煤工尘肺的 X 线诊断与分期的原则与矽肺相同。

（2）血气分析：早期基本无变化，晚期病例可有 PaO_2 及 SaO_2 下降。

（3）肺功能检查：早期多无明显改变，部分Ⅱ期和Ⅲ期病人可出现闭合容量增加、残气量增加及弥散功能障碍。

（二）辨证诊断

1. 肺脾气虚型

（1）临床表现：素体禀赋不足或劳倦伤气，导致肺脾气虚。肺气虚，卫外不固，粉尘入侵，伤及肺脏，肺失宣降；脾气虚，纳运失司，湿聚生痰，故症可见气短，咳喘无力，精神萎靡不振，纳差，乏力，胸闷，腹胀满，咳少量白色黏痰，便溏或完谷不化。舌质淡，苔薄白，脉沉弱无力。

（2）辨证要点：胸闷，气短，咳喘无力，纳差，便溏，咳少量白痰。舌淡，苔白，脉沉弱无力。

2. 痰气郁结型

（1）临床表现：煤尘入肺，形成尘痰，痰阻气滞，致痰气互结，阻塞气道，肺气不畅，失其宣肃之功，故症见胸闷气急，动则加重，不能平卧，胸部隐痛，痛有定处或痛处不定，咳嗽痰多，咳而不利，或有头晕、肢体乏力。舌质淡红或暗，舌体大或有齿痕，苔白腻，脉弦滑。

（2）辨证要点：胸闷气急，动则加剧，咳嗽痰多。舌质淡，苔白腻，脉弦滑。

3. 肺气郁闭型

（1）临床表现：煤尘侵入气道，聚集成堆，阻滞气道，气机不畅，症见咳嗽，气粗，甚则喘息不定，胸部郁闷，呼吸不利，面色暗青，劳后甚至可见呼吸困难，精神不振，表情痛苦，心烦，失眠，乏力，食欲欠佳。舌质暗或暗红，苔薄白，脉弦细而稍数。

（2）辨证要点：咳嗽，气粗甚则喘促，呼吸障碍明显。舌质暗或暗红，脉弦细而数。

二、鉴别诊断

煤工尘肺与其他疾病的鉴别与矽肺基本相同，可互参。同时结合职业史及 X 线检查，较容易与矽肺、石棉肺等其他尘肺相区别。

三、治疗

（一）提高临床疗效的思路提示

由于煤工尘肺的发病机理及临床症状与矽肺基本相似，因此，提高煤工尘肺临床疗效的基本要素亦可参考矽肺一节。

（二）中医治疗

1. 内治法

（1）肺脾气虚型

治法：益肺健脾，化痰止咳。

方药：六君子汤加味。

党参、黄芪、陈皮、白术、沙参、法半夏、茯苓、炙甘草、紫菀。

若咳甚者，可加百部、款冬花；若痰多者，可加白芥子、白前。

（2）痰气郁结型

治法：涤痰利窍，降气止咳。

方药：三子养亲汤加味。

白芥子、莱菔子、苏子。若痰阻气机，中焦不通者，见苔浊腻可合二陈汤加川厚朴、杏仁；若痰多、气阻、不能平卧者，可暂予控涎丹。

（3）肺气郁闭型

治法：理气开闭。

方药：瓜蒌薤白半夏汤加味。

全瓜蒌、薤白、法半夏、枳壳、香附、桔梗、海藻、橘络、木贼草。

兼有喘息者，可加苏子、桑白皮；若痰多者，可加皂荚、白芥子。

2. 外治法

（1）针刺治疗：①气虚者，取手、足太阴经穴为主，选用肺俞、太渊、章门、太白、丰隆、中脘针刺，可用平补平泻法。②若属气机不畅者，取穴以手太阴经、手阳明经为主，穴位选用肺俞、列缺、尺泽、合谷，毫针浅刺，用泻法。

（2）灸法：穴位选取以手、足太阴经为主，常灸肺俞、章门、太渊、中脘、丰隆等。每日灸一次，每穴灸4壮。神疲乏力者加气海。

（3）雾化吸入治疗：药取桔梗、杏仁、白芥子、甘草等量，加水300mL，浓煎至100mL，每次20mL，配入20mL注射用水或10%葡萄糖氯化钠注射液，装入超声雾化器中，接通电源，做超声雾化吸入，每日2次。

（4）穴位注射疗法：选用定喘、肺俞、风门、大杼、采用 VB$_1$ 100mg 注射，或当归注射液，每次取 2 穴，注射 0.5mL，由下而上依次轮换取穴。2 日 1 次，1 个疗程共进行 20 次。

（5）气功疗法：以静功为主，采取腹式深呼吸，以内养功或香功为佳。

（三）西医治疗

本病可参照"矽肺"的西医治疗方法。

（四）中医专方选介

1. 复方防己丸

防己 4 份，青木香 1 份，研末过筛混合，再用黄芪 1 份煎汁，泛成小丸，烘干备用。每日睡前服用药丸 3g，连续服用 3 个月为 1 疗程，间隔 1 个月继续服用。共治 69 例男性患者，服药总量计 540～1080g。结果显示：症状好转率达 55%～90%；治疗前后 X 线胸片对照，好转 4 例，稳定 63 例，2 例显示延缓进展，无一例近期加重。实验室检查：大部分患者血清铜蓝蛋白、γ－球蛋白、黏蛋白、溶菌酶及补体 C3 有明显下降（P＜0.05～0.01）。［毕常康.复方防己丸治疗煤工尘肺.四川中医.1986，4（1）：17］

2. 八珍益肺片

马尾连、小青藤香、黄精、黄芪、桔梗、白及、山药、糯米藤。每片含生药 5g，每次 1 片，每日 3 次，口服，星期日停药，3 个月为 1 疗程，疗程间隔 1 月。本组 85 例，症状好转率为 53.3%～88.1%；X 线胸片评定吸收好转 9 例，占 10.6%；稳定 72 例，占 84.7%；进展 4 例，占 4.7%。［毕常康.八珍益肺片治疗尘肺病临床观察.中成药.1992，14（10）：24］

3. 参芪补肺汤

黄芪、党参、蛤壳、款冬花、杏仁、苏子、丹参、牡蛎、炙甘草、海藻。每日 1 剂，水煎服，3 个月为 1 疗程。有急性感染或其他并发症时停服，并做相应的治疗。结果：显效 9 例，有效 20 例，无效 8 例，恶化 3 例，总有效率为 72.5%。治疗后甲皱微循环及肺血流图检查结果均有不同程度的改善。［万自安.参芪补肺汤治疗 40 例煤工矽肺临床观察.甘肃中医.1993，6（2）：20］

第十七章　原发性支气管肺癌

原发性支气管肺癌，或称肺癌，是最常见的肺部原发性恶性肿瘤。本病病因迄今尚未明确，一般认为其发病与下列因素有关：①吸烟。②职业致癌因子，如石棉、无机砷化物、二氯甲醚、铬及某些化合物、镍冶炼、氡及氡子体、芥子体、氯乙烯、煤油、焦油和石油中的多环芳烃、烟草的加热产物等。③空气污染。④电离辐射。⑤饮食与调养。此外，病毒的感染、真菌毒素（黄霉曲菌）、结核的瘢痕、机体免疫功能低下、内分泌失调以及家族遗传等因素对肺癌的发生可能也起一定的综合作用。

临床以咳嗽、咯血、胸痛、发热、气急为主要症状。病情发展至晚期可出现消瘦或恶病质，部分病人可见吞咽困难、声音嘶哑、上腔静脉综合征等。本病多属于中医学的"肺积""咳嗽""咯血""胸痛"等范畴。

一、临床诊断

（一）辨病诊断

1. 临床诊断

患者的症状和体征与肿瘤的大小、类型、发展阶段、所在部位、有无并发症或转移有密切关系。有5%~15%的患者无症状，仅在常规体检、胸部影像学检查时发现。其余的患者可表现出与肺癌有关的症状与体征，按部位可分为原发肿瘤、肺外胸内扩展、胸外转移和胸外表现四类。

（1）原发肿瘤引起的症状和体征

①咳嗽：为早期症状，常为无痰或少痰的刺激性干咳，当肿瘤引起支气管狭窄后可加重咳嗽，多为持续性，呈高调金属音性咳嗽或刺激性呛咳。细支气管肺泡细胞癌可有大量黏液痰。伴有继发感染时，痰量增加，且呈黏液脓性。

②血痰或咯血：多见于中央型肺癌。肿瘤向管腔内生长者可有间歇或持

续性痰中带血，如果表面糜烂严重，侵蚀大血管，则可引起大咯血。

③气短或喘鸣：肿瘤向支气管内生长，或转移到肺门淋巴结致使肿大的淋巴结压迫主支气管或隆突，或引起部分气道阻塞时，可有呼吸困难、气短、喘息，偶尔表现为喘鸣，听诊为局限或单侧哮鸣音。

④发热：肿瘤组织坏死可引起发热，多数发热的原因是由于肿瘤引起的阻塞性肺炎所致，抗生素治疗效果不佳。

⑤体重下降、消瘦：为恶性肿瘤的常见症状之一。肿瘤发展到晚期，由于肿瘤毒素和消耗的原因，并有感染、疼痛所致的食欲减退，可表现为消瘦或恶病质。

（2）肺外胸内扩展引起的症状和体征

①胸痛：近半数患者可有模糊或难以描述的胸痛或钝痛，可由于肿瘤细胞侵犯所致，也可由阻塞性炎症波及部分胸膜或胸壁引起。若肿瘤位于胸膜附近，则产生不规则的钝痛或隐痛，疼痛在呼吸、咳嗽时加重。肋骨、脊柱受侵犯时可有压痛点，而与呼吸、咳嗽无关。肿瘤压迫肋间神经，胸痛可累及其分布区。

②声音嘶哑：癌肿直接压迫或转移致纵隔淋巴结压迫喉返神经（多见左侧），可发生声音嘶哑。

③咽下困难：癌肿侵犯或压迫食管，可引起咽下困难，还可引起气管食管瘘，导致肺部感染。

④胸水：约10%的患者有不同程度的胸水，通常提示肿瘤转移累及胸膜或肺淋巴回流受阻。

⑤上腔静脉阻塞综合征：是由于上腔静脉被附近肿大的转移性淋巴结压迫或右上肺的原发性肺癌侵犯，以及腔静脉内癌栓阻塞静脉回流引起。表现为头面部和上半身淤血、水肿，颈部肿胀，颈静脉扩张，患者常主诉领口进行性变紧，可在前胸壁见到扩张的静脉侧支循环。

⑥Horner综合征：肺尖部肺癌又称肺上沟瘤（Pancoast瘤），易压迫颈部交感神经，引起病侧眼睑下垂、瞳孔缩小、眼球内陷、同侧额部与胸壁少汗或无汗，也常有肿瘤压迫臂丛神经造成以腋下为主，向上肢内侧放射的火灼样疼痛，夜间尤甚。

（3）胸外转移引起的症状和体征：胸腔外转移的症状、体征占本病患者的3%～10%。以小细胞肺癌居多，其次为未分化的大细胞肺癌、腺癌、鳞癌。

①转移至中枢神经系统：可引起颅内压增高，如头痛、恶心、呕吐、精神状态异常。少见的症状为癫痫发作、偏瘫、小脑功能障碍、定向力和语言障碍。此外还可有脑病、小脑皮质变性、外周神经病变、肌无力及精神症状。

②转移至骨骼：可引起骨痛和病理性骨折。大多为溶骨性病变，少数为成骨性。肿瘤转移至脊柱后可压迫椎管引起局部压迫和受阻症状。此外，也常见股骨、肱骨和关节转移，甚至引起关节腔积液。

③转移至腹部：部分小细胞肺癌可转移到胰腺，表现为胰腺炎症状或阻塞性黄疸。其他细胞类型的肺癌也可转移到胃肠道、肾上腺和腹膜后淋巴结，多无临床症状，依靠 CT、MRI 或 PET 做出诊断。

④转移至淋巴结：锁骨上淋巴结是肺癌转移的常见部位，可毫无症状。典型者多位于前斜角肌区，固定且坚硬，逐渐增大、增多，可以融合，多无痛感。

（4）胸外表现：指肺癌非转移性胸外表现，或称之为副癌综合征，主要表现为以下几方面。

①肥大性肺性骨关节病：常见于肺癌，也见于局限性胸膜间皮瘤和肺转移癌（胸腺、子宫、前列腺转移）。多侵犯上、下肢长骨远端，发生杵状指（趾）和肥大性骨关节病。

②异位促性腺激素：合并异位促性腺激素的肺癌不多，大部分是大细胞肺癌，主要为男性轻度乳房发育和增生性骨关节病。

③分泌促肾上腺皮质激素样物：小细胞肺癌或支气管类癌是引起库欣综合征的最常见细胞类型，很多患者在瘤组织中，甚至血中测出促肾上腺皮质激素（ACTH）增高。

④分泌抗利尿激素：不适当的抗利尿激素分泌可引起厌食、恶心、呕吐等水中毒症状，还可伴有逐渐加重的神经并发症。其特征是低钠（血清钠 < 135mmol/L）、低渗（血浆渗透压 <280mOsm/kg）。

⑤神经肌肉综合征：包括小脑皮质变性、脊髓小脑变性、周围神经病变、重症肌无力和肌病等，发生原因不明确，这些症状与肿瘤的部位和有无转移无关，它可以发生于肿瘤出现前数年，也可与肿瘤同时发生；在手术切除后尚可发生，或原有的症状无改变；可发生于各型肺癌，但多见于小细胞未分化癌。

⑥高钙血症：可由骨转移或肿瘤分泌过多甲状旁腺素相关蛋白引起，常见于鳞癌。患者表现为嗜睡、厌食、恶心、呕吐和体重减轻及精神变化。切

除肿瘤后血钙水平可恢复正常。

⑦类癌综合征：典型特征是皮肤、心血管、胃肠道和呼吸功能异常。主要表现为面部、上肢、躯干的潮红或水肿，胃肠蠕动增强，腹泻，心动过速，喘息，瘙痒和感觉异常。这些阵发性症状和体征与肿瘤释放不同的血管活性物质有关，除了 5-羟色胺外，还包括缓激肽、血管舒缓素和儿茶酚胺。

此外，还可有黑色棘皮症及皮肌炎、掌跖皮肤过度角化症、硬皮症以及栓塞性静脉炎、非细菌性栓塞性心内膜炎、血小板减少性紫癜、毛细血管病性渗血性贫血等肺外表现。

2. 辅助检查

（1）胸部影像学检查：是发现肿瘤最重要的方法之一，可通过透视或正侧位 X 线胸片和 CT 发现肺部阴影。

①中央型肺癌：向管腔内生长，可引起支气管阻塞征象，阻塞不完全时呈现段、叶局限性气肿，完全阻塞时，表现为段、叶不张。肺不张伴肺门淋巴结肿大时，下缘可表现为倒 S 状影像，是中央型肺癌，特别是右上叶中央型肺癌的典型征象。引流支气管被阻塞后可导致远端肺组织继发性感染，发生肺炎或肺脓肿。炎症常呈段、叶分布，近肺门部阴影较浓。抗生素治疗后吸收多不完全，易多次复发。若肿瘤向管腔外生长，可产生单侧性、不规则的肺门肿块。肿块亦可能由支气管肺癌与转移性肺门或纵隔淋巴结融合而成。CT 可明显提高分辨率，CT 支气管三维重建技术还可发现支气管以上管腔内的肿瘤或狭窄。

②周围型肺癌：早期多呈局限性、小斑片状阴影，边缘不清，密度较淡，易被误诊为炎症或结核。随着肿瘤增大，阴影逐渐增大，密度增高，呈圆形或类圆形，边缘常呈分叶状，伴有脐凹或细毛刺。高分辨 CT 可清晰地显示肿瘤的分叶、边缘的毛刺、胸膜凹陷征、支气管充气征和空泡征，甚至钙质分布类型。

如肿瘤向肺门淋巴结蔓延，可见其间引流淋巴管增粗，形成条索状阴影伴肺门淋巴结增大。癌组织坏死与支气管相通后，表现为厚壁、偏心、内缘凹凸不平的癌性空洞，继发感染时，洞内可出现液平。腺癌经支气管播散后，可表现为类似支气管肺炎的斑片状浸润阴影，易侵犯胸膜，引起胸腔积液，也易侵犯肋骨，引起骨质破坏。

③细支气管肺泡细胞癌：有结节型与弥漫型两种表现。结节型与周围型肺癌的圆形病灶的影像学表现不易区别。弥漫型为两肺大小不等的结节状播

散病灶，边界清楚，密度较高，随病情发展逐渐增多、增大，甚至融合成肺炎样片状阴影。病灶间常有增深的网状阴影，有时可见支气管充气征。

CT 的优点在于能够显示一些普通 X 线检查所不能发现的病变，包括小病灶和位于心脏后、脊柱旁、肺尖、近膈及肋骨头部位的病灶。CT 还可显示早期肺门和纵隔淋巴结肿大。CT 更易识别肿瘤有无侵犯邻近器官。

（2）磁共振显像（MRI）：与 CT 相比，在明确肿瘤与大血管之间的关系上有优越性，而在发现小病灶（＜5mm）方面则不如 CT 敏感。

（3）单光子发射计算机断层显像（SPECT）：方法简便、无创，利用肿瘤细胞摄取放射性核素与正常细胞之间的差异进行肿瘤定位、定性和骨转移诊断。目前应用的方法为放射性核素肿瘤阳性显像和放射免疫肿瘤显像。前者以亲肿瘤的标记化合物作为显像剂，虽性能稳定，但特异性差。后者以放射性核素标记的肿瘤抗原或其相关抗原制备的特异抗体为显像剂进行肿瘤定位诊断，特异性高，但制备过程复杂，影响因素多，稳定性不如前者。

（4）正电子发射计算机体层显像（PET）：与正常细胞相比，肺癌细胞的代谢及增殖加快，对葡萄糖的摄取增加，注入体内的 18 - 氟 - 2 - 脱氧 D - 葡萄糖（FDG）可相应地在肿瘤细胞内大量积聚，其相对摄入量可以反映肿瘤细胞的侵袭性及生长速度，故可用于肺癌及淋巴结转移的定性诊断，诊断肺癌骨转移的价值也优于 SPECT。PET 扫描对肺癌的敏感性可达 95%，特异性可达 90%，对发现转移病灶也很敏感，但对肺泡细胞癌的敏感性较差，评价时应加以考虑。

（5）痰脱落细胞检查：如果痰标本收集方法得当，3 次以上的系列痰标本可使中央型肺癌的诊断率提高到 80%，周围型肺癌的诊断率达 50%。其他影响准确性的因素有：痰中混有脓性分泌物可引起恶性细胞液化；细胞病理学家识别恶性细胞的能力。

（6）纤维支气管镜检查和电子支气管镜检查：对诊断、确定病变范围、明确手术指征与方式有帮助。纤支镜可见的支气管内病变，刷检的诊断率可达 92%，活检的诊断率可达 93%。经支气管镜肺活检（TBLB）可提高周围型肺癌的诊断率。对于直径大于 4cm 的病变，诊断率可达 50% ~ 80%，但对于直径小于 2cm 的病变，诊断率仅为 20% 左右。纤支镜检查时的灌洗物、刷检物的细胞学检查也可对诊断提供重要帮助。

纤支镜检查的并发症很少，但检查中可出现喉痉挛，气胸，低氧血症和出血。有肺动脉高压、低氧血症伴二氧化碳潴留和出血体质者，应列为肺活检的禁忌证。

（7）针吸细胞学检查：可经皮或经纤支镜进行针吸细胞学检查，还可在超声波、X 线或 CT 的引导下进行，目前常用的主要为浅表淋巴结和经超声波引导针吸细胞学检查。

①浅表淋巴结针吸细胞学检查：可在局麻甚至不麻醉时对锁骨上或腋下肿大的浅表淋巴结做针吸细胞学检查。对于质地较硬、活动度差的淋巴结可得到很高的诊断率。

②经纤支镜针吸细胞学检查：对于周围型病变和气管、支气管旁肿大的淋巴结或肿块，可经纤支镜针吸细胞学检查。与 TBLB 合用时，可将中央型肺癌的诊断率提高到 95%，弥补活检钳夹不到黏膜下病变时所造成的漏诊。

③经皮针吸细胞学检查：病变靠近胸壁者可在超声引导下针吸活检，病变不紧贴胸壁时，可在透视或 CT 引导下穿刺针吸或活检。由于针刺吸取的细胞数量有限，可出现假阴性结果。为提高诊断率，可重复检查。约 29% 的病变最初细胞学检查为阴性，重复检查几次后发现恶性细胞。经皮针吸细胞学检查的常见并发症是气胸，发生率为 25% ~30%。

（8）纵隔镜检查：是一种对纵隔转移淋巴结进行评价和取活检的创伤性检查手段，它有利于肿瘤的诊断及 TNM 分期。

（9）胸腔镜检查：主要用于确定胸腔积液或胸膜肿块的性质。

（10）其他细胞或病理检查：如胸腔积液细胞学检查、胸膜、淋巴结、肝或骨髓活检。

（11）开胸肺活检：若经痰细胞学检查、支气管镜检查和针刺活检等检查均未能确立细胞学诊断，则考虑开胸肺活检，但必须根据患者的年龄、肺功能等仔细权衡利弊后决定。

（12）肿瘤标志物检查：肺癌的标志物有很多，其中包括蛋白质、内分泌物质、肽类和各种抗原物质，如癌胚抗原（CEA）及可溶性膜抗原，如 CA -50、CA - 125、CA - 199，某些酶，如神经特异性烯醇酶（NSE）、cyfra21 - 1 等虽然对肺癌的诊断有一定帮助，但缺乏特异性，对某些肺癌的病情监测有一定的参考价值。

3. 诊断标准

肺癌的治疗效果与肺癌的早期诊断密切相关。因此，应该大力提倡早期诊断、及早治疗以提高生存率甚至治愈率。这需要临床医师具有高度的警惕性，详细了解病史，对肺癌的症状、体征、影像学检查有一定经验，及时进行细胞学及纤支镜等检查，可使80%～90%的肺癌患者得到确诊。

肺癌的早期诊断有赖于多方面的努力。首先要普及肺癌的防治知识，患者有任何可疑症状时能及时就诊，对40岁以上，长期重度吸烟者，或有危险因素接触史者应该每年体检，进行防癌或排除肺癌的有关检查。其次，医务人员应对肺癌的早期征象提高警惕，避免漏诊、误诊。应重点排查有高危因素的人群或有下列可疑征象者：无明显诱因的刺激性咳嗽，持续2～3周，治疗无效；原有慢性呼吸道疾病，咳嗽性质改变；短期内持续或反复痰中带血或咯血，且无其他原因可解释；反复发作的同一部位肺炎，特别是肺段性肺炎；原因不明的肺脓肿，无中毒症状，无大量脓痰，无异物吸入史，抗炎治疗效果不显著；原因不明的四肢、关节疼痛及杵状指（趾）；影像学提示局限性肺气肿或段、叶性肺不张；孤立性圆形病灶和单侧性肺门阴影增大；原有的肺结核病灶已稳定，而形态或性质发生改变；无中毒症状的胸腔积液，尤其是呈血性、进行性增加者。有上述表现之一，即值得怀疑，需进行必要的辅助检查，包括影像学检查，尤其是低剂量CT扫描是目前发现肺癌有价值的方法。目前虽然发展了新的早期诊断方法，如早期诊断标志物等，但是细胞学和病理学检查仍是确诊肺癌的必要手段。

4. 病理和分类

（1）按解剖学部位分类

①中央型肺癌：发生在肺段支气管至主支气管的肺癌称为中央型肺癌，约占3/4，较多见鳞状上皮细胞癌和小细胞肺癌（SCLC）。

②周围型肺癌：发生在肺段支气管以下的肺癌称为周围型肺癌，约占1/4，多见腺癌。

（2）按组织病理学分类：肺癌的组织病理学分类现分为两大类。

①非小细胞肺癌（NSCLC）

A. 鳞状上皮细胞癌（简称鳞癌）：包括乳头状型、透明细胞型、小细胞型和基底细胞样型。典型的鳞癌细胞大，呈多形性，胞质丰富，有角化倾向，核畸形，染色深，细胞间桥多见，常呈鳞状上皮样排列。电镜检查癌细胞间有大量桥粒和张力纤维束相连接。以中央型肺癌多见，并有向管腔内生长的倾向，早期常引起支气管狭窄导致肺不张或阻塞性肺炎。癌组织易变性、坏死，形成空洞或癌性肺脓肿。鳞癌最易发生于支气管腔，发展成息肉或无蒂肿块，阻塞管腔，引起阻塞性肺炎。有时也可发展成周围型，倾向于形成中央性坏死和空洞。

B. 腺癌：包括腺泡状腺癌、乳头状腺癌、细支气管肺泡细胞癌、实体癌、黏液癌。典型的腺癌呈腺管或乳头状结构，细胞大小比较一致，圆形或椭圆形，胞质丰富，常含有黏液，核大，染色深，常有核仁，核膜比较清楚。腺癌倾向于向管外生长，但也可循肺泡壁蔓延，常在肺边缘部形成直径 2～4cm 的肿块。腺癌早期即可侵犯血管、淋巴管，常在原发瘤引起症状前即已转移。肺泡细胞癌或称细支气管肺泡癌，有人认为它是分化好的腺癌之一，发生在细支气管或肺泡壁。显微镜下通常为单一的、分化好的、带基底核的柱状细胞覆盖着细支气管和肺泡，可压迫形成乳头皱襞充满肺泡。这一类型的肺癌可发生于肺外周，保持在原位很长时间，或呈弥漫型，侵犯肺叶的大部分，甚至波及一侧或两侧肺。

C. 大细胞癌：包括大细胞神经内分泌癌、复合性大细胞神经内分泌癌、基底细胞样癌、淋巴上皮瘤样癌、透明细胞癌、伴横纹肌样表型的大细胞癌。可发生在肺门附近或肺边缘的支气管。细胞较大，但大小不一，常呈多角形或不规则形，呈实性巢状排列，常见大片出血性坏死；癌细胞核大，核仁明显，核分裂象常见，胞质丰富，可分巨细胞型和透明细胞型，透明细胞型易被误诊为转移性肾腺癌。其诊断的准确率与送检标本是否得当和病理学检查是否全面有关，电镜研究常会提供帮助。大细胞癌的转移较小细胞未分化癌晚，手术切除机会较大。

D. 其他：腺鳞癌、类癌、肉瘤样癌、唾液腺型癌（腺样囊性癌、黏液表皮样癌）等。

②小细胞肺癌（SCLC）：包括燕麦细胞型、中间细胞型、复合燕麦细胞型。

癌细胞多为类圆形或菱形，胞质少，类似淋巴细胞。燕麦细胞型和中间细胞型可能起源于神经外胚层的 Kulchitsky 细胞或嗜银细胞。细胞质内含有神经内分泌颗粒，具有内分泌和化学受体功能，能分泌 5－羟色胺、儿茶酚胺、组胺、激肽等肽类物质，可引起类癌综合征。在其发生、发展的早期多已转移到肺门和纵隔淋巴结，并由于其易侵犯血管，在诊断时大多已有肺外转移。

5. 分期

（1）非小细胞肺癌：目前非小细胞肺癌的 TNM 分期采用国际肺癌研究协会（IASLC）2009 年第七版分期标准（IASLC 2009）。

① 肺癌 TNM 分期中 T、N、M 的定义

A. 原发肿瘤（T）。

TX：原发肿瘤不能评估，或从痰、支气管冲洗液中找到癌细胞，但影像学或支气管镜没有可见的肿瘤。

T0：没有原发肿瘤的证据。

Tis：原位癌。

T1：肿瘤最大径≤3cm，周围被肺或脏层胸膜所包绕，支气管镜下肿瘤侵犯没有超出叶支气管（即没有累及主支气管）。

T1a：肿瘤最大径≤2cm。

T1b：肿瘤最大径>2cm 且≤3cm。

T2：肿瘤大小或范围符合以下任何一项：肿瘤最大径>3cm，但不超过7cm；累及主支气管，但距隆突≥2cm；累及脏层胸膜；扩展到肺门的肺不张或阻塞性肺炎，但不累及全肺。

T2a：肿瘤最大径≤5cm，且符合以下任何一点：肿瘤最大径>3cm；累及主支气管，但距隆突≥2cm；累及脏层胸膜；扩展到肺门的肺不张或阻塞性肺炎，但不累及全肺。

T2b：肿瘤最大径>5cm 且≤7cm。

T3：任何大小的肿瘤已直接侵犯了下述结构之一者：胸壁（包括肺上沟瘤）、膈肌、纵隔胸膜、心包；或肿瘤位于距隆突 2cm 以内的主支气管，但尚未累及隆突；或全肺的肺不张或阻塞性肺炎；肿瘤最大径>7cm；与原发灶同叶的单个或多个的卫星灶。

T4：任何大小的肿瘤已直接侵犯了下述结构之一者：纵隔、心脏、大血管、气管、食管、喉返神经、椎体、隆突；或与原发灶不同叶的单发或多发病灶。

B. 区域淋巴结（N）。

NX：区域淋巴结不能评估。

N0：无区域淋巴结转移。

N1：转移至同侧支气管旁淋巴结和（或）同侧肺门淋巴结、肺内淋巴结，包括原发肿瘤直接侵犯。

N2：转移至同侧纵隔和（或）隆突下淋巴结。

N3：转移至对侧纵隔、对侧肺门淋巴结、同侧或对侧斜角肌或锁骨上淋巴结。

C. 远处转移（M）。

MX：远处转移不能评估。

M0：无远处转移。

M1：有远处转移。

M1a：胸膜播散（包括恶性胸膜积液、恶性心包积液、胸膜转移结节）；对侧肺叶的转移性结节。

M1b：胸腔外远处转移。

大部分肺癌患者的胸腔积液（或心包积液）是由肿瘤引起的，但如果胸腔积液（或心包积液）的多次细胞学检查未能找到癌细胞，胸腔积液（或心包积液）又是非血性或非渗出性的，临床判断该胸腔积液（或心包积液）与肿瘤无关，这种类型的胸腔积液（或心包积液）不影响分期。

②肺癌 TNM 分期（IASLC 2009）：见表 17 - 1。

表 17 - 1　肺癌 TNM 分期表

| 肺癌的 TNM 分期（IASLC 2009） ||
分期	TNM
隐形肺癌	TX，N0，M0
0	Tis，N0，M0
IA	T1a，b，N0，M0
IB	T2a，N0，M0
IIA	T1a，b，N1，M0
	T2a，N1，M0
	T2b，N0，M0
IIB	T2，N1，M0
	T3，N0，M0
IIIA	T1，N2，M0
	T2，N2，M0
	T3，N1，M0
	T3，N2，M0
	T4，N0，M0
	T4，N1，M0
IIIB	T4，N2，M0
	任何 T，N3，M0
IV	任何 T，任何 N，M1a，b

（2）小细胞肺癌：小细胞肺癌分期：对于非手术患者采用局限期和广泛期分期方法，对于接受外科手术的患者采用国际肺癌研究协会（IASLC）2009年第七版分期标准。

（二）辨证诊断

1. 气血瘀滞型

（1）临床表现：咳嗽不畅，胸闷气憋，胸痛有定处，如锥如刺，或痰血暗红，口唇紫暗。舌质暗或有瘀斑，苔薄，脉细弦或细涩。

（2）辨证要点：胸闷，胸痛，痛有定处，口唇紫暗。舌质暗或有瘀斑。

2. 痰湿蕴肺型

（1）临床表现：咳嗽，气憋，痰质稠黏，痰白或黄白相间，胸闷，胸痛，纳呆，便溏，神疲乏力。舌质暗，苔白黄腻或黄厚腻，脉弦滑。

（2）辨证要点：痰质稠黏，纳呆，便溏，神疲乏力。苔白黄腻或黄厚腻，脉弦滑。

3. 阴虚毒热型

（1）临床表现：咳嗽无痰或少痰，或痰中带血，甚则咯血不止，胸痛，心烦寐差，低热，盗汗，或热势壮盛，久稽不退，口渴，大便干结。舌质红，舌苔薄黄，脉弦数或数大。

（2）辨证要点：心烦寐差，低热，盗汗，或热势壮盛，久稽不退，口渴，大便干结。

4. 气阴两虚型

（1）临床表现：咳嗽少痰，或痰稀而黏，咳声低弱，气短喘促，神疲乏力，面色白，形疲恶风，自汗或盗汗，口干少饮。舌质红或淡，脉细弱。

（2）辨证要点：咳声低弱，神疲乏力，面白，口干少饮。脉细弱。

二、鉴别诊断

肺癌常易和肺部其他疾病相混淆，故需加以鉴别。

（一）肺结核

肺结核与肺癌较难鉴别，早期肺癌近半数被误诊为肺结核，尤其是结核球与周围型肺癌更难鉴别。

1. 结核球

结核球多见于30岁以下的患者，可有反复血痰史，X线95%以上肿块的直径小于 4cm，多位于肺上叶尖后段，下叶背段；病灶远离肺门，圆形，密度较淡、不均匀，边光滑，无毛刺，偶见分叶。

2. 浸润型肺结核

该病类似中心型肺癌，二者虽易区别，但因中心型肺癌阻塞支气管腔后肺部呈轻度炎症，与早期轻度浸润型肺结核较难区别，但根据病史，对可疑者进行痰细胞学检查、支气管造影、局部 X 线断层及纤支镜检可明确诊断。

3. 肺门淋巴结核

该病应与肺癌的肺门淋巴转移区别。肺门淋巴结核年轻人常见，多位于右上纵隔气管旁，结合症状做结核菌素试验、痰细胞学检查或颈部淋巴活检可鉴别。

4. 粟粒型结核

该病应与弥漫性支气管肺癌相区别。前者的发热经抗结核治疗可退热，后者一般无发热，在感染时可有发热，经一般抗感染治疗有效，热退后病变不消失反而加剧。可从痰中查找到癌细胞和抗酸杆菌，也可以做结核菌素试验加以鉴别。

5. 肺结核合并肺癌

该病的发病率约为 18%，在下列情况下应怀疑二者并存。①原结核灶好转或稳定后肺野又出现新的结节或块影；②肺结核随访中出现肺门阴影增大或有肺不张；③出现偏心性原壁空洞。特别是痰细菌检查阴性者，应再做痰细胞学检查加以区别。

（二）肺部及其他炎性病变

1. 肺炎

肺炎时 X 线为云絮影，不呈段叶分布，少见肺不张，无支气管阻塞，经抗感染治疗可吸收，很少扩大和进展，而肺癌所致的阻塞性肺炎，呈段或叶分布，有时在相应肺叶根部出现块影，常有段性或叶性肺不张及截断样支气管不张，经抗感染治疗有吸收，但常反复发作。二者经痰细胞学检查可区别。

2. 肺脓肿

肺脓肿常起病急，伴高热，咯大量脓痰，X 线检查显示病灶多见于下叶或上叶尖后段，实变则可见边缘光滑的块影，也可见薄壁空洞，多数周围有散在的炎症。

3. 支气管扩张

对于局限性支气管扩张引起的支气管肺炎应与肺癌的段性肺炎相区别。前者病史长，经支气管造影或痰细胞学检查不难区别。

（三）支气管囊肿

本病多无症状，感染时可有咳嗽、咯痰。X 线表现为圆形或卵圆形阴影，界限清，密度均，周围肺组织无浸润。

（四）纵隔肿瘤

纵隔肿瘤与中心型肺癌不易区别。纵隔肿瘤的呼吸道症状可不明显，当压迫邻近器官或组织时才可出现症状。X 线见块影中心点在纵隔内，边缘光滑，恶性者可有分叶，肿块较大者可延及两侧纵隔，很少伴同侧肺内病变，密度均匀，若为皮样囊肿、畸胎瘤及错构瘤时可见齿、骨或钙化点阴影。支气管造影时见支气管树形态完整，若行人工气胸检查时肿块不见移位。通过支气管镜、X 线断层，必要时做 CT 扫描或 MRI 检查加以鉴别。

（五）肺部良性肿瘤

肺部良性肿瘤，如错构瘤、血管瘤等，为孤立的肺内阴影时应与肺癌鉴别。肺内良性肿瘤多无症状，血管瘤时可痰中带血。X 线表现为质地均匀、边光滑、无毛刺、少分叶，唯有错构瘤时可见分叶，无液化或空洞，可见多个钙化点，病程长，增长慢，多在检查时发现。

（六）炎性假瘤

本病一般认为是肺部炎症吸收不全而遗留下的圆形病灶。多有呼吸道感染史，可有痰中带血，X 线呈单发圆形、椭圆形或哑铃形，密度淡而均匀，边无分叶，轮廓不清，边有长毛。

三、治疗

（一）提高临床疗效的思路提示

1. 拟订治疗方案前，应首先了解病人的全身健康情况、肺癌的组织学类型、生物学特性、临床病期及对中医辨证、邪正关系等，并加以全面分析，然后拟订合理的治疗方案。

2. 肺癌的临床治疗实践证实，手术、放射、化学药物和中医药等都有一定的局限性，为获得满意的疗效，应采用适当的综合治疗措施。

（二）中医治疗

1. 内治法

（1）气血瘀滞型

治法：活血散瘀，行气化滞。

方药：桃红四物汤加味。

桃仁、红花、当归、川芎、熟地黄、白芍、丹皮、香附、延胡索等。

（2）痰湿蕴肺型

治法：行气祛痰，健脾燥湿。

方药：二陈汤合瓜蒌薤白半夏汤。

茯苓、半夏、瓜蒌、薤白、半夏、郁金、川芎、鱼腥草、黄芩等。

（3）阴虚毒热型

治法：养阴清热，解毒散结。

方药：沙参麦冬汤合五味消毒饮。

沙参、麦冬、玉竹、甘草、桑叶、天花粉、生扁豆、金银花、野菊花、地丁、蒲公英、紫背天葵等。

（4）气阴两虚型

治法：益气养阴。

方药：生脉饮。

党参、麦冬、五味子。

酌加生黄芪、白术、沙参、百合等。

在肺癌的长期临床研究过程中，已筛选出一些较常用的抗癌中药，如清热解毒类：鱼腥草、龙葵、白英、白花蛇舌草、蚤休、农吉利、石上柏、石见穿等；化痰散结药：夏枯草、山慈菇、土贝母、土茯苓、黄药子、南星、山海螺、菝葜、壁虎、干蟾皮等；活血止血类：乳香、没药、桃仁、穿山甲、泽兰、水红花子、白屈菜、露蜂房、三七等；攻逐水饮类：葶苈子、商陆、车前子、猪苓等，可在辨证论治的基础上，结合肺癌的具体情况，酌情选用。

2. 外治法

（1）针灸疗法：治疗肿瘤应注重调动患者机体自身的抗病能力，如增强造血系统、网状内皮系统细胞活力等，使病人机体各组织器官功能旺盛，体内增强抗癌物质，解除免疫功能抑制，从而控制局部肿瘤的发展以及缓解放、化疗对消化系统、神经系统的毒副反应。

选用足三里、内关、三阴交、脾俞、太溪等穴位辨证施治，以提插补泻手法为基础，留针15～30分钟，隔日1次，15次为1疗程，疗程间休息7～10天。

还可选取电针、耳针、穴位注射、射频等方法，仅供参考。

（2）药液蒸气吸入法：选用金银花、野菊花、桑叶、连翘、半枝莲、仙鹤草、紫草、桔梗、杏仁、冰片等治疗肺癌患者，或治疗放化疗之后出现的咽干、鼻燥、声音嘶哑或咳嗽、气喘、痰黏难咯等症状，常依需要，选取几味，煮沸，频频吸入蒸气，每日3～4次，每次15～20分钟，15日为1疗程，或做超声雾化吸入。

（3）敷贴法：仅用于防治放射、化疗损伤等。

①二黄煎

组成：黄柏、黄连（或马尾连）。

功效：清热解毒，消肿止痛。

用法：将上2药浓煎，去渣过滤，待凉后，以纱布蘸药敷患处，每日4～6次。

主治：放射性皮炎，静脉炎及软组织急性炎症。

②龟板散

组成：炙龟板一味研成粉末。

功效：滋阴清热生肌。

主治：放射性皮炎、渗液过多或溃疡不愈。

③敛汗丹

组成：五倍子、朱砂。

功效：敛汗安神。

用法：上两味研细。以水调药成糊状，每晚睡前外敷脐上，连用3天，每晚1次。

主治：肺癌病人虚性汗出，夜间尤多。

（三）西医治疗

治疗方案的制订主要由肿瘤的组织学所决定。通常小细胞肺癌发现时已转移，难以通过外科手术根治，主要依赖化疗或放化疗综合治疗。相反，非小细胞肺癌可为局限性，外科手术或放疗可根治，但化疗效果比小细胞肺癌差。

1. 非小细胞肺癌（NSCLC）

（1）局限性病变

①手术：对于可耐受手术的 I a、I b、II a 和 II b 期 NSCLC，首选手术。III a 期病变，若患者的年龄、心肺功能和解剖位置合适，也可考虑手术。术前化疗（新辅助化疗）可使许多原先不能手术者降级而能够手术，胸腔镜电视辅助胸部手术（VATS）可用于肺功能欠佳的周围型病变的患者。

②根治性放疗：III 期患者以及拒绝或不能耐受手术的 I、II 期患者均可考虑根治性放疗。已有远处转移、恶性胸腔积液或累及心脏者一般不考虑根治性放疗。放疗射线可损伤肺实质和胸内其他器官，如脊髓、心脏和食管，对有严重肺部基础疾病的患者也应注意。

③根治性综合治疗：对产生 Horner 综合征的肺上沟瘤可采用放疗和手术联合治疗。对于 III a 期患者，N2 期病变可选择手术加术后放化疗、新辅助化疗加手术或新辅助放化疗加手术。对 III b 期和肿瘤体积大的 III a 期病变，与单纯放疗相比，新辅助化疗（含顺铂的方案 2~3 个周期）加放疗（60Gy）中位生存期可从 10 个月提高至 14 个月，5 年生存率可从 7% 提高至 17%。

（2）播散性病变：不能手术的 NSCLC 患者中 70% 预后差。可根据行动状态评分为 0（无症状）、1（有症状，完全能走动）、2（<50% 的时间卧床）、3（>50% 的时间卧床）和 4（卧床不起），选择适当的化疗和放疗，或支持治疗。

①化学药物治疗（简称化疗）：联合化疗可增加生存率、缓解症状以及提高生活质量，可使 30%~40% 的患者部分缓解，近 5% 的患者完全缓解，中位生存期为 9~10 个月，1 年生存率为 40%。因此，若患者行为状态评分≤2 分，且主要器官功能可耐受，可给予化疗。化疗应使用标准方案。

例如 TP 化疗方案：化疗前一天晚 22 点、凌晨 4 点口服 0.75mg 地塞米松各 27 片。第一天：紫杉醇（安素泰）210mg，加入生理盐水 500mL 中（必须用玻璃瓶子，塑料瓶子可能会溶解），静脉点滴 4 小时。应用 3B 输液器或输血器。化疗前 30 分钟，静脉入壶法莫替丁 20mg，或类似抑制胃酸药，苯海拉明 40mg。化疗开始后 3 小时、6 小时各加入枢丹 8mg 入壶。第 2、3、4 天，用以下液体连续输注 3 天：顺铂 50mg，加入 5% 葡萄糖 500mL 中，静脉点滴 4 小时。化疗开始后 3 小时、6 小时各加入枢丹 8mg 入壶。顺铂输完后加呋噻米 20mg 入壶，随后输入 5% 碳酸氢钠 250mL。然后进行常规液体输注，每天液量在 1500 毫升以上。输注顺铂时，每天尿量需保持在 2000mL 以上以保护肾功能。鼓励患者大量喝水以增加尿量。

第 5 天，复查血常规、肝肾功。休息 3 周，中间每周至少复查血常规 2 次，根据骨髓抑制程度注射升白药。第 21 天，口服地塞米松。第 22 ~ 25 天，同样方法静脉点滴紫杉醇（安素泰）及顺铂。

使用 TP 化疗方案应注意以下几点：定时复查血常规及给予升白药；紫杉醇配制时切忌用力摇晃，否则易出现过敏反应；使用前要详细阅读说明书；紫杉醇应用后可能有过敏反应出现，可为 1 型或 4 型变态反应；急性症状类似青霉素过敏，须抢救；紫杉醇可使血压升高，应用时应监测血压变化，必要时使用降压药；其他紫杉醇的副反应，如便秘，脱发等可针对病情予以处理；辅助用药可酌情换用其他类似药物；因输入液量较大，注意患者心脏功能；如为首次应用紫杉醇，建议将 30 毫克紫杉醇加入 250 毫升生理盐水中缓慢滴注，确定没有过敏反应后将剩余紫杉醇按常规方法注射，以避免浪费药物；适当的支持治疗（止吐药、用顺铂时补充体液和盐水、监测血细胞计数和血生化、监测出血或感染的征象以及在需要时给予红细胞生成素和粒细胞集落刺激因子以刺激血细胞增生）并根据最低粒细胞计数调整化疗剂量都是必要的。

②放射治疗（简称放疗）：如果患者的原发瘤阻塞支气管引起阻塞性肺炎、上呼吸道或上腔静脉阻塞等症状，应考虑放疗，也可对无症状的患者给予预防性治疗，防止胸内病变进展。通常 1 个疗程为 2 ~ 4 周，剂量为 30 ~ 40Gy。心脏压塞可予心包穿刺术和放疗，颅脑、脊髓压迫和臂丛神经受累亦可通过放疗缓解。对于颅脑转移和脊髓压迫者，可给予地塞米松（25 ~ 75mg/d，分 4 次）并迅速减至缓解症状所需的最低剂量。

③靶向治疗：肿瘤分子靶向治疗是以肿瘤组织或细胞中所具有的特异性（或相对特异）分子为靶点，利用分子靶向药物的特异性阻断该靶点的生物学功能，选择性地从分子水平来逆转肿瘤细胞的恶性生物学行为，从而达到抑制肿瘤生长甚至消退肿瘤的目的。部分药物已经在晚期 NSCLC 治疗中显示出较好的临床疗效，已经被一些指南纳为二线治疗。其中包括以表皮生长因子受体为靶点的靶向治疗，代表药物为吉非替尼，厄洛替尼和单克隆抗体（MAb），可考虑用于化疗失败者或者无法接受化疗的患者。此外是以肿瘤血管生成为靶点的靶向治疗，其中联合化疗能明显提高化疗治疗晚期 NSCLC 的有效率，并延长肿瘤中位进展时间。

④转移灶治疗：伴颅脑转移时可考虑放疗，术后或放疗后出现的气管内肿瘤复发，经纤维支气管镜给予激光治疗，可使 80%～90% 的患者缓解。胸腔转移引起的恶性胸腔积液的治疗见相关章节。

2. 小细胞肺癌（SCLC）

（1）化疗

①CE 化疗方案：第 1 天：卡铂 500mg 加入 5% 葡萄糖 500mL 中，静脉点滴 4 小时。化疗开始后 3 小时、6 小时各加入枢丹 8mg 入壶。第 2～6 天，每天足叶乙苷（VP16）100mg 加入生理盐水 500mL 中，静脉点滴 4 小时。化疗开始后 3 小时、6 小时各加入枢丹 8mg 入壶。第 7 天，复查血常规、肝肾功。休息 2 周，中间每周至少复查血常规 2 次，根据骨髓抑制程度注射升白药。第 22～27 天，同样方法静脉点滴卡铂及足叶乙苷。

使用 CE 化疗方案应注意以下几点：定时复查血常规及使用升白药物；药量可根据病人具体情况进行调整；第一天也可以将卡铂及足叶乙苷一天内使用，这样效果更好；副反应如便秘，脱发等可针对病情予以处理；辅助用药可酌情换用其他类似药物，枢丹可以甲氧氯普胺或类似药物代替。

②PE 化疗方案：第 1～5 天，使用足叶乙苷（VP16）80mg/（$m^2 \cdot d$），静滴，DDP 20 mg/（$m^2 \cdot d$），静滴，每 3 周重复 1 次。

初次联合化疗可能会导致中、重度的粒细胞减少（例如粒细胞数 $0.5 \times 10^9/L \sim 1.5 \times 10^9/L$）和血小板减少症（血小板计数 $< 50 \times 10^9/L \sim 100 \times 10^9/L$）。初始治疗 4～6 个周期后，应重新分期以确定是否进入完全临床缓解（所有临床明显的病变和癌旁综合征完全消失）、部分缓解、无反应或进展（见于 10%～20% 的患者）。治疗后进展或无反应的患者应该调换新的化疗药物。

（2）放疗：对明确有颅脑转移者应给予全脑高剂量放疗（40Gy）。也有报道对完全缓解的患者可给予预防性颅脑放射（PCI），能显著地减少脑转移（存活 ≥2 年，未做 PCI 的患者 60%～80% 发生脑转移），但生存受益小。也有研究表明 PCI 后可发生认知力缺陷。治疗前需将放疗的利弊告知患者。对症状加重、胸部或其他部位病灶有进展的患者，可给予全剂量（如胸部肿瘤团块给予 40Gy）放疗。

（3）综合治疗：大多数局限期的 NSCLC 可考虑给予足叶乙苷加铂类药物化疗以及同步放疗的综合治疗。尽管会出现放化疗的急慢性毒性，但能降低局部治疗的失败率并提高生存期。可选择合适的患者（局限期、行动状态评分 0～1 且基础肺功能良好）给予全部剂量的放疗并尽可能减少对肺功能的损伤。

对于广泛期病变，通常不提倡初始胸部放疗。然而，对情况良好的患者（如行动状态评分 0～1、肺功能好以及仅一个部位扩散者），可在化疗基础上增加放疗。对所有患者，如果化疗不足以缓解局部肿瘤症状，可增加一个疗程的放疗。

尽管常规不推荐 SCLC 手术治疗，偶尔也有患者符合切除术的要求（纵隔淋巴结阴性，且无转移者）。

（4）生物反应调节剂（BRM）：为小细胞肺癌提供了一种新的治疗手段，如小剂量干扰素，每周 3 次间歇疗法。转移因子、左旋咪唑、集落刺激因子（CSF）在肺癌的治疗中都能增加机体对化疗、放疗的耐受性，提高疗效。

3. 肺癌化疗注意事项

（1）目前，肺癌的化疗一般不能根治，故在化疗的一定阶段，可同时配合手术或放射治疗，以加强肺癌局部或区域性控制。同样，化疗时应尽可能根据病人的耐受情况给予较高剂量。对肺癌的化疗来说，一定程度的消化道反应和骨髓抑制是难以避免的，疗程数也应根据病人的反应和疗效适当加大，尽可能达到完全缓解。

（2）疗程的间隔，由于现存药物的毒性作用在停药后常可延续数周，各周期要间隔进行，自开始化疗日起计算，每隔 4～6 周进行一次，但必须使药物毒性反应消失后再进行下一疗程。

4. 化疗过程中的停药或换药指征

（1）治疗 1～2 疗程病变仍进展，或虽趋于稳定，但在休息期再度恶化。

（2）毒性反应达 3～4 级，对病人的健康有一定威胁。

（3）有并发症发生，如发热≥38℃，或有出血倾向等。

（4）病人一般情况迅速恶化，出现恶病质。

（四）中医专方选介

1. 平肺方

由鱼腥草、桑白皮、贝母、白及、五味子、白花蛇舌草等组成。本方清肺化痰、消肿散结、化瘀止血，适用于中晚期非小细胞肺癌的治疗。剂型为冲剂式口服液，每日 2 次，每次剂量含生药 80g。治疗 109 例，其中鳞癌 60

例，腺癌 46 例，其他类型 3 例。经影像学检查诊为中心型 69 例，周围型 40 例，其中Ⅲ、Ⅳ期患者 82 例。患者平均年龄 52.2 岁，男性 70 例，女性 39 例。近 2 个月来从事放疗、手术、免疫治疗等西医主要抗癌手段。结果：本方治疗肺癌咯血有效率高达 91%，止咳及化痰作用均在 80% 以上。平均生存期 13.7 个月，生存率及带瘤无症状存活时间明显优于化疗组［李佩文，等．平肺方治疗非小细胞肺癌 109 例临床观察．中医杂志．1995，2（36）：87～88］。

2. 补肺汤

党参、黄芪、五味子、紫菀、桑白皮、熟地黄。咳剧加百部、前胡；胸痛加延胡索、郁金；咯血加仙鹤草；痰多加浙贝母、瓜蒌、鱼腥草；口干加黄精；纳呆加山药、山楂肉、麦谷芽。适用于晚期肺癌患者。水煎服，每日 1 剂，长期服用。其他除补充维生素，必要时予补液、抗感染、退热剂。剧痛时临时服止痛剂，如吲哚美辛、布桂嗪，未用其他治疗肺癌的药物。治疗 32 例，男 26 例，女 6 例，年龄 40～75 岁，平均 58 岁。病理类型：鳞癌 13 例，腺癌 18 例，小细胞癌 1 例；曾经历手术和/或放、化疗者 25 例，根据 UICC 公布的分类方法，均为Ⅲ、Ⅳ期原发患者。结果：治疗 1 个月，咳嗽、胸痛、咯血、乏力均有改善（各消失 5/27、6/15、6/8、6/30 例）；生存质量 Karnofsky 标准评分 >70 分和 60～70 分者分别增加 2、5 例；低白细胞 13 例、血小板减少 5 例、肝功能异常 3 例，均恢复正常；病灶中位稳定期、平均生存期、中位生存期分别为 4.0、7.2、6.0 个月［柯明远．等，补肺汤为主治疗晚期肺癌 32 例．福建中医药．1995，26（1）：21］。

3. 山龙露蜂丸

山豆根、绞股蓝、龙骨、露蜂房、蟾酥、白花蛇舌草、灵芝、田三七、半枝莲、焦山楂、麦冬、川贝母、黄芩、穿心莲、薄荷、山慈菇。将上药研成细末，过 100 目筛，混匀，调成蜜丸。每丸重 10g，含生药不少于 4.5g。2 丸/次，每日 2 次，4 周为 1 个小疗程，间隔 5 日，4 个小疗程为 1 个总疗程。治疗 120 例，男 90 例，女 30 例；其中Ⅱ期 26 例，Ⅲ期 79 例，Ⅳ期 15 例；中心型 85 例，周围型 35 例；鳞癌 60 例，腺癌 48 例，未分型小细胞癌 6 例，大细胞癌 6 例；肿块 ≥6cm 者 13 例，≥4cm 者 76 例，<4cm 者 31 例；有 41 例表现为侧肺不张、部分不张或全肺不张。结果：胸部 CT 显像或 X 线摄片示肿块显效 55 例，部分缓解 21 例，微缓解 14 例，稳定 16 例，恶化 13 例。免

疫功能 IgA、IgG、IgM、LTT、E－RFC 均较治疗前明显提高。[刘振义，等. 山龙露蜂丸治疗肺癌 120 例临床疗效观察. 新中医. 1995，27（8）：38～39]

4. 益肺降气汤

党参、沙参、麦冬、五味子、枸杞子、葶苈子、旋覆花、山海螺、川贝母、蜀羊泉、白花蛇舌草、夏枯草。气短乏力者加生黄芪，甚者加服生晒参；胸胁胀满、舌质暗红者加服云南白药；咳痰血者加茜草、仙鹤草；有胸水加商陆、车前子；胸痛剧烈者鲜葱捣烂加蜜外敷；痰多加桔梗、瓜蒌皮；低热加银柴胡、地骨皮。用以治疗原发性支气管肺癌。水煎服，日 1 剂，连服 3 个月为 1 疗程。治疗 39 例，其中，男 35 例，女 4 例；鳞癌 22 例，腺癌 12 例，未分化癌 5 例；属 II 期者 10 例，III 期者 8 例，IV 期者 21 例。结果：症状改善、病情稳定 24 例。随访存活 3～6 个月 4 例，6～12 个月 8 例，12～24 个月 12 例，24～36 个月 12 例，36～48 个月 2 例，48～60 个月 1 例。从生存期与舌质、舌苔的关系来看，舌质红，苔薄黄腻的 19 例中治疗后存活 12 个月以上者 10 例；舌质淡红，苔薄白的 12 例中，治疗后存活 12 个月以上者 8 例；舌质暗红，苔薄腻的 8 例中，治疗后存活 12 个月以上者 3 例。[张栩，等. 益肺降气汤治疗原发性支气管肺癌 39 例. 浙江中医杂志. 1996，31（9）：394]

5. 养阴清热汤

南沙参、北沙参、天冬、麦冬、生地黄、丹皮、玉竹、天花粉、山海螺、无花果。咯血加白茅根、旱莲草、藕节炭、仙鹤草；胸闷、胸痛加瓜蒌皮、枳壳、广郁金、徐长卿；胸水加葶苈子、莱菔子、薏苡仁、猪苓、茯苓；潮热、盗汗加地骨皮、知母、绿豆衣、白薇。本方用于阴虚内热型晚期肺癌的治疗。每日 1 剂，煎汁，每日 2 次分服。所有病例均经中药治疗 3 个月以上。治疗 60 例，其中男 38 例，女 22 例，全部病例均无外科手术指征；II 期 12 例，III 期 48 例；鳞癌 28 例，腺癌 22 例，未分化癌 10 例。患者主要表现为咳嗽，痰少，质黏，咯吐不利，或痰中带血丝，或少量咯血，潮热，盗汗，口干咽燥，心烦少寐，舌红少苔或光剥苔，脉细数。结果：60 例患者咳嗽、痰血、胸痛、潮热都有不同程度的减轻。经治疗 3 个月后，病灶稳定鳞癌为 20 例，腺癌为 14 例，未分化癌为 6 例。1 年、3 年生存率分别为 56.67%（34/60）、20%（12/60），平均生存期为 14.2 个月。[陈培丰. 养阴清热汤治疗晚期肺癌 60 例临床报道. 四川中医. 1996（14）6：20]

下 篇

诊疗参考

❖ 开拓建科思路

❖ 把握中药新药用药原则

❖ 规范临床诊疗方案

第十八章 开办呼吸专科基本思路与建科指南

第一节 了解发病情况，决定专科取舍

一、呼吸病的流行与发病情况

呼吸系统疾病是内科疾病的常见病、多发病，约占内科病的 1/4，据 "90年代初中国人口死亡抽查"，呼吸系统疾病为第一死因。由于生存环境的恶化、吸烟等不良生活习惯的滋长、社会人群结构的老化、医学技术的进步，特别是危害人群数千年的结核病的成功控制，以及某些可能致病的其他因素，近三四十年来呼吸系疾病的流行病学和临床正在经历着一个重要的转变时期，非结核性肺病代之而起，已处于主导地位。

我国肺炎曾经死亡率很高，自从广泛应用抗生素后，病死率显著下降，但肺炎发病率未见明显降低。这是因为近年来细菌性肺炎的病原体变异很大，院外感染中肺炎链球菌相应地减少，革兰氏阴性杆菌感染比例明显增多。院内感染肺炎、革兰氏阴性杆菌感染率可高达 60%～70%，其中绿脓杆菌占首位，克雷白杆菌和变形杆菌的耐药株也日趋增多。长期应用抗生素、激素和抗癌药物，可导致菌群紊乱，人体免疫功能降低，容易诱发条件致病菌，如真菌、革兰氏阳性杆菌、卡氏肺孢子虫感染，此外，人口老年化比例逐年增高，人工气道、器械通气、内窥镜检查、介入治疗的广泛开展，使呼吸道的防御功能减弱，增加了下呼吸道感染的机会。以往认为不致病的微生物也可导致肺炎，而且发现了新的致病菌，如嗜肺军团杆菌等。

阻塞性肺疾病包括慢性支气管炎、支气管哮喘，肺气肿和肺心病等，近30 年逐渐增加，这是由于客观形势所促成。抗结核药物和抗生素的广泛应用，使肺结核及肺部急性炎症在很大程度上得到了控制，一部分病例演变为慢性

阻塞性肺疾病，导致通气障碍；吸烟、大气污染和各种过敏原的长期作用，也助长了本病发病率的增长。近十余年来，在卫生部的统一领导下，全国各地对慢性阻塞性肺疾病进行了大规模流行病学调查，并对血浆中弹性蛋白酶含量增高，α-抗胰蛋白酶缺乏引起的肺气肿开展了研究。据不完全统计，仅慢性支气管炎在我国就有 3000 多万人患病，患病率为 3% ~ 5%；哮喘发病率为 0.5% ~ 2%；肺心病发病率为 0.5%。

肺癌的发病率上升迅速，美国 1988 年新发现的肺癌病例有 15 万，男、女性各占 10 万和 5 万，发病率和死亡率均居其他器官癌症之首。我国近 20 年来，肺癌的发病率明显上升，尤其是在城市。多数大城市和工矿区肺癌已居常见肿瘤首位，男性肺癌死亡率最高。

其他如呼吸窘迫综合征的死亡率在近几年有所下降，但总的来说死亡率仍很高；弥漫性间质性肺纤维化为一组异型疾病，病种有 130 种之多。病因已明者仅占 35%，病因不明者占 65%。结缔组织病，如类风湿性关节炎、硬皮症、系统性红斑狼疮、干燥综合征和韦格内肉芽肿等均为全身免疫性疾病，也可累及肺脏，近几年也受到重视。以上均说明了非结核性病变在呼吸系疾病中有很重要的地位，因此，近几年对呼吸系疾病的病因、发病机理、病理、生理等方面的研究取得了显著成绩，各种诊断方法，包括 X 线、心电图、心向量图、超声心动图、肺功能动脉血气变化及酸碱失衡的类型等也在各地得以研究和应用。提高病原菌的诊断率、改善治疗方法、合理应用抗生素和研制新药，已为今后深入研究的课题。

非结核性肺病在呼吸系疾病中占主导地位，并不意味着肺结核病已在国内消失。据 1988 年 WHO 报告，每年全球新发生的患肺结核人数达 1000 万左右，每年死于肺结核的有 300 万左右。20 世纪中期，有效的化学治疗和卡介苗的应用，使发达国家的结核病以每年 10% ~ 15% 的速度递减。许多国家结核病死亡与年感染率分别降至 1/10 万和 2/10 万以下；由于我国在大、中城市建立了结核防治网，故发现病例都能及时、合理地应用抗结核药物治疗，这样的早控制致发病率和死亡率已逐年降低。但是，我国肺结核的防治情况仍不容乐观，我国边远地区和农村的防痨机构仍很薄弱，农村疫情高于城市，根据 1984 ~ 1985 年全国第二次结核病流行病学调查，全国肺结核患病率为 550/10 万人，结核病死亡率为 35/10 万人，至 2000 年，我国肺结核患病率为 268/10 万人，涂阳患病率约为 96/10 万人。这提示发现患者的工作开展不利，不少患者未能发现或虽发现而未到结核病防治所登记、接受正规治疗，由此产生大批复发病人和慢性传染源在人群中长期、中长期传播结核病。

上文对我国呼吸系疾病的流行与发病情况做了简述，可由此看出呼吸系疾病的范围相当广泛。如何解除患呼吸系疾病患者的痛苦，保证其生命质量，不仅要借助一些生理学、生物化学、免疫、核医学、超声显像、电子等技术以提高诊断水平，还须随着新药的应用、医疗器械和医疗技术水平的提高，加大对呼吸系疾病研究的力度，从而有效地控制呼吸系疾病的发病率，提高治愈率，降低死亡率。同时，必须重视呼吸病学科的建设，投入有利于呼吸病专科发展的充实的人力、物力和财力，建立起具有呼吸病专科优势的现代化先进医院。

二、设立呼吸病专科的优势

目前，我国在城市医院的建设上，把主要力量用于建设大、中型综合医院，而这种综合医院一直是沿着"大而全"的方向发展。其特点是：科系多，样样有，门门松，多而不专。在一个医院的一个专科里，人力、物力相对薄弱，专科技术的发展也受到限制，满足不了人民群众的需要，也满足不了为基层医院解决疑难重症、培训专科骨干和进行业务指导的要求。随着医学科学的发展，临床分科必然越来越细，这就使得综合医院总有一天要既能囊括一切科系，又能使每个学科不受限制地按本科需要发展。一些科系为了自身发展，摆脱综合医院的束缚和限制，就会逐渐从综合医院分离出来，发展成为独立的专科或具有专科性质的医院。

呼吸病专科的设立，是对呼吸系统疾病深入的研究和探讨，越来越多的新成果、新技术、新方法被临床医学所采用，成为诊断和治疗呼吸系统疾病的重要手段，使专科得以迅速发展和提高，且按照客观实际需要和本身发展规律的要求，渐渐在科系较全的综合医院中站稳脚跟。呼吸系统分科日趋精细，往往以某一类或某一种病设立科室，有目的、有针对性地对某一类或某一科疾病进行深入、细致的研究，寻找出有效的诊断手段，开创出新的治疗方法，逐步形成自己的专科技术特色，与其他综合医院相比，体现出自身的绝对优势。如河南省胸科医院就是以治疗呼吸系统疾病及结核病为主的专科医院，医技力量雄厚，院内床位达 500 张，临床设有呼吸内科、结核内科、胸外科、骨外科、儿童结核病、淋巴结核、结核性脑病、哮喘病等专科门诊。医技科室有 CT 室、放射科、检验科、参比室、超声室、心电工作站、肺功能血气分析室、睡眠呼吸障碍诊疗室等，还设有细菌、免疫、临床药理、病理、心功能分子生物等研究室和实验室。各科室检查和治疗的辅助设备比较先进，仅呼吸内科检查的治疗仪器就有多功能监测仪、胸肺功能仪、血气分析仪、睡眠呼吸监测仪、各种人工呼吸机、支气管镜，还设有盐气溶胶治疗室。医院还同时承担着河南医科大学呼吸专业硕士研究生的临床教学任务，担负着省内相应专业人员的进修、培训任务。现已形成正规化、科学化、现代化的省级专科医院。河南胸科医院的发展特点就在于"专"，它是按照客观实际需要和专科技术本身发展规律的要求进行精细分工，不仅积累了更多的病例，为临床科研提供了丰富的第一手资料，而且也为专科技术人员创造了良好的自我深造条件，这些都是在综合医院难以做到的。由此可以看出设立呼吸病专科具有明显的自身优势：

第一，有利于计划投资，重点发展。综合医院作为发展投资，往往要顾全各科系的建设，照顾的面广，相对限制呼吸病科室的建设和发展。设立呼吸病专科，可根据自身建设和发展的需要，有计划地进行投资，重点扶持，迅速引进一些利于专业发展的先进技术和尖端仪器，促使呼吸病专科全面发展。

第二，有利于培养和造就具有呼吸病专科技能的专业技术骨干。设立呼吸病专科，就必须要突出"专"和"新"，认真研究新技术，创造新理论，开辟新领域。向呼吸病学科的深度和广度进军需要有一批实力强劲的科研技术骨干，而呼吸病专科具备良好的科学研究和实验条件，有丰富的病源素材、先进的诊疗和科研设备，有利于专业技术人员进行实践和科学研究，使不少人才脱颖而出，成为本专业的技术骨干。

第三，有条件的可加强基础医学和临床实验研究，可根据对新技术的开展情况制订计划，据现有的技术水平和设备条件，设置发展项目，运用实验研究手段，开创新的领域和重大的尖端技术，提高呼吸系疾病的预防、诊断和治疗水平，使专科的诊断或治疗方法在国内处于领先水平。

第四，有条件、有能力者承担对基层医院相应专业人员的进修和培训任务，促使其掌握先进的诊断技术和治疗方法，有效扩展防治呼吸系疾病的领域。

第五，呼吸病专科"专而全"，诊治技术和水平较高，辅助诊疗技术先进，为呼吸系疾病患者的就诊和治疗提供方便，深受患者欢迎。

三、设立呼吸病专科的条件

设立呼吸病专科必须根据当地的实际情况，如资金的投入量、人才的要求量、病源等方面，考虑建设呼吸病专科的规模。如果要设立技术水平和学术水平都能保持领先地位的呼吸病专科，应逐步达到以下要求：

第一，有足够的资金投入。设立呼吸病专科需要有基本建筑、仪器设备的购置，大型设备的引进，各部门的基本建设等都需资金的投入。因此，按照专科建设的投资计划，据其实力，有计划地投入资金，资金的多少与呼吸病专科的发展规模成正比，只有在人力、财力、物力上都给予保障，呼吸病专科才能健康地发展。

第二，床位要多，根据呼吸病专科的规模编设床位。床位量应大，不仅要满足重点科室的需要，也要体现一个医院的经济实力和办院规模。

第三，技术骨干要多。要办好呼吸病专科，形成一定的规模，必须要有一个较强大的专家阵容。根据需要，可采用考试的办法，从医学院校毕业生或在职年轻医师中选拔专科技术人才，为专科技术队伍造就后续人才。对重点专科的技术人员一方面实行"择优录取制"，一方面还要实行"择劣淘汰制"，对不符合条件的技术人员要随时调整出去，这样有利于发掘"智力资源"，也有利于人才的培养和交流。

第四，诊断、治疗仪器装备逐步达到先进、完善。呼吸病专科仪器要集中使用，保证重点。引进国外仪器必须掌握可靠的技术情报，根据需要统筹安排，使有限的外汇发挥更大的经济和技术效能。

第五，专业分工要细。呼吸病专科要根据本学科的分支建立专业组，床位分设，人员固定，使本专科的技术人员真正做到"术业有专攻"，成为该方面的专家。强调明细分工的目的在于技术上的"精益求精"。

第六，建立必要的实验室、研究室，加强基础医学和临床实验研究。当前多数医院的基础医学理论研究工作相当薄弱，临床医学研究仍处于临床观察和病例分析的感性认识阶段，不能系统地探索疾病的本质。所以，要发展呼吸病专科的建设，必须建立必要的实验室和科研室，以供本专科技术人员对呼吸系疾病的发病原因、发病机理、病理、生理等进行深入的探讨和研究，寻找出治疗呼吸系疑难杂症的新途径，以科研取得的成果推动呼吸病专科的发展。

第七，要有一定的教学设施。呼吸病专科的设立，可利用本专科的优势，承担省高等医药院校的教学任务，担负起培养在职专科人才的任务，有条件的还可招收研究生。所以应有教室、幻灯室、图书资料室等必要的教学设施，使之成为教学和培养人才的基地。呼吸病专科只有具备了上述条件，才能达到"五高"，即诊断水平高、治疗水平高、教学质量高、学术研究水平高、服务质量高，并在治疗、预防、教学、科研上多出成果，多出人才，真正发挥出专科的优势，向着既专又精的方向发展，达到建立呼吸病专科的目的。

第二节　建设呼吸病专科的措施

一、注重呼吸病专科工程的系统性

设立呼吸病专科的目的是以自身的优势，利用先进的科学仪器设备、科学技术及诊疗手段，研究和解决呼吸系统疾病中的疑难杂症，采取有效的预防和治疗措施，提高临床治愈率，解除呼吸系疾病患者的痛苦，保证人体的生命质量，也为专科的医护人员提供有利于进行诊疗活动和科研工作的条件，为学员提供有利于临床实习的学习场所。据此要求，呼吸病专科的设立，必须加强自身建设，注重其工程的系统性，突出各科室的特点及各科室之间的联系，以科学的态度和方法，制订出各科室的发展规划，做好各科室临床诊断和治疗的管理，落实各科室工作质量的检查，这是迅速发展和提高专科建设的有效措施。

设立呼吸病专科科室，应注意系列配套，可根据呼吸系统疾病的发病情况、种类、诊断和治疗特点，以及使用科学仪器设备进行辅助诊疗的情况进行细分科，不仅为病人提供有利于解除痛苦、早日恢复健康的治疗环境，也为医护人员提供有利于进行诊疗活动和科研工作的条件，为学员提供有利于临床实习的学习现场，以此推动呼吸病专科的发展与提高。

呼吸病专科科室的设立一般分为医疗科室与医技科室。

医疗科室的设立是根据本地区医疗范围的人群历年呼吸病发病情况综合分析的结果设立门诊科室；根据专科承担的医疗、科疗、教学任务设置门诊科室；有的可根据医技人员具有的专科特长或增设的大型医疗设备而开设专科门诊。呼吸病医疗科室一般可设呼吸内科、呼吸外科、结核内科、中西医结合科、气管肿瘤专科、纵隔肿瘤专科、哮喘病专科、睡眠呼吸障碍专科、肺癌生物治疗专科、介入治疗专科等。

医技科室是呼吸病专科医疗、教学、科研的基础科室，它的设置规模和技术水平直接关系到专科医疗、教学、科研的质量和发展，因此是呼吸病专科建设的重点。医技科室的编设依据源于呼吸病专科的总任务和规模；专科医疗、教学、科研工作开展的业务范围；医学技术力量和装备条件。医技科室的编设大致有放射科、检验科、药剂科、临床药理研究室、麻醉科、病理科、肺功能检查科、西药库、手术室、免疫室、供应室、营养室、高压氧舱室、雾化室、化疗室等。

二、注重呼吸病专科的工作质量

衡量呼吸病专科的工作质量，须对各方面的工作全面考查，但其重点在以下几个方面：

1. 基础医疗质量

基础医疗质量包括诊断、治疗、护理工作质量。诊断是否正确、迅速；治疗是否及时、合理；护理是否周到。其中，诊断工作最能反映呼吸病专科的质量，同时也是呼吸病专科工作中的重点。治疗工作主要看多发病的治疗及重危病人的抢救，前者代表呼吸病专科经常性治疗工作的概况，后者说明诊疗护理技术及管理水平的高低。

2. 各项医疗指标

各项医疗指标包括各种诊断的符合率、床位周转次数、治愈率、好转率、病死率、确诊时间、治愈时间、并发症、后遗症及交叉感染的发生率等。对各种医疗指标要做具体、细致的分析，不能单从数字的高低看问题，必须结合该科历年收治患者的病种、当时存在的客观情况等综合判断，在与有关资料比较时，也应找到和客观情况基本相同的对照组，使之有可比性。

3. 医疗业务技术的发展

医疗业务技术的发展包括专业技术的发展及实验室工作，重点要看：开展了哪些新技术、新项目；研究取得了什么成果；卫生技术人员的业务水平有多大提高。

4. 规章制度的执行情况

规章制度的执行情况重点检查主要制度和职责范围的执行情况：病房或科系管理、卫生技术人员的服务态度和工作情况、各科会议及学习工作时间的安排等。

5. 医疗事故、差错的发生情况

医疗事故、差错的发生情况具体了解其内容、性质、发生情况及对防止事故、差错的发生所采取的措施。

第三节　建设呼吸病专科应突出"六专""一高"

对呼吸病专科的评价，主要体现在它的内涵建设与主要优势，这也是建设该专科的主要措施之一，具体表现在"六专""一高"上，即专病、专地、专人、专长、专药、专械、高效。

第一，专病。

专病是指呼吸病专科根据呼吸系统疾病的病因、发病特点等设立科室，如呼吸内科支气管哮喘、肺结核、肺肿瘤、矽肺等科，这样有利于各科室人员对呼吸系某一类或某一种疾病进行深入的探讨和研究，发现新的治疗途径，开创新的技术，真正做到"术业有专攻"。当然专科的细分支有它的优越性，在专科发展上占有重要位置，但由于它所研究的是完整的人体与完整的某个系统，故又有它的整体性和统一性，因此，呼吸病专科的细分支不可孤立，应注重各科室之间的交错综合、互相依赖的关系。

第二，专地。

专地是指在开设专科时除应有门诊和病房之"专地"外，还应根据呼吸系统疾病的流行与发病规律，决定侧重于哪些科室的建设。例如支气管哮喘的发病率北方偏高，南方相对偏低，高原偏低，平原偏高，城市发病率高于农村。据此，在北方平原地区，尤其是城市，在设立呼吸病专科时，应注重建立哮喘科，重点投资，加强建设，以良好的设备条件、高素质的医技人员，对预防和治疗支气管哮喘病进行深层的研究，从而达到专病专治，有效降低和控制其发病率和复发率。

第三，专人。

专人是指建立呼吸病专科时要注重加速培养具有本专科特长的医疗技术人员，这是建设呼吸病专科最根本的措施。所以，呼吸病专科在科室人员配备时，要使各级、各类人员的数量配够，编配要合理，并要选择优秀的中青年尖子，给予他们优先深造的机会。要发现人才、培养人才，充分发挥优秀人才的作用。培养人才时要注意下列几点：

1. 因人施教。科主任对本科所有医师的基础理论、专科技术、外文程度、科研能力以及实干精神、科学作风等要有全面了解，要在实践中亲自考察，按照呼吸病专科的发展目标制订培训规则，培养的内容和方法要因人而异、因材施教。

2. 在医疗实践中培训。结合医疗实践培训是中、青年医师进行深造的一种基本形式，通过查房、会诊与病案讨论等，可以提高操作技术、观察病情变化的能力，从而深入地钻研理论并积累经验。

3. 交付教学、科研任务。对每位医师都该从其实际能力出发，交给他们能胜任的教学、科研任务，这也是鼓励、培训、发现人才的重要途径。通过教学、参加科研，了解和掌握教学、科研的基本方法和实验操作，培养科学作风，锻炼科学素养，形成刻苦的风气，使其迅速地成长起来。

4. 要引导医护人员学习新理论，掌握新技术。当前，医学科学的发展日新月异，新理论、新技术不断出现，应该做到学得快，掌握得快，应用得快，并在此基础上有所创新。

第四，专长。

专长是指医技人员对诊疗呼吸系统疾病的特长，或指呼吸病专科对某种疾病有独特的诊疗技术，在同专业中居领先水平。这是加强呼吸病专科建设，提高其知名度的重要标志。所以呼吸病专科的领导，应注意为本专科的优秀人才开辟科学研究的场地，创造科学研究的条件，开展以提高医疗水平为主要目标的科研工作，从发展专科技术项目出发，运用实验研究手段开创新的领域和新的重大尖端技术，取得专科技术的发展和突破，争取使某些项目处于国内领先地位。同时，在专科技术的建设中，重视开展新技术、新疗法。新技术、新疗法有投资少（指人力、物力和仪器设备等）、收益快、实用意义大的特点。对新技术的开展要制订计划，根据现有的技术水平和设备条件，把国内已经开展的项目，争取在短时间内分期分批地应用，对于国内尚未开展的项目，也要积极开展，做到使某种诊断或治疗方法在国内领先。对一些传统的诊断、治疗和手术方法等，要有革新精神，在效果可靠和安全的前提下，不断加以改进和创新，从而提高医疗效率和质量。呼吸病专科的特点即是"专"与"长"，以"专"博其"长"，以"长"促其"专"，使呼吸病专科得以提高和发展。

第五，专药。

专药是指作用于呼吸系统的药物。随着医学科学的发展，近年来许多高效的药物问世（如抗结核药物、抗生素、肾上腺皮质激素和平喘药等），使呼吸系统疾病的治疗取得了很大成绩。中医方药的研究与剂型的改革，为临床提供了一大批有效的新药，主要作用于呼吸系统的药物有以下几类：

1. 祛痰药。痰是呼吸道炎症的产物，可刺激呼吸道黏膜引起咳嗽。祛痰药可稀释痰液或液化黏痰，使之易于咳出。按其作用方式可将祛痰药分为三类：①恶心性祛痰药和刺激性祛痰药：前者如氯化铵、碘化钾、愈创甘油醚、桔梗、远志；后者是一些挥发性物质，如桉叶油、安息香酊等。②黏液溶解剂：如乙酰半胱氨酸等。③黏液调节剂：如溴己新和羧甲司坦等。

2. 镇咳药。咳嗽是呼吸系统受到刺激时所产生的一种防御性反射活动。目前常用的镇咳药按其作用部位可分为两大类：①中枢性镇咳药：直接抑制大脑咳嗽中枢而产生镇咳作用，如可卡因、喷托维林、氯哌斯汀、咳喘宁等。②末梢性镇咳药：凡抑制咳嗽反射中感受器、传入神经、传出神经以及效应器的任何一环节而止咳者，均属此类。如甘草流浸膏等。

3. 平喘药。哮喘是呼吸系统疾病的常见症状之一，尤其多见于支气管哮喘和哮喘性支气管炎，是支气管平滑肌痉挛和支气管黏膜炎症引起的分泌物增加和黏膜水肿所致的小气道阻塞。平喘药是指能作用于诱发哮喘的不同环节，缓解或预防哮喘发作的一类药物。常用的平喘药可分为五类：①肾上腺素受体激动剂，包括非选择性的 β 肾上腺受体激动剂，如肾上腺素、麻黄碱和异丙肾上腺素以及选择性 $β_2$ 肾上腺素受体激动剂，如沙丁胺醇、特布他林等。②M 胆碱受体拮抗剂，阿托品等常规 M 胆碱受体拮抗剂能解痉止喘，但可产生一系列严重的副作用，使其应用受限。目前主要应用阿托品的异丙基衍生物——异丙托溴铵。③磷酸二酯酶抑制剂，如氨苯碱等。④过敏介质阻释剂，如色甘酸钠、酮替芬等。⑤肾上腺皮质激素，如泼尼松、泼尼松龙、地塞米松等。

4. 来源于中草药的祛痰、镇咳、平喘药。如桔梗流浸膏、复方桔梗片、远志酊、远志片、甘草流浸膏、复方甘草合剂（片）、杜鹃素、满山红片、消咳喘糖浆、紫花杜鹃片、木樨草素、薄菜素、伞花烃、牡荆油、艾叶油、止咳喘热参片、咳停片（复方贝母片）、百咳灵、痰可净等。

5. 抗结核药。可分为三类：①抗生素，如链霉素、卷曲霉素、利福霉素（利福平、利福定）。②合成药物，如异烟肼、乙胺丁醇、对氨基水杨酸、吡嗪酰胺等。③中草药，如大蒜、百部、忽布（啤酒花）等。

6. 抗肿瘤药。目前一般分为六类，即烷化剂、抗代谢药、抗生素、植物药、激素和杂类。中草药对控制肺部肿瘤的生长、抵抗化疗中出现的不良反应有着明显的效果，常用的抗肿瘤中草药有：白花蛇舌草、紫草根、龙葵、鱼腥草、半枝莲、山豆根、金银花、连翘、干蟾、铁树叶、藤梨根等。

7. 其他。如抗生素类、抗变态反应类、维生素类药物中有不少是呼吸系统疾病中的常用药或首选药，并且对呼吸系统疾病的治疗有不可低估的作用。

第六，专械。

专械是指对呼吸系统疾病有诊断、治疗作用的仪器设备。随着医学科学的不断进步，引进或创造先进的科学仪器设备，实现技术装备现代化，是呼吸病专科发展和保持领先地位、取得突破性进展的基本条件和重要保证。

目前，对呼吸系统疾病起着诊断和治疗作用的医疗仪器与设备，主要有X线、电子计算机横断体层扫描（CT）、核磁共振等大型设备，以及硬质支气管镜和纤维支气管镜、胸腔镜、纵隔镜、超声诊断仪、呼吸功能测定仪、机械呼吸机、血气分析仪、雾化器、吸引器等临床上常用的仪器。由于医疗仪器设备的先进性和科学性，为临床的诊断和治疗提供了可靠的依据和手段，提高了临床确诊率和医技水平，使呼吸系统疾病的治疗取得了很大成绩，许多疾病得到治愈，呼吸衰竭存活率明显提高，经康复锻炼使机体的功能得以改善，从而提高了患者的生命质量。

当然，加强呼吸病专科的建设，引进设备，尤其是那些提高"技术精度"的关键性仪器设备，不宜引进单纯解决"劳力密度"问题的设备，引进装备必须从全局出发，统筹规划，有些大型设备应采取"专营专用"的办法，力争把有限的资金用到最关键的地方，并充分发挥仪器的作用。引进仪器设备时，还必须考虑到技术骨干、技术水平及建筑设备等基本条件是否具备。同时也要考虑仪器配套以及掌握仪器结构、原理与操作技术等，防止仪器引进后，无处放、不会用、不会修，致使仪器不能发挥作用，造成资源浪费，不利于呼吸病专科的建设和发展。

第七，高效。

高效是指医技人员通过对呼吸系统疾病进行深入的研究和探讨，采用先进的科学技术和方法，利用先进的诊疗仪器设备，提高对呼吸系统疾病的确诊率和治愈率，缩短疗程，使治疗效果明显提高。在呼吸系统疾病的诊断上，使用了先进的仪器帮助确诊，为临床治疗提供了可靠的依据。如纤维支气管镜，对提高肺部疾病的诊断、治疗颇有帮助，对肺癌的早期诊断尤为重要；纵隔镜检查是一种新的内窥镜检查技术，不但能直接观察上纵隔的结构，还能诊察纵隔内的支气管和主支气管旁受累的淋巴结，可正确估计手术切除的可能性，决定术后放疗的范例并判断患者的预后，避免不必要的开胸检查。放射性核素在肺疾患的诊断中应用日广，近年来，加速器生产的新核素，如氧（T1/22.1分钟）、碳（20分钟）、氪（13秒）和氮（10秒钟）等也已用于肺部疾患的检查，对肺动脉栓塞、阻塞性肺部疾患、慢性肺心病、肺癌的诊断有价值。超声检查对于胸膜增厚、肺部肿瘤、脓肿或囊肿、较大的纵隔肿瘤等的诊断也有一定的帮助。心血管造影和肺血管造影近年来也日益发展，通过造影可确定肺、纵隔病变性质是否为血管性，或通过血管移位确定有无肿物，协助肺部病变的定位，判断肿瘤是否可以切除，发现和评价动脉高压，休息和运动时肺动脉压的测定可作为肺部手术前的评价。电子计算机辅助诊断的使用，为提高临床的诊断水平提供手段，以电子计算机和电视技术相结合的图像分析装置，可对医学图像测量，并可对模糊不清的图像进行处理，提高图像的清晰度，对科研和临床诊断都很有价值。在对呼吸系统疾病的治疗上，由于先进仪器设备的使用，确诊率不但大大提高，而且在临床治疗上也出现显著的突破。如治疗支气管哮喘，采用雾化和温化法，将β受体兴奋剂和皮质类固醇做成气雾或粉剂吸入，使药物直接作用于肺部以提高疗效。对严重呼吸衰竭患者采用组织相容性好的高容低（无）压的聚氯乙烯气囊或硅胶气管导管，故鼻－气管插管可长期留置，以便吸出分泌物，保持呼吸道通畅及加用机械通气治疗，多数患者的病情可迅速改善。建立呼吸系统疾病监护室，配备呼吸功能监测仪、心电图、血气分析仪、机械呼吸器、供氧和吸引器装备、各种抢救物品，对危重病人进行有效抢救，生存率较一般病变可显著提高，从而提高治愈率，降低死亡率等。

目前，对治疗呼吸系统的一些慢性病的研究，常综合中西医两种医学之长，充分利用现代科学和中西医结合研究的新成果指导临床，对提高疗效发挥了重大作用，如对支气管哮喘病的急性发作期以西药治疗为主，待哮喘被完全控制时，即采用中医的扶正固本法长期调治，肺虚者益气固表，补益肺气；肾阳虚者补肾阳，兼顾肾阴；肾阴虚者滋肾阴兼顾肾阳（据中医阴阳互根之理）。通过辨证论治，扶正固本，可较易撤除激素或减少"撤除激素症候群"的发生，从而有效地减少或控制哮喘发作。通过临床实践证明，中药、气功、针灸、穴位注射等均可增强患者的免疫功能，提高机体的抗病能力，有利于呼吸系统疾病的患者早日康复。

第十九章 卫生部颁发中药新药治疗呼吸病的临床研究指导原则

第一节 中药新药治疗感冒的临床研究指导原则

感冒是感受外邪所导致的常见外感疾病。临床表现以鼻塞流涕、打喷嚏、咳嗽、头痛、恶寒、发热、全身不适为特征。本病属于现代医学的上呼吸道感染。

基本原则

一、病例选择标准

（一）诊断标准

1. 中医诊断标准

（1）恶寒、发热、鼻塞、流涕、打喷嚏、咳嗽、头痛、全身不适等症状。

（2）舌淡红或边尖红，苔薄或黄，脉浮。

（3）气候反常或起居不慎引起，突然发病。

2. 中医辨证

（1）风寒证：恶寒重，发热轻，无汗，头痛，肢体酸痛，鼻塞声重，时流清涕，喉痒咳嗽，咯痰稀薄色白，口不渴或渴喜热饮。舌苔薄白而润，脉浮或浮紧。

（2）风热证：身热较著，微恶风，汗泄不畅，头胀痛，咳嗽，痰黏或黄，咽燥，或咽喉红肿疼痛，鼻塞，流黄浊涕，口渴欲饮。舌边尖红，舌苔薄白微黄，脉浮数。

（3）暑湿证：身热，微恶风，汗出不畅，肢体酸重或疼痛，头昏重胀痛，咳嗽痰黏，鼻流浊涕，心烦口渴，或口中黏腻，渴不多饮，胸闷，泛恶，小便短赤。舌苔薄黄而腻，脉濡数。

3. 西医诊断标准

呼吸道感染的诊断主要靠有感冒流行接触史、临床表现、X 线所见与白细胞计数以及对抗生素治疗的反应为依据。

（1）临床表现：咽干，咽痛，鼻塞，打喷嚏，流涕，咳嗽，发热，头痛，全身酸痛，乏力，纳差等。

（2）白细胞计数正常或偏低。

（3）免疫荧光法病毒分离等检查可确定病原诊断。

（二）试验病例标准

1. 纳入病例标准

符合中、西医诊断标准及中医辨证，体温在 38℃ 以上，病程在 48 小时之内者，可纳入试验病例。

2. 排除病例标准

（1）已使用过治疗药物者。

（2）年龄在 18 岁以下或 65 岁以上，妊娠及哺乳期妇女，过敏体质及对本药过敏者。

（3）合并心血管、脑血管、肝、肾、造血系统等严重原发性疾病者，精神病患者。

（4）不符合纳入标准，未按规定用药，无法判断疗效，或资料不全等影响疗效或安全性判断者。

二、观测指标

1. 安全性观测

（1）一般体格检查项目。

（2）血、尿、便常规化验。

（3）心、肝、肾功能检查。

2. 疗效性观测

（1）临床表现为鼻塞流涕、打喷嚏、咳嗽、头痛、恶寒、发热、全身不适等。

（2）体温测试，每日 2～3 次。

（3）舌象、脉象。

（4）白细胞总数加分类。

（5）病毒分离鉴定及病毒血清学试验等有关检查。

其中（1）～（4）必做，（5）根据病情及临床研究需要选做。

三、疗效判定标准

痊愈：治疗 3 天以内体温恢复正常，感冒的症状全部消失。

显效：治疗 3 天以内体温正常，感冒的大部分症状消失。

有效：治疗 3 天以内体温较以前降低，感冒的主要症状部分消失。

无效：治疗 3 天以内体温未降或升高，感冒的主要症状无改善。

四、观察、记录、总结的有关要求

按临床研究设计要求，统一表格，做出详细记录，认真写好病历。应注意观察不良反应，并追踪观察。试验结束后，不能任意涂改病历，对各种数据必须做统计学处理。

临床试验

一、I 期临床试验

目的在于观察人体对新药的反应和耐受性，探索安全有效的剂量，提出合理的给药方案和注意事项。有关试验设计（包括受试对象、初试剂量的确定）、结果的观察与记录、不良反应的判断与处理、试验总结等具体事项，按《新药审批办法》的有关规定执行。

二、II 期临床试验

本期的两个阶段，即对照治疗试验阶段与扩大对照治疗试验阶段，可以同时进行。试验设计的要求按《新药审批办法》执行。

1. 试验单位应为 3～5 个，每个单位的病例不少于 30 例。

2. 治疗组病例不少于 300 例，其中主要证候不少于 100 例。对照组另设。

3. 试验病例的选择，采用住院病例和门诊病例，门诊病例应严格控制可变因素。

4. 对照组的设立要有科学性。对照组与治疗组病例之比不低于 1：3，设立对照组的观察单位，对照组病例不少于 30 例。对照药物应择优选用公认治疗同类病证的有效药物。尽量采用双盲法。

5. 药物剂量可根据 I 期临床试验结果或中医药理论和临床经验而定，以 3 天为 1 疗程。

6. 由临床研究人员负责对各医院的试验结果汇总，进行统计学处理和评价，并写出正式的新药临床试验总结。

三、Ⅲ期临床试验

新药得到卫生部批准试生产或上市一段时间后应进行Ⅲ期临床试验，目的是对新药进行社会性考察和评价。观察项目同Ⅱ期临床试验，重点考察新药疗效的可靠性及使用后的不良反应。有关要求均按《新药审批办法》执行。

临床试验

对第四、第五类新药须进行临床验证，主要观察其疗效、不良反应、禁忌和注意事项等。

1. 观察方法应采取分组对照的方法。改变剂型的新药，其对照品应采用原剂型药物；增加适应证的新药，应选择公认的治疗同类病证的有效药物进行对照。

2. 观察例数不少于 100 例，其中主要证候不少于 50 例。对照组例数根据统计学需要而定。

3. 临床验证设计与总结的要求与Ⅲ期临床试验相同。

承担中药新药临床研究医院的条件

1. 临床试验、临床验证的负责医院应是卫生部临床药理基地，参加单位应以二甲以上医院为主。

2. 临床研究的负责人应具备副主任医师（包括相当职称）以上的职称，并对本病的研究有一定造诣。

第二节　中药新药治疗慢性支气管炎
的临床研究指导原则

慢性支气管炎是严重危害人民健康的多发病、常见病。临床上以咳嗽、咯痰为主要症状，或伴有喘息，每年发作至少持续 3 个月，并连续 2 年以上。

本病属中医咳嗽、咳喘的范畴。

基本原则

一、病例选择标准

（一）诊断标准

1. 西医诊断标准（参照 1979 年 11 月全国慢性支气管炎临床专业会议修订的标准）

（1）临床上以咳嗽、咯痰为主要症状，或伴有喘息，每年发病持续 3 个月，并连续 2 年以上。

（2）排除具有咳嗽、咯痰、喘息症状的其他疾病（如肺结核、尘肺、肺脓肿、支气管哮喘、支气管扩张、心脏病、心功能不全、慢性鼻咽疾病等）。

2. 临床类型

（1）单纯型：诊断符合慢性支气管炎的诊断标准，具有咳嗽、咯痰 2 项症状。

（2）喘息型：诊断符合慢性支气管炎的诊断标准，具有喘息症状，并经常或多次出现哮鸣音。

3. 分期

（1）急性发作期：1 周内出现脓性或黏液脓性痰，痰量明显增多或伴有其他炎症表现；或 1 周内咳、痰、喘症状中任何 1 项加剧至重度；或重症病人明显加重者。

（2）慢性迁延期：指病人有不同程度的咳、痰、喘症状，迁延不愈；或急性发作期症状 1 个月后仍未恢复到发作前水平。

（3）临床缓解期：指病人经过治疗自然缓解，症状不足轻度，可维持 2 个月以上。

4. 病情程度的划分

（1）咳嗽

轻度（＋）：白天间断咳嗽，不影响正常生活和工作。

中度（＋＋）：症状介于轻度（＋）及重度（＋＋＋）之间。

重度（＋＋＋）：昼夜咳嗽频繁或阵咳，影响休息和睡眠。

（2）咯痰

少（＋）：昼夜咯痰 10～50mL，或夜间及清晨咯痰 5～25mL。

中（＋＋）：昼夜咯痰 51～100mL，或夜间及清晨咯痰 26～50mL。

多（＋＋＋）：昼夜咯痰 100mL 以上，或夜间及清晨咯痰 50mL 以上。

对痰液的性状、颜色应加以观察记录。

（3）喘息

轻度（＋）：喘息偶有发作，程度轻，不影响睡眠或活动。

中度（＋＋）：病情介于轻度（＋）及重度（＋＋＋）之间。

重度（＋＋＋）：喘息明显，不能平卧，影响睡眠及活动。

（4）哮鸣音

少（＋）：偶闻，或在咳嗽、深快呼吸后出现。

中（＋＋）：散在。

多（＋＋＋）：满布。

（5）实验室检查、X 线、肺功能及其他实验室检查：可作为病情、疗效判断的指标。

临床病情程度的判定，按就诊时之症状及肺部哮鸣音，任何一项够重度者为重度，够中度者为中度，均不足中度者为轻度。

5. 中医诊断标准

（1）标证

①热痰：咳嗽，咯痰，痰性状为脓、黏脓或黏浊痰，常不易咯出，或兼发热，流涕，咽痛，口渴，尿黄，便干。舌质红，苔黄，脉弦滑数。

②寒痰：咳嗽，咯痰，痰性状为白色泡沫或黏稀痰，常较易咯出，或兼恶寒发热，流清涕，口不渴，尿清长。舌苔薄白或白腻，脉弦紧。

③热喘：咳喘，胸闷，喉中痰鸣，咯脓痰、黏脓痰或黏浊痰，或兼头痛，身热汗出，口渴，便干或便秘，尿黄。舌质红，苔黄，脉弦滑数。

④寒喘：咳喘胸闷，喉中痰鸣，咳白色泡沫或黏稀痰，或兼头痛，寒热无汗，口不渴。舌苔薄白或白腻，脉弦紧。

（2）本证

①肺气虚：病发时常以咳为主，咳声无力，多为单咳或有间歇咳，白天多于夜晚，痰量不多，多汗，恶风，易感冒。舌质正常或稍淡，舌苔薄白，脉弦细或缓细。

②脾阳虚：病发时常咳声重浊，多为连声咳，夜重昼轻，咳黏液或浆液痰，痰量常在中等（＋＋）以上，食欲不振，饭后腹胀，面容虚肿，大便溏软。舌质淡或胖，有齿痕，舌苔白或白厚腻，脉濡缓或滑。

③肾阳虚：以动则气短为特征，病发时多为阵咳，夜多于昼，痰量＋～＋＋＋，腰酸肢软，咳则遗尿，夜尿频多，头昏，耳鸣，身寒肢冷，气短语怯。舌质淡胖，舌苔白滑润，脉多细（沉细、弦细、细数）。

④阴阳俱虚：在肾阳虚的基础上兼有口干咽燥、五心烦热、潮热盗汗等阴虚证。舌体胖，色紫，少苔或无苔，常有瘀象，脉细数。

⑤肺肾阴虚：干咳无痰或少痰，痰黏稠似盐粒，不易咯出，常动则气短，口干咽燥，五心烦热，潮热盗汗，头晕目眩，腰酸肢软。舌苔光剥或少苔，舌质红，脉细数。

（二）试验病例标准

1. 纳入病例标准

符合慢性支气管炎的诊断及中医辨证标准者可纳入试验病例。

2. 排除病例标准（包括不适应证或剔除标准）

（1）经检查证实由结核、真菌、肿瘤、刺激性气体、过敏等因素所致的慢性咳嗽、喘息患者。

（2）慢性支气管炎并发严重心功能不全者。

（3）合并有心血管、肾、肝和造血系统等严重原发性疾病，精神病患者。

（4）妊娠或哺乳期妇女，对本药过敏者。

（5）凡不符合纳入标准，未按规定用药，无法判定疗效或资料不全等影响疗效或安全性判断者。

二、观测指标

1. 安全性观测

（1）一般体检项目。

（2）血、尿、便常规化验。

（3）心、肝、肾功能检查。

2. 疗效性观测

（1）临床表现：咳嗽、气喘的轻重程度及持续时间。

（2）体征：体温、心肺体征、啰音、哮鸣音、舌象、脉象等的观察。

（3）检查项目：胸部 X 线片、肺功能、血气分析、痰病理等。

三、疗效判定标准

1. 单项症状疗效判断

临床控制：咳、痰、喘症状基本消失，肺部哮鸣音轻度者。

显效：咳、痰、喘症状明显好转（＋＋＋→＋），肺部哮鸣音明显减轻。

有效：咳、痰、喘症状好转（＋＋＋→＋＋，或＋＋→＋），肺部哮鸣音减轻。

无效：咳、痰、喘症状及哮鸣音无改变，或减轻不明显，以及症状及哮鸣音加重者。

2. 急性发作期疗效判定标准

临床控制：咳、痰、喘及肺部哮鸣音恢复到急性发作前的水平，可参考其他客观检查指标。

显效：咳、痰、喘及肺部哮鸣音显著减轻，但未恢复到急性发作前的水平，可参考其他客观检查指标。

有效：咳、痰、喘及肺部哮鸣音有减轻，但程度不足显效者，可参考其他客观检查指标。

无效：咳、痰、喘及肺部哮鸣音 1 个月内仍未恢复到发作前水平，可参考其他客观检查指标。

3. 慢性迁延期疗效判断（至少要经过 1 个冬春的观察）

（1）单纯型：以咳嗽、咯痰 2 项的变化情况为病情疗效判定标准。

临床控制：咳嗽、咯痰基本好转，病情不足轻度。

显效：咳嗽、咯痰均达到显效标准，或其中 1 项达到临床控制标准，另 1 项为显效或有效。

有效：咳嗽、咯痰 1 项达到有效以上，另 1 项为无效。

无效：咳嗽、咯痰均无改变，或未达到有效标准，以及咳嗽、咯痰均较前加重者。

（2）喘息型：以咳、痰、喘、哮鸣音 4 项指标的变化情况为疗效判定标准。

临床控制：咳、痰、喘、哮鸣音 4 项中 3 项达到临床控制，另 1 项达到显效。

显效：咳、痰、喘、哮鸣音 4 项中 3 项达到显效，另 1 项达到有效；或 2 项临床控制，2 项显效或有效；或 1 项临床控制，2 项显效，1 项有效。

有效：咳、痰、喘、哮鸣音 4 项中 1 项达到临床控制，另 1 项达到显效或有效；或 2 项达到显效；或 1 项显效，另 2 项达到有效；或有 3～4 项好转。

无效：咳、痰、喘、哮鸣音 4 项均无效，或仅 1 项好转；以及 4 项中有 1 项或 1 项以上加重，其余各项亦无好转者。

4. 远期疗效判定标准

临床治愈：停用对症药治疗 2 年后，临床症状及肺部哮鸣音均不足轻度者。

显效：病情达显效水平，持续 2 年以上。

有效：病情达有效水平，持续 2 年以上。

无效：病情稳定在原程度，或经过 2 个冬春治疗，病情反复。

四、观察、记录、总结的有关要求

按设计要求，统一表格，做出详细记录，认真写好病历。应注意观察不良反应或未预料到的毒副反应，并追踪观察。试验结束后，不能任意涂改病历，对各种数据必须做统计学处理。

临床试验

一、Ⅰ期临床试验

目的在于观察人体对新药的反应和耐受性，探索安全有效的剂量，提出合理的给药方案和注意事项。有关试验设计（包括受试对象、初试剂量的确定）、结果的观察与记录、不良反应的判断与处理、试验总结等具体事项，按《新药审批办法》的有关规定执行。

二、Ⅱ期临床试验

本期的两个阶段，即对照治疗试验阶段与扩大对照治疗试验阶段，可以同时进行。试验设计的要求按《新药审批办法》执行。

1. 试验单位应为 3～5 个，每个单位病例不少于 30 例。

2. 治疗组病例不少于 300 例，其中主要证候不少于 100 例。对照组另设。

3. 试验病例的选择，采用住院病例和门诊病例，住院病例不少于总例数的 1/2。门诊病例应严格控制可变因素。

4. 对照组的设立要有科学性。对照组与治疗组病例之比不低于 1∶3，设立对照组的观察单位，对照组病例不少于 30 例。对照药物应择优选用公认治疗同类病证的有效药物。尽量采用双盲法。

5. 药物的剂量和疗程可根据 I 期临床试验结果或根据中医药理论和临床经验而定。

6. 由临床研究人员负责对各医院的试验结果汇总，进行统计学处理和评价，并写出正式的新药临床试验总结。

三、Ⅲ期临床试验

新药得到卫生部批准试生产或上市后一段时间应进行Ⅲ期临床试验，目的是对新药进行社会性考察和评价。观察项目同Ⅱ期临床试验，重点考察新药疗效的可靠性及使用后的不良反应。有关要求均按《新药审批办法》执行。

临床验证

对第四、第五类新药须进行临床验证，主要观察其疗效、不良反应、禁忌和注意事项等。

1. 观察方法应采取分组对照的方法。改变剂型的新药，其对照品应采用原剂型药物；增加适应证的新药，应选择公认的治疗同类病证的有效药物进行对照。

2. 观察例数不少于 100 例，其中主要证候不少于 50 例。对照组例数根据统计学需要而定。

3. 临床验证设计与总结的要求与Ⅱ期临床试验相同。

承担中药新药临床研究医院的条件

1. 临床试验、临床验证的负责医院应是卫生部临床药理基地，参加单位应以二甲以上医院为主。

2. 临床研究的负责人应具备副主任医师（包括相当职称）以上的职称，并对本病的研究有一定造诣。

第三节 中药新药治疗慢性肺源性心脏病的临床研究指导原则

慢性肺源性心脏病（简称肺心病）是慢性支气管炎、肺气肿等肺胸疾病或肺血管病变引起的心脏病，以肺动脉高压、右心室增大或右心功能不全为临床特点。本病属于中医咳喘、痰饮、水气、肺胀等病证的范畴。

基本原则

一、病例选择标准

（一）诊断标准

1. 西医诊断标准（参照 1977 年 9 月第二次全国肺心病专业会议修订的标准）

（1）慢性肺胸疾病或肺血管病变的诊断主要依据病史、症状、体征、心电图、X 线。

（2）右心功能不全的主要表现为颈静脉怒张、肝肿大压痛、肝颈反流征阳性、下肢浮肿及静脉压增高等。

（3）肺动脉高压、右心室增大的诊断依据如下。

①体征：剑突下出现收缩期搏动，肺动脉瓣区第二心音亢进，三尖瓣区心音较心尖部明显增强或出现收缩期杂音。

②X 线征象和诊断标准

A. 右下肺动脉干扩张：横径≥15mm；或右下肺动脉横径与气管横径比值≥1.07；或经动态观察较原右下肺动脉干增宽 2mm 以上。

B. 肺动脉中段凸出，或其高度≥3mm。

C. 中心肺动脉扩张和外围分支纤细，两者形成鲜明的对比。

D. 圆锥部显著凸出（右前斜位 45°），或锥高≥7mm。

E. 右心室增大（结合不同体位判断）。

具有上述 5 项中的 1 项，即可诊断。

③心电图诊断标准

A. 主要条件

额面平均电轴≥+90°。

$V_1 R/S ≥ 1$。

重度顺钟向转位（$V_5 R/S ≤ 1$）。

$RV_1 + SV_5 > 1.05 mV$。

aVR/S 或 $R/Q ≥ 1$。

V_{1-3} 呈 Qs、Qr、qr（需除外心肌梗死）。

肺性 P 波：P 电压≥0. 22mV，或 P 电压≥0. 2mV，呈尖峰型，结合 P 电轴 > +80°；或当低电压时，P 电压 >1/2R，呈尖峰型，结合电轴 > +80°。

B. 次要条件

肢导联低电压。

右束支传导阻滞（不完全性或完全性）。

具有 1 项主要条件即可诊断，只具备 2 项次要条件为可疑肺心病的心电图表现。

2. 中医诊断标准

（1）缓解期

肺肾气虚证

主症：咳嗽，气喘，活动后加重，或有少量泡沫痰，腰酸腿软，乏力，或畏寒肢冷。舌质淡，苔薄白，脉沉细。

兼症：

兼脾虚湿痰者：痰稀色白，食少，乏力。舌苔白腻，脉滑或细而无力。

偏阴虚者：口干，心烦，手足心热。舌质红，脉细数。

兼心气虚者：心悸明显。脉沉细或有结代。

（2）急性发作期

①肺肾气虚外感证

偏寒者：咳喘，气促，咯白痰，或恶寒，周身不适。舌苔白，脉浮紧。

偏热者：咳嗽，喘促，或不能平卧，痰黄黏稠，或发热。舌苔黄，脉滑数。

②心、脾、肾阳虚水泛证：浮肿，心悸，气短不能平卧，尿少，口唇紫绀。舌质紫绛，苔白腻，脉沉虚数或结代。

③痰浊闭窍证：意识模糊，神昏谵语，甚至昏迷，呼吸急促或伴痰鸣，舌质紫暗，脉滑数。兼肝风内动者，还有烦躁不安、抽搐。

④元阳欲绝证：面色晦暗，汗出，肢冷。脉沉细而数，甚至脉微欲绝。

⑤热瘀伤络证：皮肤瘀斑，或有出血倾向。舌紫绛，脉细数或弦数。

3. 疾病分级和分期标准

（1）肺心病缓解期

（2）肺心病急性发作期

①心功能不全标准

心功能 I 级：体力劳动不受限制，为心功能代偿期。

心功能Ⅱ级：体力劳动轻度受限，在原有的日常活动和工作劳动中可引起呼吸困难（Ⅰ°心力衰竭）。

心功能Ⅲ级：体力劳动明显受限，稍事活动即觉呼吸困难（Ⅱ°心力衰竭）。

心功能Ⅳ级：病人不能从事任何活动和体力劳动，即使在休息时亦有呼吸困难（Ⅲ°心力衰竭）。

②呼吸功能不全临床标准：根据呼吸困难、发绀等临床表现分为3级，肺功能检查及血液气体分析（见表19-1）可作参考。

Ⅰ级（轻度）：中度劳动时即感呼吸困难，轻度发绀。

Ⅱ级（中度）：轻度活动时即感呼吸困难，中度发绀。

Ⅲ级（重度）：静息时即感呼吸困难，重度发绀。

表19-1 动脉血液气体检查结果分级标准

项　目	轻　症	中　症	重　度
PaO_2	>50mmHg	30~50mmHg	<30mmHg
SaO_2	>80%	60%~80%	<60%
$PaCO_2$	<50mmHg	50~70mmHg	>70mmHg

（二）试验病例标准

1. 纳入病例标准

凡确诊为本病，且符合中医辨证标准者，可作为试验病例。

2. 排除病例标准（包括不适应证或剔除标准）

（1）合并肝、肾、脑和造血系统等严重原发性疾病者，精神病患者。

（2）年龄在18岁以下或70岁以上者，妊娠期或哺乳期妇女，对本药过敏者。

（3）不符合纳入标准，未按规定用药，无法判断疗效或资料不全等影响疗效或安全性判断者。

二、观测指标

1. 安全性观测

（1）一般体检项目。

（2）血、尿、便常规化验。

（3）心、肝、肾功能检查。

2. 疗效性观测

（1）详细观察各种症状和体征。

（2）痰培养与痰细胞学检查。

（3）动脉血气分析。

（4）胸部 X 线检查。

（5）心电图检查。

（6）肺功能检查。

（7）DIC 检查。

（8）心功能检查。

（9）血液流变学检查。

以上（1）～（6）必做，其他项根据疾病需要及各医疗、科研单位的条件选做。

三、疗效判定标准

1. 肺心病急性发作期综合疗效判断标准

（1）显效：间断咳嗽，痰为白色泡沫黏痰，易咯出，两肺偶闻啰音，肺部炎症大部分吸收（可参考体温、白细胞计数、分类、质量、痰细胞学检查及痰细菌培养结果）。心肺功能改善达 2 级（动脉血液气体检查结果可作参考）。神清，生活自理。

症状、体征及实验室检查恢复到发病前的情况。

（2）有效：阵咳，有黏脓痰，不易咯出，两肺有散在啰音，肺部炎症部分吸收。心肺功能改善达 1 级（可参考上述检查）。神清，能在床上活动。

（3）无效：上述各项指标无改善，或有恶化者。

2. 肺心病缓解期疗效判断标准

（1）判定疗效至少要经过 1 个冬春，即半年以上时间的防治观察，要和防治前同时期（缓解期）相比较。

（2）疗效判断项目应包括以下内容。

症状：以咳、痰、喘及心悸、气短、水肿等症状为主。

体征：重点包括剑突下心脏搏动、肺动脉瓣区第二音亢进、颈静脉怒张、肝大、肝颈反流征和水肿。肺部啰音的变化可作参考。

治疗前后应做心电图、X线胸片、呼吸功能测定作为对照比较。

比较治疗前后感冒和肺心病的急性发作次数，以及急诊或住院次数。

3. X 线疗效判断标准

肺部炎症阴影的消散、大部消散和扩大是肺部继发感染的吸收、好转和恶化的指征。

显效：肺动脉高压的 X 线征象经综合判断恢复到正常或原有范围，增大的心脏缩小至正常范围。

有效：肺动脉高压的 X 线征象较明显地恢复，增大的心脏缩小到增幅的 $1/2 \sim 1/3$。

无效：肺动脉高压、心脏大小不变或进一步增重、增大，或出现胸水，为病情稳定和恶化的指征。

四、观察、记录、总结的有关要求

按设计要求，统一表格，做出详细记录，认真写好病历。应注意观察不良反应或未预料到的毒副反应，并追踪观察。试验结束后，不能任意涂改病历，对各种数据必须做统计学处理。

临床试验

一、Ⅰ期临床试验

目的在于观察人体对新药的反应和耐受性，探索安全有效的剂量，提出合理的给药方案和注意事项。有关试验设计（包括受试对象、初试剂量的确定）、结果的观察与记录、不良反应的判断与处理、试验总结等具体事项，按《新药审批办法》的有关规定执行。

二、Ⅱ期临床试验

本期的两个阶段，即对照治疗试验阶段与扩大对照治疗试验阶段，可以同时进行。试验设计的要求按《新药审批办法》执行。

1. 试验单位应为 3 ~ 5 个，每个单位病例不少于 30 例。

2. 治疗组病例不少于 300 例，其中主要证候不少于 100 例。对照组另设。

3. 试验病例的选择，采用住院病例和门诊病例，住院病例不少于总例数的 2/3。肺心病缓解期可采用门诊病例，门诊病例应严格控制可变因素。

4. 对照组的设立要有科学性。对照组与治疗组病例之比不低于 1:3，设立对照组的观察单位，对照组病例不少于 30 例。对照药物应择优选用公认治疗同类病证有效的药物。尽量采用双盲法。

5. 药物剂量可根据 I 期临床试验结果或根据中医药理论和临床经验而定。急性发作期以 4 周为 1 疗程，缓解期以半年为 1 疗程。

6. 由临床研究人员负责对各医院的试验结果汇总，进行统计学处理和评价，并写出正式的新药临床试验总结。

三、III 期临床试验

新药得到卫生部批准试生产或上市后一段时间应进行 III 期临床试验，目的是对新药进行社会性考察和评价。观察项目同 II 期临床试验，重点考察新药疗效的可靠性及使用后的不良反应。有关要求均按《新药审批办法》执行。

临床验证

对第四、第五类新药须进行临床验证，主要观察其疗效、不良反应、禁忌和注意事项等。

1. 观察方法应采取分组对照的方法。改变剂型的新药，其对照品应采用原剂型药物；增加适应证的新药，应选择公认的治疗同类病证有效的药物进行对照。

2. 观察例数不少于 100 例，其中主要证候不少于 50 例。对照组例数根据统计学需要而定。

3. 临床验证设计与总结的要求与 II 期临床试验相同。

承担中药新药临床研究医院的条件

1. 临床试验、临床验证的负责医院应是卫生部临床药理基地，参加单位应以二甲以上医院为主。

2. 临床研究的负责人应具备副主任医师（包括相当职称）以上的职称，并对本病的研究有一定造诣。

第四节　中药新药治疗原发性支气管肺癌的临床研究指导原则

原发性支气管肺癌，又称肺癌，是最常见的恶性肺肿瘤。本病相当于中医的"肺积"。

基本原则

一、病例选择标准

（一）诊断标准

1. 西医诊断标准

（1）临床诊断：符合下列各项之一者，可以确立临床诊断。

①有或无症状及体征，X 线胸片见肺部有孤立性结节或肿块阴影，其边缘呈脑回状、分叶和细毛刺状，并在短期内（2～3 个月）逐渐增大，尤以经过短期积极药物治疗后可排除结核或其他炎性病变者。

②节段性肺炎在短期内（一般为 2～3 个月）发展为肺叶不张者；或肺叶不张在短期内发展为全肺不张者；或在其相应部位的肺根部出现肿块，特别是生长性肿块者。

③上述肺部病灶伴有远处转移，邻近器官受侵或有压迫症状表现者，如邻近骨破坏，肺门或/和纵隔淋巴结明显增大，短期内发展的上腔静脉压迫综合征、同侧喉返神经麻痹（排除结核和主动脉病变后）以及颈部交感神经节（排除手术创伤后）、臂丛神经、膈神经侵犯症等。

（2）细胞学诊断：痰液、纤维支气管镜毛刷、抽吸、冲洗等获得细胞学标本，镜下所见符合肺癌细胞学标准者，诊断可以确立。须注意除外上呼吸道甚至食管癌肿。

（3）病理学诊断：无明显可确认的肺外原发癌灶，必须符合下列各项之一者，方能确立病理学诊断。

①肺手术标本经病理、组织学证实者。

②行开胸探查、肺针穿刺或经纤维支气管镜检采得肺或支气管活检组织标本，经组织学诊断为原发性支气管肺癌者。

③颈和腋下淋巴结、胸壁、胸膜或皮下结节等转移灶活检，组织学表现

符合原发性支气管肺癌,且肺或支气管壁内疑有肺癌存在,临床上又能排除其他器官原发癌者。

④经尸检发现肺有癌灶,组织学诊断符合原发性支气管肺癌者。

2. 中医诊断标准

(1)气虚痰湿证:咳嗽痰多,胸闷,纳呆,神疲乏力,面色㿠白,大便溏薄。舌质淡胖,舌苔白腻,脉濡缓或濡滑。

(2)阴虚内热证:咳嗽无痰,或少痰,痰黄难咳,痰中带血,胸闷气促,心烦失眠,口干便秘,发热。舌质红,舌苔花剥,或光绛无苔,脉细数。

(3)气阴两虚证:咳嗽少痰,咳声低微,痰血,气促,神疲乏力,面色㿠白,恶风,自汗,或盗汗,口干不多饮。舌质红,苔薄,脉细弱。

(4)气滞血瘀证:咳嗽痰血,气促,胸胁胀满或刺痛,大便干结。舌质有瘀斑或紫暗,舌苔薄白,脉弦或涩。

(5)热毒炽盛证:高热,气促,咳嗽,痰黄稠或血痰,胸痛,口苦,口渴欲饮,便秘,尿短赤。舌质红,脉大而数。

3. 肺癌 TNM 病期分类 [参照国际抗癌协会(UICC)在 1985 年修正的分类法]

(1)TNM 系统

T:代表原发肺部病灶,根据肿瘤的大小及对周围器官组织的直接侵犯与否和范围又可分为以下 7 类。

Tx:从支气管分泌物中找到恶性细胞,但 X 线胸片和支气管镜不能发现病灶。

T_0:根据转移性淋巴结或远处转移能肯定来自肺,但肺内未能找到原发病灶。

T_{IS}:原位癌的病变局限于黏膜,未及黏膜下层者。

T_1:肿瘤最大直径≤3cm,四周围是肺脏或脏层胸膜;用纤维支气管镜检查时,病变范围的远端未侵犯到叶支气管。

T_2:肿瘤最大直径>3cm,或不论肿瘤大小均侵及脏层胸膜,或累及肺门区伴肺不张或阻塞性肺炎。支气管镜中显示肿瘤的近端在叶支气管以内或距离隆突至少 2cm。如有肺不张或阻塞性肺炎,其范围应小于一侧全肺。

T_3:不论肿瘤大小,凡有较局限的肺外侵犯,如胸壁(包括未侵及椎体的肺上沟癌)、横膈、纵隔胸膜、心包,而不侵及心脏,大血管、气管、食道和椎体，或肿瘤在主支气管内，距隆突＜2cm，但未侵及隆突者，均属手术切除之类。

T_4：不论肿瘤大小，凡有广泛的肺外侵犯，包括纵隔、心脏、大血管、气管、食道、椎体（包括肺上沟癌）、隆突，并有恶性胸腔积液者。凡胸腔积液反复几次不能找到癌细胞，液体既非血性也非渗出液者，不能列为 T_4。

N：代表区域性（即胸内）淋巴结的转移，根据受累的淋巴结部位可分为以下 4 类。

N_0：胸内无淋巴结转移。

N_1：转移或直接侵犯到支气管旁或/和同侧肺门淋巴结。

N_2：转移到同侧纵隔淋巴结和隆突下淋巴结。

N_3：转移到对侧纵隔淋巴结或对侧肺门淋巴结、对侧或同侧的前斜角肌或锁骨上窝淋巴结。

M：代表远处转移。

M_0：无远处转移。

M_1：有远处转移，要标明转移部位。

（2）TNM 分期

隐匿癌：$T_X N_0 M_0$

0 期：$T_{IS} N_0 M_0$

Ⅰ 期：$T_1 N_0 M_0$

$\qquad T_2 N_0 M_0$

Ⅱ 期：$T_1 N_1 M_0$

$\qquad T_2 N_1 M_0$

Ⅲ$_a$ 期：$T_3 N_0 M_0$

$\qquad T_3 N_1 M_0$

$\qquad T_{1\sim3} N_2 M_0$

Ⅲ$_b$ 期：任何 T，N_3，M_0

$\qquad T_4$，任何 N，M_0

Ⅳ 期：任何 T，任何 N，M_1

（二）试验病例标准

1. 纳入病例标准

（1）经病理学或细胞学证实为肺鳞癌、腺癌或大细胞癌、小细胞肺癌，且符合中医辨证的患者。

（2）不能手术的 Ⅱ～Ⅳ 期患者（包括经手术探查，未切除癌肿的患者）。

（3）未经其他治疗，或经放化疗结束 2 个月以上者，或手术后复发者。

（4）体力状况（KNS）评分在 60 分以上者。

卡劳夫斯基（Karnofsky）评分法：

一切正常，无不适或病证	100
能进行正常活动，有轻微病证	90
勉强可进行正常活动，有一些症状或体征	80
生活自理，但不能维持正常活动或积极工作	70
生活偶需帮助，但能照顾大部分私人的需求	60
需要颇多的帮助和经常的医疗护理	50
失去活动能力，需要特别照顾和帮助	40
严重失去活动能力，需要住院，但暂未有死亡威胁	30
病重、需住院及积极支持治疗	20
垂危	10
死亡	0

（5）估计能存活 3 个月以上者。

2. 排除病例标准（包括不适应证或剔除标准）

（1）有心、肝、肾等严重疾病及其功能严重障碍者，精神病患者。

（2）行手术切除、放射治疗的肺癌患者，正进行化疗或放化疗结束不足 2 个月者。

（3）对本药过敏者，年龄在 18 周岁以下或 65 岁以上者。

（4）不符合纳入标准，未按规定用药，无法判断疗效或资料不全等影响疗效或安全性判断者。

二、观测指标

1. 安全性观测

（1）一般体检项目。

（2）血、尿、便常规化验。

（3）心、肝、肾功能检查。

2. 疗效性观测

（1）有关症状及体征、中医证候、体重、体力状况等。

（2）胸部 X 线或 CT 检查。

（3）血常规、肝肾功能及免疫功能检查。

（4）痰液中脱落细胞检查。

（5）纤维支气管镜检。

（6）肺活组织检查。

（7）放射性核素肺扫描检查。

（8）其他如血清中生物活性物检查等。

以上（1）~（3）必做，其他可根据病证的需要及各医疗、科研单位的条件选做。

三、疗效判定标准

1. 缓解率

X 线片中肿瘤最大直径乘以其垂直径较治疗前缩小 50% 以上者为有效，50% 以下为无效。根据吸收程度又可分为完全缓解（CR）：经 X 线片或/和支气管镜检查，病灶全部吸收者；部分缓解（PR）：病灶缩小≥50%；稳定（NR）：病灶缩小不到 50% 或扩大不足 25%；进展（PD）：病灶较治疗前扩大 25% 以上。

2. 生存时间（MST）

指治疗至死亡或末次随访的时间，常用中位数表示。

3. 带癌或无癌生存（NED）

应在治疗记录上注明，如死亡应写明死亡原因。

4. 显效时间

指治疗开始到肿瘤出现客观缩小（一般指 X 线胸片）的时间。

5. 复发时间（MRT）

指病灶经治疗显效至复发、长大的时间，常用中位数表示，如统计时仍未增大则用"＋"表示（如 3$^+$月）。

6. 健康状况的变化

以 Karnofsky 评分为指标，在治疗前及每个疗程治疗后均打分，描述治疗前后的变化。

7. 生存率

常用于小细胞肺癌化疗中，以 1、2 甚至 5 年生存率表示疗效，应采用生命表法计算，最好用 Kaplan – Meire 曲线表示，并经时序检验平衡其他可能的影响因素。

对小细胞肺癌评价疗效时，最好做纤维支气管镜检，证明是否为病理阴性，这是常用的评价 CR 的方法之一。

四、观察、记录、总结的有关要求

按设计要求，统一表格，做出详细记录，认真写好病历。应注意观察不良反应或未预料到的毒副反应，并追踪观察。试验结束后，不能任意涂改病历，对各种数据必须做统计学处理。

临床试验

一、Ⅰ期临床试验

目的在于观察人体对新药的反应和耐受性，探索安全有效的剂量，提出合理的给药方案和注意事项。有关试验设计（包括受试对象、初试剂量的确定）、结果的观察与记录、不良反应的判断与处理、试验总结等具体事项，按《新药审批办法》的有关规定执行。

二、Ⅱ期临床试验

本期的两个阶段，即对照治疗试验阶段与扩大对照治疗试验阶段，可以同时进行。试验设计的要求按《新药审批办法》执行。

1. 试验单位应为 3~5 个，每个单位病例不少于 30 例。

2. 治疗组病例不少于 200 例，其中主要证候不少于 100 例。对照组另设。

3. 试验病例全部采用住院病例。

4. 对照组的设立要有科学性。对照组与治疗组病例之比不低于 1:3，设立对照组的观察单位，对照组病例不少于 30 例。对照药物应择优选用公认治疗同类病证的有效药物。尽量采用双盲法。不结合放化疗时亦可自身对照。

5. 药物剂量可根据Ⅰ期临床试验结果或根据中医药理论和临床经验而定。以 2 个月为 1 疗程。治疗结束，再观察 1 个月，以判定近期疗效的肿瘤缓解情况。远期疗效与生存期应长期随访。

6. 若研制的新药既有抗癌作用，又可与放疗、化学药物配合，有增加放、化疗的抗癌作用，则结合放化疗的病例均不得少于 100 例，并必须另设 100

例，观察该药的抗癌作用。观察其增效作用的病例应以化疗药物或放疗做对照组。

7. 由临床研究人员负责对各医院的试验结果汇总，进行统计学处理和评价，并写出正式的新药临床试验总结。

三、Ⅲ期临床试验

新药得到卫生部批准试生产或上市一段时间后应进行Ⅲ期临床试验，目的是对新药进行社会性考察和评价。观察项目同Ⅱ期临床试验，重点考察新药疗效的可靠性及使用后的不良反应。有关要求均按《新药审批办法》执行。

临床验证

对第四、第五类新药须进行临床验证，主要观察其疗效、不良反应、禁忌和注意事项等。

1. 观察方法应采取分组对照的方法。改变剂型的新药，其对照品应采用原剂型药物；增加适应证的新药，应选择公认的治疗同类疾病有效的药物进行对照。

2. 观察例数不少于 100 例，其中主要病证不少于 50 例。对照组例数根据统计学需要而定。

3. 临床验证设计与总结的要求与Ⅱ期临床试验相同。

承担中药新药临床研究医院的条件

1. 临床试验、临床验证的负责医院应是卫生部临床药理基地，参加单位应以二甲以上医院为主。

2. 临床研究的负责人应具备副主任医师（包括相当职称）以上的职称，并对本病的研究有一定造诣。

第五节　中药新药治疗矽肺的临床研究指导原则

矽肺是因长期吸入大量含有高浓度游离二氧化矽的粉尘引起的以肺部慢性纤维结节病变为主的疾病，是较严重的一种职业病。起病比较缓慢，以后逐渐发生全身衰弱和呼吸功能减退，其临床表现以咳嗽、胸痛和渐进性气急为特点。本病属于中医的咳嗽、喘证、虚劳等范畴。

基本原则

一、病例选择标准

（一）诊断标准

1. 西医诊断标准

（1）有吸入矽粉尘的作业史，发病急缓及病情进展与作业环境的粉尘浓度和分散度、空气中游离二氧化矽含量、劳动条件及个体的防御能力有密切关系。

（2）早期无症状及体征，随着病情的进展与并发症的出现，症状逐渐增多，可有气短、胸闷、胸痛及咳嗽。严重者有肺气肿、肺和心功能不全的症状及体征，易并发肺结核。

（3）胸部 X 线检查符合尘肺 X 线诊断标准。

（4）实验室检查血清溶菌酶、铜蓝蛋白、血清黏蛋白增高。

（5）肺功能测验有肺功能减低、弥散功能减退，严重时动脉血氧分压降低。

2. 尘肺 X 线诊断标准

（1）无尘肺（代号 0）

0：无尘肺的 X 线表现。

0^+：X 线表现尚不够诊断为 "Ⅰ" 者。

（2）一期尘肺（代号Ⅰ）

Ⅰ：有密集度 1 级的类圆形阴影，分布范围至少在两个肺区各有一处，每处直径不小于 2cm；或有密度集 1 级的不规则小阴影，其分布范围不少于两个肺区。

$Ⅰ^+$：小阴影明显增多，但密集度与范围中有一项不够定为 "Ⅱ" 者。

（3）二期尘肺（代号Ⅱ）

Ⅱ：有密集度为 2 级的类圆形或不规则小阴影，分布范围超过 4 个肺区，或有密集度为 3 级的小阴影，分布范围达 4 个肺区。

$Ⅱ^+$：有密集度为 3 级的小阴影，分布范围超过 4 个肺区，或有大阴影尚不够 "Ⅲ" 者。

（4）三期尘肺（代号Ⅲ）

Ⅲ：有大阴影出现，其长径不小于 2cm，宽径不小于 1cm。

$Ⅲ^+$：有单个大阴影或多个大阴影，面积总和超过右上肺区的面积。

附：小阴影密集度分级标准。

（1）类圆形小阴影密集度

1级：肯定的、一定量的类圆形小阴影，且肺纹理清晰可见。

2级：多量的类圆形小阴影，肺纹理一般尚可辨认。

3级：很多量的类圆形小阴影，肺纹理全部或部分消失。

（2）不规则形小阴影密集度

1级：相当量的不规则形小阴影，肺纹理一般尚可辨认。

2级：多量的不规则形小阴影，肺纹理通常部分消失。

3级：多量的不规则形小阴影，肺纹理通常全部消失。

3. 中医诊断标准

（1）肺失清肃证：咳嗽，痰不多，或干咳无痰，胸闷气短。舌质红少津，脉细。

（2）痰瘀凝滞证：胸膺疼痛为主，也可见到胸闷，咳嗽有痰。舌质暗，苔腻，脉弦滑或弦涩。

（3）气阴两亏证：咳嗽气急，神疲乏力，咽干鼻燥。舌红，脉细或细数。

（4）肺胀水肿证：气短，心悸，面目及下肢浮肿，小便不利，咳嗽痰多。舌质紫暗，脉虚数或沉细。

（二）试验病例标准

1. 纳入病例标准

符合矽肺西医诊断标准及中医辨证的患者，可纳入试验病例。

2. 排除病例标准（包括不适应证或剔除标准）

（1）年龄在18岁以下或65岁以上，妊娠或哺乳期妇女，过敏体质及对本药过敏者。

（2）合并有心血管、脑血管、肝、肾和造血系统等严重原发性疾病，精神病患者。

（3）不符合纳入病例标准，未按规定用药，无法判断疗效，或资料不全等影响疗效或安全性判断者。

二、观测指标

1. 安全性观测

（1）一般体格检查项目。

（2）血、尿、便常规化验。

（3）心、肝、肾功能检查。

2. 疗效性观测

（1）相关症状及体征。

（2）舌脉变化。

（3）胸部 X 线检查。

（4）肺功能。

（5）血清蛋白电泳。

（6）血沉。

（7）血清免疫球蛋白 IgG、IgA。

（8）心电图及心功能测定。

（9）血清溶菌酶。

（10）铜蓝蛋白。

以上（1）~（4）必做，其他可根据病情及临床研究的需要选做。

三、疗效判定标准

临床控制：呼吸道症状消失，全身情况明显改善，胸部 X 线检查病变缩小或稳定，肺功能明显改善。

显效：呼吸道症状减轻，全身情况改善，胸部 X 线检查病变有所改善或稳定，肺功能改善。

有效：症状、体征有所改善，胸部 X 线检查病变稳定。

无效：症状、体征及胸部 X 线检查无改善或加重。

四、观察、记录、总结的有关要求

按临床研究设计要求，统一表格，做出详细记录，认真写好病历。应注意观察不良反应，并追踪观察。试验结束后，不能任意涂改病历，对各种数据必须做统计学处理。

临床试验

一、I 期临床试验

目的在于观察人体对新药的反应和耐受性，探索安全、有效的剂量，提出合理的给药方案和注意事项。有关试验设计（包括受试对象、初试剂量的确定）、结果的观察与记录、不良反应的判断与处理、试验总结等具体事项，按《新药审批办法》的有关规定执行。

二、Ⅱ期临床试验

本期的两个阶段，即对照治疗试验阶段与扩大对照治疗试验阶段，可以同时进行。试验设计的要求按《新药审批办法》执行。

1. 试验单位应为 3~5 个，每个单位病例不少于 30 例。

2. 治疗组病例不少于 300 例，其中主要病证不少于 100 例。对照组另设。

3. 试验病例的选择，采用住院病例和门诊病例，住院病例不少于总例数的 1/2。门诊病例应严格控制可变因素。

4. 对照组的设立要有科学性。对照组与治疗组病例之比不低于 1:3，设立对照组的观察单位，对照组病例不少于 30 例。对照药物应择优选用公认治疗同类病证的有效药物。尽量采用双盲法。

5. 药物剂量可根据Ⅰ期临床试验结果或中医药理论和临床经验而定，以 1~3 个月为 1 疗程，治疗组 100 例，随访至少半年。

6. 由临床研究人员负责对各医院的试验结果汇总，进行统计学处理和评价，并写出正式的新药临床试验总结。

三、Ⅲ期临床试验

新药得到卫生部批准试生产或上市一段时间后应进行Ⅲ期临床试验，目的是对新药进行社会性考察和评价。观察项目同Ⅱ期临床试验，重点考察新药疗效的可靠性及使用后的不良反应。有关要求均按《新药审批办法》执行。

临床验证

对第四、第五类新药须进行临床验证，主要观察其疗效、不良反应、禁忌和注意事项等。

1. 观察方法应采取分组对照的方法。改变剂型的新药，其对照品应采用原剂型药物；增加适应证的新药，应选择公认的治疗同类病证的有效药物进行对照。

2. 观察例数不少于 100 例，其中主要病证不少于 50 例。对照组例数根据统计学需要而定。

3. 临床验证设计与总结的要求与Ⅱ期临床试验相同。

承担中药新药临床研究医院的条件

1. 临床试验、临床验证的负责医院应是卫生部临床药理基地，参加单位应以二甲以上医院为主。

2. 临床研究的负责人应具备副主任医师（包括相当职称）以上的职称，并对本病的研究有一定造诣。

第二十章 2010 年肺病中医诊疗方案 与中医临床路径

第一节 风温肺热病（非重症社区获得性肺炎） 诊疗方案

一、诊断

（一）疾病诊断

1. 中医诊断标准

参照中华人民共和国中医药行业标准《中医病证诊断疗效标准》（ZY/T001.1 - 94）。

（1）病史及发病特点：起病急，传变快，病程短，四季发病，以冬春多见。

（2）临床表现：发病初期，发热重，恶寒轻，咳嗽，咳痰不爽，头痛，舌边尖红，苔薄黄或黄白相间，脉浮数，或高热烦渴，咳喘胸痛，咯痰色黄或带血丝。舌红，苔黄或腻，脉滑数。

（3）主要体征：肺部局部叩诊可有浊音，听诊呼吸音降低或有湿啰音，或有支气管呼吸音。

（4）主要辅助检查：肺部 X 线可有炎性改变，血常规示白细胞总数或中性粒细胞增多。

2. 西医诊断标准

参照 2006 年 10 月中华医学会呼吸病学分会发布的《社区获得性肺炎诊断和治疗指南》。

（1）新近出现的咳嗽、咳痰，或原有呼吸道疾病症状加重，并出现脓性痰，伴或不伴胸痛。

（2）发热。

（3）肺实变体征和（或）湿性啰音。

（4）WBC $> 10 \times 10^9/L$ 或 $< 4 \times 10^9/L$，伴或不伴核左移。

（5）胸部 X 线检查显示片状、斑片状浸润性阴影或间质性改变，伴或不伴胸腔积液。

（二）证候诊断

参照中华人民共和国中医药行业标准《中医病证诊断疗效标准》。

1. 邪犯肺卫证

发热重，恶寒轻，咳嗽，痰白，口微渴，头痛，鼻塞。舌边尖红，苔薄白或微黄，脉浮数。

2. 痰热壅肺证

高热不退，咳嗽，咳痰黄稠或咳铁锈色痰，胸痛，呼吸气促，口渴烦躁，小便黄赤，伴大便干燥或便秘。舌红，苔黄，脉洪数或滑数。

3. 痰浊阻肺证

咳嗽，咳声重浊，胸闷，咯白黏痰，伴疲倦，纳呆，腹胀，大便溏。舌淡红，苔白腻，脉滑。

4. 正虚邪恋证

干咳少痰，口燥咽干，腹胀，神倦，纳差。舌淡红，苔白腻，脉细滑。

二、治疗方案

（一）辨证选择口服中药汤剂、中成药

1. 邪犯肺卫证

治法：宣肺透表，清热解毒。

推荐方药：银翘散合麻杏石甘汤加减。金银花、连翘、桔梗、荆芥、麻黄、石膏（先煎）、杏仁、甘草。

中成药：银翘解毒丸（颗粒、片）、连花清瘟胶囊、银黄颗粒（片）、板蓝根颗粒等。

2. 痰热壅肺证

治法：清热化痰，止咳平喘。

推荐方药：麻杏石甘汤合千金苇茎汤加减。炙麻黄、石膏（先煎）、瓜蒌皮、黄芩、浙贝母、鱼腥草、苇茎、杏仁、桔梗、法半夏、甘草。

中成药：鲜竹沥口服液、清开灵颗粒（胶囊、片）、蛇胆川贝液等。

3. 痰浊阻肺证

治法：燥湿化痰，宣肺止咳。

推荐方药：二陈汤合三子养亲汤加减。法半夏、陈皮、苏子、莱菔子、白芥子、茯苓、甘草。

中成药：祛痰止咳冲剂、蛇胆陈皮口服液、橘红丸（颗粒、胶囊、片）等。

4. 正虚邪恋证

治法：养阴益气，清散余邪。

推荐方药：生脉散、沙参麦冬汤、竹叶石膏汤、六君子汤等。沙参、麦冬、党参、五味子、茯苓、白术、陈皮、青蒿、黄芩。

中成药：生脉胶囊、养阴清肺丸等。

（二）静脉滴注中药注射液

根据病情可辨证选用痰热清注射液、清开灵注射液、喜炎平注射液、热毒宁注射液、生脉注射液、参麦注射液等。

（三）其他疗法

根据患者病情和临床实际情况，可选用耳尖放血疗法、中药保留灌肠法、刮痧法、拔罐法、针刺清喘穴、经络刺激法等，可配合选用数码经络导平治疗仪、经络导平治疗仪、针刺手法针疗仪等设备。

（四）内科基础治疗

主要包括：对症支持治疗，如吸氧。评估特定病原体的危险因素，药物选择根据《社区获得性肺炎诊断和治疗指南》（中华医学会呼吸病学分会，2006年）。

（五）护理

1. 情志调护

多进行面对面的沟通，给予耐心的开导、热心的抚慰与鼓励，帮助患者正确认识自己的病情，保持心情舒畅，了解治疗的过程与方法，建立战胜疾病的信心。

2. 生活调护

应注意经常改变体位、翻身、拍背、有效咳嗽咳痰；注意保暖，避免衣物潮湿；保持室内干燥、温暖、空气新鲜；禁止吸烟，避免疲劳、酗酒等诱发因素；加强体质锻炼，预防感冒。

3. 饮食调护

选择高蛋白、高维生素、营养丰富、易消化的食品，清淡饮食，忌辛辣刺激、甜腻肥厚之品。

三、疗效评价

（一）评价标准

根据 1997 年国家中医药管理局北方热病急症协作组、全国中医内科学会热病专业委员会修改、制定的《风温肺热病诊疗标准》，并结合中华人民共和国中医药行业标准《中医病证诊断疗效标准》制定。

总体评价：

临床治愈：临床症状及肺部体征在 10 天内全部消失，X 线检查肺部阴影基本吸收。

显效：临床症状及肺部体征在 10 天内大部分消失，X 线检查肺部阴影大部分吸收。

好转：10 天内部分症状消失，肺部体征或 X 线有所减轻。

无效：10 天以上症状和体征未减轻或加重者。

（二）评价方法

1. 疾病疗效评估方法

该方法主要针对患者的症状、体征为观察指标，其中对于"痰"的指标包括痰色、痰量、痰质的改变；壮热的观察指标包括持续时间、热势、退热时间、热型改变；咳嗽的观察指标包括发作持续时间、咳嗽的剧烈程度、患者的主观感受；实验室及影像学指标作为参考。

2. 中医证候疗效评估方法

参考中华人民共和国中医药行业标准《中医病证诊断疗效标准》制定的疗效判定方法——中医证候积分分级量化指标。

（1）发热：＿＿＿分。

0 分 =0 级；2 分 = Ⅰ级；4 分 = Ⅱ级；6 分 = Ⅲ级；8 分 = Ⅳ级。

（2）咳嗽：＿＿＿分。

由患者每天根据自己前 24 小时的咳嗽症状，对照计分表（见表 20－1）

进行判断，并记录于患者日记卡。

表 20 - 1　24 小时咳嗽症状计分表

计分	日间咳嗽症状		夜间咳嗽症状	
0	无咳嗽		无咳嗽	
1	1~2 次短暂咳嗽		仅在清晨或将要入睡时咳嗽	
2	2 次以上短暂咳嗽		因咳嗽导致惊醒 1 次或早醒	
3	频繁咳嗽，但不影响日常活动		因咳嗽导致夜间频繁惊醒	
4	频繁咳嗽，影响日常活动		夜间大部分时间咳嗽	
5	严重咳嗽，不能进行日常活动		严重咳嗽，不能入睡	

（3）咯痰：＿＿＿分。

0 分 = 0 级；1 分 = Ⅰ级；2 分 = Ⅱ级。

（4）胸闷痛：＿＿＿分。

胸闷痛的指标采用疼痛视觉模拟评分法（VAS），VAS 调查（见图 20 - 1）采用一条长 10 cm 的直线，两端分别表示"无痛"和"无法忍受的剧烈疼痛"，被测者根据自身的疼痛情况，在该直线上做相应的标记，距"无痛"端的距离即表示疼痛的强度。

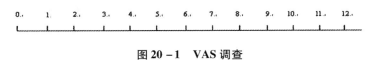

图 20 - 1　VAS 调查

基本的方法是使用一条长约 10cm 的游动标尺，一面标有 10 个刻度，两端分别为 0 分端和 10 分端，0 分表示无痛，10 分代表难以忍受的最剧烈的疼痛，临床使用时将有刻度的一面背向病人，让病人在直尺上标出能代表自己疼痛程度的相应位置，医师根据病人标出的位置为其评出分数，临床评定以 0~2 分为优，3~5 分为良，6~8 为可，＞8 分为差。临床治疗前后使用同样的方法即可较为客观地做出评分，并对疼痛的治疗效果进行较为客观的评价。

第二节　风温肺热病（非重症社区获得性肺炎）中医临床路径

路径说明：本路径适合于西医诊断为非重症社区获得性肺炎的患者。

一、风温肺热病（非重症社区获得性肺炎）中医临床路径标准住院流程

（一）适用对象

中医诊断：第一诊断为风温肺热病（TCD 编码：BNW031）。西医诊断：第一诊断为非重症社区获得性肺炎（ICD – 10 编码：J13 – J15，J18）。

（二）诊断依据

1. 疾病诊断

（1）中医诊断标准：参照中华人民共和国中医药行业标准《中医病证诊断疗效标准》（ZY/T001.1 – 94）。

（2）西医诊断标准：参照 2006 年中华医学会呼吸病学分会发布的《社区获得性肺炎诊断和治疗指南》。

2. 证候诊断

参照"国家中医药管理局'十一五'重点专科协作组风温肺热病（非重症社区获得性肺炎）诊疗方案"。

风温肺热病（非重症社区获得性肺炎）临床常见证候：

邪犯肺卫证

痰热壅肺证

痰浊阻肺证

正虚邪恋证

（三）治疗方案的选择

参照"国家中医药管理局'十一五'重点专科协作组风温肺热病（非重症社区获得性肺炎）诊疗方案"。

1. 诊断明确，第一诊断为风温肺热病（非重症社区获得性肺炎）。

2. 患者适合并接受中医治疗。

（四）标准住院日

标准住院日为≤10 天。

（五）进入路径标准

1. 第一诊断必须符合风温肺热病（TCD 编码：BNW031）和非重症社区获得性肺炎（ICD – 10 编码：J13 – J15，J18）的患者。

2. 患者同时具有其他疾病，但在住院期间不需特殊处理也不影响第一诊断的临床路径流程实施时，可以进入本路径。

（六）中医证候学观察

四诊合参，收集该病种不同证候的主症、次症、舌、脉特点。注意证候的动态变化。

（七）入院检查项目

1. 必需的检查项目

（1）血常规、尿常规、便常规。

（2）肝功能、肾功能、电解质、血糖。

（3）凝血功能、D－二聚体。

（4）体表血氧饱和度或血气分析。

（5）胸部正侧位 X 线片、心电图。

2. 可选择的检查项目

根据病情需要而定，如送检痰涂片、痰培养、痰检查抗酸杆菌、肺脏 CT、C 反应蛋白等。

（八）治疗方法

1. 辨证选择口服中药汤剂或中成药

（1）邪犯肺卫证：宣肺透表，清热解毒。

（2）痰热壅肺证：清热化痰，止咳平喘。

（3）痰浊阻肺证：燥湿化痰，宣肺止咳。

（4）正虚邪恋证：养阴益气，清散余邪。

2. 辨证选择静脉滴注中药注射液

3. 其他疗法

根据病情需要选择应用中药保留灌肠疗法、肺炎穴贴疗法、耳尖放血疗法、针刺清喘穴、经络刺激法等。

4. 内科基础治疗

主要包括：对症支持治疗，如吸氧。评估特定病原体的危险因素，药物选择根据《社区获得性肺炎诊断和治疗指南》（中华医学会呼吸病学分会，2006）。

5. 护理

辨证施护。

（九）出院标准

1. 症状好转，体温正常超过 72 小时。

2. 生命体征平稳。

3. 肺部病灶基本吸收，血常规基本正常。

4. 没有需要住院治疗的并发症。

（十）有无变异及原因分析

1. 病情加重，需要延长住院时间，增加住院费用。

2. 合并有心血管疾病、内分泌疾病等其他系统疾病者，住院期间病情加重，需做特殊处理，导致住院时间延长、费用增加。

3. 治疗过程中 72 小时后症状无改善或一度改善又恶化者，退出本路径。

4. 过敏体质，或已知对本路径内服中药或外用中药组成成分过敏者，记录过敏变异原因，退出本路径。

5. 因患者及其家属意愿而影响本路径的执行，退出本路径。

二、风温肺热病（非重症社区获得性肺炎）中医临床路径住院表单

适用对象：第一诊断为风温肺热病（非重症社区获得性肺炎）（TCD 编码：BNW031，ICD – 10 编码：J13 – J15，J18）

时间	___年__月__日 （第 1 天）	___年__月__日 （第 2 ~ 4 天）	___年__月__日 （第 5 ~ 6 天）
主要诊疗工作	□询问病史、体格检查、舌象、脉象 □下达医嘱、开出各项检查单 □完成首次病程记录 □完成入院记录 □筛选相关检查 □完成初步中西医诊断及证候的病情评估 □治疗前讨论，确定治疗方案	□上级医师查房，完成当日病程和查房记录 □根据检查结果进行讨论，有异常者应及时向上级医师汇报，并予相应的处理 □明确中医诊断及证候 □完善必要的检查 □评估并发症 □评估有无退出路径的指征	□上级医师查房 □分析检查结果 □评估中医证候变化情况 □评估加重因素、并发症、缓解情况 □评估患者主要症状有无改善 □评估有无退出路径的指征 □完善治疗方案 □完成查房记录

时间	___年__月__日 （第 1 天）	___年__月__日 （第 2~4 天）	___年__月__日 （第 5~6 天）
重点医嘱	长期医嘱 □分级护理 □普食 □测体温、呼吸、SO₂% □辨证选择口服中药汤剂、中成药 □辨证选择中药注射液静脉滴注 □其他疗法 □内科基础治疗 临时医嘱 □血常规、尿常规、便常规 □肝功能、肾功能、电解质、血糖 □凝血功能、D-二聚体 □胸部 X 线片、心电图 □体表血氧饱和度或血气分析 □其他检查	长期医嘱 □分级护理 □普食 □测体温、呼吸、SO₂% □辨证选择口服中药、中成药 □辨证选择中药注射液静脉滴注 □其他疗法 □内科基础治疗 临时医嘱 □必要时复查异常项目 □必要时查心肌酶谱 □高热时降温处理	长期医嘱 □分级护理 □普食 □测体温、呼吸、SO₂% □辨证选择口服中药、中成药 □辨证选择中药注射液静脉滴注 □其他疗法 □内科基础治疗 临时医嘱 □必要时复查异常项目
主要护理工作	□护理常规 □入院介绍（病房环境、设施等） □指导患者进行相关的辅助检查 □饮食、日常护理指导 □按照医嘱执行诊疗护理措施 □完成护理记录	□观察患者病情变化 □饮食、日常护理指导 □指导陪护工作 □保持口咽部清洁，观察痰量、痰质及痰色并做记录 □按照医嘱执行诊疗护理措施	□观察患者病情变化 □饮食、日常护理指导 □指导陪护工作 □保持口咽部清洁，观察痰量、痰质及痰色并做记录 □按照医嘱执行诊疗护理措施

续表

时间	___年__月__日 （第 1 天）	___年__月__日 （第 2~4 天）	___年__月__日 （第 5~6 天）
病情 变异 记录	□无 □有，原因： 1. 2.	□无 □有，原因： 1. 2.	□无 □有，原因： 1. 2.
责任 护士 签名			
医师 签名			

患者姓名：_____　　性别：_____　　年龄：_____　　门诊号：_____

住院号：____　　住院日期：___年__月__日　出院日期：___年__月__日

标准住院日：≤10 天　　　　　　　　　　　实际住院日：____天

时间	___年__月__日 （第 7~8 天）	___年__月__日 （第 9 天）	___年__月__日 （第 10 天）
主要 诊疗 工作	□上级医师查房 □评估中医证候变化情况 □评估加重因素、并发症、缓解情况 □评估患者主要症状有无改善 □评估有无退出路径指征 □完善治疗方案 □完成查房记录	□中医四诊信息的采集 □进行中医证候判断 □预防并发症和诊治 □病历书写和病程记录 □上级医师查房：治疗效果评估和诊疗方案调整或补充，视病情明确出院日 □异常辅助检查的复查	□住院医师完成常规病历书写 □出院宣教：向患者交代出院注意事项及随诊方案 □开具出院带药

时间	___年__月__日 （第7~8天）	___年__月__日 （第9天）	___年__月__日 （第10天）
重点医嘱	长期医嘱： □分级护理 □普食 □辨证选择口服中药、中成药 □辨证选择中药注射液静脉滴注 □其他疗法 □内科基础治疗 临时医嘱： □血常规 □肝功能、肾功能、D-二聚体、血电解质 □C反应蛋白（CRP） □胸片	长期医嘱： □分级护理 □普食 □辨证选择口服中药、中成药 □辨证选择中药注射液静脉滴注 □其他疗法 □内科基础治疗 临时医嘱： □必要时复查异常项目 □支持治疗	出院医嘱 □出院带药 □门诊随访
主要护理工作	□观察患者病情变化 □饮食、日常护理指导 □指导陪护工作 □保持口咽部清洁，观察痰量、痰质及痰色并做记录 □按照医嘱执行诊疗护理措施	□日常生活和心理护理 □出院前宣教 □按照医嘱执行诊疗护理措施	□协助患者办理出院手续 □出院后饮食指导 □出院随访宣教
病情变异记录	□无 □有，原因： 1. 2.	□无 □有，原因： 1. 2.	□无 □有，原因： 1. 2.
责任护士签名			
医生签名			

第三节　咳嗽（感冒后咳嗽或感染后咳嗽）诊疗方案

一、诊断

（一）疾病诊断

1. 中医诊断标准

参照《中医内科学》（周仲瑛主编，中国中医药出版社，2003 年）、中华人民共和国中医药行业标准《中医病证诊断疗效标准》（ZY/T001.1 – 94）。

（1）有明确的感冒或呼吸道感染史。

（2）咳嗽为主，或伴有咯痰，或咽干、咽痒。

（3）胸部查体及 X 线无明显异常。

2. 西医诊断标准

参照《咳嗽的诊断与治疗指南》（中华医学会，2009 年）。

属于急性或亚急性咳嗽的患者：

（1）病史：由呼吸道感染引起，感染控制以后迁延不愈。

（2）主要症状：多表现为刺激性干咳或咳少量白色黏液痰。

（3）主要体征：肺部无阳性体征。

（4）辅助检查：胸部 X 线检查无明显病变，肺通气功能正常，支气管激发试验阴性，诱导痰细胞学检查嗜酸性粒细胞比例＜2.5%。

（二）证候诊断

1. 风邪犯肺证

咳嗽气急，或呛咳阵作，咽痒，遇冷空气、异味等因素突发或加重，或夜卧、晨起时咳剧，多呈反复性发作，干咳无痰或少痰。舌苔薄白，脉浮，或紧，或弦。

2. 风寒恋肺证

咳嗽日久，遇风或寒加剧，少量白稀痰，有夜咳，口不干。舌淡，苔白或白滑，脉浮紧或浮弦。

3. 风热郁肺证

咳嗽日久，口干，咽干，日咳较多，食辛辣燥热之品则咳少量白黏痰。舌红，苔薄黄，脉弦数或弦。

4. 风燥伤肺证

咳嗽，少痰，口干，咽干，鼻燥，鼻痒，大便干，夜间咳甚。舌淡红，少津，脉细数。

二、治疗方案

（一）辨证选择口服中药汤剂和中成药

1. 风邪犯肺证

治法：疏风宣肺，止咳利咽。

推荐方药：风咳汤加减。炙麻黄、紫苏子、紫苏叶、炙枇杷叶、紫菀、杏仁、射干、牛蒡子、蝉蜕、地龙、僵蚕。

中成药：苏黄止咳胶囊等。

2. 风寒恋肺证

治法：疏风宣肺，散寒止咳。

推荐方药：小青龙汤加减。炙麻黄、干姜、细辛、五味子、杏仁、桔梗、白前、紫苏叶、紫菀、甘草。

中成药：通宣理肺丸等。

3. 风热郁肺证

治法：疏风宣肺，清热止咳。

推荐方药：桑菊饮加减。桑叶、菊花、杏仁、桔梗、白前、紫菀、鱼腥草、黄芩、僵蚕、甘草。

中成药：麻杏止咳片等。

4. 风燥伤肺证

治法：疏风宣肺，润燥止咳。

推荐方药：桑杏汤加减。桑白皮、杏仁、沙参、麦冬、五味子、桑叶、浙贝母、枇杷叶、甘草。

中成药：养阴清肺丸等。

（二）针灸疗法

根据病情可选择大椎、肺俞、定喘、风门、天突、合谷、尺泽、足三里等穴。

（三）药物贴敷

根据病情可辨证选择药物贴敷治疗。

（四）砭术、刮痧、拔罐疗法

万花油或甘油涂搽后背暴露部位，用砭石反复刮、擦背部膀胱经、督脉，以微现红瘀为度，可配合在风门、大椎、肺俞等穴闪罐，达到疏通经络、驱散风邪的作用。每日 1~2 次。

（五）其他疗法

根据临床情况选用雷火灸、热敏灸疗法，也可配合使用经络刺激法，伴有咽痒、咽部不适等症状时，可配合雾化吸入治疗。

（六）健康教育

1. 生活、饮食指导。

2. 心理辅导。

三、疗效评价

（一）评价标准

以咳嗽症状计分为疗效评价标准。

痊愈：咳嗽症状完全消失（治疗后降至 0 分）。

显效：咳嗽症状明显减轻（治疗后较治疗前减少 6~9 分）。

有效：咳嗽症状减轻（治疗后较治疗前减少 2~5 分）。

无效：咳嗽症状无改善或加重。

（二）评价方法

咳嗽症状计分：由患者每天根据自己前 24 小时的咳嗽症状，对照计分表（见表 20－1）进行判断并记录：总分值 = 日间计分 + 夜间计分。

第四节 咳嗽（感冒后咳嗽或感染后咳嗽）中医临床路径

路径说明：本路径适合于西医诊断为感冒后咳嗽或感染后咳嗽的患者。

一、咳嗽（感冒后咳嗽或感染后咳嗽）中医临床路径标准门诊流程

（一）适用对象

中医诊断：第一诊断为咳嗽（TCD 编码：BNF011）。西医诊断：第一诊断为感冒后咳嗽或感染后咳嗽（ICD－10 编码：R05 01）。

（二）诊断依据

1. 疾病诊断

（1）中医诊断标准：参照《中医内科学》（周仲瑛主编，中国中医药出版社，2003 年）、中华人民共和国中医药行业标准《中医病证诊断疗效标准》（ZY/T001.1－94）。

（2）西医诊断标准：参照《咳嗽的诊断与治疗指南》（中华医学会，2009 年）。

2. 证候诊断

参照"国家中医药管理局'十一五'重点专科协作组咳嗽（感冒后咳嗽或感染后咳嗽）诊疗方案"。

咳嗽（感冒后咳嗽或感染后咳嗽）临床常见证候：

风邪犯肺证

风寒恋肺证

风热郁肺证

风燥伤肺证

（三）治疗方案的选择

参照"国家中医药管理局'十一五'重点专科协作组咳嗽（感冒后咳嗽或感染后咳嗽）诊疗方案"及中华中医药学会《中医内科常见病诊疗指南》（ZYYXH/T4－2008）。

1. 诊断明确，第一诊断为咳嗽（感冒后咳嗽或感染后咳嗽）。

2. 患者适合并接受中医药治疗。

（四）标准治疗时间

标准治疗时间为≤10 天。

（五）进入路径标准

1. 第一诊断必须符合咳嗽（TCD 编码：BNF011）和感冒后咳嗽或感染后咳嗽（ICD – 10 编码：R05 01）的患者。

2. 有明确的感冒或呼吸道感染史。

3. 胸部查体及 X 线无明显异常。

4. 患者同时具有其他疾病，但不需特殊处理也不影响第一诊断的临床路径流程实施时，可以进入本路径。

（六）中医证候学观察

四诊合参，收集该病种不同证候的主症、次症、舌、脉特点。注意证候的动态变化。

（七）门诊检查项目

1. 必需的检查项目

（1）血常规。

（2）胸部 X 线片。

2. 可选择的检查项目

根据病情需要而定，如肺通气功能、支气管激发试验、咳嗽激发试验、诱导痰细胞学检查、痰培养 + 药敏试验、纤维支气管镜检查、鼻咽镜检查、鼻窦 CT 检查、肺部 CT 检查、肝功能、肾功能、心电图等。

（八）治疗方法

1. 辨证选择口服中药汤剂及中成药

（1）风邪犯肺证：疏风宣肺，止咳利咽。

（2）风寒恋肺证：疏风宣肺，散寒止咳。

（3）风热郁肺证：疏风宣肺，清热止咳。

（4）风燥伤肺证：疏风宣肺，润燥止咳。

2. 针灸

3. 药物贴敷

4. 砭术、刮痧、拔罐疗法

5. 其他疗法

6. 健康教育

（1）生活、饮食指导。

（2）心理辅导。

（九）完成路径标准

咳嗽频次减少、症状明显好转。

（十）有无变异及原因分析

1. 咳嗽时间延长、反复发作者，需住院进一步诊察，退出本路径。

2. 有原发慢性基础疾病并加重，需要积极治疗者，退出本路径。

3. 治疗过程中，出现严重并发症，需住院治疗者，退出本路径。

4. 因患者及家属的个人意愿而影响本路径的执行时，退出本路径。

二、咳嗽（感冒后咳嗽或感染后咳嗽）中医临床路径门诊表单

适用对象：第一诊断为咳嗽（感冒后咳嗽或感染后咳嗽）（TCD 编码：BNF011，ICD - 10 编码：R05 01）。

患者姓名：_____　性别：_____　年龄：_____　门诊号：_____

进入路径时间：___年___月___日　结束路径时间：___年___月___日

标准治疗时间≤10 天　　　　　　　　　　实际治疗时间：___天

时间	___年__月__日 （第 1 天）	___年__月__日 （第 3～7 天）	___年__月__日 （第 8～10 天）
主要诊疗工作	□询问病史和体格检查 □完成相关检查 □血常规 □胸部 X 线片 □其他检查项目 □中医四诊信息的采集 □进行中医证候判断 □症状评估 □咳嗽症状计分 □完成首诊记录 □中医辨证治疗 □中成药 □针灸 □药物贴敷 □砭术、刮痧、拔罐	□分析检查结果 □必要时选择相关检查 □中医四诊信息的采集 □注意中医证候的变化 □评估治疗效果 □咳嗽症状计分 □评估有无并发症 □疗效评估 □完成复诊记录 □根据病情变化调整治疗方案	□疗效评估 □制定随访计划

续表

时间	___年_月_日 （第 1 天）	___年_月_日 （第 3~7 天）	___年_月_日 （第 8~10 天）
病情变异记录	□无 □有，原因： 1. 2.	□无 □有，原因： 1. 2.	□无 □有，原因： 1. 2.
医师签名			

第五节 哮病（支气管哮喘）诊疗方案

一、诊断

（一）疾病诊断

1. 中医诊断标准

参照中华中医药学会发布的《中医内科常见病诊疗指南》（ZYYXH/T5 – 2008）。

（1）发作时喉中哮鸣有声，呼吸困难，甚则张口抬肩，不能平卧，或口唇指甲紫绀。

（2）呈反复发作性，常因气候突变、饮食不当、情志失调、劳累等因素而诱发。发作前多有鼻痒、喷嚏、咳嗽、胸闷等症状。

（3）有过敏史或家族史。

（4）两肺可闻及哮鸣音或伴有湿啰音。

（5）血嗜酸性粒细胞可增高。

（6）痰液涂片可见嗜酸性粒细胞。

（7）胸部 X 线检查一般无特殊改变，久病可见肺气肿。

2. 西医诊断标准

参照《支气管哮喘防治指南》（中华医学会呼吸病学分会哮喘学组修订，2008 年）。

（1）反复发作的喘息、气急、胸闷或咳嗽，多与接触变应原、冷空气、物理及化学性刺激、病毒性上呼吸道感染、运动等有关。

（2）发作时在双肺可闻及散在、弥漫性、以呼气相为主的哮鸣音，呼气相延长。

（3）上述症状可经治疗缓解或自行缓解。

（4）除外其他疾病所引起的喘息、气急、胸闷和咳嗽。

（5）临床表现不典型者（如无明显喘息或体征），应至少具备以下1项试验阳性：支气管激发试验或运动激发试验阳性；支气管舒张试验阳性，FEV_1增加≥12%，且FEV_1增加，绝对值≥200mL；呼气流量峰值（PEF）日内变异率或昼夜波动率≥20%。

符合（1）~（4）或（4）（5）者，可以诊断为支气管哮喘。

（二）病期诊断

1. 急性发作期

指喘息、气急、咳嗽、胸闷等症状突然发生，或原有症状急剧加重，常以呼吸困难、呼气流量降低为其特征，常因接触变应原等刺激物或治疗不当等所致。

2. 慢性持续期

是指每周均不同频率和（或）不同程度地出现症状（喘息、气急、胸闷、咳嗽等）。

3. 缓解期

指经过治疗或未经治疗症状、体征消失，肺功能恢复到急性发作前的水平，并维持3个月以上。

（三）证候诊断

1. 发作期（病期诊断中属急性发作期和部分慢性持续期）

（1）风哮：时发时止，发时喉中哮鸣有声，反复发作，止时又如常人，发病前多有鼻痒、咽痒、喷嚏、咳嗽等症状。舌淡，苔白，脉浮紧。

（2）寒哮：喉中哮鸣如水鸡声，呼吸急促，喘憋气逆，痰多，色白，多泡沫，易咯，口不渴或渴喜热饮，恶寒，天冷或受寒时易发，肢冷，面色青晦。舌苔白滑，脉弦紧或浮紧。

（3）热哮：喉中痰鸣如吼，咯痰黄稠，胸闷，气喘息粗，甚则鼻翼扇动，烦躁不安，发热，口渴，或咳吐脓血腥臭痰，胸痛，大便秘结，小便短赤。

舌红，苔黄腻，脉滑数。

（4）虚哮：喉中哮鸣如鼾，声低，气短息促，动则喘甚，发作频繁，甚至持续喘哮，咳痰无力。舌质淡或偏红，或紫暗，脉沉细或细数。

2. 缓解期（病期诊断中属缓解期和部分慢性持续期）

（1）肺脾气虚证：气短声低，喉中时有轻度哮鸣音，痰多质稀，色白，自汗，怕风，常易感冒，倦怠乏力，食少便溏。舌质淡，苔白，脉细弱。

（2）肺肾两虚证：气短息促，动则为甚，吸气不利，咳痰，质黏起沫，脑转耳鸣，腰膝酸软，心慌，不耐劳累，或五心烦热，颧红，口干，舌质红，少苔，脉细数；或畏寒肢冷，面色苍白，舌苔淡白，舌体胖，脉沉细。

二、治疗方案

（一）辨证选择口服中药和中成药

1. 发作期（病期诊断中属急性发作期和部分慢性持续期患者）

（1）风哮

治法：祛风涤痰，降气平喘。

推荐方药：黄龙舒喘汤加减。炙麻黄、地龙、蝉蜕、紫苏子、石菖蒲、白芍、五味子、白果、甘草、防风。

（2）寒哮

治法：宣肺散寒，化痰平喘。

推荐方药：射干麻黄汤加减。射干、麻黄、细辛、半夏、杏仁、生姜、紫菀、款冬花、甘草。

（3）热哮

治法：清热宣肺，化痰定喘。

推荐方药：定喘汤加减。麻黄、黄芩、桑白皮、苏子、半夏、银杏、杏仁、款冬花、甘草。

（4）虚哮

治法：补肺纳肾，降气化痰。

推荐方药：调补肺肾方合补肾益气颗粒方加减。五味子、党参、丹参、茯苓、山茱萸、淫羊藿、黄芪、生地黄。

2. 缓解期（病期诊断中属缓解期和部分慢性持续期）

（1）肺脾气虚证

治法：健脾补肺益气。

推荐方药：玉屏风散合六君子汤加减。黄芪、白术、防风、党参、茯苓、甘草、陈皮、半夏。

（2）肺肾气虚证

治法：补益肺肾，纳气平喘。

推荐方药：补肾益气颗粒合生脉地黄汤。黄芪、淫羊藿、茯苓、葶苈子、白术、山药、山茱萸、枸杞子、甘草、熟地黄、川贝母等。

中成药：金水宝、补肾防喘片、六味地黄丸等。

（二）静脉滴注中药注射液

1. 痰热证可选取清开灵注射液。

2. 阳虚证明显者可选用参附注射液。

3. 气虚或气阴两虚证明显者可选用生脉注射液、黄芪注射液。

（三）针灸治疗

可根据不同分期、不同证候选择针刺清喘穴（急性期）、火针疗法、热敏灸疗法（缓解期）、雷火灸（缓解期）和拔罐等。采用传统针、灸、拔罐方法需辨证取穴和（或）循经取穴，在选择治疗方案的同时，根据急性期常见症状，如痰多、发热、气喘等加减穴位。如实证选用肺俞、膻中、天突、尺泽；风寒者配风门；风热者配大椎、曲池；肝郁者配太冲；痰盛者配丰隆；喘甚者配定喘；虚证选用肺俞、肾俞、膏肓、太渊；肺气虚配气海；肾气虚配太溪；盗汗配阴郄；喘甚配定喘、天突。

（四）其他疗法

根据病情可选择其他有明确疗效的治疗方法，如：穴位贴敷、穴位注射、穴位埋线、电磁波治疗、经络（针）刺激法等。经络刺激法可选用数码经络导平治疗仪、经络导平治疗仪、针刺手法针疗仪。电磁波治疗可选用特定电磁波治疗仪等设备。对于证属寒哮、肾虚寒哮者，在口服中药的同时，在肺俞、肾俞等穴位外敷固本咳喘膏，注射喘可治注射液、埋线。

（五）辅助疗法

当患者喘憋严重、缺氧的情况下，及时吸氧；痰黏难咯者可视情况采取雾化吸入、机械辅助排痰；喘憋持续不缓解，出现呼吸衰竭时可选用 BiPAP 呼吸机辅助通气、有创机械通气。

（六）内科基础治疗

参照《支气管哮喘防治指南》（中华医学会呼吸病学分会哮喘学组修订，2008 年）。主要包括：呼吸功能维持与并发症的预防和治疗、某些缓解药物的使用、合并感染及发热的处理原则与方法等。

（七）护理

1. 起居护理

哮喘发作时卧床休息，重者取半卧位或端坐位；寒哮、虚哮证患者的病室宜向阳、温暖，胸背部保暖；热哮证患者的室温宜偏凉；痰黏稠难以咯出时，注意翻身、拍背。

2. 给药护理

中药汤剂一般宜温服，寒哮证宜热服；哮喘发作有规律者，可在发作前 1~2 小时服药以缓解症状，服药后观察其效果和反应。

3. 饮食护理

注意饮食调护，保持大便通畅；饮食宜清淡、富于营养，不宜过饱、过甜、过咸，忌生冷、辛辣、鱼腥发物、烟酒等食物；喘憋多汗者，嘱多饮水。

4. 情志护理

解除患者的思想顾虑，消除紧张心理；满足患者的心理需求，使其积极配合治疗与护理。

5. 健康指导

（1）通过耐心、细致的交谈，评估患者对疾病的了解程度，确认妨碍治疗的因素。

（2）避免哮喘的诱发因素，如避免摄入引起过敏的食物，室内不种花草，不养宠物，经常打扫房间、清洗床上用品等。

（3）帮助病人理解哮喘的发病机制及其本质、发作先兆、症状等。指导病人掌握峰流速仪的使用方法，自我监测症状，预防发作，通过定期的肺功能监测，客观评价哮喘发作的程度。

（4）帮助病人学会在急性发作时能简单、及时地处理，掌握正确的药物吸入技术，如 MDI、干粉吸入等，讲解常用药物的用法、剂量、疗效、副作用，与病人共同制订长期管理、防止复发的计划。

（5）积极参加体育锻炼，尽可能改善肺功能，最大程度恢复劳动能力，并预防疾病发展为不可逆性气道阻塞，防止发生猝死。

三、疗效评价

（一）评价标准

1. 哮喘控制测试（ACT 表）（见表 20 - 2）

表 20 - 2　ACT 表

过去 4 周内，在学习，工作或家中，有多少时间哮喘妨碍您的正常工作	得分
1. 所有时间　　2. 大多数时候　　3. 有些时候　　4. 很少时候　　5. 没有	
过去 4 周内，您有多少次呼吸困难	
1. 每天不止 1 次　2. 每天 1 次　3. 每周 3 ~ 6 次　4. 每周 1 ~ 2 次　5. 完全没有	
过去 4 周内，因为哮喘症状（喘息、咳嗽、呼吸困难、胸闷或疼痛），您有多少次夜间醒来或早上比平时早醒	
1. 每周 4 晚或更多　2. 每周 2 ~ 3 晚　3. 每周 1 次　4. 共 1 ~ 2 次　5. 没有	
过去 4 周，您有多少次使用急救药物（如沙丁胺醇）	
1. 每天 3 次以上　　2. 每天 1 ~ 2 次　　3. 每周 2 ~ 3 次　　4. 每周 1 次或更少　　5. 没有	
您如何评估过去 4 周内您的哮喘控制情况	
1. 没有控制　　2. 控制很差　　3. 有所控制　　4. 控制很好　　5. 完全控制	

完全控制：25 分；

部分控制：20 ~ 24 分；

未得到控制：＜20 分。

2. 中医证候疗效判定标准

临床痊愈：临床症状、体征消失或基本消失，中医证候积分减少≥95%。

显效：临床症状、体征明显改善，中医证候积分减少≥70%。

有效：临床症状、体征均有好转，中医证候积分减少≥30%。

无效：临床症状、体征无明显改善，甚或加重，中医证候积分减少不足 30%。

（二）评价方法

1. 临床控制测试

哮喘治疗的目标是达到并维持哮喘控制。一些经过临床验证的哮喘控制评估方法有：哮喘控制测试（ACT）、哮喘控制问卷（ACQ），哮喘治疗评估问卷（ATAQ）等，也可用于评估哮喘控制水平。哮喘评估方法 ACT 经国内多中心验证表明，不仅易学易用，且适合中国国情。参照《支气管哮喘防治指南》（中华医学会呼吸病学分会哮喘学组修订，2008 年）。

2. 中医证候量化评分

各种证候的评价具体参照《中药新药临床研究指导原则》。

第六节　哮病（支气管哮喘）中医临床路径

路径说明：本路径适合于西医诊断为支气管哮喘的急性发作期患者。

一、哮病（支气管哮喘）中医临床路径标准住院流程

（一）适用对象

中医诊断：第一诊断为哮病（TCD 编码：BNF040）。西医诊断：第一诊断为支气管哮喘（ICD－10 编码：J45）。

（二）诊断依据

1. 疾病诊断

中医诊断标准：参照中华中医药学会发布的《中医内科常见病诊疗指南》（ZYYXH/T5－2008）。西医诊断标准：参照《支气管哮喘防治指南》（中华医学会呼吸病学分会哮喘学组修订，2008 年）。

2. 疾病分期

（1）急性发作期：指喘息、气急、咳嗽、胸闷等症状突然发生，或原有症状急剧加重，常以呼吸困难、呼气流量降低为其特征，常因接触变应原等刺激物或治疗不当等所致。

（2）慢性持续期：是指每周均不同频度和/或不同程度地出现症状（喘息、气急、胸闷、咳嗽等）。

（3）缓解期：指经过治疗或未经治疗而症状、体征消失，肺功能恢复到

急性发作前水平，并维持 3 个月以上。

3. 证候诊断

参照"国家中医药管理局'十一五'重点专科协作组哮病（支气管哮喘）诊疗方案"。

哮病（支气管哮喘）临床常见证候：

（1）发作期（疾病分期属于急性发作期和部分慢性持续期）

风哮

寒哮

热哮

虚哮

（2）缓解期（疾病分期属于缓解期和部分慢性持续期）

肺脾气虚证

肺肾气虚证

（三）治疗方案的选择

参照"国家中医药管理局'十一五'重点专科协作组哮病（支气管哮喘）诊疗方案"及中华中医药学会《中医内科常见病诊疗指南》（ZYYXH/T5－2008）。

1. 诊断明确，第一诊断必须符合哮病（支气管哮喘）。

2. 患者适合并接受中医治疗。

（四）标准住院日

标准住院日为≤14 天。

（五）进入路径标准

1. 第一诊断必须符合哮病（TCD 编码：BNF040）和支气管哮喘（ICD－10 编码：J45）。

2. 急性发作期患者。

3. 患者同时具有其他疾病，但在住院期间不需要特殊处理也不影响第一诊断的临床路径流程实施时，可以进入本路径。

4. 急性发作之病情危重、需气管插管、机械通气的患者，不进入本路径。

（六）中医证候学观察

四诊合参，收集该病种不同证候的主症、次症、舌、脉特点。注意证候的动态变化。

（七）入院检查项目

1. 必需的检查项目

（1）血常规、尿常规、便常规。

（2）肝功能、肾功能、电解质、血糖。

（3）血气分析。

（4）胸部正侧位 X 线片。

（5）心电图。

（6）肺功能（病情允许时）、气道激发试验或气道舒张试验。

2. 可选择的检查项目

根据病情需要而定，如血清过敏原测定、C 反应蛋白、EOS 计数、凝血功能、超声、肺 CT、超声心动图、血茶碱浓度、痰涂片及痰培养 + 药敏、血浆皮质醇浓度、24 小时尿游离皮质醇等。

（八）治疗方案

1. 辨证选择口服中药汤剂或中成药

发作期（疾病分期属于急性发作期和部分慢性持续期患者）：

风哮：祛风涤痰，降气平喘。

寒哮：宣肺散寒，化痰平喘。

热哮：清热宣肺，化痰定喘。

虚哮：补肺纳肾，降气化痰。

2. 辨证选用中药注射液静脉滴注

3. 针灸治疗

根据病情需要辨证选用。

4. 其他治疗

根据病情辨证选择。

5. 内科基础治疗

视病情予以呼吸功能维持与并发症的预防和治疗，具体参照《支气管哮喘防治指南》（中华医学会呼吸病学分会哮喘学组修订，2008 年）。

6. 护理

辨证施护。

（九）出院标准

1. 咳嗽、喘息、胸闷症状缓解。

2. 病情稳定。

3. 没有需要继续住院治疗的合并症和/或并发症。

（十）有无变异及原因分析

1. 病情加重，需要延长住院时间，增加住院费用。

2. 合并有心血管疾病、内分泌疾病等其他系统疾病者，住院期间病情加重，需要特殊处理，导致住院时间延长、费用增加。

3. 治疗过程中发生了病情变化，出现严重并发症时，退出本路径。

4. 因患者及家属意愿而影响本路径的执行时，退出本路径。

二、哮病（支气管哮喘）中医临床路径住院表单

适用对象：第一诊断为哮病（支气管哮喘）（TCD 编码：BNF040；ICD - 10 编码：J45），疾病分期属于急性发作期。

患者姓名：_____ 性别：_____ 年龄：_____ 门诊号：_____

住院号：____ 发病日期：____年__月__日 住院日期：____年__月__日

出院日期：____年__月__日 标准住院日：≤14 天 实际住院日：____天

时间	____年__月__日 （第 1 天）	____年__月__日 （第 2~7 天）
主要诊疗工作	□询问病史及体格检查、中医四诊的采集 □进行中医证候判断 □完成初步诊断和病情评估 □下达医嘱，开具常规检查、化验单 □完成病历书写和病程记录 □初步拟定治疗方案 □向患者交代病情和注意事项	□中医四诊信息的采集 □进行中医证候判断 □预防并发症和诊治 □病历书写和病程记录 □上级医师查房：治疗效果评估和诊疗方案的调整或补充 □完善必要的检查

时间	___年__月__日 （第 1 天）	___年__月__日 （第 2～7 天）
重点医嘱	长期医嘱 □内科常规护理 □分级护理 □饮食（视具体情况） □中医辨证 □辨证选择口服中药汤剂 □静滴中药注射液 □口服中成药 □内科基础治疗 □其他疗法 临时医嘱 □完善入院检查 □血常规、尿常规、便常规 □肝功能、肾功能、电解质、血糖 □血气分析 □胸部正侧位 X 线片、心电图 □肺功能（病情允许时） □气道激发试验或气道舒张试验 □对症处理	长期医嘱 □内科常规护理 □分级护理 □饮食（视具体情况） □中医辨证 □辨证选择口服中药汤剂 □静滴中药注射液 □口服中成药 □内科基础治疗 □其他疗法 临时医嘱 □必要时复查异常指标 □对症处理
主要护理工作	□护理常规 □入院介绍（病房环境、设施等） □指导患者进行相关的辅助检查 □饮食、日常护理指导 □按照医嘱执行诊疗护理措施 □完成护理记录	□观察患者病情变化 □饮食、日常护理指导 □指导陪护工作 □按照医嘱执行诊疗护理措施
病情变异记录	□无 □有，原因： 1. 2.	□无 □有，原因： 1. 2.

时间	＿＿年＿月＿日 （第 1 天）	＿＿年＿月＿日 （第 2~7 天）
责任 护士 签名		
医师 签名		

患者姓名：＿＿＿＿＿　　性别：＿＿＿＿＿　　年龄：＿＿＿＿＿　　门诊号：＿＿＿＿＿

住院号：＿＿＿　　发病日期：＿ 年＿月＿日　　住院日期：＿＿＿年＿月＿日

出院日期：＿＿＿年＿月＿日　　标准住院日：≤14 天　　实际住院日：＿＿＿天

时间	＿＿年＿月＿日 （第 8~13 天）	＿＿年＿月＿日 （第 14 天）
主要诊疗工作	□中医四诊信息的采集 □进行中医证候判断 □预防并发症和诊治 □病历书写和病程记录 □上级医师查房：治疗效果评估和诊疗方案的调整或补充，视病情明确出院日 □异常辅助检查的复查	□完成常规病历书写 □出院宣教：向患者交代出院注意事项及随诊方案 □开具出院带药
重点医嘱	长期医嘱 □内科常规护理 □分级护理 □饮食（视具体情况） □中医辨证，视情况调整用药 □中药汤剂 □静滴中药注射液 □口服中成药 □内科基础治疗 □其他疗法	出院医嘱 □出院带药 □门诊随访

时间	___年__月__日 （第 8~13 天）	___年__月__日 （第 14 天）
重点医嘱	临时医嘱 □必要时复查异常指标 □对症处理	
主要护理工作	□观察患者病情变化 □饮食、日常护理指导 □指导陪护工作 □按照医嘱执行诊疗护理措施	□协助患者办理出院手续 □出院指导，指导出院带药的煎法、服法
病情变异记录	□无 □有，原因： 1. 2.	□无 □有，原因： 1. 2.
责任护士签名		
医师签名		

第二十一章　2011 年肺病中医诊疗方案与中医临床路径

第一节　肺胀病（慢性阻塞性肺疾病稳定期）中医诊疗方案（试行）

一、诊断

（一）疾病诊断

1. 中医诊断标准

参照中华中医药学会 2008 年制定的《中医内科常见病诊疗指南》（中国中医药出版社，2008 年 7 月）（ZYYXH/T4～49～2008）和 2010 年全国中医内科肺系病第十四次学术研讨会通过的《慢性阻塞性肺疾病中医诊疗指南》进行诊断。

（1）喘息、胸闷、气短或呼吸困难、咳嗽、咳痰、动则气短、呼吸困难，早期仅于活动时出现，后逐渐加重，以致日常活动甚至休息时也感气短。

（2）常有吸烟、反复加重的病史。

（3）或伴有消瘦、纳差、心烦等。

（4）肺功能检查时，使用支气管扩张剂后 $FEV_1/FVC < 70\%$，表示存在不可逆气流受限。

2. 西医诊断标准

疾病诊断和分期标准参照卫生部《慢性阻塞性肺病诊疗规范（2011 年版）》进行诊断。

（1）症状

慢性咳嗽：常为首发症状。初为间断性咳嗽，早晨较重，以后早晚或整日均可有咳嗽，夜间咳嗽常不显著。少数患者无咳嗽症状，但肺功能显示有明显气流受限。

咳痰：咳少量黏液性痰，清晨较多。合并感染时痰量增多，可有脓性痰。少数患者咳嗽，不伴咳痰。

气短或呼吸困难：是 COPD 的典型表现。早期仅于活动后出现，后逐渐加重，严重时日常活动甚至休息时也感气短。

喘息：部分患者，特别是重度患者可出现喘息症状。

全身性症状：体重下降、食欲减退、外周肌肉萎缩和功能障碍、精神抑郁和（或）焦虑等。

（2）体征：COPD 早期体征不明显。随着疾病的进展可出现以下体征：

一般情况：黏膜及皮肤紫绀，严重时呈前倾坐位，球结膜水肿，颈静脉充盈或怒张。

呼吸系统：呼吸浅快，辅助呼吸肌参与呼吸运动，严重时可呈胸腹矛盾呼吸；桶状胸，胸廓前后径增大，肋间隙增宽，剑突下胸骨下角增宽；双侧语颤减弱；肺叩诊可呈过清音；肺肝界下移；两肺呼吸音减低，呼气相延长，有时可闻及干性啰音和（或）湿性啰音。

心脏：可见剑突下心尖搏动；心脏浊音界缩小；心音遥远，剑突部心音较清晰响亮，出现肺动脉高压和肺心病时 $P_2 > A_2$，三尖瓣区可闻及收缩期杂音。

腹部：肝界下移，右心功能不全时肝颈反流征阳性，出现腹水移动性浊音阳性。

其他：长期低氧的病例可见杵状指/趾，高碳酸血症或右心衰竭的病例可出现双下肢可凹性水肿。

（3）肺功能检查：尤其是通气功能检查，对 COPD 的诊断及病情严重程度的分级评估具有重要意义。

第一秒用力呼气容积占用力肺活量百分比（$FEV_1/FVC\%$），是评价气流受限的一项敏感指标。第一秒用力呼气容积占预计值百分比（$FEV_1\%$ 预计值）常用于 COPD 病情严重程度的分级评估，其变异性小，易于操作。吸入支气管舒张剂后 $FEV_1/FVC < 70\%$，提示为不能完全可逆的气流受限。

肺总量（TLC）、功能残气量（FRC）、残气量（RV）增高和肺活量（VC）减低，提示肺过度充气。由于 TLC 的增加不及 RV 增加程度明显，故 RV/TLC 增高。

一氧化碳弥散量（DLco）及 DLco 与肺泡通气量（VA）比值（DLco/VA）下降，表明肺弥散功能受损，提示肺泡间隔的破坏及肺毛细血管床的丧失。

支气管舒张试验：以吸入短效支气管舒张剂后 FEV_1 改善率 ≥ 12% 且 FEV_1 绝对值增加超过 200mL 作为支气管舒张试验阳性的判断标准。其临床意义在于：①有助于 COPD 与支气管哮喘的鉴别，或提示二者可能同时存在；②不能可靠地预测患者对支气管舒张剂或糖皮质激素治疗的反应及疾病的进展；③受药物治疗等因素的影响，敏感性和可重复性较差。

（4）影像学检查

X 线胸片检查：发病早期，胸片可无异常，以后出现肺纹理增多、紊乱等非特异性改变；发生肺气肿时可见相关表现：肺容积增大，胸廓前后径增长，肋骨走向变平，肺野透亮度增高，横膈位置低平，心脏悬垂狭长，外周肺野纹理纤细、稀少等；并发肺动脉高压和肺源性心脏病时，除右心增大的 X 线征象外，还可有肺动脉圆锥膨隆、肺门血管影扩大、右下肺动脉增宽和出现残根征等。胸部 X 线检查对确定是否存在肺部并发症及与其他疾病（如气胸、肺大泡、肺炎、肺结核、肺间质纤维化等）的鉴别有重要意义。

胸部 CT 检查：高分辨 CT（HRCT）对辨别小叶中心型或全小叶型肺气肿及确定肺大泡的大小和数量有很高的敏感性和特异性，有助于 COPD 的表型分析，对判断肺大泡切除或外科减容手术的指征有重要价值，对 COPD 与其他疾病的鉴别诊断有较大帮助。

（5）血气分析检查：可诊断低氧血症、高碳酸血症、酸碱平衡失调、呼吸衰竭及其类型。

（6）实验室检查及其他检查：血红蛋白、红细胞计数和红细胞压积可增高。合并细菌感染时白细胞可升高，中性粒细胞百分比增加。

痰涂片及痰培养可帮助诊断细菌、真菌、病毒及其他非典型病原微生物感染；血液病原微生物核酸及抗体检查、血培养可有阳性发现；病原培养阳性，行药物敏感试验有助于合理选择抗感染药物。

可行其他有助于病理、生理判断和并发症诊断的相关检查。

COPD 的诊断可根据吸烟等发病危险因素、临床症状、体征及肺功能检查等综合分析确定。不完全可逆的气流受限是 COPD 诊断的必备条件。吸入支气管舒张药后，$FEV_1/FVC < 70\%$，可确定为不完全可逆性气流受限。少数患者并无咳嗽、咳痰、明显气促等症状，仅在肺功能检查时发现 $FEV_1/FVC < 70\%$，在除外其他疾病后，亦可诊断为 COPD。

（7）COPD 分期：分为急性加重期与稳定期。COPD 急性加重期是指患者出现超出日常状况的持续恶化，并需改变基础 COPD 的常规用药，通常在疾病过程中，患者短期内咳嗽、咳痰、气短和（或）喘息加重，痰量增多，呈脓性或黏液脓性，可伴发热等炎症明显加重的表现。稳定期是指患者咳嗽、咳痰、气短等症状稳定或症状轻微。

（二）证候诊断

参照中华中医药学会 2008 年制定的《中医内科常见病诊疗指南》（中国中医药出版社，2008 年 7 月）有关内容进行诊断。

1. 肺脾气虚证

①咳嗽或喘息、气短，动则加重；②神疲、乏力或自汗，动则加重；③恶风，易感冒；④纳呆或食少；⑤胃脘胀满，或腹胀，或便溏；⑥舌体胖大或有齿痕，舌苔薄白或腻，脉沉细，或沉缓，或细弱。具备①、②、③中的 2 项，加④、⑤、⑥中的 2 项。

2. 肺肾气虚证

①喘息、气短，动则加重；②乏力或自汗，动则加重；③易感冒，恶风；④腰膝酸软；⑤耳鸣，头昏或面目虚浮；⑥小便频数、夜尿多，或咳而遗尿；⑦舌质淡，舌苔白，脉沉细或细弱。具备①、②、③中的 2 项，加④、⑤、⑥、⑦中的 2 项。

3. 肺肾气阴两虚证

①喘息、气短，动则加重；②自汗或乏力，动则加重；③易感冒；④腰膝酸软；⑤耳鸣，头昏或头晕；⑥干咳或少痰、咳痰不爽；⑦盗汗；⑧手足心热；⑨舌质淡或红，舌苔薄少或花剥，脉沉细，或细弱，或细数。具备①、②、③中 2 项加④、⑤中的 1 项，加⑥、⑦、⑧、⑨中的 2 项。

二、治疗方案

（一）辨证选择口服中药汤剂或中成药

1. 肺脾气虚证

治法：补肺健脾，降气化痰。

推荐方药：六君子汤合玉屏风散加减。黄芪、防风、白术、陈皮、法半夏、党参、茯苓、炙甘草等。

中成药：健脾丸联合玉屏风颗粒、金咳息胶囊等。

2. 肺肾气虚证

治法：补肾益肺，纳气定喘。

推荐方药：补肺汤合金匮肾气丸加减。党参、黄芪、生地黄、熟地黄、山药、山茱萸、干姜、陈皮、法半夏、补骨脂、仙灵脾、五味子、炙甘草等。

中成药：金水宝胶囊、金匮肾气丸等。

3. 肺肾气阴两虚证

治法：益气养阴滋肾，纳气定喘。

推荐方药：四君子汤合生脉散加减。黄芪、防风、白术、熟地黄、山茱萸、陈皮、法半夏、茯苓、党参、麦冬、五味子、炙甘草等。

中成药：黄芪生脉饮、麦味地黄丸（胶囊）等。

（二）穴位贴敷

1. 药物组成

主要由白芥子、延胡索、甘遂、细辛等组成，磨成粉，姜汁调敷。

2. 穴位选择

选取膻中、肺俞、脾俞、肾俞、膏肓，或辨证选穴。

3. 操作方法

患者取坐位，暴露所选穴位，局部常规消毒后，取贴敷剂敷于穴位上，于6~12小时后取下即可。

4. 外敷后的反应及处理

严密观察用药反应。①外敷后多数患者局部有发红、发热、发痒感，或伴少量小水疱，此属外敷的正常反应，一般不需处理。②如果出现较大水疱，可先用消毒毫针将疱壁刺一针孔，放出疱液，再消毒。要注意保持局部清洁，避免摩擦，防止感染。③外敷治疗后皮肤可暂有色素沉着，但5~7天后会消退，且不会留有疤痕，不必顾及。

穴位贴敷每10天1次，视病人皮肤敏感性和反应情况对贴敷次数进行调整。

（三）益肺灸（督灸）

益肺灸是在督脉的脊柱段上施以隔药灸来治疗疾病的特色疗法，汇集了督脉、益肺灸粉、生姜泥和艾灸的治疗作用。每月 1~2 次，3~6 次为 1 疗程。

（四）拔罐疗法

拔罐疗法即选择背部太阳经及肺经辨证取穴，运用闪罐、走罐、留罐等多种手法进行治疗，每周 2 次。

（五）穴位注射

穴位注射可选曲池穴、足三里、尺泽、丰隆穴，或者辨证取穴，注射卡介菌多糖核酸注射液，每穴 0.5mL，3 日 1 次，7 次为 1 疗程。

（六）穴位埋线法

穴位埋线法根据不同证候辨证选穴，15 日 1 次，3 次为 1 疗程。

（七）针灸

根据不同证候选择热敏灸、雷火灸等辨证取穴或循经取穴，如肺脾气虚证配气海、丰隆，肺肾气虚证配太溪等。

（八）其他中医特色疗法

根据病情可选择中药离子导入、电针疗法、沐足疗法、砭石疗法、经络刺激疗法等。经络刺激法可选用数码经络导平治疗仪、针刺手法针治疗仪等设备。

（九）冬令膏方

辨证选用不同的补益方药。

（十）肺康复训练

采用肺康复训练技术，如呼吸操、缩唇呼吸、肢体锻炼等，或选用中医传统气功、导引等方法进行训练。

（十一）护理调摄

根据病人情况进行个体化饮食和心理指导。

1. 饮食护理

饮食宜清淡可口、富营养、易消化，忌食辛辣、煎炸或过甜、过咸之品。饮食有节，戒烟酒。

2. 起居护理

加强锻炼，劳逸适度，慎风寒，防感冒。

3. 情志护理

本病缠绵难愈，患者精神负担较重，指导患者自我排解，树立战胜疾病的信心，积极配合治疗与护理。

4. 其他

积极治疗原发病，定期去医院复查。

三、疗效评价

（一）评价标准

临床症状和呼吸困难为评价指标（见表 21 - 1，表 21 - 2），在治疗期间每月对临床症状和呼吸困难进行观察，治疗结束后进行评价。

表 21 - 1　临床症状评分表

症状	得分	评分标准			
		0	1	2	3
咳嗽		无	仅在早晨咳嗽	全天时有咳嗽加早晨咳嗽	咳嗽频繁，加早晨咳嗽
咳痰		无	昼夜咳痰 10～20mL	昼夜咳痰 20～30mL	昼夜咳痰 30mL 以上
喘息		无	较重活动后偶发，不影响正常活动	多数在日常活动时发生，但休息时不发生	休息时亦发生
胸闷		无	偶有胸闷，尚能耐受	胸闷时作，活动后加重	胸闷较甚，休息时亦发生
气短		无	较重活动时即感气短	稍事活动即感气短	休息时即感气短
乏力		无	精神稍疲乏	精神疲乏	精神极度疲乏
紫绀		无	口唇轻度紫绀	口唇、指甲中度青紫	口唇、指甲严重紫绀

表 21 - 2　呼吸困难评分标准

级别	程度	说明
0	无	除过度活动劳力外，无气短的呼吸问题
1	轻度	平地行走或上斜坡时有气短问题
2	中度	因气短较同龄人平地行走慢或以自己的步伐行走平地时不得不停下来呼吸
3	重度	平地行走 100 米或行走几分钟后需停下来呼吸
4	极重	因气短不能离开家，穿衣、脱衣时气短

（二）评价方法

采用尼莫地平法进行评价：

［（治疗前得分 – 治疗后得分）÷ 治疗前得分］×100％。

临床控制：急性加重次数减少、临床症状积分改善≥70％。

显效：急性加重次数减少、临床症状积分改善 50％≤X＜70。

有效：急性加重次数减少、临床症状积分改善 30％≤X＜50。

无效：急性加重次数减少、临床症状积分改善＜30。

第二节　肺胀病（慢性阻塞性肺疾病稳定期）中医临床路径（试行）

路径说明：本路径适用于西医诊断为慢性阻塞性肺疾病稳定期的患者。

一、肺胀病（慢性阻塞性肺疾病稳定期）中医临床路径标准门诊流程

（一）适用对象

中医诊断：第一诊断为肺胀病（TCD 编码：BNF050）。

西医诊断：第一诊断为慢性阻塞性肺疾病（ICD – 10 编码：J44. 101）稳定期。

（二）诊断依据

1. 疾病诊断

（1）中医诊断：参照中华中医药学会 2008 年制定的《中医内科常见病诊疗指南》（中国中医药出版社，2008 年 7 月）（ZYYXH/T4～49～2008）和 2010 年全国中医内科肺系病第十四次学术研讨会通过的《慢性阻塞性肺疾病中医诊疗指南》。

（2）西医诊断：参照卫生部《慢性阻塞性肺病诊疗规范（2011 年版）》进行诊断。

2. 证候诊断

参照国家中医药管理局重点专科协作组制定的《肺胀病（慢性阻塞性肺疾病稳定期）中医诊疗方案（试行）》。

肺胀病（慢性阻塞性肺疾病稳定期）临床证候：

肺脾气虚证

肺肾气虚证

肺肾气阴两虚证

（三）治疗方案的选择

参照中华中医药学会 2008 年制定的《中医内科常见病诊疗指南》（中国中医药出版社，2008 年 7 月）有关内容及国家中医药管理局重点专科协作组制定的《肺胀病（慢性阻塞性肺疾病）稳定期中医诊疗方案（试行)》。

1. 诊断明确，第一诊断为肺胀病（慢性阻塞性肺疾病），疾病分期属于稳定期。

2. 患者病情适合并接受中医治疗。

（四）标准治疗时间

标准治疗时间≤90 天。

（五）进入路径标准

1. 诊断明确，第一诊断为肺胀病（慢性阻塞性肺疾病），疾病分期属于稳定期的患者。

2. 若同时具有其他疾病，在治疗期间无须特殊处理也不影响第一诊断的临床路径流程实施时，可以进入本路径。

（六）中医证候学观察

四诊合参，收集该病种不同证候的主症、次症、舌、脉等特点。注意证候的动态变化。

（七）门诊检查项目

1. 必需的检查项目

（1）血常规。

（2）肺功能（肺通气功能＋舒张试验）。

（3）胸部影像学检查。

2. 可选择的检查项目

根据病情需要而定，如心电图、运动心肺功能检查、痰培养、血气分析、心脏彩超等。

（八）治疗方法

1. 辨证选择口服中药汤剂或中成药

肺脾气虚证：补肺健脾，降气化痰。

肺肾气虚证：补肾益肺，纳气定喘。

肺肾气阴两虚证：益气养阴滋肾，纳气定喘。

2. 穴位贴敷

辨证取穴进行治疗。

3. 益肺灸（督灸）

益肺灸是在督脉的脊柱段上施以隔药灸治疗疾病。

4. 拔罐疗法

选择背部太阳经及肺经辨证取穴，进行拔罐治疗。

5. 穴位注射

可选曲池穴、足三里、尺泽、丰隆等穴，或者辨证取穴进行药物注射。

6. 穴位埋线法

辨证选穴。

7. 针灸

根据不同证候选择热敏灸、雷火灸等，辨证取穴或循经取穴。

8. 其他中医特色疗法

根据病情，可选择拔罐疗法、中药离子导入、电针疗法、沐足疗法、砭石疗法、经络刺激疗法等。经络刺激法可选用数码经络导平治疗仪、针刺手法针治疗仪等设备。

9. 冬令膏方

辨证选用不同的补益方药。

10. 肺康复训练

采用肺康复训练技术或中医传统气功、导引等方法。

11. 护理调摄

根据病人情况进行个体化饮食和心理指导等。

（九）完成路径标准

1. 咳嗽、咳痰、胸闷、喘息等主要临床症状改善。

2. 呼吸困难改善。

3. 病情稳定。

（十）有无变异及其原因分析

1. 治疗期间患者病情加重，进入 COPD 急性加重期路径，退出本路径。

2. 治疗期间出现严重并发症，需要调整治疗方案者，退出本路径。

3. 因患者或家属的个人意愿影响治疗者退出路径。

二、肺胀病（慢性阻塞性肺疾病稳定期）中医临床路径门诊表单

适用对象：第一诊断为肺胀病（COPD）（TCD 编码：BNF050；ICD - 10 编码：J44.101）稳定期。

患者姓名：_____　性别：____　年龄：____　门诊病例号：____

进入路径时间：____年__月__日　　　　结束路径时间：____年__月__日

标准治疗日：≤90 天　　　　　　　　　实际治疗日：____天

时间	___年__月__日（第1天）	___年__月__日（第2天~第14天）	___年__月__日（第3周~第4周）	___年__月__日（第5周~第6周）
主要诊疗工作	□询问病史、体格检查 □采集中医四诊信息 □进行中医证候判断 □完善相关检查：肺功能；胸部影像学检查；血常规；其他可选检查 □确定治疗方法 □汤剂 □中成药 □其他 □中医药特色疗法：贴敷；拔罐；艾灸 □与患者及家属沟通 □完成首诊门诊病志	□采集中医四诊信息 □进行中医证候判断 □根据病情变化完善相关检查 □根据病情变化调整治疗方案 □汤剂 □中成药 □中医药特色疗法：贴敷；拔罐；艾灸 □与患者及家属沟通 □完成复诊门诊病志	□采集中医四诊信息 □进行中医证候判断 □根据病情变化完善相关检查 □据病情变化调整治疗方案 □汤剂 □中成药 □中医药特色疗法：贴敷；拔罐；艾灸 □与患者及家属沟通 □完成复诊门诊病志	□采集中医四诊信息 □进行中医证候判断 □根据病情变化完善相关检查 □据病情变化调整治疗方案 □汤剂 □中成药 □中医药特色疗法：贴敷；拔罐；艾灸 □与患者及家属沟通 □完成复诊门诊病志
变异记录	□无 □有，原因： 1. 2.	□无 □有，原因： 1. 2.	□无 □有，原因： 1. 2.	□无 □有，原因： 1. 2.
医师签名				

时间	＿年＿月＿日 （第 7 周～8 周）	＿年＿月＿日 （第 9 周～10 周）	＿年＿月＿日 （第 11 周～12 周）
主要诊疗工作	□采集中医四诊信息 □进行中医证候判断 □根据病情变化完善相关检查 □据病情变化调整治疗方案 □汤剂 □中成药 □中医药特色疗法：贴敷；拔罐；艾灸 □与患者及家属沟通 □完成复诊门诊病志	□采集中医四诊信息 □进行中医证候判断 □根据病情变化完善相关检查 □据检病情变化调整治疗方案 □汤剂 □中成药 □中医药特色疗法：贴敷；拔罐；艾灸 □与患者及家属沟通 □完成复诊门诊病志	□采集中医四诊信息 □进行中医证候判断 □复查肺功能 □根据病情变化完善相关检查 □据病情变化调整治疗方案 □汤剂 □中成药 □中医药特色疗法：贴敷；拔罐；艾灸 □判断疾病治疗效果 □与患者及家属沟通 □做好宣教，制定随访计划
变异记录	□无 □有，原因： 1. 2.	□无 □有，原因： 1. 2.	□无 □有，原因： 1. 2.
医师签名			

第三节　鼾证（阻塞性睡眠呼吸暂停低通气综合征）中医诊疗方案（试行）

一、诊断

（一）疾病诊断

1. 中医诊断标准

参照国家中医药管理局重点专科协作组制定的《鼾证（阻塞性睡眠呼吸

暂停低通气综合征）中医诊疗方案（试行）》。

主要症状：眠时有鼾声，鼾声响亮，时断时续。

次要症状：形体肥胖，晨起口黏，夜寐不安，神疲嗜睡，健忘。

具有主要症状、伴或不伴次要症状，结合多导睡眠仪检查亦可确诊。

2. 西医诊断标准

参照 2002 年中华医学会呼吸病学分会睡眠呼吸疾病学组制订的《阻塞性睡眠呼吸暂停低通气综合征诊治指南》进行诊断。

（1）临床表现：睡眠时打鼾且鼾声不规律，呼吸及睡眠节律紊乱，反复出现呼吸暂停及觉醒，或患者自觉憋气，夜尿增多，白天嗜睡明显，晨起头痛、口干，记忆力下降，性格异常等。

有形体肥胖、颈围粗大、下颌畸形、肢端肥大、舌体肥大、舌根后坠、咽腔狭窄，悬雍垂过长，扁桃体肥大、小颌等体征。

（2）辅助检查：全数字多导睡眠仪（PSG）证实每晚 7 小时睡眠过程中呼吸暂停及低通气反复发作在 30 次以上，或睡眠呼吸暂停低通气指数（AHI，即平均每小时睡眠中的呼吸暂停加上低通气次数）大于或等于 5 次/小时。

注：有鼻咽部器质性疾病，如鼻腔息肉、鼻腔肿瘤、鼻甲肥大、咽岬狭窄、扁桃体Ⅲ度肿大等患者不进入本路径。

（二）证候诊断

1. 痰热内壅证

眠时有鼾声，鼾声响亮，时断时续，气粗，夜寐不安，晨起口干，咯痰黄而黏稠，便秘，易出汗，乏力。舌红，苔黄或黄腻，脉弦滑数。

2. 痰湿内阻证

眠时有鼾声，鼾声响亮，时断时续，夜寐不安，形体肥胖，晨起口干不明显，胸闷，咯痰白稀，神疲嗜睡，睡不解乏，健忘，脘痞。舌淡红，边有齿痕，舌苔白，或白腻，或白滑，脉弦滑或濡缓。

3. 痰瘀互结证

眠时有鼾声，鼾声响亮，时断时续，夜寐不实，时时憋醒，口干但不欲饮，晨起头痛，胸闷，面色晦暗，健忘，气短，神疲乏力，腰膝酸软。舌质暗红或有瘀斑、瘀点，苔薄润，脉细涩。

二、治疗方案

（一）辨证选择口服中药汤剂

1. 痰热内壅证

治法：清肺化痰，顺气开窍。

推荐方药：清金化痰汤加减。黄芩、胆南星、茯苓、浙贝母、瓜蒌仁、天竺黄、制半夏、陈皮、甘草等。

2. 痰湿内阻证

治法：健脾化痰，顺气开窍。

推荐方药：二陈汤加减。姜半夏、茯苓、陈皮、甘草、党参、白术、苍术、石菖蒲、郁金、旋覆花、杏仁、川厚朴、浙贝母、苏子、桔梗等。

3. 痰瘀互结证

治法：益肾健脾，祛瘀除痰。

推荐方药：金水六君煎加减。当归、熟地黄、陈皮、姜半夏、茯苓、黄芪、太子参、石菖蒲、胆南星、郁金、丹参、地龙、白芥子、枳实、淫羊藿、甘草等。

（二）针灸治疗

1. 针刺治疗

主穴：中脘、气海、大横、天枢、梁丘、太溪、廉泉。

配穴：根据不同证型取穴：脾虚湿阻型配足三里、阴陵泉、三阴交、公孙；痰热内蕴型配丰隆、内庭、合谷；肺脾两虚型配关元、足三里、三阴交、照海；心肾两虚型配足三里、三阴交。

治法：留针30分钟，留针期间每10分钟行针1次，每日1次，10次为1疗程，连续治疗2～3个疗程。

2. 头针治疗

取运动区、感觉区为穿刺点，沿刺激区在头皮下将针推进3～4cm左右，每次留针约20分钟，每日1次，15次为1疗程，连续治疗2～3个疗程。

3. 耳穴贴压治疗

取穴：神门、交感、皮质下、肺、脾、肾、垂前。

方法：耳穴部位有酸、疼、胀、热感则取穴准确，每天按压 3 ~ 5 次，每次每穴按压 10 ~ 20 下，10 天为 1 个疗程，连续 3 个疗程。

（三）持续正压通气治疗

持续正压通气治疗适用于经多导睡眠仪检查为重度 OSAHS，伴有重度低氧血症的患者。

（四）护理

1. 健康教育

采用多种生动活泼、易被患者理解和接受的形式，如健康大讲堂、宣传光盘、宣传图画和实际案例等，对 OSAHS 患者进行与疾病相关的知识教育。避免服用镇静安眠药，保持鼻腔通畅，及时控制上呼吸道感染。

2. 生活护理

（1）饮食搭配合理：指导患者合理选择膳食，控制总热量摄入以减轻体重。男性患者的总热量控制在 1200 ~ 1500 千卡/天，女性患者的总热量控制在 1000 ~ 1200 千卡/天，在总热能固定的前提下，调整饮食结构。所摄入的饮食总脂肪应不超过总热量的30%，蛋白质摄入占总热量的15% ~ 20%，其余为碳水化合物，但需限制甜食。三餐应注意荤素搭配，以保证各种营养元素的吸收，尽量避免食用油腻煎炸之品；饮食最好以天然食品为主，尽量避免食用合成方便食品。多食鲜蔬水果，如富含抗氧化剂的维生素 C、维生素 E、β 胡萝卜素和番茄红素及类黄酮食物，如花椰菜、荠菜、胡萝卜、芒果、南瓜等。

（2）饮食安排有节：注意饮食要定量，不暴饮暴食，睡前勿饱食，合理分配三餐，做到"早吃饱、午吃好、晚吃少"。重点控制晚餐，少喝果汁和碳酸饮料，减少应酬和夜宵。

（3）适当的体育锻炼可控制体重，避免肥胖。

（4）戒烟、酒，避免不良的生活习惯。

（5）指导患者保持侧卧位睡觉姿势。

（6）白天嗜睡者告知避免开车及空中作业，以防出现因嗜睡而带来的意外。

3. 情绪护理

勤与患者沟通，保持心情舒畅，避免烦躁、焦虑等不良情绪。

三、疗效评价

（一）评价标准

（1）症状和体征改善：患者临床症状，如睡眠时打鼾减轻或消失，白天嗜睡消失，体重减轻等。

（2）客观指标改善：经 PSG 检测 AHI 和低氧血症改善。

（二）评价方法

1. 中医证候评价

按照中医证候积分量表进行积分评价。

2. 西医疗效评价

按照西医疗效评价标准以及自身症状积分和 Epworth 嗜睡量表（见表21 - 3）变化及 PSG 的结果评价。

3. 生存质量评价（可选）

基于患者治疗后生存质量评分表的评分进行评价（见表 21 - 4）。

表 21 - 3　Epworth 嗜睡量表

项目	评分	首诊	1 个月	2 个月	3 个月
坐着阅读时	正常 0 分：不会打盹 轻度 1 分：打盹的可能性很小 中度 2 分：打盹的可能性中等 重度 3 分：很可能会打盹				
看电视时	正常 0 分：不会打盹 轻度 1 分：打盹的可能性很小 中度 2 分：打盹的可能性中等 重度 3 分：很可能会打盹				

项目	评分	首诊	1 个月	2 个月	3 个月
在公共场所坐着不活动时	正常 0 分：不会打盹 轻度 1 分：打盹的可能性很小 中度 2 分：打盹的可能性中等 重度 3 分：很可能会打盹				
乘车旅行持续 1 小时不休息	正常 0 分：不会打盹 轻度 1 分：打盹的可能性很小 中度 2 分：打盹的可能性中等 重度 3 分：很可能会打盹				
条件允许的情况下、下午躺着休息时	正常 0 分：不会打盹 轻度 1 分：打盹的可能性很小 中度 2 分：打盹的可能性中等 重度 3 分：很可能会打盹				
坐着和别人谈话时	正常 0 分：不会打盹 轻度 1 分：打盹的可能性很小 中度 2 分：打盹的可能性中等 重度 3 分：很可能会打盹				
午饭后（未饮酒）安静坐着时	正常 0 分：不会打盹 轻度 1 分：打盹的可能性很小 中度 2 分：打盹的可能性中等 重度 3 分：很可能会打盹				
驾车外出，等信号灯的几分钟内	正常 0 分：不会打盹 轻度 1 分：打盹的可能性很小 中度 2 分：打盹的可能性中等 重度 3 分：很可能会打盹				
／	总积分				

表 21 - 4　生存质量评分表

请您回答近 4 周来打鼾和（或）夜间憋气（呼吸暂停）对您日常生活、工作、情感、社交等方面的影响。

条目	回答（得分）				
	1	2	3	4	5
	完全符合	基本符合	不能肯定	基本不符	完全不符
1. 早晨醒来不解乏	☐	☐	☐	☐	☐
2. 醒来后咽干舌燥	☐	☐	☐	☐	☐
3. 晨起头痛	☐	☐	☐	☐	☐
4. 夜间醒来超过 2 次	☐	☐	☐	☐	☐
5. 半夜胸闷气憋	☐	☐	☐	☐	☐
6. 感觉睡觉后没得到充分休息	☐	☐	☐	☐	☐
7. 夜尿超过 1 次	☐	☐	☐	☐	☐
8. 看书、看报时打盹	☐	☐	☐	☐	☐
9. 看电视、听广播、开会、坐车时打盹	☐	☐	☐	☐	☐
10. 坐着与人谈话时打盹	☐	☐	☐	☐	☐
11. 经常似睡非睡地坐着	☐	☐	☐	☐	☐
12. 一躺下就睡着	☐	☐	☐	☐	☐
13. 容易疲劳	☐	☐	☐	☐	☐
14. 精力不充沛	☐	☐	☐	☐	☐
15. 工作时没精打采，工作效率低下	☐	☐	☐	☐	☐
16. 因精力不够，不想做家务劳动，或不能完成家务活	☐	☐	☐	☐	☐
17. 无多余精力参加娱乐、消遣活动（如下棋、打牌、健身）	☐	☐	☐	☐	☐
18. 对周围的人或事缺乏兴趣	☐	☐	☐	☐	☐
19. 因鼾声影响别人而难过	☐	☐	☐	☐	☐
20. 因打鼾和家人分房睡而感到难过	☐	☐	☐	☐	☐
21. 因打鼾影响了与家里人的关系而难过	☐	☐	☐	☐	☐
22. 因为打鼾，想最好晚上一个人睡	☐	☐	☐	☐	☐

条目	回答（得分）				
	1	2	3	4	5
	完全符合	基本符合	不能肯定	基本不符	完全不符
23. 因为老是犯困、疲倦，想一个人待着	☐	☐	☐	☐	☐
24. 对别人的言行反应迟钝	☐	☐	☐	☐	☐
25. 做事情时容易出差错	☐	☐	☐	☐	☐
26. 容易出些小事故，如走路摔倒、撞上某物、打掉东西	☐	☐	☐	☐	☐
27. 做事注意力不集中	☐	☐	☐	☐	☐
28. 头脑不清楚，经常昏昏沉沉、糊里糊涂的	☐	☐	☐	☐	☐
29. 记忆力差，健忘	☐	☐	☐	☐	☐
30. 常心情不好、情绪低落	☐	☐	☐	☐	☐
31. 感到空虚、无聊、生活没有意义	☐	☐	☐	☐	☐
32. 经常感到孤独	☐	☐	☐	☐	☐
33. 经常责怪自己	☐	☐	☐	☐	☐
34. 缺乏耐心	☐	☐	☐	☐	☐
35. 情绪不稳定，容易生气、发怒	☐	☐	☐	☐	☐
36. 担心自己的体重	☐	☐	☐	☐	☐
37. 担心自己的睡眠	☐	☐	☐	☐	☐
38. 综合各方面，你认为打鼾、夜间憋气（呼吸暂停）造成您的生命质量如何？	很差	差	一般	好	很好

第四节　鼾证（阻塞性睡眠呼吸暂停低通气综合征）中医临床路径（试行）

路径说明：本路径适用于西医诊断为阻塞性睡眠呼吸暂停低通气综合征的患者。

一、鼾证（阻塞性睡眠呼吸暂停低通气综合征）中医临床路径标准门诊流程

（一）适用对象

中医诊断：第一诊断为鼾证。

西医诊断：第一诊断为阻塞性睡眠呼吸暂停低通气综合征（ICD－10 编码：G47.3）。

（二）诊断依据

1. 疾病诊断

（1）中医诊断：参照国家中医药管理局重点专科协作组制定的《鼾证（阻塞性睡眠呼吸暂停低通气综合征）中医诊疗方案（试行）》。

（2）西医诊断：参照《阻塞性睡眠呼吸暂停低通气综合征诊治指南》（中华医学会呼吸病学分会睡眠呼吸疾病学组修订，2002 年）。

2. 证候诊断

参照国家中医药管理局重点专科协作组制定的《鼾证（阻塞性睡眠呼吸暂停低通气综合征）中医诊疗方案（试行）》。

鼾证（阻塞性睡眠呼吸暂停低通气综合征）临床常见证候：

痰热内壅证

痰湿内阻证

痰瘀互结证

（三）治疗方案的选择

参照国家中医药管理局重点专科协作组制定的《鼾证（阻塞性睡眠呼吸暂停低通气综合征）中医诊疗方案（试行）》和《阻塞性睡眠呼吸暂停低通气综合征诊治指南》

1. 诊断明确，第一诊断为鼾证（阻塞性睡眠呼吸暂停低通气综合征）。

2. 患者适合并接受中医治疗。

（四）标准治疗时间

标准治疗时间为≤90 天。

（五）进入路径标准

1. 第一诊断必须符合鼾证（阻塞性睡眠呼吸暂停低通气综合征）。

2. 当患者同时具有其他疾病，但在治疗期间不需要特殊处理也不影响第一诊断的临床路径流程实施时，可以进入本路径。

（六）中医证候学观察

四诊合参，收集该病种不同证候的主症、次症、体征、舌、脉特点。注意证候的动态变化。

（七）门诊检查项目

1. 必需的检查项目：

（1）血常规、甲状腺功能类、肝功能、血脂、血糖。

（2）上气道 CT 检查和（或）耳鼻喉科会诊。

（3）多导睡眠仪检查。

2. 可选择的检查项目

根据病情需要而定，如动态心电图、动态血压、头颅 MR、肺功能、血气分析、性激素测定等。

（八）治疗方法

1. 辨证选择口服中药汤剂或中成药

（1）痰热内壅证：清肺化痰，顺气开窍。

（2）痰湿内阻证：健脾化痰，顺气开窍。

（3）痰瘀互结证：益肾健脾，祛瘀除痰。

2. 针灸治疗

3. CPAP 治疗

4. 护理

辨证施护。

（九）完成路径标准

1. 临床症状如睡眠时打鼾和白天嗜睡明显好转或消失。

2. 多导睡眠仪检查 AHI、低氧血症明显好转。

（十）有无变异及原因分析

1. 病情加重，需要延长治疗时间，增加费用。

2. 合并有心血管疾病、内分泌疾病等其他系统疾病者，门诊随访期间病情加重，需要特殊处理，导致时间延长，费用增加。

3. 治疗过程中发生了病情变化，出现严重并发症时，退出本路径。

4. 因患者及家属意愿而影响本路径的执行时，退出本路径。

二、鼾证（阻塞性睡眠呼吸暂停低通气综合征）中医临床路径门诊表单

适用对象：第一诊断为鼾证（阻塞性睡眠呼吸暂停低通气综合征）（ICD – 10 编码：G47.3）。

患者姓名：_____ 性别___ 年龄___ 门诊号：___ 病程：___

进入路径时间：___年__月_日　　　　结束路径时间：___年__月__日

标准治疗时间≤90 天　　　　　　　　实际治疗时间：___天

时间	___年__月_日 （第1天）	___年__月_日 （第2~89天）	___年__月_日 （第90天）
主要诊疗工作	□询问病史及体格检查、中医四诊信息的采集 □进行中医证候判断 □完成初步诊断 □开具常规检查、化验单 □拟定治疗方案 □向患者交代病情和注意事项 □辨证口服中药汤剂或颗粒剂 □针灸治疗 □其他治疗 □内科基础治疗	□门诊随访，中医证候信息采集 □进行中医证候判断 □治疗效果评估和诊疗方案的调整 □完善必要的检查 □辨证口服中药汤剂或颗粒剂 □针灸治疗 □其他疗法 □内科基础治疗	□门诊随访，中医证候信息采集 □进行中医证候判断 □治疗效果评估和决定下一步治疗方案
病情变异记录	□无 □有，原因： 1. 2.	□无 □有，原因： 1. 2.	□无 □有，原因： 1. 2.
医师签名			

第五节　慢性咳嗽病中医诊疗方案（试行）

一、诊断

（一）疾病诊断

1. 中医诊断标准

参照《中医内科常见病诊疗指南》（中华中医药学会，2008 年）及《咳嗽中医诊疗专家共识》（中华中医药学会，2011 年）。

（1）咳嗽，咯痰或无痰。

（2）病程 >8 周。

（3）由外感反复发作或脏腑功能失调引起，可伴有其他脏腑功能失调的症状。

2. 西医诊断标准

参照《咳嗽的诊断与治疗指南》（中华医学会，2009 年）。

（1）病程：咳嗽时间 >8 周。

（2）病因：①咳嗽变异性哮喘（CVA）；②上气道咳嗽综合征（UACS，又称 PNDS）；③嗜酸粒细胞性支气管炎（EB）；④胃食管反流性咳嗽（GERC）。

（3）症状：咳嗽，有痰或无痰。有时呈刺激性干咳，可伴有咽痒，对异味、冷空气、油烟等敏感；或胸骨后有烧灼感，或反酸、嗳气；或鼻塞、鼻后滴流感。

（4）辅助检查或体征：胸部 X 线检查无明显病变，肺通气功能大致正常。①CVA：患者支气管激发试验阳性或 PEF 变异率≥20%。②UACS：变应性鼻炎的鼻黏膜主要表现为苍白或水肿，鼻道及鼻腔底可见清涕或黏涕。非变应性鼻炎鼻黏膜多表现为黏膜肥厚或充血样改变，部分患者口咽部黏膜可呈鹅卵石样改变或咽后壁附有黏脓性分泌物。变应性咽炎表现为咽部黏膜苍白或水肿，非变应性咽炎表现为咽部黏膜充血或/和淋巴滤泡增生。③EB：痰细胞学检查嗜酸性粒细胞比例≥2.5%，排除其他嗜酸性粒细胞增多性疾病。④GERC：食管 24 小时 pH 值监测 Demeester 积分≥12.70，和/或 SAP≥75%。

（5）排除其他原因引起的慢性咳嗽。

（二）证候诊断

1. 风盛挛急证

咽痒，痒即咳嗽，或呛咳阵作，气急，遇外界寒热变化、异味等因素突发或加重，多见夜卧、晨起咳剧，呈反复性发作。舌苔薄白，脉弦滑。

2. 风痰袭窍证

咳嗽反复发作，咳痰，鼻痒，连续喷嚏，鼻塞，流涕，频繁清嗓，咽后黏液附着，鼻后滴流感，或咽痒、咽部异物感或烧灼感。舌红，苔薄白，脉弦滑。

3. 胃气上逆证

阵发性呛咳，气急，咳甚时呕吐酸苦水，日间或直立位时症状加重，平素上腹部不适，常伴嗳腐吞酸、嘈杂或灼痛。舌红，苔白腻，脉弦弱。

4. 肝火犯肺证

上气咳逆阵作，咳时面红目赤，咳引胸痛，可随情绪波动增减，烦热咽干，常感痰滞咽喉，咯之难出，量少质黏，或痰如絮条，口干，口苦，胸胁胀痛。舌质红，苔薄黄少津，脉弦数。

二、治疗方案

（一）辨证口服中药汤剂或中成药

1. 风盛挛急证

治法：疏风宣肺，解痉止咳。

推荐方药：苏黄止咳汤加减。炙麻黄、蝉蜕、紫苏叶、紫苏子、前胡、五味子、牛蒡子、枇杷叶、地龙等。

加减：偏于寒者，加细辛、干姜以温化寒饮；偏于热者，加金荞麦、黄芩以清热化痰；体虚者，加太子参、山茱萸以益气养阴；兼瘀者，加赤芍、丹参以化瘀通络。

中成药：可选用苏黄止咳胶囊等。

2. 风痰袭窍证

治法：疏风通窍，利咽止咳。

推荐方药：过敏煎加减。银柴胡、防风、乌梅、五味子、僵蚕、蝉蜕、桔梗、射干、白芷、辛夷等。

加减：痰热甚者，可加竹沥、天竺黄、竹茹以清热化痰；久病脾虚，酌加党参、白术以益气健脾。

3. 胃气上逆证

治法：降浊化痰，和胃止咳。

推荐方药：旋覆代赭汤合半夏泻心汤加减。旋覆花、代赭石、法半夏、党参、干姜、黄芩、黄连、枇杷叶等。

加减：若呃逆、泛酸较重者加吴茱萸、（煅）瓦楞以降逆制酸；痰多者加浙贝母、紫菀以化痰止咳。

4. 肝火犯肺证

治法：清肺泻热，化痰止咳。

推荐方药：黄芩泻白散合黛蛤散加减。桑白皮、地骨皮、黄芩、青黛、海蛤壳、栀子、牡丹皮、浙贝母等。

加减：胸痛配郁金、丝瓜络以理气和络；火郁伤津，咽燥口干，咳嗽日久不减，酌加北沙参、麦冬、天花粉、诃子以养阴生津敛肺。

以上证候有明显兼夹者，可在上述方药的基础上加减用药。

（二）针灸

根据病情可选择主穴：肺俞、中府、列缺、太渊、天突、合谷。风盛挛急证，加风门、外关；风痰袭窍证，加迎香、廉泉；胃气上逆证，加中脘、内关；肝火犯肺证，加行间、鱼际。实证针用泻法，虚证针用平补平泻法。

（三）穴位贴敷

根据病情可辨证使用疏风宣肺、止咳化痰药敷贴胸背部腧穴。可选：天突、膻中、肺俞、定喘、风门、脾俞等。

（四）刮痧、拔罐、砭石疗法

用刮痧油涂擦后背膀胱经、督脉，用刮痧板反复刮、擦，以微现红瘀为度，可配合大杼、肺俞、定喘、风门、脾俞等部位进行拔罐、砭石治疗。

（五）其他疗法

根据临床情况可选用针刺手法治疗仪进行治疗。

三、疗效评价

（一）评价标准

以咳嗽症状积分为疗效评价标准。

痊愈：咳嗽症状完全消失（治疗后降至 0 分）。

显效：咳嗽症状明显减轻（治疗后较治疗前减少 6~9 分）。

有效：咳嗽症状减轻（治疗后较治疗前减少 2~5 分）。

无效：咳嗽症状无改善或加重。

（二）评价方法

（1）咳嗽症状积分：由患者每天根据自己前 24 小时的咳嗽症状，对照积分表（见表 21-5）进行判断及记录：总积分 = 日间积分 + 夜间积分。咳嗽症状积分表可作为病情评价和判断药物疗效的参考。

表 21-5　咳嗽症状积分表

分值	日间咳嗽症状积分	夜间咳嗽症状积分
0	无咳嗽	无咳嗽
1	偶有短暂咳嗽	入睡时短暂咳嗽或偶有夜间咳嗽
2	频繁咳嗽，轻度影响日常活动	因咳嗽轻度影响夜间睡眠
3	频繁咳嗽，严重影响日常活动	因咳嗽严重影响夜间睡眠

（2）咳嗽视觉模拟评分（见图 21-1）：用于比较治疗前后的效果。使用方法为让病人根据自己的主观感受选择一个分值评价自己咳嗽的程度。0 分为没有咳嗽，分数越高表示咳嗽越剧烈。

图 21-1　视觉模拟评分

（3）生活质量评估：是咳嗽严重程度的主观评价方法，通过填写专门的咳嗽生活质量量表进行，可使用莱赛斯特咳嗽量表（LCQ）。

莱赛斯特咳嗽生活质量问卷：

①在最近的两周里，您会因咳嗽而感到胸痛或腹痛吗？

A. 一直都是　B. 大部分时间都会　C. 经常会　D. 有时会　E. 偶尔会　F. 几乎不会　G. 从来没有

②在最近的两周里，您曾被咳痰困扰吗？

A. 一直都是　B. 大部分时间都会　C. 经常会　D. 有时会　E. 偶尔会　F. 几乎不会　G. 从来没有

③在最近的两周里，您曾因咳嗽而觉得疲倦乏力吗？

A. 一直都是　B. 大部分时间都会　C. 经常会　D. 有时会　E. 偶尔会

F. 几乎不会　G. 从来没有

④在最近的两周里，您能控制您的咳嗽吗？

A. 从来没有　B. 几乎不　C. 偶尔能　D. 有时能　E. 经常可以　F. 大部分时间可以　G. 一直可以

⑤在最近的两周里，您曾因咳嗽而觉得尴尬难堪吗？

A. 一直都是　B. 大部分时间都会　C. 经常会　D. 有时会　E. 偶尔会F. 几乎不会　G. 从来没有

⑥在最近的两周里，您会因咳嗽而感到焦虑吗？

A. 一直都是　B. 大部分时间都会　C. 经常会　D. 有时会　E. 偶尔会F. 几乎不会　G. 从来没有

⑦在最近的两周里，您的学习、工作或其他计划受到咳嗽的影响吗？

A. 一直都是　B. 大部分时间都会　C. 经常会　D. 有时会　E. 偶尔会F. 几乎不会　G. 从来没有

⑧在最近的两周里，您的休闲或娱乐受到咳嗽的影响吗？

A. 一直都是　B. 大部分时间都会　C. 经常会　D. 有时会　E. 偶尔会F. 几乎不会　G. 从来没有

⑨在最近的两周里，您曾闻到油漆、灰尘、烟雾等刺激气味而咳嗽吗？

A. 一直都是　B. 大部分时间都会　C. 经常会　D. 有时会　E. 偶尔会F. 几乎不会　G. 从来没有

⑩在最近的两周里，你的睡眠受到咳嗽的干扰吗？

A. 一直都是　B. 大部分时间都会　C. 经常会　D. 有时会　E. 偶尔会F. 几乎不会　G. 从来没有

⑪在最近的两周里，您每天都有阵发性的咳嗽吗？

A. 一直都是　B. 大部分时间都会　C. 经常会　D. 有时会　E. 偶尔会F. 几乎不会　G. 从来没有

⑫在最近的两周里，您会因咳嗽而觉得失落或沮丧吗？

A. 一直都是　B. 大部分时间都会　C. 经常会　D. 有时会　E. 偶尔会F. 几乎不会　G. 从来没有

⑬在最近的两周里，您会因咳嗽而感到厌烦吗？

A. 一直都是　B. 大部分时间都会　C. 经常会　D. 有时会　E. 偶尔会F. 几乎不会　G. 从来没有

⑭在最近的两周里，您会因咳嗽而声音嘶哑吗？

　　A. 一直都是　B. 大部分时间都会　C. 经常会　D. 有时会　E. 偶尔会
F. 几乎不会　G. 从来没有

⑮在最近的两周里，您觉得精力充沛吗？

　　A. 从来没有　B. 几乎不　C. 偶尔能　D. 有时能　E. 经常可以　F. 大
部分时间可以　G. 一直可以

⑯在最近的两周里，您会担心咳嗽暗示着某些严重疾病吗？

　　A. 一直都是　B. 大部分时间都会　C. 经常会　D. 有时会　E. 偶尔会
F. 几乎不会　G. 从来没有

⑰在最近的两周里，您会担心别人认为您有病吗？

　　A. 一直都是　B. 大部分时间都会　C. 经常会　D. 有时会　E. 偶尔会
F. 几乎不会　G. 从来没有

⑱在最近的两周里，您会因咳嗽中断谈话或电话交谈吗？

　　A. 一直都是　B. 大部分时间都会　C. 经常会　D. 有时会　E. 偶尔会
F. 几乎不会　G. 从来没有

⑲在最近的两周里，您觉得咳嗽干扰您的同学、朋友或家人吗？

　　A. 一直都是　B. 大部分时间都会　C. 经常会　D. 有时会　E. 偶尔会
F. 几乎不会　G. 从来没有

第六节　慢性咳嗽病中医临床路径（试行）

路径说明：本路径适用于西医诊断为慢性咳嗽的门诊患者。

一、慢性咳嗽中医临床路径标准门诊流程

（一）适用对象

中医诊断：第一诊断为咳嗽（TCD 编码：BNF011）。

西医诊断：第一诊断为慢性咳嗽（ICD－10 编码：R05. X01）。

（二）诊断依据

1. 疾病诊断

（1）中医诊断：参照《中医内科常见病诊疗指南》（中华中医药学会，
2008 年）及《咳嗽中医诊疗专家共识》（中华中医药学会，2011 年）。

（2）西医诊断：参照《咳嗽的诊断与治疗指南》（中华医学会，2009

年）。

2. 证候诊断

参照国家中医药管理局重点专科协作组制定的《慢性咳嗽病中医诊疗方案（试行）》。

慢性咳嗽临床常见证候：

风盛挛急证

风痰袭窍证

胃气上逆证

肝火犯肺证

（三）治疗方案的选择

参照国家中医药管理局重点专科协作组制定的《慢性咳嗽病中医诊疗方案（试行）》《中医内科常见病诊疗指南》（中华中医药学会，2008 年）及《咳嗽中医诊疗专家共识》（中华中医药学会，2011 年）。

1. 诊断明确，第一诊断为慢性咳嗽。

2. 患者适合并接受中医药治疗。

（四）标准治疗时间

标准治疗时间为≤42 天。

（五）进入路径标准

1. 第一诊断必须符合慢性咳嗽病的患者。

2. 胸部查体及 X 线无明显异常。

3. 患者同时具有其他疾病，但不需特殊处理也不影响第一诊断的临床路径流程实施时，可以进入本路径。

（六）中医证候学观察

四诊合参，收集该病种不同证候的主症、次症、体征、舌、脉特点。注意证候的动态变化。

（七）门诊检查项目

1. 必需的检查项目

胸部 X 线。

2. 可选择的检查项目

根据病情需要而定，如胸部 CT、肺通气功能检查、支气管激发试验、痰诱导检查、呼出气一氧化氮测定、食管 24 小时 pH 值监测、血常规、肝功能、肾功能和心电图等。

（八）治疗方法

1. 辨证选择口服中药汤剂或中成药

（1）风盛挛急证：疏风宣肺，解痉止咳。

（2）风痰袭窍证：疏风通窍，利咽止咳。

（3）胃气上逆证：降浊化痰，和胃止咳。

（4）肝火犯肺证：清肺泄热，化痰止咳。

2. 针灸

3. 穴位贴敷

4. 刮痧、拔罐、砭术疗法

5. 其他疗法

（九）完成路径标准

咳嗽症状明显好转或消失。

（十）有无变异及原因分析

1. 咳嗽无明显缓解，需做进一步检查，导致治疗时间延长，治疗费用增加。

2. 既往合并其他系统疾病，治疗期间出现病情加重需治疗者，退出本路径。

3. 治疗过程中发生了病情变化，出现严重并发症，退出本路径。

4. 因患者及家属的个人意愿而影响本路径的执行时，退出本路径。

二、慢性咳嗽病中医临床路径门诊表单

适用对象：第一诊断为咳嗽（慢性咳嗽病）（TCD 编码：BNF011；ICD-10：R05. X01）

患者姓名：_____   性别：_____   年龄：_____   门诊号：_____

进入路径时间：___年__月__日   结束路径时间：___年__月__日

标准治疗日：≤42 天   实际治疗日：____天

时间	___年__月__日 （第1天）	___年__月__日 （第7~14天）	___年__月__日 （第14~28天）	___年__月__日 （第28~42天）
主要诊疗工作	□询问病史和体格检查 □完成相关检查 □胸部X线 □支气管激发试验 □中医四诊信息的采集 □进行中医证候判断 □症状评估：咳嗽症状计分；咳嗽视觉模拟评分 □生活质量评估：慢性咳嗽影响问卷 □完成首诊记录 □中医辨证治疗 □中成药 □针灸 □药物贴敷 □砭术、刮痧、拔罐 □使用针刺手法治疗仪	□分析检查结果 □必要时选择相关检查 □中医四诊信息的采集 □注意中医证候变化 □评估治疗效果：咳嗽症状计分；咳嗽视觉模拟评分 慢性咳嗽影响问卷 □评估有无并发症 □完成复诊记录 □根据病情变化调整治疗方案	□分析检查结果 □必要时选择相关检查 □中医四诊信息的采集 □注意中医证候的变化 □评估治疗效果：咳嗽症状计分；咳嗽视觉模拟评分 □生活质量评估：慢性咳嗽影响问卷 □评估有无并发症 □完成复诊记录 □根据病情变化调整治疗方案	□疗效评估：咳嗽症状计分 痊愈 显效 有效 无效 □制定随访计划
病情变异记录	□无 □有，原因： 1. 2.	□无 □有，原因： 1. 2.	□无 □有，原因： 1. 2.	□无 □有，原因： 1. 2.

续表

时间	___年__月__日 （第 1 天）	___年__月__日 （第 7~14 天）	___年__月__日 （第 14~28 天）	___年__月__日 （第 28~42 天）
医师签名				
备注				

第七节　肺痿病（肺间质纤维化）中医诊疗方案（试行）

一、诊断

（一）疾病诊断

1. 中医诊断标准

参照《中医内科学》（周仲英主编，中国中医药出版社，北京，2003年）。

肺痿是临床表现为气息短促，动则气喘加重，干咳少痰，或咳吐浊唾涎沫为主症的疾病。

2. 西医诊断标准

参照中华医学会呼吸病分会 2002 年 4 月发布的《特发性肺（间质）纤维化诊断和治疗指南（草案）》进行诊断。

诊断特发性肺（间质）纤维化（IPF）标准可分为有外科（开胸/胸腔镜）肺活检资料和无外科肺活检资料。

（1）有外科肺活检资料

①肺组织病理学表现为普通型间质性肺炎（UIP）特点。

②除外其他已知病因所致的间质性肺疾病，如药物、环境因素和风湿性疾病等所致的肺纤维化。

③肺功能异常，表现为限制性通气功能障碍和/或气体交换障碍。

④胸片和高分辨 CT（HRCT）可见典型的异常影像。

（2）无外科肺活检资料：（临床诊断）缺乏肺活检资料，原则上不能确诊特发性肺（间质）纤维化（IPF），但如患者免疫功能正常，且符合以下所有的主要诊断条件和至少 3/4 的次要诊断条件，可临床诊断为特发性肺（间质）纤维化（IPF）。

①主要诊断条件：A. 除外已知原因的弥漫性间质性肺病（ILD），如某些药物毒性作用、职业环境接触史和风湿性疾病等；B. 肺功能表现异常，包括限制性通气功能障碍（VC 减少，而 FEV_1/ FVC 正常或增加）和/或气体交换障碍［静态/ 运动时肺泡－动脉血氧分压差（$P_{A-a}O_2$）增加或单次呼吸法一氧化碳弥散（DLco）降低］；C. 胸部 HRCT 表现为双肺网状改变，晚期出现蜂窝肺，可伴有极少量的磨玻璃影；D. 经支气管肺活检（TBLB）或支气管肺泡灌洗液（BALF）检查不支持其他疾病的诊断。

②次要诊断条件：A. 年龄 >50 岁；B. 隐匿起病或无明确原因的进行性呼吸困难；C. 病程≥3 个月；D. 双肺听诊可闻及吸气性 velcro 音。

（二）证候诊断

1. 燥热伤肺证

胸闷气短，动则加重，干咳无痰，或少痰而黏连成丝，不易咯出，偶见痰中带血，咳嗽剧烈，阵咳，咳甚胸痛，口鼻咽干，可伴有发热、恶寒。舌尖红，苔少或薄黄，脉细，略数。

2. 痰热壅肺证

胸闷气短，动则加重，呼吸急促，咳嗽痰多，白黏痰，不易咯出，或咯吐黄痰，心烦，口苦，身热汗出，大便秘结。舌红，苔白或黄腻，脉弦滑或滑数。

3. 气虚血瘀证

胸闷气短，动则加重，干咳无痰，心慌乏力，口唇爪甲紫暗，肌肤甲错，杵状指。舌质暗，或有瘀点、瘀斑，脉沉细或涩。

4. 肺肾不足，气阴两虚证

胸闷气短，动则加重，干咳无痰或少痰，气怯声低，神疲乏力，汗出恶风，腰膝酸软，形瘦便溏，五心烦热。舌红少苔，脉沉细无力。

二、治疗方案

（一）辨证选择口服中药汤剂或中成药

1. 燥热伤肺证

治法：清肺润燥，宣肺止咳。

推荐方药：桑杏汤加减。桑叶、杏仁、沙参、淡豆豉、梨皮、浙贝母、麦冬、炙杷叶、天花粉、炙紫菀、五味子、蝉衣、百部等。

中成药：养阴清肺口服液等。

2. 痰热壅肺证

治法：清肺化痰，止咳平喘。

推荐方药：清肺化痰方加减。黄芩、鱼腥草、金荞麦、瓜蒌、半夏、海浮石、桑白皮、炙紫菀、杏仁、麦冬等。

中成药：复方鲜竹沥口服液等。

3. 气虚血瘀证

治法：益气活血，通络散瘀。

推荐方药：西洋参、三七粉、山茱萸、五味子、紫菀、麦冬、白果、红景天、炙甘草等。

中成药：补肺活血胶囊、扶正化瘀胶囊、诺迪康胶囊等。

4. 肺肾不足，气阴两虚证

治法：调补肺肾，养阴益气。

推荐方药：党参、仙灵脾、补骨脂、山茱萸、茯苓、生地黄、熟地黄、赤芍、紫菀等。

中成药：金水宝胶囊、百令胶囊等。

（二）根据病情选用静脉滴注中成药注射液

清热化痰：痰热清注射液等。

活血化瘀：丹参注射液等。

益气固本：生脉注射液等。

（三）其他疗法

1. 中药穴位贴敷

中药穴位贴敷可平衡阴阳、调护表里。适用于易感冒、咳嗽频繁的患者。推荐穴位：肺俞、膏肓、膈俞、天突等。

2. 艾灸疗法

艾灸疗法可温通经络、行气活血。适用于阳气不足、阴寒内盛的患者。推荐穴位：肺俞、膏肓俞、大椎、足三里、气海等。

3. 中药浴足

中药浴足可行气活血，温阳通络。适用于四末青紫、瘀血较重的患者。

4. 拔火罐

拔火罐可祛湿逐寒，消瘀散结。适用于阳气不足、阴寒内盛的患者。主要选择背部太阳经及肺经的循行路线，运用闪罐、走罐、留罐等多种手法治疗。

（四）内科基础治疗

1. 氧疗

根据病情需要使用。

2. 糖皮质激素

已使用激素，继续维持原治疗，或减量治疗。

（五）护理调摄

1. 防寒保暖，预防感冒。

2. 适当活动。

三、疗效评价

（一）评价标准

1. 证候积分

（1）稳定：证候积分下降10%。

（2）有效：证候积分下降30%。

2. 生活质量评价

（1）圣乔治问卷评分

①稳定：评分下降10%。

②有效：评分下降30%。

（2）6分钟步行实验

①稳定：提高10%。

②有效：提高30%。

（3）呼吸困难评级

①稳定：维持原评级。

②有效：下降1级。

3. 胸部CT、肺功能＋弥散功能评定标准

（1）稳定：符合以下2项以上条件。

①TLC（肺总量）或 VC（潮气量）变化＜10％ 或变化＜200mL；

②单次呼吸法一氧化碳弥散（DLco）变化 ＜15％，或变化 ＜3mL/（min·mmHG）；

③在心肺运动试验中，氧饱和度（SaO_2）或肺泡–动脉血氧分压差（$P_{A-a}O_2$）无变化（SaO_2）变化＜4％，$P_{A-a}O_2$ 变化＜4mmHg。

（2）有效：X 线胸片或高分辨 CT（HRCT）肺部病变减轻；符合以下 2 条以上的生理功能改善指标：

①TLC（肺总量）或 VC（潮气量）增加≥10％（或至少增加≥200mL）。

②单次呼吸法一氧化碳弥散（DLco）增加≥15％，或至少增加≥3mL/（min·mmHG）。

③在心肺运动试验中，氧饱和度（SaO_2）升高或正常（SaO_2 升高≥4％），或肺泡–动脉血氧分压差（$P_{A-a}O_2$）升高（较前次升高≥4mmHg）。

（二）评价方法

根据治疗前后证候积分表（见表 21 - 6）、血气分析、胸部 CT（有条件者需选择高分辨 CT）、肺功能 + 弥散功能、6 分钟步行实验、呼吸困难评级、圣乔治问卷评分等变化评价疗效。

表 21 - 6　中医证候积分表

主症	记分	记分标准			
		无（0分）	轻（2分）	中（4分）	重（6分）
喘息		活动后不觉喘息	活动后轻度喘息	安静时喘息不著，稍事活动后即加重	安静时喘息
憋气		活动后不觉憋气	活动后轻度憋气	安静时憋气不著，稍事活动后即加重	安静时憋气
胸闷		活动后不觉胸闷	活动后轻度胸闷	安静时胸闷不著，稍事活动后即加重	安静时胸闷严重
气短		活动后不觉气短	活动后轻度气短	安静时气短不著，稍事活动后即加重	安静时气短不得接续
Velcro 啰音		双肺未能闻及	一侧肺可闻及	双肺散在 velcros 啰音	两肺满布

主症	记分	记分标准			
		无（0分）	轻（2分）	中（4分）	重（6分）
咳嗽		无咳嗽	间断咳嗽	阵咳，不影响睡眠	昼夜咳嗽频繁，影响工作及睡眠
次症		记分标准			
		无（0分）	轻（2分）	中（4分）	重（6分）
咯痰		无痰	偶有痰，24小时痰量20~50mL	24小时痰量50~100mL	24小时痰量100mL以上
或见症		记分标准			
		无（0分）		有（4分）	
有无黄痰		无黄痰		痰色带黄	
发热		体温在37.5℃以下		体温在37.5℃以上	
咽痒		无咽痒		有咽痒	
恶风		无怕冷、怕风		自觉怕冷、怕风	
汗出		无自汗		有自汗	
疲倦		无疲倦、乏力		自觉明显疲倦、乏力	
心慌		无心慌		自觉心慌，活动后明显	
唇甲紫暗		无口唇紫暗		唇甲紫暗明显	
杵状指		无杵状指		有明显杵状指	
舌象		无异常：淡红舌，薄白苔		有异常：舌质暗，体胖，苔厚腻，色白或黄	
脉象		无异常：正常脉象		有异常：脉滑数，弱或沉、细、涩	
总分					

第八节　肺痿病（肺间质纤维化）中医临床路径（试行）

路径说明：本路径适用于西医诊断为肺间质纤维化的住院患者。

一、肺痿病（肺间质纤维化）中医临床路径标准住院流程

（一）适用对象

中医诊断：第一诊断为肺痿病（TCD 编码：BNF030）。

西医诊断：第一诊断为肺间质纤维化（ICD – 10 编码：J84.1）。

（二）诊断依据

1. 疾病诊断

中医诊断标准：参照《中医内科学》（周仲英主编，中国中医药出版社，2003 年 1 月）。

西医诊断标准：参照中华医学会呼吸病分会 2002 年 4 月发布的《特发性肺（间质）纤维化诊断和治疗指南（草案)》。

2. 证候诊断

参照国家中医药管理局重点专科协作组制订的《肺痿病（肺间质纤维化）中医诊疗方案（试行)》。

肺痿病（肺间质纤维化）临床常见证候：

燥热伤肺证

痰热壅肺证

气虚血瘀证

肺肾不足，气阴两虚证

（三）治疗方案的选择

参照国家中医药管理局重点专科协作组制订的《肺痿病（肺间质纤维化）中医诊疗方案（试行)》。

1. 诊断明确，第一诊断为肺痿病（肺间质纤维化）。

2. 患者适合并接受中医治疗。

（四）标准住院日

标准住院日≤28 天。

（五）进入路径标准

1. 第一诊断为肺痿病（肺间质纤维化）。

2. 咳、痰、喘加重的患者。

3. 当患者同时具有其他疾病诊断，但在住院期间不需要相关的特殊处理，也不影响第一诊断的临床路径流程实施时，可以进入本路径。

（六）中医证候学观察

四诊合参，收集该病种不同证候的主症、次症、舌、脉特点。注意证候的动态变化。

（七）入院检查项目

1. 必需的检查项目

（1）血常规、尿常规、便常规。

（2）肝功能、肾功能、电解质、血糖、血气分析。

（3）胸部正侧位 X 线片、胸部 CT（有条件需选择高分辨 CT）、心电图。

（4）呼吸困难评分。

（5）圣乔治评分。

2. 可选择的检查项目

可选择的检查项目为支气管肺泡灌洗液（BALF）检查、肺功能 + 弥散功能、6 分钟步行实验。

（八）治疗方法

1. 辨证选择口服中药汤剂或中成药

（1）燥热伤肺证：清肺润燥，宣肺止咳。

（2）痰热壅肺证：清热化痰，止咳平喘。

（3）气虚血瘀证：益气活血，通络散瘀。

（4）肺肾两虚证：调补肺肾，养阴益气。

2. 辨证选用中药注射液静脉滴注

3. 其他疗法

4. 内科基础治疗

5. 护理

辨证施护。

（九）出院标准

1. 咳嗽、咯痰、喘息、气短症状缓解。

2. 末梢血氧饱和度、6 分钟步行实验、呼吸困难评分、圣乔治问卷评分等指标稳定。

3. 没有需要继续住院治疗的合并症和/或并发症。

（十）有无变异及原因分析

1. 经治疗效果不佳，病情加重，需要特殊诊治，导致住院时间延长，费用增加。

2. 出现并发症或辅助检查异常，需特殊诊断和治疗，导致住院时间延长。

3. 出现其他并发症，需特殊诊断和治疗，严重者退出本路径。

4. 因患者及家属意愿而影响本路径执行时，退出本路径。

二、肺痿病（肺间质纤维化）中医临床路径住院表单

适用对象：第一诊断为肺痿病（肺间质纤维化）（TCD：BNF030；ICD - 10：J84.1），咳、痰、喘症状加重的患者。

患者姓名：_____ 性别：_____ 年龄：_____ 住院号：_____

发病日期：____年____月____日 住院日期：____年____月____日

出院日期：____年__月__日

标准住院日≤28 天 实际住院日：____天

时间	___年__月__日 （第1天）	___年__月__日 （第2~7天）	___年__月__日 （第8~14天）
主要诊疗工作	□询问病史及体格检查、中医四诊信息的采集 □进行中医证候判断 □完成初步诊断和病情评估 □下达医嘱，开具常规检查、化验单 □完成病历书写和病程记录 □初步拟定治疗方案 □向患者交代病情和注意事项	□中医四诊信息的采集 □进行中医证候判断 □预防并发症和诊治 □病历书写和病程记录 □上级医师查房：治疗效果评估和诊疗方案的调整或补充 □完善必要的检查	□中医四诊信息的采集 □进行中医证候判断 □预防并发症和诊治 □病历书写和病程记录 □上级医师查房：治疗效果评估和诊疗方案的调整或补充 □完善必要的检查

时间	___年__月__日 （第1天）	___年__月__日 （第2~7天）	___年__月__日 （第8~14天）
重点医嘱	长期医嘱 □内科常规护理 □分级护理 □饮食 □中医辨证 □中药汤剂 □静滴中药注射液 □口服中成药 □内科基础治疗 □穴位贴敷 □艾灸 □浴足 □拔火罐 临时医嘱 □血、尿、便常规。 □肝肾功能、电解质、血糖、血气分析 □胸部正侧位X线片 □心电图 □肺功能＋弥散功能 □胸部CT □支气管肺泡灌洗液（BALF）检查	长期医嘱 □内科常规护理 □分级护理 □饮食 □中医辨证 □中药汤剂 □静滴中药注射液 □口服中成药 □内科基础治疗 □穴位贴敷 □艾灸 □浴足 □拔火罐 临时医嘱 □复查异常指标 □对症处理	长期医嘱 □内科常规护理 □分级护理 □饮食 □中医辨证 □中药汤剂 □静滴中药注射液 □口服中成药 □内科基础治疗 □穴位贴敷 □艾灸 □浴足 □拔火罐 临时医嘱 □复查异常指标 □对症处理
主要护理工作	□护理常规 □入院介绍（病房环境、设施等） □指导患者进行相关辅助检查 □饮食、日常护理指导 □按照医嘱执行诊疗护理措施 □完成护理记录	□观察患者病情变化 □饮食、日常护理指导 □指导陪护工作 □按照医嘱执行诊疗护理措施	□观察患者病情变化 □饮食、日常护理指导 □指导陪护工作 □按照医嘱执行诊疗护理措施

续表

时间	___年__月__日 （第1天）	___年__月__日 （第2~7天）	___年__月__日 （第8~14天）
病情变异记录	□无 □有，原因： 1. 2.	□无 □有，原因： 1. 2.	□无 □有，原因： 1. 2.
责任护士签名			
医师签名			

时间	___年__月__日 （第15~21天）	___年__月__日 （第22~28天）
主要诊疗工作	□中医四诊信息的采集 □进行中医证候判断 □预防并发症和诊治 □病历书写和病程记录 □上级医师查房：治疗效果评估和诊疗方案的调整或补充 □完善必要的检查	□中医四诊信息的采集 □进行中医证候判断 □预防并发症和诊治 □病历书写和病程记录 □上级医师查房：治疗效果评估和诊疗方案的调整或补充 □完善必要的检查
重点医嘱	长期医嘱 □内科常规护理 □分级护理 □饮食 □中医辨证 □中药汤剂 □静滴中药注射液 □口服中成药 □内科基础治疗 □穴位贴敷	长期医嘱 □内科常规护理 □分级护理 □饮食 □中医辨证 □中药汤剂 □静滴中药注射液 □口服中成药 □内科基础治疗 □穴位贴敷

时间	___年__月__日 （第 15～21 天）	___年__月__日 （第 22～28 天）
重点医嘱	□艾灸 □浴足 □拔火罐 临时医嘱 □复查异常指标 □对症处理	□艾灸 □浴足 □拔火罐 临时医嘱 □复查异常指标 □对症处理
主要护理工作	□观察患者病情变化 □饮食、日常护理指导 □指导陪护工作 □按照医嘱执行诊疗护理措施	□观察患者病情变化 □饮食、日常护理指导 □指导陪护工作 □按照医嘱执行诊疗护理措施
病情变异记录	□无 □有，原因： 1. 2.	□无 □有，原因： 1. 2.
责任护士签名		
医师签名		

第九节　自发性气胸中医诊疗方案（试行）

一、诊断

（一）疾病诊断

参照 2008 年人民卫生出版社出版的《内科学》。

（1）病因及病史：发病前可能有提重物、屏气、剧咳、用力过度等诱因。

部分患者有慢性阻塞性肺病或肺结核病史。

（2）临床表现：突然出现患侧轻微胸痛，继而呼吸困难，短气不足以息，可有呛咳。

（3）影像学检查：X线胸片示被压缩肺边缘呈外凸弧形的细线条形阴影，为气胸线。CT表现为胸膜腔出现极低密度的气体影，伴有肺组织不同程度的萎缩改变。

（二）证候诊断

1. 肺脾气虚证

咳声低弱，咳痰稀薄，喘促短气，自汗畏风，气少倦怠，食后脘胀，便溏。舌质胖，边有齿痕，苔薄白或薄白腻，脉细弱。

2. 肺肾两虚证

咳嗽声低无力，呼多吸少，动则尤甚，吐痰清稀，声低，自汗，神疲，气短而喘，食少，腹胀，便溏，小便清长，腰膝酸软。舌淡，苔白滑，脉弱。

二、治疗方案

（一）辨证选择口服中药汤剂或中成药

1. 肺脾气虚证

（1）治法：益气健脾，止咳平喘。

（2）推荐方药

①补中益气汤加减。黄芪、白术、陈皮、人参、柴胡、升麻、当归身、五倍子、延胡索、川楝子、甘草等。

②参苓白术散加减。党参、茯苓、白术、白扁豆、砂仁、薏苡仁、山药、陈皮、莲子肉、延胡索、川楝子、甘草等。

（3）中成药：参苓白术丸（颗粒）或人参健脾丸等。

2. 肺肾两虚证

（1）治法：补肺益肾。

（2）推荐方药

①参蛤散加减。人参、蛤蚧等。

②金水六君煎加减。人参、熟地黄、山茱萸、胡桃肉、麦冬、五味子、茯苓、半夏、陈皮、延胡索、川楝子、甘草等。

（3）中成药：金水宝胶囊或百令胶囊等。

（二）胸腔闭式引流法

适用于呼吸困难明显、肺压缩程度 > 20% 的患者。仰卧位，于患侧第2前肋间锁骨中线外或第四前肋间腋前线处常规消毒皮肤，局麻后，插入带针心的套管针达胸膜腔，退出针心，沿套管内壁送入导丝，再退出套管针，然后用扩皮管扩皮，置入软的小导管，导管外端接水封瓶，以胶布固定于胸壁。持续引流3～7天。

（三）其他疗法

1. 灸法治疗

根据病情及临床可选用肺俞、厥阴俞、脾俞及背部阿是穴及中脘、关元、足三里等穴位。如：先取背俞穴双侧，每次4～6穴，让其自然燃烧，患者可忍受即可，每穴三炷。之后，灸中脘、关元及足三里，此施灸顺序为先背后腹，先上后下，不可倒置。隔日1次，10天为1疗程。

2. 推拿治疗

据病情及临床实际应用，可选用肺俞、脾俞及背部阿是穴，运用一指禅手法推穴约10～15分钟。

3. 诊疗设备

可根据病情酌情选用适当的中医诊疗设备以提高临床疗效，如特定电磁波治疗器（TDP治疗）。

（四）现代技术

肋间切开引流术：适用于中、大量气胸或胸腔闭式引流不畅的患者。患者取仰卧位，于患侧第2前肋间锁骨中线外或第4前肋间腋前线处常规消毒、局麻后，切开皮肤1.5～2cm，沿肋骨上缘垂直分离皮下组织及肌层，刺破壁层胸膜，将7～8mm口径的鱼口状橡皮管插入胸腔，切口缝线，固定导管于胸壁上，导管接水封瓶，接管的近端，其远端的入水深度为1cm，持续引流3～7天。

（五）内科基础治疗

自发性气胸可出现限制性通气功能障碍，肺活量以及其他肺容量减少，严重者可出现呼吸衰竭。因此要根据病人情况，适当给氧，并治疗原发病。另外，防治胸腔感染以及镇咳祛痰、镇痛、休息、支持疗法也应予以重视。

（六）护理调摄

1. 预防调护

积极开展卫生宣传教育，加强体育锻炼，增强体质，提高抗病能力。防治呼吸道感染。积极治疗原发病。

2. 护理要点

（1）一般护理：按中医内科一般常规进行。重症患者卧床休息，胸闷喘息者取半卧位，病情缓解或轻症者可适当活动，逐渐增加活动量，不宜过劳。

（2）饮食护理：除了药物治疗外，气胸还应注意饮食调护，不仅可以缩短病程，还可以增强体质，促进病人康复。常用的食疗方有薏苡仁粥、雪梨膏、百合粥等。

（3）情志护理：本病多为急性发作，患者多有恐惧心理，应积极予以心理调节，指导患者自我排解，树立战胜疾病的信心，积极配合治疗和护理。

三、疗效评价

（一）评价标准

治愈：呼吸困难、咳嗽、胸痛等症状消失，X 线检查胸腔内气体完全吸收，肺已复张。

好转：呼吸困难、咳嗽、胸痛等症状明显减轻，胸腔内气体明显减少，但尚未完全吸收。

无效：呼吸困难、咳嗽、胸痛等症状无改善，胸腔内气体无明显吸收。

（二）评价方法

通过对比治疗前后的症状、体征及影像学检查进行评价。

第十节　自发性气胸中医临床路径（试行）

路径说明：本路径适用于西医诊断为自发性气胸的住院患者。

一、自发性气胸中医临床路径标准住院流程

（一）适用对象

第一诊断为自发性气胸（ICD－10 编码：J93.801）。

（二）诊断依据

1. 疾病诊断

参照 2008 年人民卫生出版社出版的《内科学》。

2. 证候诊断

参照国家中医药管理局重点专科协作组制定的《自发性气胸中医诊疗方案（试行）》。

临床常见证候：

肺脾气虚证

肺肾两虚证

（三）治疗方案的选择

参照国家中医药管理局重点专科协作组制定的《自发性气胸中医诊疗方案（试行）》。

1. 诊断明确，第一诊断为自发性气胸。

2. 患者适合并接受中医药治疗。

（四）标准住院日

标准住院日≤14 天。

（五）进入路径标准

1. 第一诊断必须符合自发性气胸的患者。

2. 排除合并严重心衰、呼衰的自发性气胸患者。

3. 患者同时具有其他疾病，但不需特殊处理，也不影响第一诊断的临床路径流程实施时，可以进入本路径。

（六）中医证候学观察

四诊合参，收集该病种不同证候的主症、次症、体征、舌、脉特点。注意证候的动态变化。

（七）住院检查项目

1. 必需的检查项目

（1）胸部 X 线片，心电图。

（2）血常规，尿常规，便常规。

（3）肝功能，肾功能，心肌酶，凝血功能。

（4）血气分析。

（5）痰培养。

2. 可选择的检查项目

可选择的检查项目根据病情需要而定，如胸部 CT、血沉、肌钙蛋白、电解质、超声等。

（八）治疗方法

1. 辨证选择口服中药汤剂或中成药

（1）肺脾气虚证：益气健脾，止咳平喘。

（2）肺肾两虚证：补肺益肾，止咳平喘。

2. 胸腔闭式引流术

3. 其他疗法

4. 现代技术

5. 内科基础治疗

6. 护理调摄

（九）出院标准

1. 呼吸困难、咳嗽、胸痛等主要症状明显减轻或消失。

2. 患侧胸部呼吸音明显改善或完全恢复。

3. X 线检查胸腔内气体明显吸收或完全吸收，肺已复张。

（十）有无变异及原因分析

1. 治疗过程中病情进一步加重，出现胸痛、呼吸困难加重，需要延长住院时间，增加住院费用。

2. 合并呼吸衰竭症，住院期间病情加重，需要特殊处理，导致住院时间延长、费用增加者，退出本路径。

3. 出现感染、呼吸衰竭等并发症，需要特殊处理，退出本路径。

4. 因患者及其家属意愿而影响本路径执行时，退出本路径。

二、自发性气胸中医临床路径住院表单

适用对象：第一诊断为自发性气胸（ICD – 10 编码：J93. 801）。

患者姓名：_____　　性别：____　　年龄：____岁　　门诊号：____

住院号：____

发病时间：____年___月___日　　　　住院日期：____年___月___日

出院日期：____年__月__日

标准住院日≤14 天　　　　　　　　　　　　实际住院日：____天

时间	___年__月__日 （第 1～2 天）	___年__月__日 （第 3～13 天）	___年__月__日 （第 14 天）
主要诊疗工作	□询问病史及体格检查 □进行病情初步评估 □上级医师查房 □明确诊断，决定诊治方案 □开化验单 □完成病历书写	□上级医师查房 □评估辅助检查的结果 □病情评估，根据患者病情调整治疗方案，处理可能发生的并发症 □观察药物的不良反应 □住院医师书写病程记录 □医患沟通	□向患者交代出院后注意事项和随访方案，预约复诊日期 □完成出院总结 □通知出院
重点医嘱	长期医嘱 □气胸护理常规 □一～三级护理常规（根据病情） □控制性氧疗 □心电、血氧饱和度监测（必要时） □吸痰（必要时） □胸腔引流术（据病情选择） □抗菌药物（必要时） □支气管舒张剂、祛痰剂 □糖皮质激素、胃黏膜保护剂（必要时） □中医辨证治疗：肺脾气虚证、肺肾两虚证	长期医嘱 □气胸护理常规 □一～三级护理常规（根据病情） □控制性氧疗（必要时） □心电、血氧饱和度监测（必要时） □吸痰（必要时） □抗菌药物（必要时） □支气管舒张剂、祛痰剂 □糖皮质激素、胃黏膜保护剂（必要时） □根据病情调整药物	出院医嘱 □出院带药 □门诊随诊 □定期随访

时间	___年_月_日 （第1~2天）	___年_月_日 （第3~13天）	___年_月_日 （第14天）
重点医嘱	□中成药：参苓白术丸、金水宝胶囊 □穴位贴敷、拔罐治疗 临时医嘱 □血常规、尿常规、便常规 □肝肾功能、电解质、血气分析、血沉、D-二聚体、凝血功能、心肌酶谱、感染性疾病筛查 □痰病原学检查、胸片、心电图 □胸部X线片或CT、超声心动图、下肢静脉超声（必要时） □维持水、电解质、酸碱平衡 □预防深静脉血栓（必要时）	□中医辨证治疗：肺脾气虚证、肺肾两虚证 □中成药：参苓白术丸、金水宝胶囊 □穴位贴敷、拔罐治疗 临时医嘱 □对症治疗 □复查血常规、胸部X线片或CT、血气分析（必要时） □异常指标复查 □如有胸腔引流，仔细观察引流管是否通畅及是否有脱出等情况	
主要护理工作	□介绍病房环境、设施和设备 □入院护理评估，护理计划 □观察患者情况 □指导氧疗、吸入治疗 □静脉取血，用药指导 □进行戒烟建议和健康宣教 □协助患者完成实验室检查及辅助检查	□观察患者一般情况及病情变化 □观察疗效及药物反应 □疾病相关健康教育	□协助患者办理出院手续 □出院指导 □健康宣教
病情变异记录	□无 □有，原因： 1. 2.	□无 □有，原因： 1. 2.	□无 □有，原因： 1. 2.
护士签名			
医师签名			

附：最新临床常用实验检查正常值

一、血液学检查

组　　分	标本类型	参考区间
红细胞（RBC）：男	全血	$4.0 \sim 5.5 \times 10^{12}/L$
女	全血	$3.5 \sim 5.5 \times 10^{12}/L$
血红蛋白（Hb）		
初生儿	全血	$180 \sim 190g/L$
成人：男	全血	$120 \sim 160g/L$
女	全血	$110 \sim 150g/L$
红细胞平均体积（MCV）	全血	$80 \sim 94fl$
平均细胞血红蛋白含量（MCH）		$26 \sim 32pg$
平均血红蛋白浓度（MCHC）		$316 \sim 354g/L$
红细胞压积（Hct）：男	全血	$0.4 \sim 0.5$
女	全血	$0.37 \sim 0.43$
血沉（ESR）		
魏氏法：男	全血	$0 \sim 15mm/h$
女	全血	$0 \sim 20mm/h$
网织红细胞计数百分比（RET%）		
初生儿	全血	$3\% \sim 6\%$
儿童及成人	全血	$0.5\% \sim 1.5\%$
白细胞计数（WBC）		
初生儿	全血	$20 \times 10^9/L$
2 岁时	全血	$11 \times 10^9/L$

组　　分	标本类型	参考区间
成人	全血	$4 \times 10^9 \sim 10 \times 10^9/L$
白细胞分类计数		
中性粒细胞计数（NEUT）	全血	50%～70%
嗜酸粒细胞计数（EOS）	全血	0.5%～5.0%
嗜碱性粒细胞计数（BASO）	全血	0～1%
淋巴细胞计数（LYMPH）	全血	20%～40%
单核细胞计数（MONO）	全血	3%～10%
血小板计数（PLT）	全血	$(100 \sim 300) \times 10^9/L$

二、电解质

组　　分	标本类型	参考区间
二氧化碳结合力（CO_2）		
儿童	血清	18～27mmol/L
成人	血清	22～29mmol/L
钾（K）		
成人	血清	3.5～5.3mmol/L
钠（Na）		
成人	血清	136～145mmol/L
氯（Cl）	血清	96～108mmol/L
钙（Ca）		
成人	血清	2.25～2.75mmol/L
磷（P）		
成人	血清	0.96～1.62mmol/L

三、血脂血糖

组　　分	标本类型	参考区间
总胆固醇（CHO）		
成人	血清	<5.17mmol/L
低密度脂蛋白胆固醇（LDL–CHO）		

组　　分	标本类型	参考区间
成人	血清	＜3.3mmol/L
甘油三酯（TG）	血清	＜2.3mmol/L
高密度脂蛋白胆固醇（HDL-C）		
男	血清	1.16～1.42mmol/L
女	血清	1.29～1.55mmol/L
血清磷脂	血清	41.98～71.04mmol/L
脂蛋白电泳		
β-脂蛋白	血清	＜7g/L
α-脂蛋白	血清	0.30～0.40 mmol/L
β-脂蛋白（含前β）	血清	0.60～0.70 mmol/L
总脂	血清	4～7g/L
葡萄糖（GLU）（空腹）	血清	3.89～6.11 mmol/L
餐后两小时血糖	血清	＜7.8 mmol/L

四、肝功能检查

组　　分	标本类型	参考区间
总脂酸	血清	1.9～4.2g/L
胆碱酯酶测定（CHE）	血清	5000～12000U/L
铜蓝蛋白（CP）（成人）	血清	180～440mg/L
丙酮酸（成人）	血清	0.06～0.1mmol/L
酸性磷酸酶（ACP）	血清	2.4～5.0μ/L
γ-谷氨酰转肽酶（γ-GT）	血清	4～50μ/L
蛋白质类		
蛋白组分		
白蛋白（ALB）	血清	35～55g/L
球蛋白（GLB）	血清	20～30g/L
A/G 比值	血清	（1.5～2.5）∶1

组　　分	标本类型	参考区间
蛋白总量（TP）		
早产儿	血清	36.0 ~ 60.0g/L
新生儿	血清	46.0 ~ 70.0g/L
≥3 岁	血清	60.0 ~ 80.0g/L
成人：活动	血清	64.0 ~ 83.0g/L
卧床	血清	60.0 ~ 78.0g/L
蛋白电泳（含量）		
丽春红 S 染色		
α_1 球蛋白	血清	1.0 ~ 4.0g/L
α_2 球蛋白	血清	4.0 ~ 8.0g/L
β 球蛋白	血清	5.0 ~ 10.0g/L
γ 球蛋白	血清	6.0 ~ 13.0g/L
蛋白纸上电泳（%）		
白蛋白	血清	0.54 ~ 0.61
α_1 球蛋白（α_1 – MG）	血清	0.04 ~ 0.06
α_2 球蛋白（α_2 – MG）	血清	0.07 ~ 0.09
β 球蛋白（β – MG）	全血	0.10 ~ 0.13
γ 球蛋白（γ – MG）	血清	0.17 ~ 0.22
乳酸脱氢酶同工酶		
琼脂糖电泳法		
LDH_1	血清	0.284 ~ 0.053
LDH_2	血清	0.41 ± 0.05
LDH_3	血清	0.19 ± 0.04
LDH_4	血清	0.066 ± 0.035
LDH_5	血清	0.046 ± 0.03
肌酸激酶（CK）		
男	血清	38 ~ 174 U/L
女	血清	26 ~ 140 U/L

组　　分	标本类型	参考区间
肌酸激酶同工酶		
CK – BB	血清	0
CK – MB	血清	0 ~ 3%
CK – MM	血清	97% ~ 100%
CK – Mt	血清	0
CK – MM₁	血清	$(57.7 \pm 4.7)\%$
CK – MM₂	血清	$(26.5 \pm 5.3)\%$
CK – MM₃	血清	$(15.8 \pm 2.5)\%$

五、血清学检查

组　　分	标本类型	参考区间
甲胎球蛋白（AFP）	血清	< 20 ng/mL
妊娠 0 ~ 2 月	血清	25 ~ 1000ng/mL
妊娠 2 ~ 6 月	血清	25 ~ 100ng/mL
妊娠 3 个月	血清	18 ~ 113ng/mL
妊娠 4 ~ 6 个月	血清	160 ~ 550ng/mL
妊娠 7 ~ 9 个月	血清	100 ~ 400ng/mL
包囊虫病补体结合试验	血清	阴性
嗜异性凝集反应	血清	0 ~ 1:7
布鲁斯凝集试验	血清	0 ~ 1:40
冷凝集素试验	血清	0 ~ 1:10
梅毒补体结合反应	血清	阴性
补体		
总补体溶血活性试验（CH50）	血浆	75 ~ 160 kU/L 或血浆 CH50 部分 > 0.033
总补体衰变率（功能性）	血浆	部分衰变率 0.10 ~ 0.20 缺少 > 0.50

组　　分	标本类型	参考区间
经典途径成分		
C1q	血清	65 ± 7 mg/L
C1r	血清	25 ~ 38 mg/L
C1s（C1 酯酶）	血清	25 ~ 38 mg/L
C2	血清	28 ± 6 mg/L
C3（β1C - 球蛋白）	血清	800 ~ 1550 mg/L
C4（β1E - 球蛋白）	血清	130 ~ 370 mg/L
C5（β1F - 球蛋白）	血清	64 ± 13 mg/L
C6	血清	58 ± 8 mg/L
C7	血清	49 ~ 70 mg/L
C8	血清	43 ~ 63 mg/L
C9	血清	47 ~ 69 mg/L
旁路途径成分		
C4 结合蛋白	血清	180 ~ 320 mg/L
因子 B（C3 前活化剂）	血清	200 ~ 450 mg/L
裂解素（ST2）	血清	28 ± 4 mg/L
调节蛋白类		
$\beta_1 H$ - 球蛋白	血清	561 ± 78 mg/L
（C3b 灭活剂加速剂）		
C1 抑制剂（酯酶抑制剂）	血浆	174 ~ 240 mg/L
C1 抑制剂，测补	血浆	部分衰变率 0.10 ~ 0.02
体衰变率（功能法）法		缺少：> 0.50
C3b 灭活剂（KAF）	血清	40 ± 7 mg/L
免疫球蛋白（Ig）IgA		
脐带	血清	0 ~ 50 mg/L
新生儿	血清	0 ~ 22 mg/L
0.5 ~ 6 个月	血清	30 ~ 820 mg/L
6 个月 ~ 2 岁	血清	140 ~ 1080 mg/L

组　　分	标本类型	参考区间
2～6 岁	血清	230～1900 mg/L
6～12 岁	血清	290～2700 mg/L
12～16 岁	血清	810～2320 mg/L
成人	血清	760～3900 mg/L
IgD		
新生儿	血清	阴性
成人	血清	1～4 mg/L
IgE	血清	0.1～0.9 mg/L
IgG		
脐带	血清	7.6～17g/L
新生儿	血清	7～14.8g/L
0.5～6 个月	血清	3～10g/L
6 个月～2 岁	血清	5～12 g/L
2～6 岁	血清	5～13g/L
6～12 岁	血清	7～16.5g/L
12～16 岁	血清	7～15.5g/L
成人	血清	6～16g/L
IgG/白蛋白比值	血清	0.3～0.7
IgG/合成率	血清	−9.9～+3.3 mg/24h
IgM		
脐带	血清	40～240 mg/L
新生儿	血清	50～300 mg/L
0.5～6 个月	血清	150～1090 mg/L
6 个月～2 岁	血清	430～2390 mg/L
2～6 岁	血清	500～1990 mg/L
6～12 岁	血清	500～2600 mg/L

附：最新临床常用实验检查正常值

组　　分	标本类型	参考区间
12～16 岁	血清	450～2400 mg/L
成人	血清	400～3450 mg/L
		因标准品制备而变化
E－玫瑰环形成率	淋巴细胞	0.40～0.70
EAC－玫瑰花环形生成率	淋巴细胞	0.15～0.03
红斑狼疮细胞（LEC）	全血	阴性
类风湿因子（RF）	血清	<20μ/mL
类风湿因子胶乳凝集试验	血清	阴性
外－斐氏反应		
OX$_{19}$	血清	0～1:40
肥达氏反应		
O	血清	0～1:80
H	血清	0～1:160
A	血清	0～1:80
B	血清	0～1:80
C	血清	0～1:80
结核抗体（TB－G）	血清	阴性
抗 Sm 和 RNP 抗体	血清	阴性
抗SS－A（RO）和 SS－B（La）抗体	血清	阴性
甲状腺胶体和微粒体抗原自身抗体	血清	阴性
骨骼肌自身抗体（ASA）	血清	阴性
乙型肝炎表面抗体（HbsAg）	血清	阴性
乙型肝炎表面抗原（HbsAb）	血清	阴性
乙型肝炎核心抗体（HbcAg）	血清	阴性

组 分	标本类型	参考区间
乙型肝炎 e 抗原（HbeAg）	血清	阴性
乙型肝炎 e 抗体免疫（HbeAb）	血清	阴性
免疫扩散法	血清	阴性
植物血凝素皮内试验（PHA）		阴性
平滑肌自身抗体（SMA）	血清	阴性
结核菌素皮内试验（PPD）		0.95 的成人阳性

六、骨髓细胞的正常值

组 分	标本类型	参考区间
增生度	骨髓	有核细胞占成熟红细胞的 1% ~20%
粒细胞系统		
原血细胞	骨髓	0 ~0.7%
原粒细胞	骨髓	0.03% ~1.6%
早幼粒细胞	骨髓	0.18% ~3.22%
中性粒细胞		
中幼	骨髓	2.59% ~13.95%
晚幼	骨髓	5.93% ~19.59%
杆状核	骨髓	10.04% ~18.32%
分叶核	骨髓	5.69% ~28.56%
嗜酸粒细胞		
中幼	骨髓	0 ~1.4%
晚幼	骨髓	0 ~1.8%
杆状核	骨髓	0.2% ~3.9%
分叶核	骨髓	0 ~4.2%
嗜碱粒细胞		
中幼	骨髓	0 ~0.2%
晚幼	骨髓	0 ~0.3%

附：最新临床常用实验检查正常值

组 分	标本类型	参考区间
杆状核	骨髓	0 ~ 0.4%
分叶核	骨髓	0 ~ 0.2%
红细胞系统		
原红	骨髓	0 ~ 1.2%
早幼红	骨髓	0 ~ 4.1%
中幼红	骨髓	3.81% ~ 18.77%
晚幼红	骨髓	3.0% ~ 19.0%
淋巴细胞系统		
原淋巴细胞	骨髓	0 ~ 0.4%
幼淋巴细胞	骨髓	0 ~ 2.1%
成熟淋巴细胞	骨髓	10.7% ~ 43.1%
单核细胞系统		
原单核细胞	骨髓	0 ~ 0.1%
幼单核细胞	骨髓	0 ~ 0.4%
成熟单核细胞	骨髓	0 ~ 2.1%
巨核细胞	骨髓	7 ~ 35 个/1.5 × 3cm
其他细胞		
网状细胞	骨髓	0 ~ 1.0%
内皮细胞	骨髓	0 ~ 1.4%
吞噬细胞	骨髓	0 ~ 0.4%
组织嗜碱	骨髓	0 ~ 0.5%
组织嗜酸	骨髓	0 ~ 0.2%
脂肪细胞	骨髓	0 ~ 0.1%
分类不明细胞	骨髓	0 ~ 0.1%
浆细胞系统		
原浆细胞	骨髓	0 ~ 0.1%
幼浆细胞	骨髓	0 ~ 0.7%
浆细胞	骨髓	0 ~ 2.1%

组　　分	标本类型	参考区间（％）
粒细胞：有核红细胞	骨髓	（2～4）:1

七、血小板功能检查

组　　分	标本类型	参考区间
血小板聚集实验（PAgT）		
连续稀释法	血浆	第五管及以上凝聚
简易法	血浆	10～15s内出现大聚集颗粒
血小板黏附实验（PAdT）		
转动法	全血	58%～75%
玻璃珠法	全血	53.9%～71.1%
血小板因子3	血浆	33～57s

八、凝血机制检查

组　　分	标本类型	参考区间
凝血活酶生成试验	全血	9～14s
简易凝血活酶生成试验（STGT）	全血	10～14s
凝血酶时间延长的纠正试验	血浆	加甲苯胺蓝后，延长的凝血时间恢复正常或缩短5s以上
凝血酶原时间 Quick一步法	全血	一般：11～15s 新生儿延长3s
凝血酶原时间（PT）Ware和Seegers修改的二步法	全血	18～22s
凝血酶原消耗时间（PCT）		
儿童	全血	>35s
成人	全血	>20s
出血时间（BT）		

组　分	标本类型	参考区间
Duke	刺皮血	1～3min
lvy	刺皮血	2～7min
TBt		2.3～9.5min
凝血时间（CT）		
毛细管法（室温）	全血	3～7min
玻璃试管法（室温）	全血	4～12 min
玻璃试管法（37℃）	全血	5～8 min
硅试管法（37℃）	全血	约延长30min
纤维蛋白原（FIB）	血浆	2～4g/L
纤维蛋白原降解产物（PDP）		
乳胶凝聚法	血浆	<5mg/L
活化部分凝血活酶时间（APTT）	血浆	35～45s

九、弥漫性血管内凝血（DIC）检查

组　分	标本类型	参考区间
血浆鱼精蛋白副凝试验（PPP）	血浆	阴性
乙醇凝胶试验（EGT）	血浆	阴性
优球蛋白溶解时间（ELT）	全血	>90min
纤维蛋白原（FIB）	血浆	2～4g/L
纤维蛋白降解物（FDP）	血浆	<0.25mg/L
凝血酶时间	血浆	8～14s

十、溶血性贫血的检查

组　分	标本类型	参考区间
酸溶血试验	全血	阴性
蔗糖水试验	全血	阴性
抗人球蛋白试验	血清	阴性

组　分	标本类型	参考区间
直接法	血清	阴性
间接法		
游离血红蛋白	血清	<40mg/L
红细胞脆性试验		
开始溶血	全血	0.0042～0.0046
完全溶血	全血	0.0032～0.0034
热变性试验（HIT）	Hb 液	<0.005
异丙醇沉淀试验	全血	30min 内不沉淀
自身溶血试验	全血	阴性
高铁血红蛋白（MetHb）	全血	0.3～1.3g/L
血红蛋白溶解度试验	全血	0.88～1.02

十一、其他检查

组　分	标本类型	参考区间
溶菌酶	血清	5～15mg/L
铁（Fe）		
成人：男	血清	11～31.3μmol/L
女	血清	9～30.4 μmol/L
铁蛋白（FER）		
成人：男	血清	15～200μg/L
女	血清	12～150μg/L
淀粉酶（AMY）		
（碘－淀粉酶比色法）	血清	80～180U
	尿	100～1200U
尿卟啉	24h 尿	0～36nmol/24h
维生素 B_{12}（VB_{12}）	血清	103～517pmol/L
叶酸（FOL）	血清	>7.5nmol/L

十二、尿液检查

组　　分	标本类型	参考区间
比重（SG）	尿	1.002～1.030
蛋白定性		
磺基水杨酸	尿	阴性
加热乙酸法	尿	阴性
尿蛋白定量（PRO）		
儿童	24h 尿	<40mg/24h
成人	24h 尿	0～120 mg/24h
尿沉渣检查		
白细胞（LEU）	尿	<5 个/HP
红细胞（RBC）	尿	0－偶见/HP
上皮细胞（EC）	尿	0－少量/HP
管型（CAST）	尿	0－偶见透明管型/HP
尿沉渣 3 小时计数		
白细胞（WBC）：男	3h 尿	<7 万/h
女	3h 尿	<14 万/h
红细胞（RBC）：男	3h 尿	<3 万/h
女	3h 尿	<4 万/h
管型	3h 尿	0/h
尿沉渣 12 小时计数		
白细胞及上皮细胞	12h 尿	<100 万个/12h
红细胞（RBC）	12h 尿	<50 万个/12h
管型（CAST）	12h 尿	<5000 个/12h
酸度（pH）	12h 尿	4.5～8.0
中段尿细菌培养计数	尿	$<1 \times 10^6$ 个菌落/L
尿胆红素定性	尿	阴性
尿胆素定性	尿	阴性

组 分	标本类型	参考区间
尿胆原定性（UBG）	尿	阴性或弱阳性
尿胆原定量	24h 尿	$0 \sim 5.9 \mu mol/L$
肌酐（CREA）		
儿童	24h 尿	$44 \sim 352 \mu mol \cdot kg^{-1}/24h$
成人：男	24h 尿	$7 \sim 18mmol/24h$
女	24h 尿	$5.3 \sim 16mmol/24h$
肌酸		
儿童	24h 尿	$0 \sim 456 \mu mol \cdot kg^{-1}/24h$
成人：男	24h 尿	$0 \sim 304 \mu mol \cdot kg^{-1}/24h$
女	24h 尿	$0 \sim 456 \mu mol \cdot kg^{-1}/24h$
尿素氮（BUN）	24h 尿	$357 \sim 535mmol/24h$
尿酸（UA）	24h 尿	$2.4 \sim 5.9 \ mmol/24h$
氯化物		
儿童	24h 尿	$<4mmol \cdot kg^{-1}/24h$
成人：以 Cl^- 计	24h 尿	$170 \sim 255 \ mmol/24h$
以 NaCl 计	24h 尿	$170 \sim 255 \ mmol/24h$
钾（K）：儿童	24h 尿	$1.03 \pm 0.7mmol \cdot kg^{-1}/24h$
成人	24h 尿	$51 \sim 102 \ mmol/24h$
钠（Na）：儿童	24h 尿	$<5mmol \cdot kg^{-1}/24h$
成人	24h 尿	$130 \sim 261 \ mmol/24h$
钙（Ca）：儿童	24h 尿	$<0.2mmol \cdot kg^{-1}/24h$
成人	24h 尿	$2.5 \sim 7.5 \ mmol/24h$
磷（P）：儿童	24h 尿	$16 \sim 48 \ mmol/24h$
成人	24h 尿	$22 \sim 48mmol \cdot kg^{-1}/24h$
氨氮	24h 尿	$20 \sim 70mmol/24h$
氨基酸氮	24h 尿	$3.6 \sim 14.2mmol/24h$
淀粉酶（AMY）	尿	$0 \sim 640U/L$

附：最新临床常用实验检查正常值

十三、肾功能检查

组　　分	标本类型	参考区间
尿素（UREA）	血清	$1.7 \sim 8.3 mol/L$
尿酸（UA）	血清	
儿童		$119 \sim 327 \mu mol/L$
成人（男）		$208 \sim 428 \ \mu mol/L$
（女）		$115 \sim 357 \ \mu mol/L$
肌酐（CREA）	血清	
成人（男）		$59 \sim 104 \ \mu mol/L$
（女）		$45 \sim 84 \ \mu mol/L$
浓缩试验		
成人	尿	禁止饮水 12h 内每次尿量 $20 \sim 25mL$，尿比重迅速增至 $1.026 \sim 1.030 \sim 1.035$
儿童	尿	至少有 1 次比重在 1.018 或以上
稀释试验	尿	4h 排出饮水量的 0.8 ~ 1.0，而尿的比重降至 1.003 或以下
尿比重 3 小时试验	尿	最高尿比重应达 1.025 或以上，最低比重达 1.003，白天尿量占 24 小时总尿量的 2/3 ~ 3/4
昼夜尿比重试验	尿	最高比重 >1.018，最高与最低比重差≥0.009，夜尿量 <750mL，日尿量与夜尿量之比为 (3~4):1
酚磺肽（酚红）试验（FH 试验）	尿	15min 排出量 >0.25；120min 排出量 >0.55
静脉注射法	尿	15min 排出量 >0.25

组　　分	标本类型	参考区间
肌肉注射法	尿	120min 排出量 > 0.05
内生肌酐清除率（Ccr）	24h 尿	成人：80 ~ 120mL/min
		新生儿：40 ~ 65mL/min

十四、妇产科妊娠检查

组　　分	标本类型	参考区间
绒毛膜促性腺激素（HCG）	尿或血清	阴性
男（成人）	血清，血浆	无发现
女：妊娠 7 ~ 10 天	血清，血浆	< 5.0IU/L
妊娠 30 天	血清，血浆	> 100IU/L
妊娠 40 天	血清，血浆	> 2000IU/L
妊娠 10 周	血清，血浆	50 ~ 100kIU/L
妊娠 14 周	血清，血浆	10 ~ 20kIU/L
滋养细胞层病	血清，血浆	> 100kIU/L

十五、粪便检查

组　　分	标本类型	参考区间
胆红素（IBL）	粪便	阴性
胆汁酸总量（BA）	粪便	294 ~ 511μmol/24h
氮总量	粪便	< 1.7g/24h
蛋白质定量（PRO）	粪便	极少
粪胆素	粪便	阳性
粪胆原定量	粪便	68 ~ 473μmol/24h
粪卟啉	粪便	600 ~ 1800nmol/24h
粪重量	粪便	100 ~ 300g/24h
干量	粪便	23 ~ 32g/24h

组　分	标本类型	参考区间
水含量	粪便	0.65
脂肪总量	粪便	0.175
结合脂酸	粪便	0.046
游离脂酸	粪便	0.056
中性脂酸	粪便	0.073
钙（Ca）	粪便	平均 16mmol/24h
尿卟啉	粪便	12~48nmol/24h
食物残渣	粪便	少量植物纤维、淀粉颗粒、肌纤维等
细胞	粪便	上皮细胞或白细胞 0 - 偶见/HP
原卟啉	粪便	<2.67μmol/24h 或 ≤107μmol/kg
胰蛋白酶活性	粪便	阳性（ + + ~ + + + +）
潜血	粪便	阴性

十六、胃液分析

组　分	标本类型	参考区间
胃液总量（空腹）	胃液	0.01~0.1L
胃液酸度（pH）	胃液	0.9~1.8
胃液游离酸		
空腹时	胃液	0~30U
餐后	胃液	25~50U
注组胺后	胃液	30~120U
无管胃液分析		
美蓝树脂法	胃液	2h 排出 100~850μg
天青蓝甲树脂法	胃液	2h 排出 >0.6mg
五肽胃泌素胃液分析		

组　分	标本类型	参考区间
空腹胃液总量	胃液	0.01 ~ 0.1L
空腹排酸量	胃液	0 ~ 5mmol/h
最大排酸量		
男	胃液	<45 mol/h
女	胃液	<30 mol/h
细胞	胃液	白细胞和上皮细胞少量
细菌	胃液	阴性
性状	胃液	清晰无色，有轻度酸味含少量黏液
潜血	胃液	阴性
乳酸（LACT）	胃液	阴性
维生素 B_{12} 内因子	胃液	57Co – B_{12} 增加 0.5 ~ 4.0
胃液总酸度		
空腹时	胃液	10 ~ 50U
餐后	胃液	50 ~ 75U
注组胺后	胃液	40 ~ 140U

十七、胰腺外分泌功能

尿 N – 苯甲酰 – L 酪氨酸对氨基苯甲酸试验（PABA）：

正常值：60% 以上

胰液总量 2 ~ 4mg/kg。

十八、小肠吸收功能

组　分	标本类型	参考区间
木糖吸收试验		
儿童	5h 尿	摄取量的 0.16 ~ 0.33
成人：摄取 5g	5h 尿	>8.0mmol/5h
摄取 25g	5h 尿	>26.8 mmol/5h
脂肪化测定	粪	<6g/24h

十九、脑脊液检查

组　　分	标本类型	参考区间
压力	脑脊液	0.69~1.76kPa
外观	脑脊液	无色透明
细胞数	脑脊液	0~8×10^6/L
葡萄糖（GLU）	脑脊液	2.5~4.5mmol/L
蛋白定性（PRO）	脑脊液	阴性
蛋白定量	脑脊液	0.15~0.25g/L
氯化物	脑脊液	119~129mmol/L
细菌	脑脊液	阴性

二十、神经生化检查

组　　分	标本类型	参考区间
丙酮定量	24h 尿	0.34~0.85mmol/24h
胶体金	脑脊液	0001111000

二十一、内分泌腺体功能检查

组　　分	标本类型	参考区间
促甲状腺激素（TSH）	血清	0.4~7.0mU/L
促甲状腺激素释放激素（TRH）	血清	30~300ng/L
TRH 兴奋试验（成人 500UTRHi 后 30 分钟内促甲状腺激素升值）		
<40 岁男	血清	升值 6mU/L
>40 岁男	血清	升值 2 mU/L
促卵泡成熟激素（FSH）		
男	血清	5~25IU/24h
女：卵泡期	24h 尿	5~20 IU/24h
排卵期	24h 尿	15~16 IU/24h

组　分	标本类型	参考区间
黄体期	24h 尿	5 ~ 15 IU/24h
月经期	24h 尿	50 ~ 100 IU/24h
女：卵泡期	血清	0.66 ~ 2.20μg/mL
排卵期	血清	1.38 ~ 3.8μg/mL
黄体期	血清	0.41 ~ 2.10μg/mL
月经期	血清	0.50 ~ 2.50μg/mL
促甲状腺激素对 TRH 的应答（刺激 30 分钟后）		
儿童	血清	11 ~ 35mU/L
成人：男	血清	15 ~ 30mU/L
女	血清	20 ~ 40mU/L
促肾上腺皮质激素（ACTH）		
上午 8：00	血浆	2.19 ~ 17.52pmol/L
下午 16：00	血浆	1.1 ~ 8.76 pmol/L
午夜 24：00	血浆	0 ~ 2.19pmol/L
促肾上腺皮质激素试验静脉滴注法	24h 尿	17 – 羟类固醇较对照日增多 8 ~ 16mg
	24h 尿	17 – 酮类固醇较对照日增多 4 ~ 8mg
	全血	嗜酸粒细胞减少 0.80 ~ 0.90
肌肉注射法	全血	4 小时后嗜酸性粒细胞减少 0.50 以上
催乳激素（PRL）		
男	血清	54 ~ 340ng/mL
女：卵泡期	血清	66 ~ 490 ng/mL
黄体期	血清	66 ~ 490 ng/mL

组　　分	标本类型	参考区间
催乳素 – 胰岛素兴奋试验	血清	1.4 ~ 19 * 基值
催产素	血清	< 3.2mU/L
黄体生成素（LH）		
男	血清	1.1 ~ 1.2IU/L
女：卵泡期	血清	1.2 ~ 12.52 IU/L
排卵期	血清	12 ~ 82 IU/L
黄体期	血清	0.4 ~ 19 IU/L
绝经期	血清	14 ~ 48 IU/L
禁饮结合抗利尿激素试验（测清晨6：00 血清和每小时尿的渗透量，禁饮后尿呈平高峰时再测血清渗透量，给 ADH）	血清/尿液	给药前尿最高渗量 > 血清渗透量，试验结束时尿渗透量 > 500mmol/L，血清渗透量 < 300mmol/L，给药 1 小时后，尿渗透量比给药前上浮度不超过 0.05
抗利尿激素（ADH）（放免）	血浆	1.0 ~ 1.5ng/L
生长激素（GH）（放免）		
男	血清	0.34 ± 0.30μg/L
女	血清	0.83 ± 0.98μg/L
生长激素 – L – 多巴胺兴奋试验	空腹血清	峰值 > 7μg/L，或较兴奋前上升 5μg/L 以上
生长激素 – 高血糖素兴奋试验	空腹血清	兴奋后上升 7μg/L 以上，或较兴奋前上升 5μg/L 以上
生长激素介质 C		
青春前期	血浆	0.08 ~ 2.80kU/L
青春期	血浆	0.9 ~ 5.9 kU/L
成人：		
男	血浆	0.34 ~ 1.90 kU/L
女	血浆	0.45 ~ 2.20 kU/L

组　　分	标本类型	参考区间
生长激素 – 精氨酸兴奋试验	血清	空腹值 5μg/L，试验 30 ~ 60min，上升 7μg/L 以上（峰值 8 ~ 35μg/L）
长效促甲状腺激素	血清	无发现
蛋白结合碘	血清	0.32 ~ 0.63μmol/L
^{125}碘 – T_3 血浆结合比值（与正常值比）	血浆	0.99 ± 0.10
^{125}碘 – T_3 红细胞摄取率	血清	0.1305 ± 0.0459
丁醇提取碘	血清	0.28 ~ 0.51μmol/L
反三碘甲状腺原氨酸（rT_3）	血清	2.77 ~ 10.25pmol/L
基础代谢率		– 0.01 ~ + 0.10
甲状旁腺激素（PTH）	血浆	氨基酸 < 25ng/L
甲状腺^{99m}锝吸收率24 小时后		0.004 ~ 0.030
甲状腺 I^{131}吸收率		
2h　I^{131}吸收率		10% ~ 30%
4h　I^{131}吸收率		15% ~ 40%
24h　I^{131}吸收率		25% ~ 60%
甲状腺球蛋白 Tg	血清	< 50μg/L
甲状腺素/甲状腺结核球蛋白比值	血清	2.6 ~ 6.5T3（nmol/L）/ TBG（mg/L）
甲状腺结合球蛋白（TBG）	血清	0 ~ 40IU/L
甲状腺素总量		
新生儿	血清	130 ~ 273nmol/L
婴儿	血清	91 ~ 195 nmol/L
1 ~ 5 岁	血清	95 ~ 195 nmol/L
5 ~ 10 岁	血清	83 ~ 173 nmol/L
10 岁以后	血清	65 ~ 165 nmol/L
妊娠 5 个月	血清	79 ~ 229 nmol/L

组　分	标本类型	参考区间
>60 岁　男	血清	65～130 nmol/L
女	血清	72～136 nmol/L
降钙素（CT）　成人	血清	5～30pmol/L
髓样癌	血清	>100ng/L
降钙素-钙-缓慢兴奋试验		
男	血清	<265 ng/mL
女	血清	<120 ng/mL
三碘甲状腺原氨酸（T_3）	血清	0.23～0.35nmol/L
总三碘甲状腺原氨酸（TT_3）	血清	1.2～3.2 nmol/L
总甲状腺素（TT_4）	血清	78.4～157.4nmol/l
游离甲状腺素（FT_4）	血清	8.9～17.2pg/mL
游离甲状腺指数（T_3U）核素法		
树脂摄取法	血清	23%～34%
化学发光免疫法	血清	30%～45%
游离三碘甲状腺原氨酸（FT_3）	血清	2.77～10.25pmol/L
游离三碘甲状腺原氨酸指数	血清	130～165
油酸^{131}碘摄取试验（服含 50μCi 油酸^{131}碘的乳汁）		
4～6 岁	血清	>服药量的 0.017
2 小时	72h 粪	<0.05 的服药量
有效甲状腺素比值		0.93～1.12
地塞米松抑制试验		
小剂量法（每 6 小时 服 0.5mg，共 4 次）	24h 尿	甲亢患者服药后，尿17-羟皮质类固醇降低不如正常人显著 肾上腺素皮质功能亢进者，不论是增生性或肿瘤，其抑制一般 > EA 对照50%

组　　分	标本类型	参考区间
大剂量法（每 6 小时 服 2mg，共 4 次）	24h 尿	肾上腺增生所致的库欣患者，服药后尿 17 - 羟皮质类固醇比用药前下降 50%，肾上腺肿瘤者无明显变化
儿茶酚胺及其他代谢（儿茶酚胺苯二酚胺）组分多巴胺		
去甲肾上腺素（NE）	24 尿	10 ~ 70μg/24h
肾上腺素（AD）	24 尿	0 ~ 82nmol/24h
儿茶酚胺总量		
高效液相色谱法	24 尿	<650nmol/L
荧光光分析法	24 尿	<1655nmol/L
高香草酸		
儿童	24 尿	1.9 ~ 9.9nmol/mol 肌酐
成人	24 尿	<82μmol/24h
游离儿茶酚胺		
多巴胺	血浆	<888pmol/L
去甲肾上腺素（NE）	血浆	125 ~ 310ng/L
肾上腺素（AD）	血浆	<480pmol/L
甲吡酮兴奋试验分次法（每 4h 500 ~ 750mg，共 6 次）	24h 尿	1 ~ 2 天后 17 - 羟类固醇为对照日的 3 ~ 5 倍，17 - 酮类固醇为 2 倍
午夜一次法	血清	次晨 8：00 测脱氧皮质醇 >200nmol/L
立卧式水式法	尿	
磷清除率	血清、尿	0.11 ~ 0.26mL/s
皮质醇总量		
上午 8：00 ~ 9：00	血浆	442 ± 276nmol/L
下午 3：00 ~ 4：00	血浆	221 ~ 166nmol/L

组　　分	标本类型	参考区间
可的松水试验	尿	>0.17mL/s
皮质酮（COR）		
早上8：00	血清	25.5±8.4nmol/L
下午16：00	血清	17±4.6nmol/L
17-羟类固醇（17-OHCS）		
成人：男	24h尿	8.2~17.8μg/24h
女	24h尿	6.0~15μg/24h
成人：男	血浆	193~524nmol/L
女	血浆	248~580nmol/L
5-羟吲哚乙酸（5-HT）：定性	新鲜尿	阴性
定量	24h尿	10.5~42μmol/24h
醛固酮（ALD）（每日饮食10mEq	24h尿	普食1.5~10.5μg/24h
钠，60~100mEq钾）		低钠8~31μg/24h
立位	血浆	151.3±88.3μg/L
卧位	血浆	86±27.5μg/L
肾小管磷重吸收率	血清、尿	0.84~0.96
肾素活性	血浆	$0.82~2.0nmol \cdot L^{-1}/h$
17生酮类固醇		
成人：男	24h尿	17~80μmol/24h
女	24h尿	10~52μmol/24h
四氢皮质醇（THF）	24h尿	1.4~4.1μmol/24h
四氢脱氧皮质醇	24h尿	2.9μmol/24h
17-类固醇分数		
Beta／Alpha	24h尿	<0.2
Alpha／Beta	24h尿	>5
17-酮固醇总量（17-KS）		
成人　男	24h尿	8.2~17.8mg/24h
女	24h尿	6.0~15mg/24h

组　　分	标本类型	参考区间
11 - 脱氧皮质醇		
不用甲吡丙酮	血浆	<29nmol/L
用甲吡丙酮后	血浆	>200 nmol/L
11 - 脱氧皮质酮（饮食不限，晨 8 时）	血清/血浆	0.13 ~ 0.37 nmol/L
血管紧张素Ⅱ（立位）（Ang - Ⅱ）	血浆	50 ~ 120pg/mL
血管紧张素Ⅱ（Ang - Ⅱ）（卧位）	血浆	25 ~ 60pg/mL
血清素（5 - 羟色胺）（5 - HT）	血清	0.22 ~ 2.06μmol/L
游离皮质醇	尿	28 ~ 276 nmol/24h
皮质醇结合球蛋白（CBC，CBG）		
男	血浆	15 ~ 20mg/L
女：卵泡期	血浆	17 ~ 20mg/L
黄体期	血浆	16 ~ 21mg/L
妊娠期（21 ~ 28 周）	血浆	47 ~ 54mg/L
（33 ~ 40 周）	血浆	55 ~ 70mg/L
绝经期	血浆	17 ~ 25mg/L
（肠）促胰液素	血清、血浆	37 ± 8mg/L
高血糖素	血浆	99.2 ± 42.3pmol/mL
甲苯磺丁脲试验（D860）		
静脉法		
空腹	血清	3.9 ~ 5.9nmol/L
20min	血清	2.4 ~ 3.4nmol/L
90 ~ 120min	血清	3.9 ~ 5.9nmol/L
口服法		
空腹	血清	3.9 ~ 5.9nmol/L
30min	血清	2.4 ~ 3.4nmol/L

组 分	标本类型	参考区间
100～130min	血清	3.9～5.9nmol/L
葡萄糖耐量试验（OGTT）		
静脉法		
空腹	血清	<5.9mmol/L
30min	血清	<14mmol/L
90min	血清	<5.9mmol/L
口服法		
空腹	血清	4.09～5.90mmol/L
60min	血清	8.8～10.2mmol/L
120min	血清	≤7.8mmol/L
180min	血清	4.3～6.0mmol/L
C肽（C－P）		
空腹	血清	0.32±0.14nmol/L
餐后1小时（达峰值）	血清	2.37±0.88nmol/L
餐后2小时（渐降）	血清	1.95±0.65nmol/L
餐后3小时（渐降，但仍高于基础值）	血清	1.06±0.41 nmol/L
0～3小时总和	血清	5.70±1.58 nmol/L
胃泌素	血浆空腹	15～105ng/mL
胃泌素（肠）促胰液素兴奋试验	血清	无反应或少抑制
胃泌素钙缓慢兴奋试验	血清	胃泌素稍增多或不增多
肠血管活性多肽	血浆	20～53ng/L
胰岛素加口服葡萄糖		
耐量试验		
正常人		
空腹	血清	5～10 μU/L
口服葡萄糖30～60min	血清	50～100μU/L

组　　分	标本类型	参考区间
1 型糖尿病人		
空腹	血清	$0 \sim 4\mu U/L$
口服葡萄糖高峰不明显	血清	$10 \sim 30\mu U/L$
2 型肥胖型糖尿病		
空腹	血清	$30 \sim 40\mu U/L$
口服葡萄糖 120min	血清	$220\mu U/L$
2 型非肥胖型糖尿病		
空腹	血清	$5 \sim 20\mu U/L$
口服葡萄糖 120min	血清	$50\mu U/L$

二十二、前列腺液及前列腺素

组　　分	标本类型	参考区间
淀粉样体	前列腺液	可见，老人易见到
卵磷脂小体量	前列腺液	量多，或可布满视野
		数滴 ~ 1mL
前列腺素（PG）		
放射免疫法		
PGA 男		$13.3 \pm 2.8nmol/L$
女		$11.5 \pm 2.1\ nmol/L$
PGE 男		$4.0 \pm 0.77\ nmol/L$
女		$3.3 \pm 0.38\ nmol/L$
PGF 男		$0.8 \pm 0.16\ nmol/L$
女		$1.6 \pm 0.36\ nmol/L$
外观		淡乳白色的清稀液体
细胞		
白细胞（WBC）		<10 个/HP
红细胞（RBC）		<5 个/HP
上皮细胞		少量

二十三、精液

组　　分	标本类型	参考区间
白细胞	精液	<5/HP
活动精子百分率	精液	射精后 30~60 分钟 >70%
精子数	精液	>20×10^9/L
精子形态	精液	畸形者不超过 20%
量	精液	2.5~5.0mL
黏稠度	精液	离体 1 个小时完全液化
颜色	精液	灰白色，久未排者可呈淡黄色
酸度（pH）	精液	7.2~8.2